毕业后医学教育系列

综 合 知 识

（第三版）

组　编　上海市卫生健康委员会
　　　　上海市医药卫生发展基金会
　　　　上海市住院医师规范化培训事务中心
　　　　上海市毕业后医学教育委员会

主　编　王吉耀

U0287203

科 学 出 版 社
北 京

内 容 简 介

本书主要作为有一定"综合知识"基础的临床医学专业本科生、研究生在从事临床诊治工作前进行住院医师规范化培训时使用的一本公共课程培训教材。

本书共有九篇,包括卫生法规、行为规范、医德医风、医患沟通、循证医学、临床思维、预防医学与公共卫生、职业病防治、老年医学概论。与第二版相比,第三版优化了章节顺序,并以当前最新法律法规和临床医学指南为依据进行了更新。本书旨在提升住院医师职业素养和人际沟通能力,帮助他们树立热爱临床医学事业、全心全意为人民健康服务的观念,以及培养科学的临床思维和多角度、全方位、艺术性处理临床问题的综合能力。

本书旨在帮助参加住院医师规范化培训的住院医师密切结合临床实践,夯实个人医学综合能力,为终身学习和职业发展奠定扎实的基础。

图书在版编目(CIP)数据

综合知识 / 王吉耀主编. —3 版. —北京:科学出版社,2023.8 (2025.3 重印)
(毕业后医学教育系列)
ISBN 978 - 7 - 03 - 074503 - 3

Ⅰ. ①综… Ⅱ. ①王… Ⅲ. ①医师−岗位培训−教材 Ⅳ. ①R192.3

中国版本图书馆 CIP 数据核字(2022)第 257159 号

责任编辑:闵　捷 / 责任校对:谭宏宇
责任印制:黄晓鸣 / 封面设计:殷　靓

科学出版社 出版
北京东黄城根北街 16 号
邮政编码:100717
http://www.sciencep.com

南京展望文化发展有限公司排版
广东虎彩云印刷有限公司印刷
科学出版社发行　各地新华书店经销
*

2016 年 1 月第　一　版　开本:787×1092　1/16
2023 年 8 月第　三　版　印张:27 3/4
2025 年 3 月第十七次印刷　字数:640 000

定价:90.00 元
(如有印装质量问题,我社负责调换)

《综合知识》
（第三版）
编委会

各篇编写组

第一篇　卫生法规

组　长　达庆东（复旦大学公共卫生学院）

组　员　高建伟（上海交通大学公共卫生学院）

第二篇　行为规范

组　长　费　健（上海交通大学医学院附属瑞金医院）

组　员　杨之涛（上海交通大学医学院附属瑞金医院）

第三篇　医德医风

组　长　汤罗嘉（复旦大学附属中山医院）

组　员　（按姓氏笔画排序）

　　　　　方　堃（复旦大学附属华山医院）

　　　　　向　阳（复旦大学附属华山医院）

　　　　　姚晨玲（复旦大学附属中山医院）

　　　　　樊　帆（复旦大学附属中山医院）

第四篇　医患沟通

组　长　韩一平(海军军医大学第一附属医院)

组　员　赵家义(中国人民解放军第四一一医院)

第五篇　循证医学

组　长　王吉耀(复旦大学附属中山医院)

组　员　(按姓氏笔画排序)

吕敏之(复旦大学附属中山医院)

张博恒(复旦大学肝癌研究所)

陈世耀(复旦大学附属中山医院)

金雪娟(复旦大学附属中山医院)

姜林娣(复旦大学附属中山医院)

袁源智(复旦大学附属中山医院)

黄晓铨(复旦大学附属中山医院)

第六篇　临床思维

组　长　马丽萍(海军军医大学第一附属医院)

组　员　徐晓璐(海军军医大学第一附属医院)

第七篇　预防医学与公共卫生

组　长　傅　华(复旦大学公共卫生学院)

组　员　(按姓氏笔画排序)

郑频频(复旦大学公共卫生学院)

贾英男(复旦大学公共卫生学院)

彭伟霞(复旦大学公共卫生学院)

戴俊明(复旦大学公共卫生学院)

第八篇　职业病防治

组　长　万伟国（复旦大学附属华山医院）

组　员　（按姓氏笔画排序）

毛　翎［上海市肺科医院（上海市职业病防治院）］

匡兴亚（同济大学附属杨浦医院）

孙道远［上海市肺科医院（上海市职业病防治院）］

张巡淼［上海市肺科医院（上海市职业病防治院）］

张雪涛（上海市化工职业病防治院）

周元陵（复旦大学附属金山医院）

夏　青（上海市第四人民医院）

学术秘书

郑舒聪（复旦大学附属华山医院）

第九篇　老年医学概论

组　长　陆惠华（上海交通大学医学院附属仁济医院）

组　员　（按姓氏笔画排序）

曲　毅（中国科学院上海临床研究中心）

刘宝林（上海交通大学医学院附属仁济医院）

孟　超（上海交通大学医学院附属仁济医院）

前　　言

住院医师规范化培训是毕业后医学教育的第一阶段,是医学生成为合格临床医生的必经之路。

为全面落实立德树人根本任务,培养具有良好职业素养和专业技能的临床医生,中国医师协会于 2022 年修订了《住院医师规范化培训内容与标准(2022 年版)》,将通识内容(含公共课程)纳入培训内容。为了顺应新标准的要求,同时,由于新的法律法规的颁布、医学新技术的普及与应用、临床医学指南的更新,本书在第二版的基础上进行了相应的修改和完善。

本书共有九篇,包括卫生法规、行为规范、医德医风、医患沟通、循证医学、临床思维、预防医学与公共卫生、职业病防治和老年医学概论。其中,卫生法规是每位医生必须具备的人文素养知识内容;行为规范是保证医疗质量和保障患者安全的重要措施;恪守医德医风是构建和谐医患关系的重要途径;人际沟通是考查临床医生人文素养的核心;通过对循证医学的学习,临床医生可以用科学的方法处理诊疗问题;具备良好的临床思维能力能帮助临床医生正确认识和处理疾病;预防医学与公共卫生、职业病防治是医学教育的重要组成部分,以使临床医生具备大卫生、大健康的理念;掌握老年医学与衰老相关的基本概念、特殊规律和评估技能是临床医生适应老龄化社会的迫切需求。

综合知识培训是住院医师规范化培训的基本培训科目,涉及的内容较多,在使用本书的过程中,住院医师要认真通读,养成自学的习惯。学习本书可使他们提升职业道德、责任意识和人际沟通能力,树立热爱临床医学事业、全心全意为人民健康服务的观念,培养科学的临床思维和多角度、全方位、艺术性处理临床问题的综合能力。希望本书可以助力于住院医师培训的标准化、规范化和同质化,在合格与卓越医师培养教育方面,起到积极有效的作用。

主编

2023 年 3 月

目 录

第一篇

卫生法规

卫生法律知识是医务人员必须具备的人文素养的重要内容之一。作为参加住院医师规范化培训的医师必须熟知我国卫生法律法规的相关规定。

通过本篇的学习，住院医师应了解和掌握我国相关的卫生法律法规，增强卫生法治观念和卫生法律意识，增强遵守和捍卫卫生法治的自觉性，依法维护合法权益，正确履行岗位职责，保护人体健康，推动医学科学进步，促进卫生事业的发展。

本篇内容包括《中华人民共和国基本医疗卫生与健康促进法》、《中华人民共和国传染病防治法》、《艾滋病防治条例》、《突发公共卫生事件应急条例》、《中华人民共和国医师法》、《中华人民共和国精神卫生法》、《中华人民共和国献血法》、《抗菌药物临床应用管理办法》、《处方管理办法》、医疗损害责任、《中华人民共和国药品管理法》、《麻醉药品和精神药品管理条例》。

第一章

《中华人民共和国基本医疗卫生与健康促进法》

教学目的

- **掌握**：① 医疗卫生事业的原则；② 基本医疗卫生服务的内容；③ 医疗卫生服务体系；④ 医疗卫生人员执业和队伍建设。
- **熟悉**：① 医疗卫生机构分类管理；② 医疗卫生机构执业；③ 保障医疗卫生人员执业环境；④ 健康促进。
- **了解**：① 基本药物制度；② 监督管理。

第一节 概 述

一、医疗卫生事业的原则

我国宪法规定，国家发展医疗卫生事业，发展现代医药和我国传统医药，鼓励和支持农村集体经济组织、国家企事业组织和街道组织举办各种医疗卫生设施，开展群众性的卫生活动，保护人民健康。

为了发展医疗卫生与健康事业，保障公民享有基本医疗卫生服务，提高公民健康水平，推进"健康中国"建设，2019 年 12 月 28 日第十三届全国人民代表大会常务委员会第十五次会议通过了《中华人民共和国基本医疗卫生与健康促进法》（以下简称《基本医疗卫生与健康促进法》），自 2020 年 6 月 1 日起施行。

《基本医疗卫生与健康促进法》有总则、基本医疗卫生服务、医疗卫生机构、医疗卫生人员、药品供应保障、健康促进、资金保障、监督管理、法律责任、附则 10 章，共 110 条。

《基本医疗卫生与健康促进法》规定，医疗卫生与健康事业应当坚持以人民为中心，为人民健康服务。医疗卫生事业应当坚持公益性原则。

二、尊重、保护公民的健康权

《基本医疗卫生与健康促进法》规定，国家和社会尊重、保护公民的健康权。国家实施"健康中国"战略，普及健康生活，优化健康服务，完善健康保障，建设健康环境，发展健康产业，提升公民全生命周期健康水平。国家建立健康教育制度，保障公民获得健康教育的权利，提高公民的健康素养。公民依法享有从国家和社会获得基本医疗卫生服务的权利。

国家建立基本医疗卫生制度，建立健全医疗卫生服务体系，保护和实现公民获得基本医疗卫生服务的权利。

第二节　基本医疗卫生服务

一、基本医疗卫生服务的内容

基本医疗卫生服务，是指维护人体健康所必需、与经济社会发展水平相适应、公民可公平获得的，采用适宜药物、适宜技术、适宜设备提供的疾病预防、诊断、治疗、护理和康复等服务。《基本医疗卫生与健康促进法》规定，基本医疗卫生服务包括基本公共卫生服务和基本医疗服务。

二、基本公共卫生服务

《基本医疗卫生与健康促进法》规定，基本公共卫生服务由国家免费提供。国家采取措施，保障公民享有安全有效的基本公共卫生服务，控制影响健康的危险因素，提高疾病的预防控制水平。

（一）建立、完善体系和制度

《基本医疗卫生与健康促进法》规定，① 国家建立健全突发事件卫生应急体系，加强职业健康保护，建立健全妇幼健康服务体系，发展老年人保健事业，完善残疾预防和残疾人康复及其保障体系，建立健全院前急救体系，建设完善精神卫生服务体系；② 国家建立传染病防控制度，实行预防接种制度，建立慢性非传染性疾病防控与管理制度。

（二）基本公共卫生服务项目实施

国家基本公共卫生服务项目由国务院卫生健康主管部门会同国务院财政部门、中医药主管部门等共同确定。省、自治区、直辖市人民政府可以在国家基本公共卫生服务项目基础上，补充确定本行政区域的基本公共卫生服务项目，并报国务院卫生健康主管部门备案。

国务院和省、自治区、直辖市人民政府可以将针对重点地区、重点疾病和特定人群的服务内容纳入基本公共卫生服务项目并组织实施；县级以上地方人民政府针对本行政区域重大疾病和主要健康危险因素，开展专项防控工作；县级以上人民政府通过举办专业公共卫生机构、基层医疗卫生机构和医院，或者从其他医疗卫生机构购买服务的方式提供基本公共卫生服务。

三、基本医疗服务

《基本医疗卫生与健康促进法》规定，基本医疗服务主要由政府举办的医疗卫生机构提供。鼓励社会力量举办的医疗卫生机构提供基本医疗服务。县级以上地方人民政府根据本行政区域医疗卫生需求，整合区域内政府举办的医疗卫生资源，因地制宜建立医疗联合体等协同联动的医疗服务合作机制。鼓励社会力量举办的医疗卫生机构参与医疗服务合作机制。

（一）基本医疗服务分级诊疗制度

《基本医疗卫生与健康促进法》规定，国家推进基本医疗服务实行分级诊疗制度，引导非急诊患者首先到基层医疗卫生机构就诊，实行首诊负责制和转诊审核责任制，逐步建立基层首诊、双向转诊、急慢分治、上下联动的机制，并与基本医疗保险制度相衔接。

（二）家庭医生签约服务制度

国家推进基层医疗卫生机构实行家庭医生签约服务，建立家庭医生服务团队，与居民签订协议，根据居民健康状况和医疗需求提供基本医疗卫生服务。

第三节　医疗卫生机构

一、医疗卫生服务体系

《基本医疗卫生与健康促进法》规定，国家建立健全由基层医疗卫生机构、医院、专业公共卫生机构等组成的城乡全覆盖、功能互补、连续协同的医疗卫生服务体系。国家加强县级医院、乡镇卫生院、村卫生室、社区卫生服务中心(站)和专业公共卫生机构等的建设，建立健全农村医疗卫生服务网络和城市社区卫生服务网络。

（一）基层医疗卫生机构

基层医疗卫生机构，是指乡镇卫生院、社区卫生服务中心(站)、村卫生室、医务室、门诊部和诊所等。主要提供预防、保健、健康教育、疾病管理，为居民建立健康档案，常见病、多发病的诊疗以及部分疾病的康复、护理，接收医院转诊患者，向医院转诊超出自身服务能力的患者等基本医疗卫生服务。

（二）医院

医院主要提供疾病诊治，特别是急危重症和疑难病症的诊疗，突发事件医疗处置和救援以及健康教育等医疗卫生服务，并开展医学教育、医疗卫生人员培训、医学科学研究和对基层医疗卫生机构的业务指导等工作。

（三）专业公共卫生机构

专业公共卫生机构，是指疾病预防控制中心、专科疾病防治机构、健康教育机构、急救中心(站)和血站等。主要提供传染病、慢性非传染性疾病、职业病、地方病等疾病预防控制和健康教育、妇幼保健、精神卫生、院前急救、采供血、食品安全风险监测评估、出生缺陷防治等公共卫生服务。

各级各类医疗卫生机构应当分工合作，为公民提供预防、保健、治疗、护理、康复、安宁疗护等全方位全周期的医疗卫生服务。

二、医疗卫生机构分类管理

《基本医疗卫生与健康促进法》规定，国家对医疗卫生机构实行分类管理。医疗卫生服务体系坚持以非营利性医疗卫生机构为主体、营利性医疗卫生机构为补充。政府举办非营利性医疗卫生机构，在基本医疗卫生事业中发挥主导作用，保障基本医疗卫生服务公平可及。以政府资金、捐赠资产举办或者参与举办的医疗卫生机构不得设立为营利性医疗卫生机构。医疗卫生机构不得对外出租、承包医疗科室。非营利性医疗卫生机构不得向出资人、举办者分配或者变相分配收益。

（一）政府举办的医疗卫生机构

《基本医疗卫生与健康促进法》规定，政府举办的医疗卫生机构应当坚持公益性质，所有收支均纳入预算管理，按照医疗卫生服务体系规划合理设置并控制规模。国家鼓励政府举办的医疗卫生机构与社会力量合作举办非营利性医疗卫生机构。政府举办的医疗卫生机构不得与其他组织投资设立非独立法人资格的医疗卫生机构，不得与社会资本合作举办营利性医疗卫生机构。

（二）社会力量举办的医疗卫生机构

《基本医疗卫生与健康促进法》规定，国家采取多种措施，鼓励和引导社会力量依法举办医疗卫生机构，支持和规范社会力量举办的医疗卫生机构与政府举办的医疗卫生机构开展多种类型的医疗业务、学科建设、人才培养等合作。

社会力量举办的医疗卫生机构在基本医疗保险定点、重点专科建设、科研教学、等级评审、特定医疗技术准入、医疗卫生人员职称评定等方面享有与政府举办的医疗卫生机构同等的权利。社会力量可以选择设立非营利性或者营利性医疗卫生机构。社会力量举办的非营利性医疗卫生机构按照规定享受与政府举办的医疗卫生机构同等的税收、财政补助、用地、用水、用电、用气、用热等政策，并依法接受监督管理。

三、医疗卫生机构执业

《基本医疗卫生与健康促进法》规定，① 医疗卫生机构应当遵守法律、法规、规章，建立健全内部质量管理和控制制度，对医疗卫生服务质量负责；② 医疗卫生机构应当按照临床诊疗指南、临床技术操作规范和行业标准以及医学伦理规范等有关要求，合理进行检查、用药、诊疗，加强医疗卫生安全风险防范，优化服务流程，持续改进医疗卫生服务质量；③ 发生自然灾害、事故灾难、公共卫生事件和社会安全事件等严重威胁人民群众生命健康的突发事件时，医疗卫生机构、医疗卫生人员应当服从政府部门的调遣，参与卫生应急处置和医疗救治。

四、全民健康信息化

《基本医疗卫生与健康促进法》规定，① 国家推进全民健康信息化，推动健康医疗大数据、人工智能等的应用发展，加快医疗卫生信息基础设施建设，制定健康医疗数据采集、存储、分析和应用的技术标准，运用信息技术促进优质医疗卫生资源的普及与共享；② 国家采取措施，推进医疗卫生机构建立健全医疗卫生信息交流和信息安全制度，应用信息技术开展远程医疗服务，构建线上线下一体化医疗服务模式。

第四节　医疗卫生人员

一、医疗卫生人员执业

医疗卫生人员，是指执业医师、执业助理医师、注册护士、药师（士）、检验技师（士）、影像技师(士)和乡村医生等卫生专业人员。《基本医疗卫生与健康促进法》规定,医疗卫生人员应当弘扬敬佑生命、救死扶伤、甘于奉献、大爱无疆的崇高职业精神,遵守行业规范,恪守医德,努力提高专业水平和服务质量。医疗卫生人员应当遵循医学科学规律,遵守有关临床诊疗技术规范和各项操作规范以及医学伦理规范,使用适宜技术和药物,合理诊疗,因病施治,不得对患者实施过度医疗。医疗卫生人员不得利用职务之便索要、非法收受财物或者牟取其他不正当利益。

二、医疗卫生人员队伍建设

《基本医疗卫生与健康促进法》规定,国家制定医疗卫生人员培养规划,建立适应行业特点和社会需求的医疗卫生人员培养机制和供需平衡机制,完善医学院校教育、毕业后教育和继续教育体系,建立健全住院医师、专科医师规范化培训制度,建立规模适宜、结构合理、分布均衡的医疗卫生队伍。国家加强全科医生的培养和使用。全科医生主要提供常见病、多发病的诊疗和转诊、预防、保健、康复,以及慢性疾病管理、健康管理等服务。

三、保障医疗卫生人员执业环境

《基本医疗卫生与健康促进法》规定,全社会应当关心、尊重医疗卫生人员,维护良好安全的医疗卫生服务秩序,共同构建和谐医患关系。医疗卫生机构执业场所是提供医疗卫生服务的公共场所,任何组织或者个人不得扰乱其秩序。医疗卫生人员的人身安全、人格尊严不受侵犯,其合法权益受法律保护。禁止任何组织或者个人威胁、危害医疗卫生人员人身安全,侵犯医疗卫生人员人格尊严。国家采取措施,保障医疗卫生人员执业环境。

第五节　药品供应保障

一、基本药物制度

《基本医疗卫生与健康促进法》规定,国家完善药品供应保障制度,建立工作协调机制,保障药品的安全、有效、可及。

国家实施基本药物制度,遴选适当数量的基本药物品种,满足疾病防治基本用药需求。① 国家公布基本药物目录,根据药品临床应用实践、药品标准变化、药品新上市情况等,对基本药物目录进行动态调整;② 基本药物按照规定优先纳入基本医疗保险药品目录;③ 国家提高基本药物的供给能力,强化基本药物质量监管,确保基本药物公平可及、合理使用。

二、药品审评审批制度

国家建立健全以临床需求为导向的药品审评审批制度,支持临床急需药品、儿童用药品和防治罕见病、重大疾病等药品的研制、生产,满足疾病防治需求。

第六节　健康促进

一、开展健康教育

《基本医疗卫生与健康促进法》规定,各级人民政府应当加强健康教育工作及其专业人才培养,建立健康知识和技能核心信息发布制度,普及健康科学知识,向公众提供科学、准确的健康信息。医疗卫生机构应当开展健康知识的宣传和普及。医疗卫生人员在提供医疗卫生服务时,应当对患者开展健康教育。健康知识的宣传应当科学、准确。

二、开展爱国卫生运动

《基本医疗卫生与健康促进法》规定,国家大力开展爱国卫生运动,鼓励和支持开展爱国卫生月等群众性卫生与健康活动,依靠和动员群众控制和消除健康危险因素,改善环境卫生状况,建设健康城市、健康村镇、健康社区。

第七节　监督管理

《基本医疗卫生与健康促进法》规定,国家建立健全机构自治、行业自律、政府监管、社会监督相结合的医疗卫生综合监督管理体系。县级以上人民政府卫生健康主管部门对医疗卫生行业实行属地化、全行业监督管理;医疗保障主管部门应当提高医疗保障监管能力和水平,对纳入基本医疗保险基金支付范围的医疗服务行为和医疗费用加强监督管理,确保基本医疗保险基金合理使用、安全可控。

县级以上地方人民政府卫生健康主管部门及其委托的卫生健康监督机构,依法开展本行政区域医疗卫生等行政执法工作。

第八节　法律责任

一、未取得医疗机构执业许可证擅自执业的法律责任

违反《基本医疗卫生与健康促进法》规定,未取得医疗机构执业许可证擅自执业的,由县级以上人民政府卫生健康主管部门责令停止执业活动,没收违法所得和药品、医疗器械,并处违法所得5倍以上20倍以下的罚款,违法所得不足1万元的,按1万元计算。

二、伪造、变造、买卖、出租、出借医疗机构执业许可证的法律责任

违反《基本医疗卫生与健康促进法》规定,伪造、变造、买卖、出租、出借医疗机构执业许可证的,由县级以上人民政府卫生健康主管部门责令改正,没收违法所得,并处违法所

得 5 倍以上 15 倍以下的罚款,违法所得不足 1 万元的,按 1 万元计算;情节严重的,吊销医疗机构执业许可证。

三、医疗卫生机构的法律责任

《基本医疗卫生与健康促进法》规定,有下列行为之一的,由县级以上人民政府卫生健康主管部门责令改正,没收违法所得,并处违法所得 2 倍以上 10 倍以下的罚款,违法所得不足 1 万元的,按 1 万元计算;对直接负责的主管人员和其他直接责任人员依法给予处分。

(1) 政府举办的医疗卫生机构与其他组织投资设立非独立法人资格的医疗卫生机构。

(2) 医疗卫生机构对外出租、承包医疗科室。

(3) 非营利性医疗卫生机构向出资人、举办者分配或者变相分配收益。

四、医疗卫生人员的法律责任

《基本医疗卫生与健康促进法》规定,医疗卫生人员有下列行为之一的,由县级以上人民政府卫生健康主管部门依照有关执业医师、护士管理和医疗纠纷预防处理等法律、行政法规的规定给予行政处罚。

(1) 利用职务之便索要、非法收受财物或者牟取其他不正当利益。

(2) 泄露公民个人健康信息。

(3) 在开展医学研究或提供医疗卫生服务过程中未按照规定履行告知义务或者违反医学伦理规范。上述规定的人员属于政府举办的医疗卫生机构中的人员的,依法给予处分。

五、扰乱医疗卫生机构执业场所秩序的法律责任

扰乱医疗卫生机构执业场所秩序,威胁、危害医疗卫生人员人身安全,侵犯医疗卫生人员人格尊严,非法收集、使用、加工、传输公民个人健康信息,非法买卖、提供或者公开公民个人健康信息等,构成违反治安管理行为的,依法给予治安管理处罚;构成犯罪的,依法追究刑事责任。

(达庆东)

【思考题】

(1) 我国医疗卫生事业的原则是什么?

(2) 基本医疗卫生服务的内容有哪些?

(3) 医疗卫生服务体系是什么?

(4) 医疗卫生机构怎样进行分类管理?

(5) 怎样加强医疗卫生人员队伍建设?

(6) 保障医疗卫生人员执业环境有哪些规定?

(7) 基本药物制度的规定是什么?

(8) 国家加强健康教育的方法有哪些?

第二章

《中华人民共和国传染病防治法》

> **教学目的**
>
> - **掌握：** ① 法定传染病的分类；② 甲类传染病预防控制措施的适用范围；③ 疫苗管理与接种；④ 医疗机构发现甲类传染病时应该采取的措施；⑤ 传染病医疗救治。
> - **熟悉：** ① 传染病防治方针和原则；② 传染病暴发、流行时的紧急措施。
> - **了解：** ① 我国传染病预防相关制度；② 传染病疫情的报告、通报和公布。

第一节 概 述

一、传染病的概念

传染病，是一种由各种病原体，如病源性细菌、病毒、立克次体和原虫、真菌等引起的，使人体健康受到某种损害以至危及不特定的多数人生命健康甚至整个社会的疾病。

传染病能在人与人、动物与动物或人与动物之间相互传播，对人体健康危害极大。为了预防、控制和消除传染病的发生与流行，保障人体健康和公众安全，1989 年 2 月 21 日，第七届全国人民代表大会常务委员会第六次会议通过了《中华人民共和国传染病防治法》。2004 年 8 月 28 日，第十届全国人民代表大会常务委员会第十一次会议通过了修订的《中华人民共和国传染病防治法》（以下简称《传染病防治法》），自 2004 年 12 月 1 日起施行。2013 年 6 月 29 日，第十二届全国人民代表大会常务委员会第三次会议对《传染病防治法》进行了修正。

《传染病防治法》分为总则，传染病预防，疫情报告、通报和公布，疫情控制，医疗救治，监督管理，保障措施，法律责任，附则 9 章，共 80 条。

二、传染病防治方针和原则

《传染病防治法》规定，国家对传染病防治实行预防为主的方针，以防治结合、分类管理、依靠科学、依靠群众为原则。

预防为主，是指传染病防治要把预防工作放在首位，从预防传染病发生入手，通过采取各种防治措施，使传染病不发生、不流行；防治结合，是指在贯彻预防为主方针的前提下，实行传染病的预防措施和治疗措施相结合；分类管理，是指根据传染病不同病种的传播方式、传播速度以及对人体健康和社会危害程度的不同所确定的管理原则；依靠科学，是指在传染病防治工作中,要发扬科学精神,坚持科学决策,普及科学知识,做好科学预防,实行科学治疗,组织科学攻关;依靠群众,是指传染病防治工作必须发动群众自觉参与和积极配合。

三、法定传染病的分类

根据传染病的传播方式、传播速度及其对人类危害程度,《传染病防治法》将列为法定管理的传染病分为甲类、乙类和丙类三类。

1. 甲类传染病　　鼠疫、霍乱。

2. 乙类传染病　　传染性非典型肺炎、艾滋病、病毒性肝炎、脊髓灰质炎、人感染高致病性禽流感、麻疹、流行性出血热、狂犬病、流行性乙型脑炎、登革热、炭疽、细菌性和阿米巴性痢疾、肺结核、伤寒和副伤寒、流行性脑脊髓膜炎、百日咳、白喉、新生儿破伤风、猩红热、布鲁氏菌病、淋病、梅毒、钩端螺旋体病、血吸虫病、疟疾。

3. 丙类传染病　　流行性感冒、流行性腮腺炎、风疹、急性出血性结膜炎、麻风病、流行性和地方性斑疹伤寒、黑热病、包虫病、丝虫病,除霍乱、细菌性和阿米巴性痢疾、伤寒和副伤寒以外的感染性腹泻病。

上述规定以外的其他传染病,根据其暴发、流行情况和危害程度,需要列入乙类、丙类传染病的,由国务院卫生行政部门决定并予以公布。2008年5月2日,卫生部决定将手足口病列入《传染病防治法》规定的丙类传染病进行管理。

四、甲类传染病预防控制措施的适用范围

《传染病防治法》规定,对乙类传染病中传染性非典型肺炎、炭疽中的肺炭疽和人感染高致病性禽流感,采取《传染病防治法》所称甲类传染病的预防、控制措施。其他乙类传染病和突发原因不明的传染病需要采取《传染病防治法》所称甲类传染病的预防、控制措施的,由国务院卫生行政部门及时报经国务院批准后予以公布、实施;需要解除依照上述规定采取的甲类传染病预防、控制措施的,由国务院卫生行政部门报经国务院批准后予以公布。2009年4月30日,经国务院批准,卫生部将甲型H1N1流感列入《传染病防治法》规定的乙类传染病,并采取甲类传染病的预防、控制措施。2013年10月28日,国家卫生和计划生育委员会(以下简称"国家卫计委")发出《关于调整部分法定传染病病种管理工作的通知》,将人感染H7N9禽流感纳入法定乙类传染病;将甲型H1N1流感从乙类调整为丙类,并纳入现有流行性感冒进行管理;解除对人感染高致病性禽流感采取的《传染病防治法》规定的甲类传染病预防、控制措施。2020年1月20日,经国务院批准、国家卫生健康委员会(后文简称国家卫生健康委)发布公告将新型冠状病毒感染的肺炎纳入乙类传染病,并采取甲类传染病的预防、控制措施。2022年12月26日,国家卫生健康委发布公告,将新型冠状病毒肺炎更名为新型冠状病毒感染,并经国务院批准,自2023年1月8日起,解除对新型冠状病毒(后文简称新冠病毒)感染采取的甲类传染病预防、控制措施。

目前,我国共有40种法定传染病,其中甲类2种、乙类27种、丙类11种。

五、疾病预防控制机构、医疗机构在传染病防治工作中的职责

各级疾病预防控制机构承担传染病监测、预测、流行病学调查、疫情报告以及其他预

防、控制工作。

医疗机构承担与医疗救治有关的传染病防治工作和责任区域内的传染病预防工作。城市社区和农村基层医疗机构在疾病预防控制机构的指导下，承担城市社区、农村基层相应的传染病防治工作。

六、传染病病人、病原携带者和疑似传染病病人合法权益保护

传染病病人、疑似传染病病人，是指根据国务院卫生行政部门发布的传染病诊断标准，符合传染病病人和疑似传染病病人诊断标准的人。病原携带者，是指感染病原体无临床症状但能排出病原体的人。

《传染病防治法》规定，国家和社会关心、帮助传染病病人、病原携带者和疑似传染病病人，使其得到及时救治。任何单位和个人不得歧视传染病病人、病原携带者和疑似传染病病人。疾病预防控制机构、医疗机构不得泄露涉及个人隐私的有关信息、资料。

七、传染病防治工作的监督管理

《传染病防治法》规定，县级以上人民政府卫生行政部门履行下列监督检查职责：① 对下级人民政府卫生行政部门履行的传染病防治职责进行监督检查；② 对疾病预防控制机构、医疗机构的传染病防治工作进行监督检查；③ 对采供血机构的采供血活动进行监督检查；④ 对用于传染病防治的消毒产品及其生产单位进行监督检查，并对饮用水供水单位从事生产或者供应活动以及涉及饮用水卫生安全的产品进行监督检查；⑤ 对传染病菌种、毒种和传染病检测样本的采集、保藏、携带、运输、使用进行监督检查；⑥ 对公共场所和有关单位的卫生条件和传染病预防、控制措施进行监督检查。省级以上人民政府卫生行政部门负责组织对传染病防治重大事项的处理。

第二节　传染病的预防

一、传染病监测预警制度

《传染病防治法》规定，国家建立传染病监测制度。国务院卫生行政部门制定国家传染病监测规划和方案。省、自治区、直辖市人民政府卫生行政部门根据国家传染病监测规划和方案，制定本行政区域的传染病监测计划和工作方案。各级疾病预防控制机构对传染病的发生、流行以及影响其发生、流行的因素，进行监测；对国外发生、国内尚未发生的传染病或者国内新发生的传染病进行监测。

《传染病防治法》规定，国家建立传染病预警制度。国务院卫生行政部门和省、自治区、直辖市人民政府根据传染病发生、流行趋势的预测，及时发出传染病预警，根据情况予以公布。地方人民政府和疾病预防控制机构接到国务院卫生行政部门或者省、自治区、直辖市人民政府发出的传染病预警后，应当按照传染病预防、控制预案，采取相应的预防、控制措施。

二、预防接种制度

《传染病防治法》规定，国家实行有计划的预防接种制度。国务院卫生行政部门和省、

自治区、直辖市人民政府卫生行政部门,根据传染病预防、控制的需要,制定传染病预防接种规划并组织实施。用于预防接种的疫苗必须符合国家质量标准。

为了加强疫苗管理,保证疫苗质量和供应,规范预防接种,促进疫苗行业发展,保障公众健康,维护公共卫生安全,2019 年 6 月 29 日第十三届全国人民代表大会常务委员会第十一次会议通过了《中华人民共和国疫苗管理法》(以下简称《疫苗管理法》),自 2019 年 12 月 1 日起施行。

《疫苗管理法》有总则、疫苗研制和注册、疫苗生产和批签发、疫苗流通、预防接种、异常反应监测和处理、疫苗上市后管理、保障措施、监督管理、法律责任、附则共 11 章,100 条。

(一)疫苗管理

1. 疫苗的分类 疫苗,是指为预防、控制疾病的发生、流行,用于人体免疫接种的预防性生物制品,包括免疫规划疫苗和非免疫规划疫苗。

免疫规划疫苗,是指居民应当按照政府的规定接种的疫苗,包括国家免疫规划确定的疫苗,省、自治区、直辖市人民政府在执行国家免疫规划时增加的疫苗,以及县级以上人民政府或者其卫生健康主管部门组织的应急接种或者群体性预防接种所使用的疫苗。非免疫规划疫苗,是指由居民自愿接种的其他疫苗。

2. 免疫规划制度 《疫苗管理法》规定,国家实行免疫规划制度。居住在中国境内的居民,依法享有接种免疫规划疫苗的权利,履行接种免疫规划疫苗的义务。政府免费向居民提供免疫规划疫苗。省、自治区、直辖市人民政府在执行国家免疫规划时,可以根据本行政区域疾病预防、控制需要,增加免疫规划疫苗种类,报国务院卫生健康主管部门备案并公布。

3. 疫苗的采购和供应 《疫苗管理法》规定,国家免疫规划疫苗由国务院卫生健康主管部门会同国务院财政部门等组织集中招标或者统一谈判,形成并公布中标价格或者成交价格,各省、自治区、直辖市实行统一采购。国家免疫规划疫苗以外的其他免疫规划疫苗、非免疫规划疫苗由各省、自治区、直辖市通过省级公共资源交易平台组织采购。

省级疾病预防控制机构应当做好分发第一类疫苗的组织工作,并按照使用计划将第一类疫苗组织分发到设区的市级疾病预防控制机构或者县级疾病预防控制机构。县级疾病预防控制机构应当按照使用计划将第一类疫苗分发到接种单位和乡级医疗卫生机构。乡级医疗卫生机构应当将第一类疫苗分发到承担预防接种工作的村医疗卫生机构。医疗卫生机构不得向其他单位或者个人分发第一类疫苗;分发第一类疫苗,不得收取任何费用。

(二)疫苗接种

1. 接种单位应当具备的条件 《疫苗管理法》规定,接种单位应当具备下列条件: ① 具有医疗机构执业许可证件;② 具有经过县级人民政府卫生健康主管部门组织的预防接种专业培训并考核合格的医师、护士或者乡村医生;③ 具有符合疫苗储存、运输管理规范的冷藏设施、设备和冷藏保管制度。

县级以上地方人民政府卫生健康主管部门指定符合条件的医疗机构承担责任区域内免疫规划疫苗接种工作。符合条件的医疗机构可以承担非免疫规划疫苗接种工作,并应当报颁发其医疗机构执业许可证的卫生健康主管部门备案。

2. 接种单位的管理 《疫苗管理法》规定,接种单位应当加强内部管理,开展预防接种工作应当遵守预防接种工作规范、免疫程序、疫苗使用指导原则和接种方案。

《疫苗管理法》规定,接种单位接种免疫规划疫苗不得收取任何费用。接种单位接种非免疫规划疫苗,除收取疫苗费用外,还可以收取接种服务费。接种服务费的收费标准由省、自治区、直辖市人民政府价格主管部门会同财政部门制定。

3. 医疗卫生人员的职责

(1)告知和询问:医疗卫生人员实施接种,应当告知受种者或者其监护人所接种疫苗的品种、作用、禁忌、不良反应以及现场留观等注意事项,询问受种者的健康状况以及是否有接种禁忌等情况,并如实记录告知和询问情况。受种者或者其监护人应当如实提供受种者的健康状况和接种禁忌等情况。有接种禁忌不能接种的,医疗卫生人员应当向受种者或者其监护人提出医学建议,并如实记录提出医学建议情况。

(2)检查和核对:医疗卫生人员在实施接种前,应当按照预防接种工作规范的要求,检查受种者健康状况、核查接种禁忌,查对预防接种证,检查疫苗、注射器的外观、批号、有效期,核对受种者的姓名、年龄和疫苗的品名、规格、剂量、接种部位、接种途径,做到受种者、预防接种证和疫苗信息相一致,确认无误后方可实施接种。

医疗卫生人员应当对符合接种条件的受种者实施接种。受种者在现场留观期间出现不良反应的,医疗卫生人员应当按照预防接种工作规范的要求,及时采取救治等措施。

(3)做好接种记录:医疗卫生人员应当按照国务院卫生健康主管部门的规定,真实、准确、完整记录疫苗的品种、上市许可持有人、最小包装单位的识别信息、有效期、接种时间、实施接种的医疗卫生人员、受种者等接种信息,确保接种信息可追溯、可查询。接种记录应当保存至疫苗有效期满后不少于 5 年备查。

(三)儿童预防接种的管理

《疫苗管理法》规定,国家对儿童实行预防接种证制度。在儿童出生后 1 个月内,其监护人应当到儿童居住地承担预防接种工作的接种单位或者出生医院为其办理预防接种证。接种单位或者出生医院不得拒绝办理。监护人应当妥善保管预防接种证。预防接种实行居住地管理,儿童离开原居住地期间,由现居住地承担预防接种工作的接种单位负责对其实施接种。

儿童入托、入学时,托幼机构、学校应当查验预防接种证,发现未按照规定接种免疫规划疫苗的,应当向儿童居住地或者托幼机构、学校所在地承担预防接种工作的接种单位报告,并配合接种单位督促其监护人按照规定补种。疾病预防控制机构应当为托幼机构、学校查验预防接种证等提供技术指导。

(四)群体性预防接种的管理

《疫苗管理法》规定,县级以上地方人民政府卫生健康主管部门根据传染病监测和预警信息,为预防、控制传染病暴发、流行,报经本级人民政府决定,并报省级以上人民政府卫生健康主管部门备案,可以在本行政区域进行群体性预防接种。需要在全国范围或者跨省、自治区、直辖市范围内进行群体性预防接种的,应当由国务院卫生健康主管部门决定。任何单位和个人不得擅自进行群体性预防接种。作出群体性预防接种决定的县级以上地方人民政府或者国务院卫生健康主管部门应当组织有关部门做好人员培训、宣传教育、物资调用等工作。

(五)异常反应监测和处理

1. 预防接种异常反应的概念　　预防接种异常反应,是指合格的疫苗在实施规范接种过程中或者实施规范接种后造成受种者机体组织器官、功能损害,相关各方均无过错的药品不良反应。

2. **不属于预防接种异常反应的情形** 《疫苗管理法》规定,下列情形不属于预防接种异常反应:① 因疫苗本身特性引起的接种后一般反应;② 因疫苗质量不合格给受种者造成的损害;③ 因接种单位违反预防接种工作规范、免疫程序、疫苗使用指导原则、接种方案给受种者造成的损害;④ 受种者在接种时正处于某种疾病的潜伏期或者前驱期,接种后偶合发病;⑤ 受种者有疫苗说明书规定的接种禁忌,在接种前受种者或者其监护人未如实提供受种者的健康状况和接种禁忌等情况,接种后受种者原有疾病急性复发或者病情加重;⑥ 因心理因素发生的个体或者群体的心因性反应。

3. **预防接种异常反应的监测和处理**

(1)预防接种异常反应的报告。《疫苗管理法》规定,接种单位、医疗机构等发现疑似预防接种异常反应的,应当按照规定向疾病预防控制机构报告。

(2)预防接种异常反应的调查和处理。《疫苗管理法》规定,对疑似预防接种异常反应,疾病预防控制机构应当按照规定及时报告,组织调查、诊断,并将调查、诊断结论告知受种者或者其监护人。对调查、诊断结论有争议的,可以根据国务院卫生健康主管部门制定的鉴定办法申请鉴定。因预防接种导致受种者死亡、严重残疾,或者群体性疑似预防接种异常反应等对社会有重大影响的疑似预防接种异常反应,由设区的市级以上人民政府卫生健康主管部门、药品监督管理部门按照各自职责组织调查、处理。

4. **预防接种异常反应的补偿** 《疫苗管理法》规定,国家实行预防接种异常反应补偿制度。① 补偿原则,预防接种异常反应补偿应当及时、便民、合理。② 补偿范围,实施接种过程中或者实施接种后出现受种者死亡、严重残疾、器官组织损伤等损害,属于预防接种异常反应或者不能排除的,应当给予补偿。补偿范围实行目录管理,并根据实际情况进行动态调整。③ 补偿费用,接种免疫规划疫苗所需的补偿费用,由省、自治区、直辖市人民政府财政部门在预防接种经费中安排;接种非免疫规划疫苗所需的补偿费用,由相关疫苗上市许可持有人承担。国家鼓励通过商业保险等多种形式对预防接种异常反应受种者予以补偿。

三、传染病菌种、毒种管理

国家建立传染病菌种、毒种库。传染病菌种、毒种,是指可能引起《传染病防治法》规定的传染病发生的细菌菌种、病毒毒种。《传染病防治法》规定,对传染病菌种、毒种和传染病检测样本的采集、保藏、携带、运输和使用实行分类管理,建立健全严格的管理制度;对可能导致甲类传染病传播的以及国务院卫生行政部门规定的菌种、毒种和传染病检测样本,确需采集、保藏、携带、运输和使用的,须经省级以上人民政府卫生行政部门批准。

四、疾病预防控制机构的预防工作

(一)各级疾病预防控制机构的职责

各级疾病预防控制机构的职责主要有:① 实施传染病预防控制规划、计划和方案;② 收集、分析和报告传染病监测信息,预测传染病的发生、流行趋势;③ 开展对传染病疫情和突发公共卫生事件的流行病学调查、现场处理及其效果评价;④ 开展传染病实验室检测、诊断、病原学鉴定;⑤ 实施免疫规划,负责预防性生物制品的使用管理;⑥ 开展健康教育、咨询,普及传染病防治知识;⑦ 指导、培训下级疾病预防控制机构及其工作人员开展传染病监测工作;⑧ 开展传染病防治应用性研究和卫生评价,提供技术咨询。

（二）传染病发生、流行监测和预测

国家、省级疾病预防控制机构负责对传染病发生、流行以及分布进行监测,对重大传染病流行趋势进行预测,提出预防控制对策,参与并指导对暴发的疫情进行调查处理,开展传染病病原学鉴定,建立检测质量控制体系,开展应用性研究和卫生评价。设区的市和县级疾病预防控制机构负责传染病预防控制规划、方案的落实,组织实施免疫、消毒、控制病媒生物的危害,普及传染病防治知识,负责本地区疫情和突发公共卫生事件监测、报告,开展流行病学调查和常见病原微生物检测。

（三）传染病疫情信息的调查和核实

疾病预防控制机构应当主动收集、分析、调查、核实传染病疫情信息;应当设立或者指定专门的部门、人员负责传染病疫情信息管理工作,及时对疫情报告进行核实、分析。接到甲类、乙类传染病疫情报告或者发现传染病暴发、流行时,应当立即报告当地卫生行政部门,由当地卫生行政部门立即报告当地人民政府,同时报告上级卫生行政部门和国务院卫生行政部门。

（四）自然疫源地施工环境的卫生调查

《传染病防治法》规定,省级以上疾病预防控制机构对在国家确认的自然疫源地,即某些可引起人类传染病的病原体在自然界的野生动物中长期存在和循环的地区,计划兴建水利、交通、旅游、能源等大型建设项目的施工环境,应当事先进行卫生调查。建设单位应当根据疾病预防控制机构的意见,采取必要的传染病预防、控制措施。施工期间,建设单位应当设专人负责工地上的卫生防疫工作。工程竣工后,疾病预防控制机构应当对可能发生的传染病进行监测。

五、医疗机构的预防工作

《传染病防治法》规定,医疗机构承担与医疗救治有关的传染病防治工作和责任区域内的传染病预防工作。

医疗机构必须严格执行国务院卫生行政部门规定的管理制度、操作规范,防止传染病的医源性感染和医院感染;应当确定专门的部门或者人员,承担传染病疫情报告、本单位的传染病预防、控制以及责任区域内的传染病预防工作;承担医疗活动中与医院感染有关的危险因素监测、安全防护、消毒、隔离和医疗废物处置工作。疾病预防控制机构应当指定专门人员负责对医疗机构内传染病预防工作进行指导、考核,开展流行病学调查。

第三节　传染病疫情的报告、通报和公布

一、传染病疫情的报告

（一）疫情报告人

传染病疫情报告人分为义务疫情报告人和责任疫情报告人。

义务疫情报告人是指任何单位和个人发现传染病病人或者疑似传染病病人时，应当及时向附近的疾病预防控制机构或者医疗机构报告。责任疫情报告人是指疾病预防控制机构、医疗机构和采供血机构及其执行职务的人员和乡村医生、个体开业医生。

港口、机场、铁路疾病预防控制机构以及国境卫生检疫机关、军队向社会公众提供医疗服务的医疗机构以及任何单位和个人发现传染病病人或者疑似传染病病人时，应当及时向卫生行政部门、疾病预防控制机构或者医疗机构报告。

（二）疫情报告的内容

传染病疫情报告的内容主要是：《传染病防治法》规定的传染病疫情，其他传染病暴发、流行情况，突发原因不明的传染病以及传染病菌种、毒种丢失情况。

（三）疫情报告的时限、程序和方式

1. 报告时限　　根据国家卫计委发布的《传染病信息报告管理规范》（2015年版），责任报告单位和责任疫情报告人发现甲类传染病和乙类传染病中的肺炭疽、严重急性呼吸综合征等按照甲类管理的传染病患者或疑似病人时，或发现其他传染病和不明原因疾病暴发时，应于2小时内将传染病报告卡通过网络报告。对其他乙、丙类传染病病人、疑似病人和规定报告的传染病病原携带者在诊断后，应于24小时内进行网络报告。

不具备网络直报条件的医疗机构及时向属地乡镇卫生院、城市社区卫生服务中心或县级疾病预防控制机构报告，并于24小时内寄送出传染病报告卡至代报单位。

2. 报告程序和方式　　《传染病信息报告管理规范》（2015年版）规定，传染病报告实行属地化管理，首诊负责制。传染病报告卡由首诊医生或其他执行职务的人员负责填写。现场调查时发现的传染病病例，由属地医疗机构诊断并报告。采供血机构发现阳性病例也应填写报告卡。

传染病疫情信息实行网络直报或直接数据交换。不具备网络直报条件的医疗机构，在规定的时限内将传染病报告卡信息报告属地乡镇卫生院、城市社区卫生服务中心或县级疾病预防控制机构进行网络报告，同时传真或寄送传染病报告卡至代报单位。

区域信息平台或医疗机构的电子健康档案、电子病历系统应当具备传染病信息报告管理功能，已具备传染病信息报告管理功能的要逐步实现与传染病报告信息管理系统的数据自动交换功能。

军队医疗卫生机构向社会公众提供医疗服务时，发现传染病疫情，应当按照上述规定进行传染病网络报告或数据交换。

（四）疫情报告的要求

依法负有传染病疫情报告职责的人民政府有关部门、疾病预防控制机构、医疗机构、采供血机构及其工作人员，不得隐瞒、谎报、缓报传染病疫情。

二、传染病疫情的通报

国务院卫生行政部门应当及时向国务院其他有关部门和各省、自治区、直辖市人民政府卫生行政部门通报全国传染病疫情以及监测、预警的相关信息。毗邻的以及相关的地方人民政府卫生行政部门，应当及时互相通报本行政区域的传染病疫情以及监测、预警的相关信息。县级以上人民政府有关部门发现传染病疫情时，应当及时向同级人民政府卫生行政部门通报。

县级以上地方人民政府卫生行政部门应当及时向本行政区域内的疾病预防控制机构和医疗机构通报传染病疫情以及监测、预警的相关信息。接到通报的疾病预防控制机构和医疗机构应当及时告知本单位的有关人员。

中国人民解放军卫生主管部门发现传染病疫情时，应当及时向国务院卫生行政部门通报。

动物防疫机构和疾病预防控制机构，应当及时互相通报动物间和人间发生的人畜共患传染病疫情以及相关信息。

三、传染病疫情的公布

《传染病防治法》规定，国家建立传染病疫情信息公布制度。国务院卫生行政部门定期公布全国传染病疫情信息。省、自治区、直辖市人民政府卫生行政部门定期公布本行政区域的传染病疫情信息。传染病暴发、流行时，国务院卫生行政部门负责向社会公布传染病疫情信息，并可以授权省、自治区、直辖市人民政府卫生行政部门向社会公布本行政区域的传染病疫情信息。公布传染病疫情信息应当及时、准确。

第四节　传染病疫情控制

一、一般控制措施

（一）医疗机构采取的控制措施

医疗机构发现甲类传染病时，应当及时采取下列措施：① 对病人、病原携带者，予以隔离治疗，隔离期限根据医学检查结果确定；② 对疑似病人，确诊前在指定场所单独隔离治疗；③ 对医疗机构内的病人、病原携带者、疑似病人的密切接触者，在指定场所进行医学观察和采取其他必要的预防措施。对于拒绝隔离治疗或者隔离期未满擅自脱离隔离治疗的，可以由公安机关协助医疗机构采取强制隔离治疗措施。

医疗机构发现乙类或者丙类传染病病人，应当根据病情采取必要的治疗和控制传播措施。医疗机构对本单位内被传染病病原体污染的场所、物品以及医疗废物，必须依照法律、法规的规定实施消毒和无害化处置。

（二）疾病预防控制机构采取的控制措施

疾病预防控制机构发现传染病疫情或者接到传染病疫情报告时，应当及时采取下列措施：① 对传染病疫情进行流行病学调查，根据调查情况提出划定疫点、疫区的建议；对被污染的场所进行卫生处理，对密切接触者，在指定场所进行医学观察和采取其他必要的预防措施，并向卫生行政部门提出疫情控制方案；② 传染病暴发、流行时，对疫点、疫区进行卫生处理，向卫生行政部门提出疫情控制方案，并按照卫生行政部门的要求采取措施；③ 指导下级疾病预防控制机构实施传染病预防、控制措施，组织、指导有关单位对传染病疫情的处理。

（三）隔离措施

对已经发生甲类传染病病例的场所或者该场所内的特定区域的人员，所在地的县级以上地方人民政府可以实施隔离措施,并同时向上一级人民政府报告;接到报告的上级人民政府应当即时作出是否批准的决定。上级人民政府作出不予批准决定的,实施隔离措施的人民政府应当立即解除隔离措施。隔离措施的解除,由原决定机关决定并宣布。

二、紧急措施

传染病暴发、流行时,县级以上地方人民政府应当立即组织力量,按照预防、控制预案进行防治,切断传染病的传播途径,必要时,报经上一级人民政府决定,可以采取下列紧急措施并予以公告:① 限制或者停止集市、影剧院演出或者其他人群聚集的活动;② 停工、停业、停课;③ 封闭或者封存被传染病病原体污染的公共饮用水源、食品以及相关物品;④ 控制或者扑杀染疫野生动物、家畜家禽;⑤ 封闭可能造成传染病扩散的场所。上级人民政府接到下级人民政府关于采取紧急措施的报告时,应当即时作出决定。紧急措施的解除,由原决定机关决定并宣布。

三、疫区封锁

甲类、乙类传染病暴发、流行时,县级以上地方人民政府报经上一级人民政府决定,可以宣布本行政区域部分或者全部为疫区;国务院可以决定并宣布跨省、自治区、直辖市的疫区。县级以上地方人民政府可以在疫区内采取规定的紧急措施,并可以对出入疫区的人员、物资和交通工具实施卫生检疫。

省、自治区、直辖市人民政府可以决定对本行政区域内的甲类传染病疫区实施封锁;但是,封锁大、中城市的疫区或者封锁跨省、自治区、直辖市的疫区,以及封锁疫区导致中断干线交通或者封锁国境的,由国务院决定。疫区封锁的解除,由原决定机关决定并宣布。

四、其他措施

（一）交通卫生检疫

发生甲类传染病时,为了防止该传染病通过交通工具及其乘运的人员、物资传播,可以实施交通卫生检疫。

（二）人力、物资保障

传染病暴发、流行时,根据传染病疫情控制的需要,国务院有权在全国范围或者跨省、自治区、直辖市范围内,县级以上地方人民政府有权在本行政区域内紧急调集人员或者调用储备物资,临时征用房屋、交通工具以及相关设施、设备。紧急调集人员的,应当按照规定给予合理报酬。临时征用房屋、交通工具以及相关设施、设备的,应当依法给予补偿;能返还的,应当及时返还。

传染病暴发、流行时,药品和医疗器械生产、供应单位应当及时生产、供应防治传染病的药品和医疗器械。铁路、交通、民用航空经营单位必须优先运送处理传染病疫情的人员以及防治传染病的药品和医疗器械。县级以上人民政府有关部门应当做好组织协调工作。

（三）尸体处理

对于患甲类传染病、炭疽死亡的,应当将尸体立即进行卫生处理,就近火化。患其他传染病死亡的,必要时,应当将尸体进行卫生处理后火化或者按照规定深埋。为了查找传染病病因,医疗机构在必要时可以按照国务院卫生行政部门的规定,对传染病病人尸体或者疑似传染病病人尸体进行解剖查验，并应当告知死者家属。

第五节　传染病医疗救治

一、医疗救治服务网络建设

县级以上人民政府应加强和完善传染病医疗救治服务网络的建设，指定具备传染病救治条件和能力的医疗机构承担传染病救治任务，或者根据传染病救治需要设置传染病医院。

医疗救治服务网络由医疗救治机构、医疗救治信息网络和医疗救治专业技术人员组成。

二、医疗机构开展医疗救治的要求

医疗机构应当按照国务院卫生行政部门规定的传染病诊断标准和治疗要求，采取相应措施，提高传染病医疗救治能力。

医疗机构的基本标准、建筑设计和服务流程，应当符合预防传染病医院感染的要求。医疗机构应当按照规定对使用的医疗器械进行消毒；对按照规定一次使用的医疗器具，应当在使用后予以销毁。

医疗机构应当对传染病病人或者疑似传染病病人提供医疗救护、现场救援和接诊治疗，书写病历记录以及其他有关资料，并妥善保管。

医疗机构应当实行传染病预检、分诊制度；对传染病病人、疑似传染病病人，应当引导至相对隔离的分诊点进行初诊。医疗机构不具备相应救治能力的，应当将病人及其病历记录复印件一并转至具备相应救治能力的医疗机构。

第六节　法　律　责　任

一、地方各级人民政府及其有关部门的法律责任

地方各级人民政府未依照规定履行报告职责，或者隐瞒、谎报、缓报传染病疫情，或者在传染病暴发、流行时，未及时组织救治、采取控制措施的，由上级人民政府责令改正，通报批评；造成传染病传播、流行或者其他严重后果的，对负有责任的主管人员，依法给予行政处分；构成犯罪的，依法追究刑事责任。

县级以上人民政府卫生行政部门违反规定，未依法履行传染病疫情通报、报告或者公布职责，或者隐瞒、谎报、缓报传染病疫情的；发生或者可能发生传染病传播时未及时采取预防、控制措施的；未依法履行监督检查职责，或者发现违法行为不及时查处的；未及时调查、处理单位和个人对下级卫生行政部门不履行传染病防治职责的举报的；其他失职、渎职行为的，由本级人民政府、上级人民政府卫生行政部门责令改正，通报批评；造成传染病传播、流行或者其他严重后果的，对负有责任的主管人员和其他直接责任人员，依法给予

行政处分;构成犯罪的,依法追究刑事责任。

县级以上人民政府有关部门未依照规定履行传染病防治和保障职责的,由本级人民政府或者上级人民政府有关部门责令改正,通报批评;造成传染病传播、流行或者其他严重后果的,对负有责任的主管人员和其他直接责任人员,依法给予行政处分;构成犯罪的,依法追究刑事责任。

二、疾病预防控制机构的法律责任

疾病预防控制机构违反《传染病防治法》的规定,有下列情形之一的,由县级以上人民政府卫生行政部门责令限期改正,通报批评,给予警告;对负有责任的主管人员和其他直接责任人员,依法给予降级、撤职、开除的处分,并可以依法吊销有关责任人员的执业证书;构成犯罪的,依法追究刑事责任:① 未依法履行传染病监测职责的;② 未依法履行传染病疫情报告、通报职责,或者隐瞒、谎报、缓报传染病疫情的;③ 未主动收集传染病疫情信息,或者对传染病疫情信息和疫情报告未及时进行分析、调查、核实的;④ 发现传染病疫情时,未依据职责及时采取本法规定的措施的;⑤ 故意泄露传染病病人、病原携带者、疑似传染病病人、密切接触者涉及个人隐私的有关信息、资料的。

三、医疗机构的法律责任

医疗机构违反《传染病防治法》的规定,有下列情形之一的,由县级以上人民政府卫生行政部门责令改正,通报批评,给予警告;造成传染病传播、流行或者其他严重后果的,对负有责任的主管人员和其他直接责任人员,依法给予降级、撤职、开除的处分,并可以依法吊销有关责任人员的执业证书;构成犯罪的,依法追究刑事责任:① 未按照规定承担本单位的传染病预防、控制工作、医院感染控制任务和责任区域内的传染病预防工作的;② 未按照规定报告传染病疫情,或者隐瞒、谎报、缓报传染病疫情的;③ 发现传染病疫情时,未按照规定对传染病病人、疑似传染病病人提供医疗救护、现场救援、接诊、转诊的,或者拒绝接受转诊的;④ 未按照规定对本单位内被传染病病原体污染的场所、物品以及医疗废物实施消毒或者无害化处置的;⑤ 未按照规定对医疗器械进行消毒,或者对按照规定一次使用的医疗器具未予销毁,再次使用的;⑥ 在医疗救治过程中未按照规定保管医学记录资料的;⑦ 故意泄露传染病病人、病原携带者、疑似传染病病人、密切接触者涉及个人隐私的有关信息、资料的。

(高建伟)

【思考题】

(1) 法定管理的传染病是如何划分的?

(2) 传染病疫情报告的方式及时限有哪些规定?

(3) 医疗机构在传染病预防中的职责是什么?

(4) 疫苗接种管理有哪些规定?

(5) 传染病疫情控制措施包括哪些内容?

(6) 医疗机构承担医疗救治的规定有哪些?

第三章

《艾滋病防治条例》

教 学 目 的

- **掌握**：① 艾滋病防治方针；② 医疗卫生机构在治疗与救助中的责任。
- **熟悉**：艾滋病自愿咨询和自愿检测制度。
- **了解**：艾滋病病毒感染者和艾滋病病人的权利和义务。

第一节 概 述

一、艾滋病的概念

艾滋病是指由人类免疫缺陷病毒（human immunodeficiency virus，HIV，艾滋病病毒）引起的获得性免疫缺陷综合征。

为了预防、控制艾滋病的发生与流行，保障人体健康和公共卫生，根据传染病防治法，2006 年 1 月 29 日国务院颁布了《艾滋病防治条例》，并自同年 3 月 1 日起施行。2019 年 3 月 2 日，国务院对其进行了修订。

《艾滋病防治条例》分为总则、宣传教育、预防与控制、治疗与救助、保障措施、法律责任和附则 7 章，共 64 条。

二、艾滋病防治方针

艾滋病防治工作坚持预防为主、防治结合的方针，建立政府组织领导、部门各负其责、全社会共同参与的机制，加强宣传教育，采取行为干预和关怀救助等措施，实行综合防治。

第二节 预防与控制制度

一、艾滋病监测

国家建立健全艾滋病监测网络。艾滋病监测，是指连续、系统地收集各类人群中艾滋病（或者艾滋病病毒感染）及其相关因素的分布资料，对这些资料综合分析，为有关部门制定预防控制策略和措施提供及时可靠的信息和依据，并对预防控制措施进行效果评价。

二、艾滋病自愿咨询和自愿检测制度

县级以上地方人民政府卫生主管部门指定的医疗卫生机构,应当按照国务院卫生主管部门会同国务院其他有关部门制定的艾滋病自愿咨询和检测办法,为自愿接受艾滋病咨询、检测的人员免费提供咨询和初筛检测。

艾滋病检测,是指采用实验室方法对人体血液、其他体液、组织器官、血液衍生物等进行艾滋病病毒、艾滋病病毒抗体及相关免疫指标检测,包括监测、检验检疫、自愿咨询检测、临床诊断、血液及血液制品筛查工作中的艾滋病检测。

三、对人体血液、血浆、组织的艾滋病检测

血站、单采血浆站应当对采集的人体血液、血浆进行艾滋病检测;不得向医疗机构和血液制品生产单位供应未经艾滋病检测或者艾滋病检测阳性的人体血液、血浆。血液制品生产单位应当在原料血浆投料生产前对每一份血浆进行艾滋病检测;未经艾滋病检测或者艾滋病检测阳性的血浆,不得作为原料血浆投料生产。

医疗机构应当对因应急用血而临时采集的血液进行艾滋病检测,对临床用血的艾滋病检测结果进行核查;对未经艾滋病检测、核查或者艾滋病检测阳性的血液,不得采集或者使用。

采集或者使用人体组织、器官、细胞、骨髓等的,应当进行艾滋病检测;未经艾滋病检测或者艾滋病检测阳性的,不得采集或者使用。但是,用于艾滋病防治科研、教学的除外。

第三节　治疗与救助

一、医疗卫生机构在治疗与救助中的责任

《艾滋病防治条例》规定,医疗卫生机构在治疗与救助中的责任是:① 应当为艾滋病病毒感染者和艾滋病病人提供艾滋病防治咨询、诊断和治疗服务。医疗机构不得因就诊的患者是艾滋病病毒感染者或者艾滋病病人,推诿或者拒绝对其其他疾病进行治疗。② 对确诊的艾滋病病毒感染者和艾滋病病人,医疗卫生机构的工作人员应当将其感染或者发病的事实告知本人;本人为无行为能力人或者限制行为能力人的,应当告知其监护人。③ 应当按照国务院卫生主管部门制定的预防艾滋病母婴传播技术指导方案的规定,对孕产妇提供艾滋病防治咨询和检测,对感染艾滋病病毒的孕产妇及其婴儿,提供预防艾滋病母婴传播的咨询、产前指导、阻断、治疗、产后访视、婴儿随访和检测等服务。

二、艾滋病病毒感染者和艾滋病病人的权利和义务

任何单位和个人不得歧视艾滋病病毒感染者、艾滋病病人及其家属。艾滋病病毒感染者、艾滋病病人及其家属享有的婚姻、就业、就医、入学等合法权益受法律保护。

艾滋病病毒感染者和艾滋病病人应当履行下列义务:① 接受疾病预防控制机构或者出入境检验检疫机构的流行病学调查和指导;② 将感染或者发病的事实及时告知与其有

性关系者;③ 就医时,将感染或者发病的事实如实告知接诊医生;④ 采取必要的防护措施,防止感染他人。艾滋病病毒感染者和艾滋病病人不得以任何方式故意传播艾滋病。

第四节 法 律 责 任

《艾滋病防治条例》规定,医疗卫生机构未依照《艾滋病防治条例》规定履行职责,有下列情形之一的,由县级以上人民政府卫生主管部门责令限期改正,通报批评,给予警告;造成艾滋病传播、流行或者其他严重后果的,对负有责任的主管人员和其他直接责任人员依法给予降级、撤职、开除的处分,并可以依法吊销有关机构或者责任人员的执业许可证件;构成犯罪的,依法追究刑事责任:① 未履行艾滋病监测职责的;② 未按照规定免费提供咨询和初筛检测的;③ 对临时应急采集的血液未进行艾滋病检测,对临床用血艾滋病检测结果未进行核查,或者将艾滋病检测阳性的血液用于临床的;④ 未遵守标准防护原则,或者未执行操作规程和消毒管理制度,发生艾滋病医院感染或者医源性感染的;⑤ 未采取有效的卫生防护措施和医疗保健措施的;⑥ 推诿、拒绝治疗艾滋病病毒感染者或者艾滋病病人的其他疾病,或者对艾滋病病毒感染者、艾滋病病人未提供咨询、诊断和治疗服务的;⑦ 未对艾滋病病毒感染者或者艾滋病病人进行医学随访的;⑧ 未按照规定对感染艾滋病病毒的孕产妇及其婴儿提供预防艾滋病母婴传播技术指导的。

医疗卫生机构违反规定,公开艾滋病病毒感染者、艾滋病病人或者其家属的信息的,依照《传染病防治法》的规定予以处罚。

(达庆东)

【思考题】
(1)艾滋病防治方针是什么?
(2)艾滋病病毒感染者和艾滋病病人有哪些权利和义务?
(3)艾滋病预防与控制有哪些制度?
(4)医疗卫生机构在艾滋病治疗与救助中有哪些责任?

第四章

《突发公共卫生事件应急条例》

教学目的

- **掌握：**① 突发公共卫生事件的概念；② 突发公共卫生事件的报告与信息发布。
- **熟悉：** 突发公共卫生事件处理方针和原则。
- **了解：** 突发公共卫生事件的通报。

第一节 概 述

一、突发公共卫生事件的概念

突发公共卫生事件，是指突然发生，造成或者可能造成社会公众健康严重损害的重大传染病疫情、群体性不明原因疾病、重大食物和职业中毒以及其他严重影响公众健康的事件。

重大传染病疫情，是指某种传染病在短时间内发生、波及范围广泛，出现大量的患者或死亡病例，其发病率远远超过常年的发病率水平的情况。

群体性不明原因疾病，是指在短时间内，某个相对集中的区域内同时或者相继出现具有共同临床表现的患者，且病例不断增加，范围不断扩大，又暂时不能明确诊断的疾病。这种疾病可能是传染病，可能是群体性癔病，也可能是中毒。

重大食物和职业中毒事件，是指由于食品污染和职业危害的原因而造成的人数众多或者伤亡较重的中毒事件。

其他严重影响公众健康事件，是指针对不特定的社会群体，造成或可能造成社会公众健康严重损害，影响正常社会秩序的重大事件。

为了有效预防、及时控制和消除突发公共卫生事件的危害，保障公众身体健康与生命安全，维护正常的社会秩序，2003 年 5 月 9 日，国务院公布了《突发公共卫生事件应急条例》，并自公布之日起施行。2011 年 1 月 8 日，国务院对《突发公共卫生事件应急条例》进行了修订。

《突发公共卫生事件应急条例》分为总则、预防与应急准备、报告与信息发布、应急处理、法律责任、附则 6 章，共 54 条。

二、突发公共卫生事件处理方针和原则

突发公共卫生事件应急工作，应当遵循预防为主、常备不懈的方针，贯彻统一领导、分

级负责、反应及时、措施果断、依靠科学、加强合作的原则。

第二节　突发公共卫生事件报告与信息发布

一、突发公共卫生事件的报告

国家建立突发公共卫生事件应急报告制度。国务院卫生行政主管部门制定突发事件应急报告规范，建立重大、紧急疫情信息报告系统。

（一）报告的时限和范围

《突发公共卫生事件应急条例》规定，有下列情形之一的，省、自治区、直辖市人民政府应当在接到报告1小时内，向国务院卫生行政主管部门报告：① 发生或者可能发生传染病暴发、流行；② 发生或发现不明原因的群体性疾病；③ 发生传染病菌种、毒种丢失；④ 发生或者可能发生重大食物和职业中毒事件。国务院卫生行政主管部门对可能造成重大社会影响的突发事件，立即向国务院报告。

突发事件监测机构、医疗卫生机构和有关单位发现上述需要报告情形之一的，应当在2小时内向所在地县级人民政府卫生行政主管部门报告；接到报告的卫生行政主管部门应当在2小时内向本级人民政府报告，并同时向上级人民政府卫生行政主管部门和国务院卫生行政主管部门报告。

县级人民政府应当在接到报告后2小时内向设区的市级人民政府或者上一级人民政府报告；设区的市级人民政府应当在接到报告后2小时内向省、自治区、直辖市人民政府报告。

（二）报告突发公共卫生事件的调查核实

接到报告的地方人民政府、卫生行政主管部门在依照规定报告的同时，应当立即组织力量对报告事项调查核实、确证，采取必要的控制措施，并及时报告调查情况。

任何单位和个人对突发事件，不得隐瞒、缓报、谎报或者授意他人隐瞒、缓报、谎报。

二、突发公共卫生事件的通报

国务院卫生行政主管部门应当根据发生突发事件的情况，及时向国务院有关部门和各省、自治区、直辖市人民政府卫生行政主管部门以及军队有关部门通报。突发事件发生地的省、自治区、直辖市人民政府卫生行政主管部门，应当及时向毗邻省、自治区、直辖市人民政府卫生行政主管部门通报。接到通报的省、自治区、直辖市人民政府卫生行政主管部门，必要时应当及时通知本行政区域内的医疗卫生机构。县级以上地方人民政府有关部门，已经发生或者发现可能引起突发事件的情形时，应当及时向同级人民政府卫生行政主管部门通报。

三、突发公共卫生事件的信息发布

国家建立突发事件的信息发布制度。国务院卫生行政主管部门负责向社会发布突发事件的信息。必要时，可以授权省、自治区、直辖市人民政府卫生行政主管部门向社会发布本行政区域内突发事件的信息。信息发布应当及时、准确、全面。

第三节 法律责任

《突发公共卫生事件应急条例》规定,医疗卫生机构有下列行为之一的,由卫生行政主管部门责令改正、通报批评、给予警告;情节严重的,吊销《医疗机构执业许可证》;对主要负责人、负有责任的主管人员和其他直接责任人员依法给予降级或者撤职的纪律处分;造成传染病传播、流行或者对社会公众健康造成其他严重危害后果,构成犯罪的,依法追究刑事责任:① 未依照本条例的规定履行报告职责,隐瞒、缓报或者谎报的;② 未依照本条例的规定及时采取控制措施的;③ 未依照本条例的规定履行突发事件监测职责的;④ 拒绝接诊病人的;⑤ 拒不服从突发事件应急处理指挥部调度的。

（达庆东）

【思考题】

（1）什么是突发公共卫生事件?

（2）突发公共卫生事件处理方针和原则是什么?

（3）突发公共卫生事件报告和信息发布的制度是什么?

第五章

《中华人民共和国医师法》

第一节 概 述

一、医师的概念

医师是指依法取得医师资格，经注册在医疗卫生机构中执业的专业医务人员，包括执业医师和执业助理医师。

为了保障医师合法权益，规范医师执业行为，加强医师队伍建设，保护人民健康，推进"健康中国"建设，1998 年 6 月 26 日，第九届全国人民代表大会常务委员会第三次会议通过了《中华人民共和国执业医师法》。2021 年 8 月 20 日，第十三届全国人民代表大会常务委员会第三十次会议通过了《中华人民共和国医师法》（以下简称《医师法》），自 2022 年 3 月 1 日起施行。《中华人民共和国执业医师法》同时废止。

《医师法》分为总则、考试和注册、执业规则、培训和考核、保障措施、法律责任、附则 7 章，共 67 条。

二、医师的责任

《医师法》规定，医师应当坚持人民至上、生命至上，发扬人道主义精神，弘扬敬佑生命、救死扶伤、甘于奉献、大爱无疆的崇高职业精神，恪守职业道德，遵守执业规范，提高执业水平，履行防病治病、保护人民健康的神圣职责。

三、中国医师节

《医师法》规定，每年 8 月 19 日为中国医师节。全社会应当尊重医师。各级人民政府应当关心爱护医师，弘扬先进事迹，加强业务培训，支持开拓创新，帮助解决困难，推动在全社会广泛形成尊医重卫的良好氛围。

第二节 医师考试和注册

一、医师资格考试

医师资格考试是评价申请医师资格者是否具备执业所必需的专业知识与技能的考试。《医师法》规定，国家实行医师资格考试制度。医师资格考试分执业医师资格考试和执业助理医师资格考试。医师资格考试成绩合格，取得执业医师资格或者执业助理医师资格，发给医师资格证书。

（一）参加执业医师资格考试的条件

《医师法》规定，具有下列条件之一的，可以参加执业医师资格考试：① 具有高等学校医学专业本科以上学历，在执业医师指导下，在医疗卫生机构中满 1 年的；② 具有高等学校医学专业专科学历，取得执业助理医师执业证书后，在医疗卫生机构中执业满 2 年。

（二）参加执业助理医师资格考试的条件

《医师法》规定，具有高等学校相关医学专业专科以上学历，在执业医师指导下，在医疗卫生机构中参加医学专业工作实践满 1 年的，可以参加执业助理医师资格考试。

（三）师承和确有专长人员参加医师资格考试的条件

《医师法》规定，以师承方式学习中医满 3 年，或者经多年实践医术确有专长的，经县级以上人民政府卫生健康主管部门委托的中医药专业组织或者医疗卫生机构考核合格并推荐，可以参加中医医师资格考试。

二、医师执业注册

《医师法》规定，国家实行医师执业注册制度。取得医师资格的，可以向所在地县级以上地方人民政府卫生健康主管部门申请注册。医疗卫生机构可以为本机构中的申请人集体办理注册手续。

（一）准予注册

除有《医师法》规定不予注册的情形外，卫生健康主管部门应当自受理申请之日起 20 个工作日内准予注册，将注册信息录入国家信息平台，并发给医师执业证书。未注册取得医师执业证书，不得从事医师执业活动。

1. 医师执业 医师经注册后，可以在医疗卫生机构中按照注册的执业地点、执业类别、执业范围执业，从事相应的医疗卫生服务。中医、中西医结合医师可以在医疗机构中的中医科、中西医结合科或者其他临床科室按照注册的执业类别、执业范围执业。医师经相关专业培训和考核合格，可以增加执业范围。法律、行政法规对医师从事特定范围执业活动的资质条件有规定的，从其规定。

2. 中西医药技术方法采用 经考试取得医师资格的中医医师按照国家有关规定，经培训和考核合格，在执业活动中可以采用与其专业相关的西医药技术方法。西医医师按照国家有关规定，经培训和考核合格，在执业活动中可以采用与其专业相关的中医药技术方法。

3. 多点执业 医师在 2 个以上医疗卫生机构定期执业的，应当以一个医疗卫生机构为主，并按照国家有关规定办理相关手续。国家鼓励医师定期定点到县级以下医疗卫生机构，包括乡镇卫生院、村卫生室、社区卫生服务中心等，提供医疗卫生服务，主执业机构应当支持并提供便利。

4. 个体行医　　医师个体行医应当依法办理审批或者备案手续。执业医师个体行医，须经注册后在医疗卫生机构中执业满 5 年；但是，依照《医师法》有关规定取得中医医师资格的人员，按照考核内容进行执业注册后，即可在注册的执业范围内个体行医。

（二）不予注册、注销注册、变更注册和重新注册

1. 不予注册　　《医师法》规定，有下列情形之一的，不予注册：① 无民事行为能力或者限制民事行为能力；② 受刑事处罚，刑罚执行完毕不满 2 年或者被依法禁止从事医师职业的期限未满；③ 被吊销医师执业证书不满 2 年；④ 因医师定期考核不合格被注销注册不满 1 年；⑤ 法律、行政法规规定不得从事医疗卫生服务的其他情形。受理申请的卫生健康主管部门对不予注册的，应当自受理申请之日起 20 个工作日内书面通知申请人和其所在医疗卫生机构，并说明理由。

2. 注销注册　　《医师法》规定，医师注册后有下列情形之一的，注销注册，废止医师执业证书：① 死亡；② 受刑事处罚；③ 被吊销医师执业证书；④ 医师定期考核不合格，暂停执业活动期满，再次考核仍不合格；⑤ 中止医师执业活动满 2 年；⑥ 法律、行政法规规定不得从事医疗卫生服务或者应当办理注销手续的其他情形。

有上述规定情形的，医师所在医疗卫生机构应当在 30 日内报告准予注册的卫生健康主管部门；卫生健康主管部门依职权发现医师有上述规定情形的，应当及时通报准予注册的卫生健康主管部门。准予注册的卫生健康主管部门应当及时注销注册，废止医师执业证书。县级以上地方人民政府卫生健康主管部门对个体行医的医师，应当按照国家有关规定实施监督检查，发现有《医师法》规定注销注册的情形的，应当及时注销注册，废止医师执业证书。

3. 变更注册　　《医师法》规定，医师变更执业地点、执业类别、执业范围等注册事项的，应当依照《医师法》规定到准予注册的卫生健康主管部门办理变更注册手续。医师从事下列活动的，可以不办理相关变更注册手续：① 参加规范化培训、进修、对口支援、会诊、突发事件医疗救援、慈善或者其他公益性医疗、义诊；② 承担国家任务或者参加政府组织的重要活动等；③ 在医疗联合体内的医疗机构中执业。

4. 重新注册　　《医师法》规定，中止医师执业活动 2 年以上或者《医师法》规定不予注册的情形消失，申请重新执业的，应当由县级以上人民政府卫生健康主管部门或者其委托的医疗卫生机构、行业组织考核合格，并依照《医师法》规定重新注册。

第三节　医师执业规则

一、医师在执业活动中的权利和义务

（一）医师在执业活动中享有的权利

《医师法》规定，医师在执业活动中享有下列权利：① 在注册的执业范围内，按照有关规范进行医学诊查、疾病调查、医学处置、出具相应的医学证明文件，选择合理的医疗、预防、保

健方案;② 获取劳动报酬,享受国家规定的福利待遇,按照规定参加社会保险并享受相应待遇;③ 获得符合国家规定标准的执业基本条件和职业防护装备;④ 从事医学教育、研究、学术交流;⑤ 参加专业培训,接受继续医学教育;⑥ 对所在医疗卫生机构和卫生健康主管部门的工作提出意见和建议,依法参与所在机构的民主管理;法律、法规规定的其他权利。

（二）医师在执业活动中履行的义务

《医师法》规定,医师在执业活动中履行下列义务：① 树立敬业精神,恪守职业道德,履行医师职责,尽职尽责救治患者,执行疫情防控等公共卫生措施;② 遵循临床诊疗指南,遵守临床技术操作规范和医学伦理规范等;③ 尊重、关心、爱护患者,依法保护患者隐私和个人信息;④ 努力钻研业务,更新知识,提高医学专业技术能力和水平,提升医疗卫生服务质量;⑤ 宣传推广与岗位相适应的健康科普知识,对患者及公众进行健康教育和健康指导;⑥ 法律、法规规定的其他义务。

二、医师执业规则

（1）医师实施医疗、预防、保健措施,签署有关医学证明文件,必须亲自诊查、调查,并按照规定及时填写病历等医学文书,不得隐匿、伪造、篡改或者擅自销毁病历等医学文书及有关资料。医师不得出具虚假医学证明文件以及与自己执业范围无关或者与执业类别不相符的医学证明文件。

（2）医师在诊疗活动中应当向患者说明病情、医疗措施和其他需要告知的事项。需要实施手术、特殊检查、特殊治疗的,医师应当及时向患者具体说明医疗风险、替代医疗方案等情况,并取得其明确同意;不能或者不宜向患者说明的,应当向患者的近亲属说明,并取得其明确同意。

（3）医师开展药物、医疗器械临床试验和其他医学临床研究应当符合国家有关规定,遵守医学伦理规范,依法通过伦理审查,取得书面知情同意。

（4）对需要紧急救治的患者,医师应当采取紧急措施进行诊治,不得拒绝急救处置。因抢救生命垂危的患者等紧急情况,不能取得患者或者其近亲属意见的,经医疗机构负责人或者授权的负责人批准,可以立即实施相应的医疗措施。国家鼓励医师积极参与公共交通工具等公共场所急救服务;医师因自愿实施急救造成受助人损害的,不承担民事责任。

（5）医师应当使用经依法批准或者备案的药品、消毒药剂、医疗器械,采用合法、合规、科学的诊疗方法。除按照规范用于诊断治疗外,不得使用麻醉药品、医疗用毒性药品、精神药品、放射性药品等。

（6）医师应当坚持安全有效、经济合理的用药原则,遵循药品临床应用指导原则、临床诊疗指南和药品说明书等合理用药。在尚无有效或者更好治疗手段等特殊情况下,医师取得患者明确知情同意后,可以采用药品说明书中未明确但具有循证医学证据的药品用法实施治疗。医疗机构应当建立管理制度,对医师处方、用药医嘱的适宜性进行审核,严格规范医师用药行为。

（7）执业医师按照国家有关规定,经所在医疗卫生机构同意,可以通过互联网等信息技术提供部分常见病、慢性疾病复诊等适宜的医疗卫生服务。国家支持医疗卫生机构之间利用互联网等信息技术开展远程医疗合作。

（8）医师不得利用职务之便,索要、非法收受财物或者牟取其他不正当利益;不得对患者实施不必要的检查、治疗。

（9）遇有自然灾害、事故灾难、公共卫生事件和社会安全事件等严重威胁人民生命健康的突发事件时，县级以上人民政府卫生健康主管部门根据需要组织医师参与卫生应急处置和医疗救治，医师应当服从调遣。

（10）在执业活动中有下列情形之一的，医师应当按照有关规定及时向所在医疗卫生机构或者有关部门、机构报告：① 发现传染病、突发不明原因疾病或者异常健康事件；② 发生或者发现医疗事故；③ 发现可能与药品、医疗器械有关的不良反应或者不良事件；④ 发现假药或者劣药；⑤ 发现患者涉嫌伤害事件或者非正常死亡；⑥ 法律、法规规定的其他情形。

三、执业助理医师的规定

执业助理医师应当在执业医师的指导下，在医疗卫生机构中按照注册的执业类别、执业范围执业。在乡、民族乡、镇和村医疗卫生机构以及艰苦边远地区县级医疗卫生机构中执业的执业助理医师，可以根据医疗卫生服务情况和本人实践经验，独立从事一般的执业活动。

四、医学生、医学毕业生参与临床诊疗活动的规定

参加临床教学实践的医学生和尚未取得医师执业证书、在医疗卫生机构中参加医学专业工作实践的医学毕业生，应当在执业医师监督、指导下参与临床诊疗活动。医疗卫生机构应当为有关医学生、医学毕业生参与临床诊疗活动提供必要的条件。

第四节　医师培训和考核

一、医师培训

（一）医师培养规划
《医师法》规定，国家制定医师培养规划，建立适应行业特点和社会需求的医师培养和供需平衡机制，统筹各类医学人才需求，加强全科、儿科、精神科、老年医学等紧缺专业人才培养。国家采取措施，加强医教协同，完善医学院校教育、毕业后教育和继续教育体系。

（二）规范化培训制度
《医师法》规定，国家建立健全住院医师规范化培训制度，健全临床带教激励机制，保障住院医师培训期间待遇，严格培训过程管理和结业考核；建立健全专科医师规范化培训制度，不断提高临床医生专科诊疗水平。

二、医师考核

（一）考核内容和周期
《医师法》规定，国家实行医师定期考核制度。县级以上人民政府卫生健康主管部门或者其委托的医疗卫生机构、行业组织应当按照医师执业标准，对医师的业务水平、工作业绩和职业道德状况进行考核，考核周期为 3 年。对具有较长年限执业经历、无不良行为

记录的医师,可以简化考核程序。

（二）考核不合格的处理

《医师法》规定,对考核不合格的医师,县级以上人民政府卫生健康主管部门应当责令其暂停执业活动3~6个月,并接受相关专业培训。暂停执业活动期满,再次进行考核,对考核合格的,允许其继续执业。

第五节　保障措施

一、职称晋升

《医师法》规定,国家建立健全医师医学专业技术职称设置、评定和岗位聘任制度,将职业道德、专业实践能力和工作业绩作为重要条件,科学设置有关评定、聘任标准。执业医师晋升为副高级技术职称的,应当有累计1年以上在县级以下或者对口支援的医疗卫生机构提供医疗卫生服务的经历;晋升副高级技术职称后,在县级以下或者对口支援的医疗卫生机构提供医疗卫生服务,累计1年以上的,同等条件下优先晋升正高级技术职称。

二、表彰奖励

《医师法》规定,对在医疗卫生服务工作中做出突出贡献的医师,按照国家有关规定给予表彰、奖励。医师有下列情形之一的,按照国家有关规定给予表彰、奖励:① 在执业活动中,医德高尚,事迹突出;② 在医学研究、教育中开拓创新,对医学专业技术有重大突破,做出显著贡献;③ 遇有突发事件时,在预防预警、救死扶伤等工作中表现突出;④ 长期在艰苦边远地区的县级以下医疗卫生机构努力工作;⑤ 在疾病预防控制、健康促进工作中做出突出贡献;⑥ 法律、法规规定的其他情形。

三、维护医疗卫生机构良好执业环境

《医师法》规定,① 县级以上人民政府及其有关部门应当将医疗纠纷预防和处理工作纳入社会治安综合治理体系,加强医疗卫生机构及周边治安综合治理,维护医疗卫生机构良好的执业环境,有效防范和依法打击涉医违法犯罪行为,保护医患双方合法权益。② 医疗卫生机构应当完善安全保卫措施,维护良好的医疗秩序,及时主动化解医疗纠纷,保障医师执业安全。③ 禁止任何组织或者个人阻碍医师依法执业,干扰医师正常工作、生活;禁止通过侮辱、诽谤、威胁、殴打等方式,侵犯医师的人格尊严、人身安全。

第六节　法律责任

一、违反医师资格考试和执业注册规定的法律责任

《医师法》规定,在医师资格考试中有违反考试纪律等行为,情节严重的,1~3年内禁

止参加医师资格考试。以不正当手段取得医师资格证书或者医师执业证书的，由发给证书的卫生健康主管部门予以撤销，3年内不受理其相应申请。

二、医师违反《医师法》规定的法律责任

（1）医师在执业活动中有下列行为之一的，由县级以上人民政府卫生健康主管部门责令改正，给予警告；情节严重的，责令暂停6个月以上一年以下执业活动直至吊销医师执业证书：① 在提供医疗卫生服务或者开展医学临床研究中，未按照规定履行告知义务或者取得知情同意；② 对需要紧急救治的患者，拒绝急救处置，或者由于不负责任延误诊治；③ 遇有自然灾害、事故灾难、公共卫生事件和社会安全事件等严重威胁人民生命健康的突发事件时，不服从卫生健康主管部门调遣；④ 未按照规定报告有关情形；⑤ 违反法律、法规、规章或者执业规范，造成医疗事故或者其他严重后果。

（2）医师在执业活动中有下列行为之一的，由县级以上人民政府卫生健康主管部门责令改正，给予警告，没收违法所得，并处1万元以上3万元以下的罚款；情节严重的，责令暂停6个月以上1年以下执业活动直至吊销医师执业证书：① 泄露患者隐私或者个人信息；② 出具虚假医学证明文件，或者未经亲自诊查、调查，签署诊断、治疗、流行病学等证明文件或者有关出生、死亡等证明文件；③ 隐匿、伪造、篡改或者擅自销毁病历等医学文书及有关资料；④ 未按照规定使用麻醉药品、医疗用毒性药品、精神药品、放射性药品等；⑤ 利用职务之便，索要、非法收受财物或者牟取其他不正当利益，或者违反诊疗规范，对患者实施不必要的检查、治疗造成不良后果；⑥ 开展禁止类医疗技术临床应用。

（3）医师未按照注册的执业地点、执业类别、执业范围执业的，由县级以上人民政府卫生健康主管部门或者中医药主管部门责令改正，给予警告，没收违法所得，并处1万元以上3万元以下的罚款；情节严重的，责令暂停6个月以上1年以下执业活动直至吊销医师执业证书。

（4）医师严重违反职业道德、医学伦理规范，造成恶劣社会影响的，由省级以上人民政府卫生健康主管部门吊销医师执业证书或者责令停止非法执业活动，5年直至终身禁止从事医疗卫生服务或者医学临床研究。

三、擅自开办医疗机构或者非法行医的法律责任

违反《医师法》规定，非医师行医的，由县级以上人民政府卫生健康主管部门责令停止非法执业活动，没收违法所得和药品、医疗器械，并处违法所得2倍以上10倍以下的罚款，违法所得不足1万元的，按1万元计算。

四、阻碍医师依法执业的法律责任

违反《医师法》规定，阻碍医师依法执业，干扰医师正常工作、生活，或者通过侮辱、诽谤、威胁、殴打等方式，侵犯医师人格尊严、人身安全，构成违反治安管理行为的，依法给予治安管理处罚。

《医师法》规定，违反本法规定，构成犯罪的，依法追究刑事责任；造成人身、财产损害的，依法承担民事责任。

（达庆东）

【思考题】

（1）参加医师资格考试的条件是什么？

（2）医师执业注册制度的具体规定有哪些？

（3）医师应当遵守哪些执业规则？

（4）医师培训和考核有哪些规定？

第六章

《中华人民共和国精神卫生法》

教学目的

- **掌握：**① 精神障碍的诊断；② 精神障碍患者住院治疗的原则；③ 医疗机构及其医务人员的告知义务；④ 严重精神障碍患者的健康档案。
- **熟悉：**① 精神障碍诊断和治疗的原则；② 精神障碍患者合法权益保护；③ 病历资料及保管。
- **了解：**违反《中华人民共和国精神卫生法》的法律责任。

第一节 概　　述

一、精神卫生和精神障碍的概念

精神卫生是指开展精神障碍的预防、治疗和康复，促进公民心理健康的各项活动。精神障碍是一种疾病，是指各种原因引起的感知、情感和思维等精神活动的紊乱或者异常，导致患者明显的心理痛苦或者社会适应等功能损害。

为了发展精神卫生事业，规范精神卫生服务，维护精神障碍患者的合法权益，2012 年 10 月 26 日第十一届全国人民代表大会常务委员会第二十九次会议通过了《中华人民共和国精神卫生法》（以下简称《精神卫生法》），自 2013 年 5 月 1 日起施行。2018 年 4 月 27 日，第十三届全国人民代表大会常务委员会第二次会议对《精神卫生法》进行了修正。

《精神卫生法》分为总则、心理健康促进和精神障碍预防、精神障碍的诊断和治疗、精神障碍的康复、保障措施、法律责任、附则 7 章，共 85 条。

二、精神卫生工作的方针、原则和管理机制

《精神卫生法》规定，精神卫生工作实行预防为主的方针，坚持预防、治疗和康复相结合的原则。精神卫生工作实行政府组织领导、部门各负其责、家庭和单位尽力尽责、全社会共同参与的综合管理机制。

三、精神障碍患者合法权益保护

《精神卫生法》规定，精神障碍患者的人格尊严、人身和财产安全不受侵犯。精神障碍患者的教育、劳动、医疗以及从国家和社会获得物质帮助等方面的合法权益受法律保护。

有关单位和个人应当对精神障碍患者的姓名、肖像、住址、工作单位、病历资料以及其他可能推断出其身份的信息予以保密;但是,依法履行职责需要公开的除外。

全社会应当尊重、理解、关爱精神障碍患者。任何组织或者个人不得歧视、侮辱、虐待精神障碍患者,不得非法限制精神障碍患者的人身自由。新闻报道和文学艺术作品等不得含有歧视、侮辱精神障碍患者的内容。

医疗机构不得因就诊者是精神障碍患者,推诿或者拒绝为其治疗属于本医疗机构诊疗范围的其他疾病。

第二节　精神障碍的诊断和治疗

一、精神障碍诊断和治疗的原则

《精神卫生法》规定,精神障碍的诊断、治疗,应当遵循维护患者合法权益、尊重患者人格尊严的原则,保障患者在现有条件下获得良好的精神卫生服务。

《精神卫生法》规定,医务人员开展疾病诊疗服务,应当按照诊断标准和治疗规范的要求,对就诊者进行心理健康指导;发现就诊者可能患有精神障碍的,应当建议其到符合《精神卫生法》规定的医疗机构就诊。

二、精神障碍的诊断

《精神卫生法》规定,精神障碍的诊断应当以精神健康状况为依据。除法律另有规定外,不得违背本人意志进行确定其是否患有精神障碍的医学检查。医疗机构接到送诊的疑似精神障碍患者,不得拒绝为其作出诊断。

《精神卫生法》规定,精神障碍的诊断应当由精神科执业医师作出。疑似精神障碍患者发生伤害自身、危害他人安全的行为,或者有伤害自身、危害他人安全的危险的,其近亲属、所在单位、当地公安机关应当立即采取措施予以制止,并将其送往医疗机构进行精神障碍诊断。医疗机构接到上述送诊的疑似精神障碍患者,应当将其留院,立即指派精神科执业医师进行诊断,并及时出具诊断结论。

三、精神障碍的治疗

(一)住院

《精神卫生法》规定,精神障碍的住院治疗实行自愿原则。诊断结论、病情评估表明,就诊者为严重精神障碍患者,即疾病症状严重,导致患者社会适应等功能严重损害、对自身健康状况或者客观现实不能完整认识,或者不能处理自身事务的精神障碍患者,并有下列情形之一的,应当对其实施住院治疗:① 已经发生伤害自身的行为,或者有伤害自身的危险的;② 已经发生危害他人安全的行为,或者有危害他人安全的危险的。

精神障碍患者已经发生伤害自身的行为,或者有伤害自身的危险情形的,经其监护人同意,医疗机构应当对患者实施住院治疗;监护人不同意的,医疗机构不得对患者实施住院治疗。监护人应当对在家居住的患者做好看护管理。

(二)出院

《精神卫生法》规定,自愿住院治疗的精神障碍患者可以随时要求出院,医疗机构应当同意。对已经发生伤害自身的行为,或者有伤害自身的危险情形的精神障碍患者实施住院治疗的,监护人可以随时要求患者出院,医疗机构应当同意。医疗机构认为上述情形的精神障碍患者不宜出院的,应当告知不宜出院的理由;患者或者其监护人仍要求出院的,执业医师应当在病历资料中详细记录告知的过程,同时提出出院后的医学建议,患者或者其监护人应当签字确认。对已经发生危害他人安全的行为,或者有危害他人安全的危险情形的精神障碍患者实施住院治疗,医疗机构认为患者可以出院的,应当立即告知患者及其监护人。

(三)尊重住院精神障碍患者的权利

医疗机构及其医务人员应当尊重住院精神障碍患者的通讯和会见探访者等权利。除在急性发病期或者为了避免妨碍治疗可以暂时性限制外,不得限制患者的通讯和会见探访者等权利。《精神卫生法》规定,禁止对已经发生危害他人安全的行为,或者有危害他人安全的危险实施住院治疗的精神障碍患者实施以治疗精神障碍为目的的外科手术。

(四)医疗机构及其医务人员的告知义务

1. 告知权利   医疗机构及其医务人员应当将精神障碍患者在诊断、治疗过程中享有的权利,告知患者或者其监护人。

2. 告知治疗方案   医疗机构及其医务人员应当遵循精神障碍诊断标准和治疗规范,制订治疗方案,并向精神障碍患者或者其监护人告知治疗方案和治疗方法、目的以及可能产生的后果。

3. 告知医疗风险和替代医疗方案   医疗机构对精神障碍患者实施下列治疗措施,应当向患者或者其监护人告知医疗风险、替代医疗方案等情况,并取得患者的书面同意;无法取得患者意见的,应当取得其监护人的书面同意,并经本医疗机构伦理委员会批准:① 导致人体器官丧失功能的外科手术;② 与精神障碍治疗有关的实验性临床医疗。实施导致人体器官丧失功能的外科手术治疗措施,因情况紧急查找不到监护人的,应当取得本医疗机构负责人和伦理委员会批准。

(五)保护性医疗措施的实施

《精神卫生法》规定,精神障碍患者在医疗机构内发生或者将要发生伤害自身、危害他人安全、扰乱医疗秩序的行为,医疗机构及其医务人员在没有其他可替代措施的情况下,可以实施约束、隔离等保护性医疗措施。实施保护性医疗措施应当遵循诊断标准和治疗规范,并在实施后告知患者的监护人。禁止利用约束、隔离等保护性医疗措施惩罚精神障碍患者。医疗机构不得强迫精神障碍患者从事生产劳动。

(六)使用药物的要求

《精神卫生法》规定,对精神障碍患者使用药物,应当以诊断和治疗为目的,使用安全、有效的药物,不得为诊断或者治疗以外的目的使用药物。

(七)病历资料及保管

《精神卫生法》规定,医疗机构及其医务人员应当在病历资料中如实记录精神障碍患者的病情、治疗措施、用药情况、实施约束、隔离措施等内容,并如实告知患者或者其监护人。患者及其监护人可以查阅、复制病历资料；但是，患者查阅、复制病历资料可能对其治疗产生不利影响的除外。病历资料保存期限不得少于 30 年。

四、心理治疗活动的开展

心理治疗是指借助心理学的、非药物的技术和方法改变患者的心理状态来达到治疗精神障碍的目的。《精神卫生法》规定，心理治疗活动应当在医疗机构内开展。专门从事心理治疗的人员不得从事精神障碍的诊断，不得为精神障碍患者开具处方或者提供外科治疗。

第三节 精神障碍的康复

一、康复技术指导

精神障碍的康复，是指对精神障碍患者尽可能利用药物、社会、执业、经济和教育的方法使残疾的风险降低到最低程度。《精神卫生法》规定，医疗机构应当为在家居住的严重精神障碍患者提供精神科基本药物维持治疗，并为社区康复机构提供有关精神障碍康复的技术指导和支持。根据《精神卫生法》，严重精神障碍，是指疾病症状严重，导致患者社会适应等功能严重损害、对自身健康状况或者客观现实不能完整认识，或者不能处理自身事务的精神障碍。

二、严重精神障碍患者的健康档案

《精神卫生法》规定，社区卫生服务机构、乡镇卫生院、村卫生室应当建立严重精神障碍患者的健康档案，对在家居住的严重精神障碍患者进行定期随访，指导患者服药和开展康复训练，并对患者的监护人进行精神卫生知识和看护知识的培训。县级人民政府卫生行政部门应当为社区卫生服务机构、乡镇卫生院、村卫生室开展上述工作给予指导和培训。

第四节 法 律 责 任

医疗机构及其工作人员有下列行为之一的，由县级以上人民政府卫生行政部门责令改正，给予警告；情节严重的，对直接负责的主管人员和其他直接责任人员依法给予或者责令给予降低岗位等级或者撤职、开除的处分，并可以责令有关医务人员暂停 1 个月以上 6 个月以下执业活动：① 拒绝对送诊的疑似精神障碍患者作出诊断的；② 对依照《精神卫生法》规定实施住院治疗的患者未及时进行检查评估或者未根据评估结果作出处理的。

医疗机构及其工作人员有下列行为之一的，由县级以上人民政府卫生行政部门责令改正，对直接负责的主管人员和其他直接责任人员依法给予或者责令给予降低岗位等级或者撤职的处分；对有关医务人员，暂停 6 个月以上 1 年以下执业活动；情节严重的，给予

或者责令给予开除的处分,并吊销有关医务人员的执业证书:① 违反规定实施约束、隔离等保护性医疗措施的;② 违反规定,强迫精神障碍患者劳动的;③ 违反规定对精神障碍患者实施外科手术或者实验性临床医疗的;④ 违反规定,侵害精神障碍患者的通讯和会见探访者等权利的;⑤ 违反精神障碍诊断标准,将非精神障碍患者诊断为精神障碍患者的。

(达庆东)

【思考题】

(1) 精神卫生工作的方针和原则是什么?

(2) 怎样保护精神障碍患者的合法权益?

(3) 精神障碍诊断的依据是什么?

(4) 精神障碍住院治疗的原则及情形是什么?

(5) 医务人员在诊断、治疗过程中应当履行哪些告知义务?

(6) 精神障碍患者病历资料及保管有哪些规定?

(7) 社区卫生服务机构怎样建立严重精神障碍患者的健康档案?

第七章

《中华人民共和国献血法》

第一节 概 述

血液具有重要的生理意义，医疗临床用血在临床治疗中起着重要作用。

为保证医疗临床用血的需要和安全，保障献血者和用血者的身体健康，发扬人道主义精神，促进社会主义物质文明和精神文明建设，1997 年 12 月 29 日第八届全国人民代表大会常务委员会第二十九次会议通过了《中华人民共和国献血法》（以下简称《献血法》），自 1998 年 10 月 1 日起施行。《献血法》共有 24 条。

为加强医疗机构临床用血管理，推进临床科学合理用血，保护血液资源，保障临床用血安全和医疗质量，2012 年 6 月 7 日卫生部根据《献血法》发布了《医疗机构临床用血管理办法》，自 2012 年 8 月 1 日起施行。2019 年 2 月 28 日，国家卫生健康委对《医疗机构临床用血管理办法》进行了修订。

《医疗机构临床用血管理办法》分为总则、组织与职责、临床用血管理、监督管理、法律责任、附则 6 章，共 41 条。

第二节 无 偿 献 血

一、无偿献血制度

《献血法》规定，国家实行无偿献血制度。国家机关、军队、社会团体、企业事业组织、居民委员会、村民委员会，应当动员和组织本单位或者本居住区的适龄公民参加献血。国家鼓励国家工作人员、现役军人和高等学校在校学生率先献血,为树立社会新风尚作表率。对献血者,发给国务院卫生行政部门制作的无偿献血证书,有关单位可以给予适当补贴。

(一)无偿献血的年龄

国家提倡 18 周岁至 55 周岁的健康公民自愿献血。根据 2011 年卫生部、国家标准化管理委员会发布的《献血者健康检查要求》(GB 18467 - 2011),既往无献血反应、符合健康检查要求的多次献血者主动要求再次献血的,年龄可延长至 60 周岁。

(二)采血量和献血间隔

《献血法》规定,对献血者每次采集血液量一般为 200 mL,最高不得超过 400 mL;献血间隔不得少于 6 个月。《献血者健康检查要求》(GB 18467 - 2011)对献血量和献血间隔作了调整:① 献血量。全血献血者每次可献全血 400 mL,或者 300 mL,或者200 mL。单采血小板献血者:每次可献 1～2 个治疗单位,或者 1 个治疗单位及不超过 200 mL 血浆。全年血小板和血浆采集总量不超过 10 L。上述献血量均不包括血液检测留样的血量和保养液或抗凝剂的量。② 献血间隔。全血献血间隔:不少于 6 个月。单采血小板献血间隔:不少于 2 周,不大于 24 次/年。因特殊配型需要,由医生批准,最短间隔时间不少于 1 周。单采血小板后与全血献血间隔:不少于 4 周。全血献血后与单采血小板献血间隔:不少于 3 个月。

二、无偿献血管理

《献血法》规定,无偿献血的血液必须用于临床,不得买卖。血站、医疗机构不得将无偿献血的血液出售给单采血浆站或者血液制品生产单位。

《献血法》还规定,① 公民临床用血时只交付用于血液的采集、储存、分离、检验等费用;无偿献血者临床需要用血时,免交上述规定的费用;无偿献血者的配偶和直系亲属临床需要用血时,可以按照省、自治区、直辖市人民政府的规定免交或者减交上述规定的费用。② 为保障公民临床急救用血的需要,国家提倡并指导择期手术的患者自身储血,动员家庭、亲友、所在单位以及社会互助献血。

第三节　临床用血

一、临床用血要求

医疗机构临床用血,是指输血治疗的活动。《献血法》规定,① 医疗机构临床用血应当制定用血计划,遵循合理、科学的原则,不得浪费和滥用血液;② 医疗机构应当积极推行按血液成分针对医疗实际需要输血;③ 医疗机构对临床用血必须进行核查,不得将不符合国家规定标准的血液用于临床;④ 为保证应急用血,医疗机构可以临时采集血液,但应当依照规定,确保采血用血安全。

二、临床用血管理

《医疗机构临床用血管理办法》规定,医疗机构应当加强临床用血管理,建立并完善管理制度和工作规范,并保证落实。

(一) 血液接收和储藏

医疗机构应当使用卫生行政部门指定血站提供的血液。医疗机构接收血站发送的血液后,应当对血袋标签进行核对。符合国家有关标准和要求的血液入库,做好登记;并按不同品种、血型和采血日期(或有效期),分别有序存放于专用储藏设施内。血袋标签核对的主要内容是:① 血站的名称;② 献血编号或者条形码、血型;③ 血液品种;④ 采血日期及时间或者制备日期及时间;⑤ 有效期及时间;⑥ 储存条件。禁止将血袋标签不合格的血液入库。

(二) 临床用血

1. **临床用血计划** 《医疗机构临床用血管理办法》规定,医疗机构应当科学制订临床用血计划,建立临床合理用血的评价制度,提高临床合理用血水平。

2. **医务人员职责** 《医疗机构临床用血管理办法》规定,医务人员应当认真执行临床输血技术规范,严格掌握临床输血适应证,根据患者病情和实验室检测指标,对输血指征进行综合评估,制定输血治疗方案。

3. **临床用血申请** 《医疗机构临床用血管理办法》规定,医疗机构应当建立临床用血申请管理制度。① 同一患者一天申请备血量少于 800 mL 的,由具有中级以上专业技术职务任职资格的医师提出申请,上级医师核准签发后,方可备血;② 同一患者一天申请备血量在 800～1 600 mL 的,由具有中级以上专业技术职务任职资格的医师提出申请,经上级医师审核,科室主任核准签发后,方可备血;③ 同一患者一天申请备血量达到或超过1 600 mL 的,由具有中级以上专业技术职务任职资格的医师提出申请,科室主任核准签发后,报医务部门批准,方可备血。上述规定不适用于急救用血。

4. **签署临床输血治疗知情同意书** 《医疗机构临床用血管理办法》规定,在输血治疗前,医师应当向患者或者其近亲属说明输血目的、方式和风险,并签署临床输血治疗知情同意书。因抢救生命垂危的患者需要紧急输血,且不能取得患者或者其近亲属意见的,经医疗机构负责人或者授权的负责人批准后,可以立即实施输血治疗。

5. **临时采集血液必须同时符合的条件** 《医疗机构临床用血管理办法》规定,医疗机构应当制定应急用血工作预案。为保证应急用血,医疗机构可以临时采集血液,但必须同时符合以下条件:① 危及患者生命,急需输血;② 所在地血站无法及时提供血液,且无法及时从其他医疗机构调剂血液,而其他医疗措施不能替代输血治疗;③ 具备开展交叉配血及乙型肝炎病毒表面抗原、丙型肝炎病毒抗体、艾滋病病毒抗体和梅毒螺旋体抗体的检测能力;④ 遵守采供血相关操作规程和技术标准。医疗机构应当在临时采集血液后 10日内将情况报告县级以上人民政府卫生行政部门。

(三) 临床用血不良事件监测报告

《医疗机构临床用血管理办法》规定,医疗机构应当根据国家有关法律法规和规范建立临床用血不良事件监测报告制度。临床发现输血不良反应后,应当积极救治患者,及时向有关部门报告,并做好观察和记录。

(四) 临床用血医学文书管理

《医疗机构临床用血管理办法》规定,医疗机构应当建立临床用血医学文书管理制度,确保临床用血信息客观真实、完整、可追溯。医师应当将患者输血适应证的评估、输血过程和输血后疗效评价情况记入病历；临床输血治疗知情同意书、输血记录单等随病历保存。

第四节　法律责任

一、医疗机构的法律责任

（1）《医疗机构临床用血管理办法》规定，医疗机构使用未经卫生行政部门指定的血站供应的血液的，由县级以上地方人民政府卫生行政部门给予警告，并处3万元以下罚款；情节严重或者造成严重后果的，对负有责任的主管人员和其他直接责任人员依法给予处分。

（2）《医疗机构临床用血管理办法》规定，医疗机构违反关于应急用血采血规定的，由县级以上人民政府卫生行政部门责令限期改正，给予警告；情节严重或者造成严重后果的，处3万元以下罚款，对负有责任的主管人员和其他直接责任人员依法给予处分。

（3）《医疗机构临床用血管理办法》规定，医疗机构违反规定，将不符合国家规定标准的血液用于患者的，由县级以上地方人民政府卫生行政部门责令改正；给患者健康造成损害的，应当依据国家有关法律法规进行处理，并对负有责任的主管人员和其他直接责任人员依法给予处分。

二、医务人员的法律责任

《献血法》规定，医疗机构的医务人员违反本法规定，将不符合国家规定标准的血液用于患者的，由县级以上地方人民政府卫生行政部门责令改正；给患者健康造成损害的，应当依法赔偿，对直接负责的主管人员和其他直接责任人员，依法给予行政处分；构成犯罪的，依法追究刑事责任。

（达庆东）

【思考题】

（1）无偿献血制度有哪些规定？

（2）临床用血有哪些要求？

（3）临床用血申请管理制度内容是什么？

（4）临时采集血液必须同时符合哪些条件？

（5）怎样做好临床用血医学文书管理？

（6）医务人员违反临床用血规定要承担的法律责任是什么？

第八章

《抗菌药物临床应用管理办法》

教 学 目 的

- **掌握：** ① 抗菌药物的概念；② 抗菌药物临床应用的原则；③ 抗菌药物处方权的授予；④ 越级使用抗菌药物的情形。
- **熟悉：** ① 抗菌药物临床应用的分级管理；② 取消医师抗菌药物处方权的情形。
- **了解：** ① 抗菌药物的临床应用知识和规范化管理培训及考核；② 违反《抗菌药物临床应用管理办法》的法律责任。

第一节 概 述

一、抗菌药物的概念

抗菌药物是指治疗细菌、支原体、衣原体、立克次体、螺旋体、真菌等病原微生物所致感染性疾病病原的药物，不包括治疗结核病、寄生虫病和各种病毒所致感染性疾病的药物以及具有抗菌作用的中药制剂。

为加强医疗机构抗菌药物临床应用管理，规范抗菌药物临床应用行为，提高抗菌药物临床应用水平，促进临床合理应用抗菌药物，控制细菌耐药，保障医疗质量和医疗安全，2012 年 4 月 24 日卫生部发布了《抗菌药物临床应用管理办法》，自 2012 年 8 月 1 日起施行。

《抗菌药物临床应用管理办法》有总则、组织机构和职责、抗菌药物临床应用管理、监督管理、法律责任、附则 6 章，共 59 条。

二、抗菌药物临床应用的原则

《抗菌药物临床应用管理办法》规定，抗菌药物临床应用应当遵循安全、有效、经济的原则。

三、抗菌药物临床应用的分级管理

《抗菌药物临床应用管理办法》规定，抗菌药物临床应用实行分级管理。根据安全性、疗效、细菌耐药性、价格等因素，将抗菌药物分为非限制使用级、限制使用级与特殊使用级3 级。非限制使用级抗菌药物，是指经长期临床应用证明安全、有效，对细菌耐药性影响较小，价格相对较低的抗菌药物。限制使用级抗菌药物，是指经长期临床应用证明安全、有效，对细菌耐药性影响较大，或者价格相对较高的抗菌药物。特殊使用级抗菌药物，是指具有以下情形之一的抗菌药物：① 具有明显或者严重不良反应,不宜随意使用的抗菌药物；② 需要严格控制使用,避免细菌过快产生耐药的抗菌药物；③ 疗效、安全性方面的临床资料较少的抗菌药物；④ 价格昂贵的抗菌药物。

第二节　抗菌药物临床应用管理

一、细菌耐药预警机制

《抗菌药物临床应用管理办法》规定,医疗机构应当开展细菌耐药监测工作,建立细菌耐药预警机制,并采取下列相应措施：

（1）主要目标细菌耐药率超过 30% 的抗菌药物,应当及时将预警信息通报本机构医务人员。

（2）主要目标细菌耐药率超过 40% 的抗菌药物,应当慎重经验用药。

（3）主要目标细菌耐药率超过 50% 的抗菌药物,应当参照药敏试验结果选用。

（4）主要目标细菌耐药率超过 75% 的抗菌药物,应当暂停针对此目标细菌的临床应用,根据追踪细菌耐药监测结果,再决定是否恢复临床应用。

二、临床应用知识和规范化管理培训及考核

《抗菌药物临床应用管理办法》规定,二级以上医院应当对医师和药师进行抗菌药物临床应用知识和规范化管理的培训。抗菌药物临床应用知识和规范化管理培训和考核内容应当包括：①《中华人民共和国药品管理法》《中华人民共和国执业医师法》《抗菌药物临床应用管理办法》《处方管理办法》《医疗机构药事管理规定》《抗菌药物临床应用指导原则》《国家基本药物处方集》《国家处方集》《医院处方点评管理规范(试行)》等相关法律、法规、规章和规范性文件；② 抗菌药物临床应用及管理制度；③ 常用抗菌药物的药理学特点与注意事项；④ 常见细菌的耐药趋势与控制方法；⑤ 抗菌药物不良反应的防治。

第三节　抗菌药物的临床应用

一、抗菌药物处方权的授予

《抗菌药物临床应用管理办法》规定,具有高级专业技术职务任职资格的医师,可授予特殊使用级抗菌药物处方权；具有中级以上专业技术职务任职资格的医师,可授予限制使用级抗菌药物处方权；具有初级专业技术职务任职资格的医师,在乡、民族乡、镇、村的医疗机构独立从事一般执业活动的执业助理医师以及乡村医生,可授予非限制使用级抗菌药物处方权。

二级以上医院医师经本机构抗菌药物临床应用知识和规范化管理的培训,并考核合格后,方可获得相应的处方权。其他医疗机构依法享有处方权的医师、乡村医生等,由县级以上地方卫生行政部门组织相关培训、考核。经考核合格的,授予相应的抗菌药物处方权。

二、预防感染指征的掌握

医疗机构和医务人员应当严格掌握使用抗菌药物预防感染的指征。预防感染、治疗轻度或者局部感染应当首选非限制使用级抗菌药物；严重感染、免疫功能低下合并感染或者病原菌只对限制使用级抗菌药物敏感时，方可选用限制使用级抗菌药物。

三、特殊使用级抗菌药物的使用

《抗菌药物临床应用管理办法》规定，严格控制特殊使用级抗菌药物使用。特殊使用级抗菌药物不得在门诊使用。① 临床应用特殊使用级抗菌药物应当严格掌握用药指征，经抗菌药物管理工作组指定的专业技术人员会诊同意后，由具有相应处方权医师开具处方；② 特殊使用级抗菌药物会诊人员由具有抗菌药物临床应用经验的感染性疾病科、呼吸科、重症医学科、微生物检验科、药学部门等具有高级专业技术职务任职资格的医师、药师或具有高级专业技术职务任职资格的抗菌药物专业临床药师担任。

四、越级使用抗菌药物的情形

《抗菌药物临床应用管理办法》规定，因抢救生命垂危的患者等紧急情况，医师可以越级使用抗菌药物。越级使用抗菌药物应当详细记录用药指征，并应当于 24 小时内补办越级使用抗菌药物的必要手续。

五、监督管理

（一）抗菌药物处方、医嘱点评

医疗机构抗菌药物管理机构应当定期组织相关专业技术人员对抗菌药物处方、医嘱实施点评，并将点评结果作为医师定期考核、临床科室和医务人员绩效考核依据。

（二）对开具抗菌药物超常处方医师的处理

医疗机构应当对出现抗菌药物超常处方 3 次以上且无正当理由的医师提出警告，限制其特殊使用级和限制使用级抗菌药物处方权。

（三）取消医师抗菌药物处方权的情形

《抗菌药物临床应用管理办法》规定，医师出现下列情形之一的，医疗机构应当取消其处方权：① 抗菌药物考核不合格的；② 限制处方权后，仍出现超常处方且无正当理由的；③ 未按照规定开具抗菌药物处方，造成严重后果的；④ 未按照规定使用抗菌药物，造成严重后果的；⑤ 开具抗菌药物处方牟取不正当利益的。医师处方权资格取消后，在 6 个月内不得恢复其处方权。

第四节　法律责任

《抗菌药物临床应用管理办法》规定，医师有下列情形之一的，由县级以上卫生行政部门按照《执业医师法》第三十七条的有关规定，给予警告或者责令暂停 6 个月以上 1 年以下执业活动；情节严重的，吊销其执业证书；构成犯罪的，依法追究刑事责任：① 未按照

《抗菌药物临床应用管理办法》规定开具抗菌药物处方,造成严重后果的;② 使用未经国家药品监督管理部门批准的抗菌药物的;③ 使用本机构抗菌药物供应目录以外的品种、品规,造成严重后果的;④ 违反《抗菌药物临床应用管理办法》其他规定,造成严重后果的。

(达庆东)

【思考题】

(1) 抗菌药物临床应用的原则是什么?

(2) 抗菌药物临床应用怎样进行分级管理?

(3) 抗菌药物处方权的授予有哪些规定?

(4) 越级使用抗菌药物的情形有哪些?

(5) 取消医师抗菌药物处方权的情形有哪些?

第九章

《处方管理办法》

教学目的

- **掌握**：① 处方书写规则；② 开具处方的规则；③ 开具处方的具体要求。
- **熟悉**：① 处方的概念；② 医师开具处方和药师调剂处方应遵循的原则；③ 处方权的取得；④ 开具处方的条件；⑤ 处方保管的管理。
- **了解**：医师违反《处方管理办法》的法律责任。

第一节　概　　述

一、处方的概念

处方，是指由注册的执业医师和执业助理医师在诊疗活动中为患者开具的、由取得药学专业技术职务任职资格的药学专业技术人员审核、调配、核对，并作为患者用药凭证的医疗文书。处方包括医疗机构病区用药医嘱单。

为规范处方管理，提高处方质量，促进合理用药，保障医疗安全，卫生部于 2007 年 2 月 14 日发布了《处方管理办法》，并自同年 5 月 1 日起施行。

《处方管理办法》分为总则、处方管理的一般规定、处方权的获得、处方的开具、处方的调剂、监督管理、法律责任、附则 8 章，共 63 条。

二、医师开具处方和药师调剂处方应遵循的原则

《处方管理办法》规定，医师开具处方和药师调剂处方应当遵循安全、有效、经济的原则。处方药应当凭医师处方销售、调剂和使用。

第二节　处方管理的一般规定

一、处方书写规则

处方书写应当符合下列规则：

（1）患者一般情况、临床诊断填写清晰、完整，并与病历记载相一致。

（2）每张处方限于1名患者的用药。

（3）字迹清楚，不得涂改；如需修改，应当在修改处签名并注明修改日期。

（4）药品名称应当使用规范的中文名称书写，没有中文名称的可以使用规范的英文名称书写；医疗机构或者医师、药师不得自行编制药品缩写名称或者使用代号；书写药品名称、剂量、规格、用法、用量要准确规范，药品用法可用规范的中文、英文、拉丁文或者缩写体书写，但不得使用遵医嘱、自用等含糊不清字句。

（5）患者年龄应当填写实足年龄，新生儿、婴幼儿写日、月龄，必要时要注明体重。

（6）西药和中成药可以分别开具处方，也可以开具一张处方，中药饮片应当单独开具处方。

（7）开具西药、中成药处方，每一种药品应当另起一行，每张处方不得超过5种药品。

（8）中药饮片处方的书写，一般应当按照"君、臣、佐、使"的顺序排列；调剂、煎煮的特殊要求注明在药品右上方，并加括号，如布包、先煎、后下等；对饮片的产地、炮制有特殊要求的，应当在药品名称之前写明。

（9）药品用法用量应当按照药品说明书规定的常规用法用量使用，特殊情况需要超剂量使用时，应当注明原因并再次签名。

（10）除特殊情况外，应当注明临床诊断。

（11）开具处方后的空白处画一斜线以示处方完毕。

（12）处方医师的签名式样和专用签章应当与院内药学部门留样备查的式样相一致，不得任意改动，否则应当重新登记留样备案。

二、药品剂量与数量的书写

《处方管理办法》规定，药品剂量与数量用阿拉伯数字书写。剂量应当使用法定剂量单位：重量以克（g）、毫克（mg）、微克（μg）、纳克（ng）为单位；容量以升（L）、毫升（mL）为单位；国际单位（IU）、单位（U）；中药饮片以克（g）为单位。

片剂、丸剂、胶囊剂、颗粒剂分别以片、丸、粒、袋为单位；溶液剂以支、瓶为单位；软膏及乳膏剂以支、盒为单位；注射剂以支、瓶为单位，应当注明含量；中药饮片以剂为单位。

第三节　处方权的获得

一、处方权的取得

《处方管理办法》规定，① 经注册的执业医师在执业地点取得相应的处方权；② 经注册的执业助理医师在乡、民族乡、镇、村的医疗机构独立从事一般的执业活动，可以在注册的执业地点取得相应的处方权；③ 进修医师由接收进修的医疗机构对其胜任本专业工作的实际情况进行认定后授予相应的处方权。

医疗机构应当按照有关规定，对本机构执业医师和药师进行麻醉药品和精神药品使用知识和规范化管理的培训。执业医师经考核合格后取得麻醉药品和第一类精神药品的处方权,药师经考核合格后取得麻醉药品和第一类精神药品调剂资格。

二、开具处方的条件

《处方管理办法》规定,① 医师应当在注册的医疗机构签名留样或者专用签章备案后,方可开具处方。② 经注册的执业助理医师在医疗机构开具的处方,应当经所在执业地点执业医师签名或加盖专用签章后方有效。③ 医师取得麻醉药品和第一类精神药品处方权后,方可在本机构开具麻醉药品和第一类精神药品处方,但不得为自己开具该类药品处方。药师取得麻醉药品和第一类精神药品调剂资格后,方可在本机构调剂麻醉药品和第一类精神药品。④ 试用期人员开具处方,应当经所在医疗机构有处方权的执业医师审核、并签名或加盖专用签章后方有效。

第四节　处方的开具

一、开具处方的规则

(1)医师应当根据医疗、预防、保健需要,按照诊疗规范、药品说明书中的药品适应证、药理作用、用法、用量、禁忌、不良反应和注意事项等开具处方。开具医疗用毒性药品、放射性药品的处方应当严格遵守有关法律、法规和规章的规定。

(2)医师开具处方应当使用经药品监督管理部门批准并公布的药品通用名称、新活性化合物的专利药品名称和复方制剂药品名称。医师开具院内制剂处方时应当使用经省级卫生行政部门审核、药品监督管理部门批准的名称。医师可以使用由卫生部公布的药品习惯名称开具处方。

(3)医师利用计算机开具、传递普通处方时,应当同时打印出纸质处方,其格式与手写处方一致;打印的纸质处方经签名或者加盖签章后有效。药师核发药品时,应当核对打印的纸质处方,无误后发给药品,并将打印的纸质处方与计算机传递处方同时收存备查。

二、开具处方的具体要求

(1)处方开具当日有效,特殊情况下需延长有效期的,由开具处方的医师注明有效期限,但有效期最长不得超过 3 日。

(2)处方一般不得超过 7 日用量;急诊处方一般不得超过 3 日用量;对于某些慢性疾病、老年疾病或特殊情况,处方用量可适当延长,但医师应当注明理由。医疗用毒性药品、放射性药品的处方用量应当严格按照国家有关规定执行。

(3)医师应当按照卫生部制定的麻醉药品和精神药品临床应用指导原则,开具麻醉药品、第一类精神药品处方。

(4)门(急)诊癌症疼痛患者和中、重度慢性疼痛患者需长期使用麻醉药品和第一类精神药品的,首诊医师应当亲自诊查患者,建立相应的病历,要求其签署《知情同意书》。病历中应当留存下列材料复印件:① 二级以上医院开具的诊断证明;② 患者户籍簿、身份证或者其他相关有效身份证明文件;③ 为患者代办人员身份证明文件。

（5）除需长期使用麻醉药品和第一类精神药品的门（急）诊癌症疼痛患者和中、重度慢性疼痛患者外，麻醉药品注射剂仅限于医疗机构内使用。

（6）为门（急）诊患者开具的麻醉药品注射剂，每张处方为一次常用量；控缓释制剂，每张处方不得超过7日常用量；其他剂型，每张处方不得超过3日常用量。

第一类精神药品注射剂，每张处方为一次常用量；控缓释制剂，每张处方不得超过7日常用量；其他剂型，每张处方不得超过3日常用量。哌甲酯用于治疗儿童多动症时，每张处方不得超过15日常用量。

第二类精神药品一般每张处方不得超过7日常用量；对于慢性疾病或某些特殊情况的患者，处方用量可以适当延长，医师应当注明理由。

（7）为门（急）诊癌症疼痛患者和中、重度慢性疼痛患者开具的麻醉药品、第一类精神药品注射剂，每张处方不得超过3日常用量；控缓释制剂，每张处方不得超过15日常用量；其他剂型，每张处方不得超过7日常用量。

（8）为住院患者开具的麻醉药品和第一类精神药品处方应当逐日开具，每张处方为1日常用量。

（9）对于需要特别加强管制的麻醉药品，盐酸二氢埃托啡处方为一次常用量，仅限于二级以上医院内使用；盐酸哌替啶处方为一次常用量，仅限于医疗机构内使用。

（10）医疗机构应当要求长期使用麻醉药品和第一类精神药品的门（急）诊癌症患者和中、重度慢性疼痛患者，每3个月复诊或者随诊一次。

第五节　处方的监督管理

一、处方开具的管理

（1）医疗机构应当建立处方点评制度，填写处方评价表，对处方实施动态监测及超常预警，登记并通报不合理处方，对不合理用药及时予以干预。

（2）医疗机构应当对出现超常处方3次以上且无正当理由的医师提出警告，限制其处方权；限制处方权后，仍连续2次以上出现超常处方且无正当理由的，取消其处方权。

（3）医师出现下列情形之一的，处方权由其所在医疗机构予以取消：① 被责令暂停执业；② 考核不合格离岗培训期间；③ 被注销、吊销执业证书；④ 不按照规定开具处方，造成严重后果的；⑤ 不按照规定使用药品，造成严重后果的；⑥ 因开具处方牟取私利。

（4）未取得处方权的人员及被取消处方权的医师不得开具处方。未取得麻醉药品和第一类精神药品处方资格的医师不得开具麻醉药品和第一类精神药品处方。除治疗需要外，医师不得开具麻醉药品、精神药品、医疗用毒性药品和放射性药品处方。

二、处方调剂的管理

《处方管理办法》规定，未取得药学专业技术职务任职资格的人员不得从事处方调剂工作。

三、处方保管的管理

（1）处方由调剂处方药品的医疗机构妥善保存。普通处方、急诊处方、儿科处方保存期限为 1 年,医疗用毒性药品、第二类精神药品处方保存期限为 2 年,麻醉药品和第一类精神药品处方保存期限为 3 年。处方保存期满后,经医疗机构主要负责人批准、登记备案,方可销毁。

（2）应当根据麻醉药品和精神药品处方开具情况,按照麻醉药品和精神药品品种、规格对其消耗量进行专册登记,登记内容包括发药日期、患者姓名、用药数量。专册保存期限为 3 年。

第六节　法律责任

医师出现下列情形之一的,由县级以上卫生行政部门按照《麻醉药品和精神药品管理条例》第七十三条的规定予以处罚:① 未取得麻醉药品和第一类精神药品处方资格的医师擅自开具麻醉药品和第一类精神药品处方的;② 具有麻醉药品和第一类精神药品处方医师未按照规定开具麻醉药品和第一类精神药品处方,或者未按照卫生部制定的麻醉药品和精神药品临床应用指导原则使用麻醉药品和第一类精神药品的。

医师出现下列情形之一的,按照《执业医师法》第三十七条的规定,由县级以上卫生行政部门给予警告或者责令暂停 6 个月以上 1 年以下执业活动;情节严重的,吊销其执业证书:① 未取得处方权或者被取消处方权后开具药品处方的;② 未按照《处方管理办法》规定开具药品处方的;③ 违反《处方管理办法》其他规定的。

（高建伟）

【思考题】

（1）医师开具处方和药剂师调剂处方应当遵循的原则?

（2）处方书写规则有哪些?

（3）开具处方条件是什么?

（4）开具处方有哪些具体要求?

（5）处方管理有哪些规定?

第十章

医疗损害责任

教 学 目 的

- **掌握**：① 医疗损害责任主体；② 医疗损害的几种情形；③ 推定医疗机构有过错的情形；④ 医疗机构不承担赔偿责任的情形；⑤ 医疗过失行为的报告；⑥ 病历资料和现场实物封存；⑦ 病历资料的复制；⑧ 医疗纠纷的解决途径。
- **熟悉**：① 医疗纠纷的预防；② 医疗损害鉴定。
- **了解**：① 尸检；② 医疗损害赔偿；③ 违反《医疗纠纷预防和处理条例》的法律责任。

第一节　概　　述

一、医疗损害的概念

医疗损害，是指医疗机构及其医务人员在医疗活动中有过错的诊疗行为或者有缺陷的产品及不合格的血液等造成的患者损害。

二、医疗损害立法概况

1987 年，国务院发布了《医疗事故处理办法》，这是我国第一个处理医疗事故的行政法规。但是从 20 世纪 90 年代中期开始，随着医疗纠纷的大量出现，《医疗事故处理办法》已经不能适应医疗纠纷处理的现实需求，急需一部新的法律来处理和解决医疗纠纷。2002 年 4 月 4 日，国务院公布了《医疗事故处理条例》。随着时间的推移和纠纷处理实践的积累，《医疗事故处理条例》作为行政法规，除了少量的民事赔偿的内容外，大量的内容都属于医疗事故的防范和医疗事故行政处理的范畴，还是不能完全解决需要司法处理的问题。在这样的情况之下，制定一部能够替代《医疗事故处理条例》用于处理医疗纠纷民事赔偿的法律显然是非常必要的。2009 年 12 月 26 日，中华人民共和国第十一届全国人民代表大会常务委员会第十二次会议通过了《中华人民共和国侵权责任法》（以下简称《侵权责任法》），其中第七章"医疗损害责任"，正是顺应了这一社会发展的客观需求。"医疗损害责任"一章确立了医疗损害责任的基本构成、归责原则、过错责任及附条件的过错推定，对医疗服务过程中涉及患者权益受到侵犯的事项，如患者隐私、医疗产品和血液、过度检查等，都作出了明确规定。

为正确审理医疗损害责任纠纷案件，依法维护当事人的合法权益，推动构建和谐医患关系，促进卫生健康事业发展，2017 年 3 月 27 日，最高人民法院审判委员会第 1713 次会议通过《关于审理医疗损害责任纠纷案件适用法律若干问题的解释》，自 2017 年 12 月 14 日起施行。该解释的适用范围是：① 患者以在诊疗活动中受到人身或者财产损害为由请求医疗机构、医疗产品的生产者、销售者或者血液提供机构承担侵权责任的案件；② 患者以在美容医疗机构或者开设医疗美容科室的医疗机构实施的医疗美容活动中受到人身或者财产损害为由提起的侵权纠纷案件；③ 患者死亡后，其近亲属请求医疗损害赔偿的；④ 支付患者医疗费、丧葬费等合理费用的人请求赔偿该费用的。

为了预防和妥善处理医疗纠纷，保护医患双方的合法权益，维护医疗秩序，保障医疗安全，2018 年 7 月 31 日国务院发布了《医疗纠纷预防和处理条例》，自 2018 年 10 月 1 日起施行。《医疗纠纷预防和处理条例》分为总则、医疗纠纷预防、医疗纠纷处理、法律责任、附则 5 章，共 56 条。

2020 年 5 月 28 日第十三届全国人民代表大会第三次会议通过了《中华人民共和国民法典》(以下简称《民法典》)，自 2021 年 1 月 1 日起施行。其中，第七篇侵权责任第六章是"医疗损害责任"，共 11 条。

第二节　医疗损害责任

一、医疗损害责任赔偿主体

《民法典》规定，患者在诊疗活动中受到损害，医疗机构及其医务人员有过错的，由医疗机构承担赔偿责任。

因药品、消毒药剂、医疗器械的缺陷，或者输入不合格的血液造成患者损害的，患者可以向药品上市许可持有人、生产者、血液提供机构请求赔偿，也可以向医疗机构请求赔偿。患者向医疗机构请求赔偿的，医疗机构赔偿后，有权向负有责任的药品上市许可持有人、生产者、血液提供机构追偿。

二、推定医疗机构有过错的情形

《民法典》规定，患者在诊疗活动中受到损害，有下列情形之一的，推定医疗机构有过错：① 违反法律、行政法规、规章以及其他有关诊疗规范的规定；② 隐匿或者拒绝提供与纠纷有关的病历资料；③ 遗失、伪造、篡改或者销毁病历资料。

三、医疗机构不承担赔偿责任的情形

《医疗事故处理条例》规定，下列情形不属于医疗事故：① 在紧急情况下为抢救垂危患者生命而采取医学紧急措施造成不良后果的；② 在医疗活动中由于患者病情异常或者患者体质特殊而发生医疗意外情形；③ 在现有医学科学技术条件下，发生无法预料或者不能防范的不良后果的；④ 无过错输血感染造成不良后果的；⑤ 因患方原因延误诊疗导致不良后果的；⑥ 因不可抗力造成不良后果的。

《民法典》规定，患者在诊疗活动中受到损害，有下列情形之一的，医疗机构不承担赔偿责任：① 患者或者其近亲属不配合医疗机构进行符合诊疗规范的诊疗；② 医务人员在

抢救生命垂危的患者等紧急情况下已经尽到合理诊疗义务；③ 限于当时的医疗水平难以诊疗。但是在患者或者其近亲属不配合医疗机构进行符合诊疗规范的诊疗情形中，医疗机构及其医务人员也有过错的，应当承担相应的赔偿责任。

四、医疗机构承担赔偿责任的情形

（一）未尽到说明义务

《民法典》规定，医务人员在诊疗活动中应当向患者说明病情和医疗措施。需要实施手术、特殊检查、特殊治疗的，医务人员应当及时向患者说明医疗风险、替代医疗方案等情况，并取得其书面同意；不宜向患者说明的，应当向患者的近亲属说明，并取得其书面同意。医务人员未尽到前述义务，造成患者损害的，医疗机构应当承担赔偿责任。

（二）未尽到与当时医疗水平相应的诊疗义务

《民法典》规定，医务人员在诊疗活动中未尽到与当时的医疗水平相应的诊疗义务，造成患者损害的，医疗机构应当承担赔偿责任。

（三）泄露患者隐私

《民法典》规定，医疗机构及其医务人员应当对患者的隐私和个人信息保密。泄露患者的隐私和个人信息，或者未经患者同意公开其病历资料的，应当承担侵权责任。

五、对医疗行为的限制

《民法典》规定，医疗机构及其医务人员不得违反诊疗规范实施不必要的检查。

六、紧急情况下医疗措施的实施

《民法典》规定，因抢救生命垂危的患者等紧急情况，不能取得患者或者其近亲属意见的，经医疗机构负责人或者授权的负责人批准，可以立即实施相应的医疗措施。

第三节　医疗纠纷的预防和处理

一、医疗纠纷的预防

医疗纠纷，是指医患双方因诊疗活动引发的争议。根据《医疗事故处理条例》和《医疗纠纷预防和处理条例》的规定，医疗机构对医疗纠纷要防患于未然，做好以下工作：

（1）医疗机构及其医务人员在诊疗活动中应当以患者为中心，加强人文关怀，严格遵守医疗卫生法律、法规、规章和诊疗相关规范、常规，恪守职业道德；医疗机构应当对其医务人员进行医疗卫生法律、法规、规章和诊疗相关规范、常规的培训，并加强职业道德教育。

（2）医疗机构应当制定并实施医疗质量安全管理制度，设置医疗服务质量监控部门或者配备专（兼）职人员，加强对诊断、治疗、护理、药事、检查等工作的规范化管理，优化服务流程，提高服务水平；应当加强医疗风险管理，完善医疗风险的识别、评估和防控措施，定期检查措施落实情况，及时消除隐患。

（3）医疗机构应当按照国务院卫生主管部门制定的医疗技术临床应用管理规定，开展与其技术能力相适应的医疗技术服务,保障临床应用安全,降低医疗风险;采用医疗新技术的,应当开展技术评估和伦理审查,确保安全有效、符合伦理。

(4)医疗机构应当依照有关法律、法规的规定,严格执行药品、医疗器械、消毒药剂、血液等的进货查验、保管等制度。禁止使用无合格证明文件、过期等不合格的药品、医疗器械、消毒药剂、血液等。

(5)医务人员在诊疗活动中应当向患者说明病情和医疗措施。需要实施手术,或者开展临床试验等存在一定危险性、可能产生不良后果的特殊检查、特殊治疗的,医务人员应当及时向患者说明医疗风险、替代医疗方案等情况,并取得其书面同意;在患者处于昏迷等无法自主作出决定的状态或者病情不宜向患者说明等情形下,应当向患者的近亲属说明,并取得其书面同意。紧急情况下不能取得患者或者其近亲属意见的,经医疗机构负责人或者授权的负责人批准,可以立即实施相应的医疗措施。

(6)开展手术、特殊检查、特殊治疗等具有较高医疗风险的诊疗活动,医疗机构应当提前预备应对方案,主动防范突发风险。

(7)医疗机构应当建立健全医患沟通机制,对患者在诊疗过程中提出的咨询、意见和建议,应当耐心解释、说明,并按照规定进行处理;对患者就诊疗行为提出的疑问,应当及时予以核实、自查,并指定有关人员与患者或者其近亲属沟通,如实说明情况。

(8)医疗机构应当建立健全投诉接待制度,设置统一的投诉管理部门或者配备专(兼)职人员,在医疗机构显著位置公布医疗纠纷解决途径、程序和联系方式等,方便患者投诉或者咨询。

二、医疗过失行为的报告

(一)医疗机构内部报告

《医疗事故处理条例》规定,医务人员在医疗活动中有下列情形之一的,应当立即向所在科室负责人报告:① 发生或者发现医疗损害;② 可能引起医疗损害的医疗过失行为;③ 发生医疗损害争议。

科室负责人接到报告后,应当及时向本医疗机构负责医疗服务质量监控的部门或者专(兼)职人员报告。负责医疗服务质量监控的部门或者专(兼)职人员接到报告后,应当立即进行调查、核实,将有关情况如实向本医疗机构负责人报告,并向患者通报、解释。

(二)医疗机构向卫生行政部门报告

发生医疗损害后,医疗机构应当按照规定向所在地卫生行政部门报告。发生下列重大医疗过失行为的,医疗机构应当在12小时内向所在地卫生行政部门报告:① 导致患者死亡或者可能为造成患者中度残疾、器官组织损伤导致严重功能障碍的损害后果;② 导致3人以上医疗损害后果;③ 国务院卫生行政部门和省、自治区、直辖市人民政府卫生行政部门规定的其他情形。

发生或者发现医疗过失行为,医疗机构及其医务人员应当立即采取有效措施,避免或者减轻对患者身体健康的损害,防止损害扩大。

三、病历资料和现场实物封存

(一)病历资料的填写、保管与封存

病历,是指患者在医院接受问诊、查体、诊断、治疗、检查、护理等医疗过程的所有医疗文书资料。

《民法典》规定，医疗机构及其医务人员应当按照规定填写并妥善保管住院志、医嘱单、检验报告、手术及麻醉记录、病理资料、护理记录、医疗费用等病历资料。

《医疗纠纷预防和处理条例》规定，医疗机构及其医务人员应当按照国务院卫生主管部门的规定，填写并妥善保管病历资料。因紧急抢救未能及时填写病历的，医务人员应当在抢救结束后 6 小时内据实补记，并加以注明。任何单位和个人不得篡改、伪造、隐匿、毁灭或者抢夺病历资料。

《医疗事故处理条例》《医疗纠纷预防和处理条例》规定，医疗机构及其医务人员应当按照国务院卫生主管部门的规定，填写并妥善保管病历资料。因紧急抢救未能及时填写病历的，医务人员应当在抢救结束后 6 小时内据实补记，并加以注明。任何单位和个人不得篡改、伪造、隐匿、毁灭或者抢夺病历资料。

《医疗纠纷预防和处理条例》规定，发生医疗纠纷需要封存、启封病历资料的，应当在医患双方在场的情况下进行。封存的病历资料可以是原件，也可以是复制件，由医疗机构保管。病历尚未完成需要封存的，对已完成病历先行封存；病历按照规定完成后，再对后续完成部分进行封存。医疗机构应当对封存的病历开列封存清单，由医患双方签字或者盖章，各执一份。病历资料封存后医疗纠纷已经解决，或者患者在病历资料封存满 3 年未再提出解决医疗纠纷要求的，医疗机构可以自行启封。

（二）现场实物的封存和启封

《医疗事故处理条例》《医疗纠纷预防和处理条例》规定，疑似输液、输血、注射、药物等引起不良后果的，医患双方应当共同对现场实物进行封存、启封，封存的现场实物由医疗机构保管；需要检验的，应当由双方共同指定的、依法具有检验资格的检验机构进行检验；双方无法共同委托的，由医疗机构所在地县级人民政府卫生行政部门指定。疑似输血引起不良后果，需要对血液进行封存保留的，医疗机构应当通知提供该血液的采供血机构派员到场。

现场实物封存后医疗纠纷已经解决，或者患者在现场实物封存满 3 年未再提出解决医疗纠纷要求的，医疗机构可以自行启封。

四、病历资料的复制

（一）复制病历资料的范围

《民法典》规定，患者要求查阅、复制住院志、医嘱单、检验报告、手术及麻醉记录、病理资料、护理记录、医疗费用等病历资料的，医疗机构应当及时提供。《医疗事故处理条例》《医疗纠纷预防和处理条例》规定，患者有权查阅、复制其门诊病历、住院志、体温单、医嘱单、化验单（检验报告）、医学影像检查资料、特殊检查同意书、手术同意书、手术及麻醉记录单、病理资料、护理记录、医疗费用以及国务院卫生主管部门规定的其他属于病历的全部资料。

（二）复制病历资料的程序

患者要求复制病历资料的，医疗机构应当提供复制服务，并在复制的病历资料上加盖证明印记。复制病历资料时，应当有患者或者其近亲属在场。医疗机构应患者的要求为其复制病历资料，可以收取工本费，收费标准应当公开。患者死亡的，其近亲属可以依照规定，查阅、复制病历资料。

五、尸检

《医疗事故处理条例》《医疗纠纷预防和处理条例》规定,患者在医疗机构内死亡的,尸体应当立即移放太平间或者指定的场所,死者尸体存放时间一般不得超过 14 日。逾期不处理的尸体,由医疗机构在向所在地县级人民政府卫生主管部门和公安机关报告后,按照规定处理。患者死亡,医患双方对死因有异议的,应当在患者死亡后 48 小时内进行尸检;具备尸体冻存条件的,可以延长至 7 日。尸检应当经死者近亲属同意并签字,拒绝签字的,视为死者近亲属不同意进行尸检。不同意或者拖延尸检,超过规定时间,影响对死因判定的,由不同意或者拖延的一方承担责任。尸检应当由按照国家有关规定取得相应资格的机构和专业技术人员进行。医患双方可以委派代表观察尸检过程。

第四节　医疗纠纷的解决途径

一、解决医疗纠纷的途径

《医疗纠纷预防和处理条例》规定,发生医疗纠纷,医患双方可以通过下列途径解决: ① 双方自愿协商;② 申请人民调解;③ 申请行政调解;④ 向人民法院提起诉讼;⑤ 法律、法规规定的其他途径。

发生医疗纠纷,医疗机构应当告知患者或者其近亲属下列事项: ① 解决医疗纠纷的合法途径;② 有关病历资料、现场实物封存和启封的规定;③ 有关病历资料查阅、复制的规定。患者死亡的,还应当告知其近亲属有关尸检的规定。

二、自愿协商

《医疗纠纷预防和处理条例》规定,医患双方选择协商解决医疗纠纷的,应当在专门场所协商,不得影响正常医疗秩序。医患双方人数较多的,应当推举代表进行协商,每方代表人数不超过 5 人。协商解决医疗纠纷应当坚持自愿、合法、平等的原则,尊重当事人的权利,尊重客观事实。医患双方应当文明、理性表达意见和要求,不得有违法行为。协商确定赔付金额应当以事实为依据,防止畸高或者畸低。对分歧较大或者索赔数额较高的医疗纠纷,鼓励医患双方通过人民调解的途径解决。医患双方经协商达成一致的,应当签署书面和解协议书。

三、人民调解

(一) 申请

《医疗纠纷预防和处理条例》规定,申请医疗纠纷人民调解的,由医患双方共同向医疗纠纷人民调解委员会提出申请;一方申请调解的,医疗纠纷人民调解委员会在征得另一方同意后进行调解。申请人可以以书面或者口头形式申请调解。书面申请的,申请书应当载明申请人的基本情况、申请调解的争议事项和理由等;口头申请的,医疗纠纷人民调解员应当当场记录申请人的基本情况、申请调解的争议事项和理由等,并经申请人签字确认。

医疗纠纷人民调解委员会获悉医疗机构内发生重大医疗纠纷，可以主动开展工作，引导医患双方申请调解。当事人已经向人民法院提起诉讼并且已被受理，或者已经申请卫生主管部门调解并且已被受理的，医疗纠纷人民调解委员会不予受理；已经受理的，终止调解。

（二）调解期限

医疗纠纷人民调解委员会应当自受理之日起 30 个工作日内完成调解。需要鉴定的，鉴定时间不计入调解期限。因特殊情况需要延长调解期限的，医疗纠纷人民调解委员会和医患双方可以约定延长调解期限。超过调解期限未达成调解协议的，视为调解不成。

（三）调解协议书

医患双方经人民调解达成一致的，医疗纠纷人民调解委员会应当制作调解协议书。调解协议书经医患双方签字或者盖章，人民调解员签字并加盖医疗纠纷人民调解委员会印章后生效。达成调解协议的，医疗纠纷人民调解委员会应当告知医患双方可以依法向人民法院申请司法确认。

四、行政调解

《医疗纠纷预防和处理条例》规定，医患双方申请医疗纠纷行政调解的，应当按规定向医疗纠纷发生地县级人民政府卫生主管部门提出申请。

卫生主管部门应当自收到申请之日起 5 个工作日内作出是否受理的决定。当事人已经向人民法院提起诉讼并且已被受理，或者已经申请医疗纠纷人民调解委员会调解并且已被受理的，卫生主管部门不予受理；已经受理的，终止调解。卫生主管部门应当自受理之日起30 个工作日内完成调解。需要鉴定的，鉴定时间不计入调解期限。超过调解期限未达成调解协议的，视为调解不成。医患双方经卫生主管部门调解达成一致的，应当签署调解协议书。

五、提起诉讼

《医疗纠纷预防和处理条例》规定，发生医疗纠纷，当事人协商、调解不成的，可以依法向人民法院提起诉讼。当事人也可以直接向人民法院提起诉讼。

第五节　医疗损害鉴定

一、鉴定的提起

《医疗纠纷预防和处理条例》规定，医疗纠纷人民调解委员会调解医疗纠纷，需要进行医疗损害鉴定以明确责任的，由医患双方共同委托医学会或者司法鉴定机构进行鉴定，也可以经医患双方同意，由医疗纠纷人民调解委员会委托鉴定。

二、鉴定组织

《医疗纠纷预防和处理条例》规定，医学会或者司法鉴定机构接受委托从事医疗损害鉴定，应当由鉴定事项所涉专业的临床医学、法医学等专业人员进行鉴定；医学会或者司法鉴定机构没有相关专业人员的，应当从符合规定的专家库中抽取相关专业专家进行鉴定。

　　医学会或者司法鉴定机构开展医疗损害鉴定,应当执行规定的标准和程序,尊重科学,恪守职业道德,对出具的医疗损害鉴定意见负责,不得出具虚假鉴定意见。医疗损害鉴定的具体管理办法由国务院卫生、司法行政部门共同制定。

　　咨询专家、鉴定人员有下列情形之一的,应当回避,当事人也可以以口头或者书面形式申请其回避：① 是医疗纠纷当事人或者当事人的近亲属；② 与医疗纠纷有利害关系；③ 与医疗纠纷当事人有其他关系,可能影响医疗纠纷公正处理。

三、鉴定专家库

　　医疗损害鉴定专家库由设区的市级以上人民政府卫生、司法行政部门共同设立。专家库应当包含医学、法学、法医学等领域的专家。聘请专家进入专家库,不受行政区域的限制。

四、鉴定意见

　　《医疗纠纷预防和处理条例》规定,医学会、司法鉴定机构作出的医疗损害鉴定意见应当载明并详细论述下列内容：① 是否存在医疗损害以及损害程度；② 是否存在医疗过错；③ 医疗过错与医疗损害是否存在因果关系；④ 医疗过错在医疗损害中的责任程度。

五、鉴定费用

　　《医疗纠纷预防和处理条例》规定,鉴定费预先向医患双方收取,最终按照责任比例承担。

第六节　医疗损害赔偿

　　《医疗纠纷预防和处理条例》规定,发生医疗纠纷,需要赔偿的,赔付金额依照法律的规定确定。《民法典》规定,侵害他人造成人身损害的,应当赔偿医疗费、护理费、交通费等为治疗和康复支出的合理费用,以及因误工减少的收入。造成残疾的,还应当赔偿残疾生活辅助器具费和残疾赔偿金。造成死亡的,还应当赔偿丧葬费和死亡赔偿金。

　　侵害他人人身权,造成他人严重精神损害的,被侵权人可以请求精神损害赔偿。

第七节　法　律　责　任

一、医疗机构及其医务人员的法律责任

　　(1) 医疗机构篡改、伪造、隐匿、毁灭病历资料的,对直接负责的主管人员和其他直接责任人员,由县级以上人民政府卫生主管部门给予或者责令给予降低岗位等级或者撤职的处分,对有关医务人员责令暂停 6 个月以上 1 年以下执业活动；造成严重后果的,对直

接负责的主管人员和其他直接责任人员给予或者责令给予开除的处分,对有关医务人员由原发证部门吊销执业证书;构成犯罪的,依法追究刑事责任。

(2) 医疗机构及其医务人员有下列情形之一的,由县级以上人民政府卫生主管部门责令改正,给予警告,并处1万元以上5万元以下罚款;情节严重的,对直接负责的主管人员和其他直接责任人员给予或者责令给予降低岗位等级或者撤职的处分,对有关医务人员可以责令暂停1个月以上6个月以下执业活动;构成犯罪的,依法追究刑事责任:① 未按规定制定和实施医疗质量安全管理制度;② 未按规定告知患者病情、医疗措施、医疗风险、替代医疗方案等;③ 开展具有较高医疗风险的诊疗活动,未提前预备应对方案防范突发风险;④ 未按规定填写、保管病历资料,或者未按规定补记抢救病历;⑤ 拒绝为患者提供查阅、复制病历资料服务;⑥ 未建立投诉接待制度、设置统一投诉管理部门或者配备专(兼)职人员;⑦ 未按规定封存、保管、启封病历资料和现场实物;⑧ 未按规定向卫生主管部门报告重大医疗纠纷;⑨ 其他未履行《医疗纠纷预防与处理条例》规定义务的情形。

二、医学会、司法鉴定机构的法律责任

医学会、司法鉴定机构出具虚假医疗损害鉴定意见的,由县级以上人民政府卫生、司法行政部门依据职责没收违法所得,并处5万元以上10万元以下罚款,对该医学会、司法鉴定机构和有关鉴定人员责令暂停3个月以上1年以下医疗损害鉴定业务,对直接负责的主管人员和其他直接责任人员给予或者责令给予降低岗位等级或者撤职的处分;情节严重的,该医学会、司法鉴定机构和有关鉴定人员5年内不得从事医疗损害鉴定业务或者撤销登记,对直接负责的主管人员和其他直接责任人员给予或者责令给予开除的处分;构成犯罪的,依法追究刑事责任。

三、尸检机构的法律责任

尸检机构出具虚假尸检报告的,由县级以上人民政府卫生、司法行政部门依据职责没收违法所得,并处5万元以上10万元以下罚款,对该尸检机构和有关尸检专业技术人员责令暂停3个月以上1年以下尸检业务,对直接负责的主管人员和其他直接责任人员给予或者责令给予降低岗位等级或者撤职的处分;情节严重的,撤销该尸检机构和有关尸检专业技术人员的尸检资格,对直接负责的主管人员和其他直接责任人员给予或者责令给予开除的处分;构成犯罪的,依法追究刑事责任。

四、医疗纠纷人民调解员的法律责任

医疗纠纷人民调解员有下列行为之一的,由医疗纠纷人民调解委员会给予批评教育、责令改正;情节严重的,依法予以解聘:① 偏袒一方当事人;② 侮辱当事人;③ 索取、收受财物或者牟取其他不正当利益;④ 泄露医患双方个人隐私等事项。

五、卫生主管部门的法律责任

县级以上人民政府卫生主管部门和其他有关部门及其工作人员在医疗纠纷预防和处理工作中,不履行职责或者滥用职权、玩忽职守、徇私舞弊的,由上级人民政府卫生等有关部门或者监察机关责令改正;依法对直接负责的主管人员和其他直接责任人员给予处分;

构成犯罪的,依法追究刑事责任。

六、干扰医疗秩序的法律责任

《民法典》规定,医疗机构及其医务人员的合法权益受法律保护。干扰医疗秩序,妨碍医务人员工作、生活的,应当依法承担法律责任。《医疗纠纷预防与处理条例》规定,医患双方在医疗纠纷处理中,造成人身、财产或者其他损害的,依法承担民事责任;构成违反治安管理行为的,由公安机关依法给予治安管理处罚;构成犯罪的,依法追究刑事责任。

（达庆东）

【思考题】

(1) 医疗损害责任主体有哪些?

(2) 医疗损害的情形有哪些?

(3) 推定医疗机构有过错的情形有哪些?

(4) 医疗机构不承担赔偿责任的情形有哪些?

(5) 医疗纠纷预防要做好哪些工作?

(6) 医疗过失行为报告的规定是什么?

(7) 病历的填写和复印有哪些规定?

(8) 病历资料和现场实物封存有哪些规定?

(9) 尸检的规定是什么?

(10) 医疗纠纷解决途径有哪几种?

(11) 医疗损害鉴定的规定是什么?

第十一章

《中华人民共和国药品管理法》

教学目的

- **掌握**：① 药品注册；② 药品标准；③ 医疗机构制剂；④ 禁止生产、销售、使用假药、劣药；⑤ 药品不良反应报告；⑥ 药品供应。
- **熟悉**：① 药品研制；② 药品审评；③ 处方药与非处方药；④ 药品上市后评价。
- **了解**：① 药品广告；② 医疗机构、医务人员违反《中华人民共和国药品管理法》的法律责任。

第一节 概 述

一、药品的概念

药品，是用于预防、治疗、诊断人的疾病，有目的地调节人的生理功能并规定有适应证或者功能主治、用法和用量的物质，包括中药、化学药和生物制品等。

药品与其他商品一样，通过一定渠道进入消费领域，具有商品的一般属性。但是由于药品是作用于人体的，直接关系到人的身体健康和生命安危，关系到千家万户的幸福与安宁，所以又是特殊的商品，具有特殊性。① 药品作用的两重性。药品可以防病治病、康复保健，但由于多数药品又有不同程度的毒副作用，只有管理有序，用之得当，才能治病救人，保护健康。反之，则可能危害人体健康和生命安全。② 药品质量的重要性。符合药品标准的药品，才能保证疗效。因此，进入流通渠道的药品，只允许是合格品，绝对不允许有次品或等外品。③ 药品鉴定的科学性。药品质量的优劣、真伪，一般患者或消费者难以识别。必须由专门的技术人员和专门机构，依据法定的标准，运用合乎要求的仪器设备和科学方法，才能作出鉴定和评价。④ 药品使用的专门性。人们只能在医生的指导下甚至还要在医药专业人员的监护下才能合理用药，达到防病治病和保护健康的目的。滥用药物容易造成中毒或产生药源性疾病。

为了加强药品管理，保证药品质量，保障公众用药安全和合法权益，保护和促进公众健康，1984 年 9 月 20 日第六届全国人民代表大会常务委员会第七次会议通过了《中华人民共和国药品管理法》(以下简称《药品管理法》)，自 1985 年 7 月 1 日起施行。这是我国第一部全面的、综合性的药品管理法律，标志着我国药品管理进入法制化管理阶段。2001 年 2 月 28 日，第九届全国人民代表大会常务委员会第二十次会议通过了修订后的《药品管理法》，并自 2001 年 12 月 1 日起施行。2013 年 12 月 28 日第十二届全国人民代表大会常务委员会第六次会议、2015 年 4 月 24 日第十二届全国人民代表大会常务委员会第十四次会议对药品管理法进行了修正。2019 年 8 月 26 日第十三届全国人民代表大会常务委员会第十二次会议对《药品管理法》进行了第二次修订，自 2019 年 12 月 1 日起施行。

《药品管理法》有总则、药品研制和注册、药品上市许可持有人、药品生产、药品经营、医疗机构药事管理、药品上市后管理、药品价格和广告、药品储备和供应、监督管理、法律责任、附则 12 章，共 155 条。

二、《药品管理法》的适用范围

在中华人民共和国境内从事药品研制、生产、经营、使用和监督管理活动，必须遵守《药品管理法》。

《药品管理法》规定，① 药品管理应当以人民健康为中心，坚持风险管理、全程管控、社会共治的原则，建立科学、严格的监督管理制度，全面提升药品质量，保障药品的安全、有效、可及；② 国家发展现代药和传统药，充分发挥其在预防、医疗和保健中的作用；③ 国家保护野生药材资源和中药品种，鼓励培育道地中药材；④ 国家鼓励研究和创制新药，保护公民、法人和其他组织研究、开发新药的合法权益；⑤ 国家对药品管理实行药品上市许可持有人制度；⑥ 从事药品研制、生产、经营、使用活动，应当遵守法律、法规、规章、标准和规范，保证全过程信息真实、准确、完整和可追溯。

第二节 药品研制和注册

一、药品研制

《药品管理法》规定，国家支持以临床价值为导向、对人的疾病具有明确或者特殊疗效的药物创新，鼓励具有新的治疗机理、治疗严重危及生命的疾病或者罕见病、对人体具有多靶向系统性调节干预功能等的新药研制，推动药品技术进步。

从事药品研制活动，应当遵守药物非临床研究质量管理规范、药物临床试验质量管理规范，保证药品研制全过程持续符合法定要求。

二、药品注册

《药品管理法》规定，在中国境内上市的药品，应当经国务院药品监督管理部门批准，取得药品注册证书；但是，未实施审批管理的中药材和中药饮片除外。申请药品注册，应当提供真实、充分、可靠的数据、资料和样品，证明药品的安全性、有效性和质量可控性。对申请注册的药品，国务院药品监督管理部门应当组织药学、医学和其他技术人员进行审评，对药品的安全性、有效性和质量可控性以及申请人的质量管理、风险防控和责任赔偿等能力进行审查；符合条件的，颁发药品注册证书。

三、药品标准

药品标准是国家对药品质量规格及检验方法所作的技术性规定，由一系列反映药品的特征的参数和技术指标组成，是药品生产、流通、使用、检验和管理部门必须共同遵循的法定依据。

我国实行国家药品标准制度。《药品管理法》规定，药品应当符合国家药品标准。经国务院药品监督管理部门核准的药品质量标准高于国家药品标准的，按照经核准的药品质量标准执行；没有国家药品标准的，应当符合经核准的药品质量标准。国务院药品监督管理部门颁布的《中华人民共和国药典》和药品标准为国家药品标准。

四、药品审评审批

《药品管理法》规定，国务院药品监督管理部门应当完善药品审评审批工作制度，加强能力建设，建立健全沟通交流、专家咨询等机制，优化审评审批流程，提高审评审批效率。批准上市药品的审评结论和依据应当依法公开，接受社会监督。对审评审批中知悉的商业秘密应当保密。

五、处方药与非处方药

国家对药品实行处方药与非处方药分类管理制度。处方药，是指必须凭执业医师和执业助理医师处方方可购买、调配和使用的药品。非处方药，是指由国务院药品监督管理部门公布的，不需要凭执业医师和执业助理医师处方，消费者可以自行判断、购买和使用的药品。

国家根据非处方药品的安全性，将非处方药分为甲类非处方药和乙类非处方药。经营处方药、甲类非处方药的药品零售企业，应当配备执业药师或者其他依法经资格认定的药学技术人员。经营乙类非处方药的药品零售企业，应当配备经设区的市级药品监督管理机构或者省、自治区、直辖市人民政府药品监督管理部门直接设置的县级药品监督管理机构组织考核合格的业务人员。

医疗机构根据临床及门诊医疗的需要可以决定或推荐使用处方药和非处方药。

第三节　医疗机构药事管理

一、药品管理

医疗机构应当配备依法经过资格认定的药师或者其他药学技术人员，负责本单位的药品管理、处方审核和调配、合理用药指导等工作。非药学技术人员不得直接从事药剂技术工作。

二、处方审核和调配

《药品管理法》规定，医疗机构应当坚持安全有效、经济合理的用药原则，遵循药品临床应用指导原则、临床诊疗指南和药品说明书等合理用药，对医师处方、用药医嘱的适宜性进行审核。依法经过资格认定的药师或者其他药学技术人员调配处方，应当进行核对，对处方所列药品不得擅自更改或者代用。对有配伍禁忌或者超剂量的处方，应当拒绝调配;必要时,经处方医师更正或者重新签字,方可调配。

三、医疗机构制剂

医疗机构制剂,是指医疗机构根据本单位临床需要经批准而配制、自用的固定处方制剂。《药品管理法》规定,医疗机构配制制剂,应当经所在地省、自治区、直辖市人民政府药品监督管理部门批准,取得医疗机构制剂许可证。无医疗机构制剂许可证的,不得配制制剂。医疗机构制剂许可证应当标明有效期,到期重新审查发证。

医疗机构配制制剂,① 应当有能够保证制剂质量的设施、管理制度、检验仪器和卫生环境。② 应当按照经核准的工艺进行,所需的原料、辅料和包装材料等应当符合药用要求。③ 应当是本单位临床需要而市场上没有供应的品种,并应当经所在地省、自治区、直辖市人民政府药品监督管理部门批准。但是,法律对配制中药制剂另有规定的除外。④ 应当按照规定进行质量检验;合格的,凭医师处方在本单位使用。经国务院药品监督管理部门或者省、自治区、直辖市人民政府药品监督管理部门批准,医疗机构配制的制剂可以在指定的医疗机构之间调剂使用。⑤ 医疗机构配制的制剂不得在市场上销售。

第四节　药品上市后管理

一、药品不良反应监测

药品不良反应,是指合格药品在正常用法用量下出现的与用药目的无关的或意外的有害反应。主要表现为:① 对人体有害的副作用,即治疗剂量的药物所产生的某些与防治目的无关的作用。② 毒性反应,即按照常规使用剂量,但由于使用者的年龄、体质状况而造成相对药物剂量过大或用药时间过长引起的反应。③ 过敏反应,也称变态反应。只有特异体质的患者才能出现,与药物剂量无关。④ 其他不良反应,包括由于长期使用抗菌药物而出现的菌群失调,二重感染,某些药物产生的依赖性、致突变、致畸、致癌及其他不良反应等。

《药品管理法》规定,药品上市许可持有人应当开展药品上市后不良反应监测,主动收集、跟踪分析疑似药品不良反应信息,对已识别风险的药品及时采取风险控制措施。

(一) 药品不良反应报告

《药品管理法》规定,药品上市许可持有人、药品生产企业、药品经营企业和医疗机构应当经常考察本单位所生产、经营、使用的药品质量、疗效和不良反应。发现疑似不良反应的,应当及时向药品监督管理部门和卫生健康主管部门报告。

2011 年 5 月 4 日原卫生部发布的《药品不良反应报告和监测管理办法》规定,国家实行药品不良反应报告制度。

医疗机构应当设立或者指定机构并配备专(兼)职人员,承担本单位的药品不良反应报告和监测工作。医疗机构获知或者发现可能与用药有关的不良反应,应当通过国家药品不良反应监测信息网络报告;不具备在线报告条件的,应当通过纸质报表报所在地不良反应监测机构,由所在地药品不良反应监测机构代为在线报告。报告内容应当真实、完整、准确。

1. 个例药品不良反应报告　　医疗机构应当主动收集药品不良反应,获知或者发现药品不良反应后应当详细记录、分析和处理,填写《药品不良反应/事件报告表》并报告。

2. 药品群体不良事件报告　　药品群体不良事件,是指同一药品在使用过程中,在相对集中的时间、区域内,对一定数量人群的身体健康或者生命安全造成损害或者威胁,需要予以紧急处置的事件。根据《药品不良反应报告和监测管理办法》规定,医疗卫生机构获知或者发现药品群体不良事件后,应当立即通过电话或者传真等方式报所在地的县级药品监督管理部门、卫生行政部门和药品不良反应监测机构,必要时可以越级报告;同时填写《药品群体不良事件基本信息表》,对每一病例还应当及时填写《药品不良反应/事件报告表》,通过国家药品不良反应监测信息网络报告。

（二）发生不良反应药品的处置

《药品管理法》规定,对已确认发生严重不良反应的药品,由国务院药品监督管理部门或者省、自治区、直辖市人民政府药品监督管理部门根据实际情况采取停止生产、销售、使用等紧急控制措施,并应当在 5 日内组织鉴定,自鉴定结论作出之日起 15 日内依法作出行政处理决定。

《药品不良反应报告和监测管理办法》规定,① 医疗机构应当配合药品监督管理部门、卫生行政部门和药品不良反应监测机构对药品不良反应或者群体不良事件的调查,并提供调查所需的资料;② 医疗机构发现药品群体不良事件后应当积极救治患者,迅速开展临床调查,分析事件发生的原因,必要时可采取暂停药品的使用等紧急措施;③ 医疗机构应当建立并保存药品不良反应报告和监测档案。

（三）存在质量问题或者其他安全隐患药品的召回

《药品管理法》规定,药品存在质量问题或者其他安全隐患的,药品上市许可持有人应当立即停止销售,告知相关药品经营企业和医疗机构停止销售和使用,召回已销售的药品,及时公开召回信息,必要时应当立即停止生产,并将药品召回和处理情况向省、自治区、直辖市人民政府药品监督管理部门和卫生健康主管部门报告。药品生产企业、药品经营企业和医疗机构应当配合。药品上市许可持有人依法应当召回药品而未召回的,省、自治区、直辖市人民政府药品监督管理部门应当责令其召回。

二、药品上市后评价

《药品管理法》规定,药品上市许可持有人应当对已上市药品的安全性、有效性和质量可控性定期开展上市后评价。必要时,国务院药品监督管理部门可以责令药品上市许可持有人开展上市后评价或者直接组织开展上市后评价。经评价,对疗效不确切、不良反应大或者因其他原因危害人体健康的药品,应当注销药品注册证书。已被注销药品注册证书的药品,不得生产或者进口、销售和使用。已被注销药品注册证书、超过有效期等的药品,应当由药品监督管理部门监督销毁或者依法采取其他无害化处理等措施。

第五节　药品储备和供应

《药品管理法》规定,国家实行药品储备制度,建立中央和地方两级药品储备。发生重大灾情、疫情或者其他突发事件时，依照《中华人民共和国突发事件应对法》的规定，可以紧急调用药品。

国家实行基本药物制度，遴选适当数量的基本药物品种，加强组织生产和储备，提高基本药物的供给能力，满足疾病防治基本用药需求。国家实行短缺药品清单管理制度。国家鼓励短缺药品的研制和生产，对临床急需的短缺药品、防治重大传染病和罕见病等疾病的新药予以优先审评审批。对短缺药品，国务院可以限制或者禁止出口。必要时，国务院有关部门可以采取组织生产、价格干预和扩大进口等措施，保障药品供应。

第六节　监　督　管　理

一、药品广告管理

药品广告，是指凡利用各种媒介或者形式发布的含有药品名称、药品适应证（功能主治）或者与药品有关的其他内容的广告。

《药品管理法》规定，药品广告应当经广告主所在地省、自治区、直辖市人民政府确定的广告审查机关批准；未经批准的，不得发布。药品广告的内容应当真实、合法，以国务院药品监督管理部门核准的药品说明书为准，不得含有虚假的内容。药品广告不得含有表示功效、安全性的断言或者保证；不得利用国家机关、科研单位、学术机构、行业协会或者专家、学者、医师、药师、患者等的名义或者形象作推荐、证明。非药品广告不得有涉及药品的宣传。

二、禁止生产、销售、使用假药、劣药

（一）禁止生产、销售、使用假药

《药品管理法》规定，禁止生产（包括配制）、销售、使用假药。有下列情形之一的，为假药：① 药品所含成分与国家药品标准规定的成分不符；② 以非药品冒充药品或者以他种药品冒充此种药品；③ 变质的药品；④ 药品所标明的适应证或者功能主治超出规定范围。

（二）禁止生产、销售、使用劣药

《药品管理法》规定，禁止生产（包括配制）、销售、使用劣药。有下列情形之一的，为劣药：① 药品成分的含量不符合国家药品标准；② 被污染的药品；③ 未标明或者更改有效期的药品；④ 未注明或者更改产品批号的药品；⑤ 超过有效期的药品；⑥ 擅自添加防腐剂、辅料的药品；⑦ 其他不符合药品标准的药品。

第七节　法　律　责　任

一、医疗机构和药品生产、经营企业的法律责任

（1）药品上市许可持有人、药品生产企业、药品经营企业或者医疗机构在药品购销中给予、收受回扣或者其他不正当利益的，药品上市许可持有人、药品生产企业、药品经营企

业或者代理人给予使用其药品的医疗机构的负责人、药品采购人员、医师、药师等有关人员财物或者其他不正当利益的,由市场监督管理部门没收违法所得,并处30万元以上300万元以下的罚款;情节严重的,吊销药品上市许可持有人、药品生产企业、药品经营企业营业执照,并由药品监督管理部门吊销药品批准证明文件、药品生产许可证、药品经营许可证。构成犯罪的,依法追究刑事责任。

(2)未取得医疗机构制剂许可证生产、销售药品的,责令关闭,没收违法生产、销售的药品和违法所得,并处违法生产、销售的药品(包括已售出和未售出的药品)货值金额15倍以上30倍以下的罚款;货值金额不足10万元的,按10万元计算。构成犯罪的,依法追究刑事责任。

(3)医疗机构将其配制的制剂在市场上销售的,责令改正,没收违法销售的制剂和违法所得,并处违法销售制剂货值金额2倍以上5倍以下的罚款;情节严重的,并处货值金额5倍以上15倍以下的罚款;货值金额不足5万元的,按5万元计算。构成犯罪的,依法追究刑事责任。

(4)医疗机构未按照规定报告疑似药品不良反应的,责令限期改正,给予警告;逾期不改正的,处5万元以上50万元以下的罚款。构成犯罪的,依法追究刑事责任。

二、医疗机构负责人、药品采购人员、医师的法律责任

医疗机构的负责人、药品采购人员、医师、药师等有关人员收受药品上市许可持有人、药品生产企业、药品经营企业或者代理人给予的财物或者其他不正当利益的,由卫生健康主管部门或者本单位给予处分,没收违法所得;情节严重的,还应当吊销其执业证书。构成犯罪的,依法追究刑事责任。

三、药品使用单位使用假药、劣药的法律责任

药品使用单位使用假药、劣药的,按照销售假药、零售劣药的规定处罚;情节严重的,法定代表人、主要负责人、直接负责的主管人员和其他责任人员有医疗卫生人员执业证书的,还应当吊销执业证书。构成犯罪的,依法追究刑事责任。

(达庆东)

【思考题】
(1) 什么是药品?
(2) 什么是假药、劣药?
(3) 药品注册的规定是什么?
(4) 处方药和非处方药的管理有哪些规定?
(5) 医疗机构制剂配制和使用的规定是什么?
(6) 药品广告的管理有哪些规定?
(7) 药品不良反应报告制度有哪些规定?
(8) 药品储备和供应的规定是什么?
(9) 医疗机构及其医务人员违反《药品管理法》如何承担法律责任?
(10) 药品使用单位使用假药、劣药的法律责任是什么?

第十二章

《麻醉药品和精神药品管理条例》

教学目的

- **掌握**：① 麻醉药品和第一类精神药品购用印鉴卡；② 麻醉药品和精神药品处方的开具和临床使用管理；③ 麻醉药品和精神药品处方的保存。
- **熟悉**：① 医疗机构取得印鉴卡应当具备的条件；② 麻醉药品和精神药品的借用。
- **了解**：医疗机构、医务人员违反《麻醉药品和精神药品管理条例》的法律责任。

第一节 概 述

一、麻醉药品和精神药品的概念

麻醉药品和精神药品，是指列入麻醉药品目录、精神药品目录的药品和其他物质。精神药品分为第一类精神药品和第二类精神药品。

为加强麻醉药品和精神药品的管理，保证麻醉药品和精神药品的合法、安全、合理使用，防止流入非法渠道，2005 年 8 月 3 日，国务院公布了《麻醉药品和精神药品管理条例》，自 2005 年 11 月 1 日起施行。2013 年 12 月 7 日、2016 年 2 月 6 日国务院对《麻醉药品和精神药品管理条例》进行了修订。《麻醉药品和精神药品管理条例》适用于麻醉药品药用原植物的种植，麻醉药品和精神药品的实验研究、生产、经营、使用、储存、运输等活动及监督管理。

《麻醉药品和精神药品管理条例》分为总则，种植、实验研究和生产，经营，使用，储存，运输，审批程序和监督管理，法律责任，附则 9 章，共 89 条。

二、麻醉药品和精神药品目录的制定

《麻醉药品和精神药品管理条例》规定，麻醉药品和精神药品目录由国务院药品监督管理部门会同国务院公安部门、国务院卫生主管部门制定、调整并公布。上市销售但尚未列入目录的药品和其他物质或者第二类精神药品发生滥用，已经造成或者可能造成严重社会危害的，国务院药品监督管理部门会同国务院公安部门、国务院卫生主管部门应当及时将该药品和该物质列入目录或者将该第二类精神药品调整为第一类精神药品。

第二节　麻醉药品和精神药品管理

一、医疗机构使用麻醉药品和精神药品的规定

（一）麻醉药品、第一类精神药品购用印鉴卡

医疗机构需要使用麻醉药品和第一类精神药品的，应当经所在地设区的市级人民政府卫生主管部门批准，取得麻醉药品、第一类精神药品购用印鉴卡。医疗机构应当凭印鉴卡向本省、自治区、直辖市行政区域内的定点批发企业购买麻醉药品和第一类精神药品。

设区的市级人民政府卫生主管部门发给医疗机构印鉴卡时，应当将取得印鉴卡的医疗机构情况抄送所在地设区的市级药品监督管理部门，并报省、自治区、直辖市人民政府卫生主管部门备案。省、自治区、直辖市人民政府卫生主管部门应当将取得印鉴卡的医疗机构名单向本行政区域内的定点批发企业通报。

医疗机构取得印鉴卡应当具备下列条件：① 有专职的麻醉药品和第一类精神药品管理人员；② 有获得麻醉药品和第一类精神药品处方资格的执业医师；③ 有保证麻醉药品和第一类精神药品安全储存的设施和管理制度。

（二）使用麻醉药品和精神药品知识的培训和考核

医疗机构应当按照国务院卫生主管部门的规定，对本单位执业医师进行有关麻醉药品和精神药品使用知识的培训、考核，经考核合格的，授予麻醉药品和第一类精神药品处方资格。

医疗机构应当将具有麻醉药品和第一类精神药品处方资格的执业医师名单及其变更情况，定期报送所在地设区的市级人民政府卫生主管部门，并抄送同级药品监督管理部门。

（三）麻醉药品和精神药品处方的保存

医疗机构应当对麻醉药品和精神药品处方进行专册登记，加强管理。麻醉药品处方至少保存 3 年，精神药品处方至少保存 2 年。

（四）麻醉药品和精神药品的借用

医疗机构抢救患者急需麻醉药品和第一类精神药品而本医疗机构无法提供时，可以从其他医疗机构或者定点批发企业紧急借用；抢救工作结束后，应当及时将借用情况报所在地设区的市级药品监督管理部门和卫生主管部门备案。

（五）麻醉药品和精神药品制剂配制

《麻醉药品和精神药品管理条例》规定，对临床需要而市场无供应的麻醉药品和精神药品，持有医疗机构制剂许可证和印鉴卡的医疗机构需要配制制剂的，应当经所在地省、自治区、直辖市人民政府药品监督管理部门批准。医疗机构配制的麻醉药品和精神药品制剂只能在本医疗机构使用，不得对外销售。

二、麻醉药品和精神药品处方的开具和临床使用管理

（1）执业医师取得麻醉药品和第一类精神药品的处方资格后，方可在本医疗机构开具麻醉药品和第一类精神药品处方，但不得为自己开具该种处方。

（2）医务人员应当根据国务院卫生主管部门制定的临床应用指导原则,使用麻醉药品和精神药品。

具有麻醉药品和第一类精神药品处方资格的执业医师,根据临床应用指导原则,对确需使用麻醉药品或者第一类精神药品的患者,应当满足其合理用药需求。在医疗机构就诊的癌症疼痛患者和其他危重患者得不到麻醉药品或者第一类精神药品时,患者或者其亲属可以向执业医师提出申请。具有麻醉药品和第一类精神药品处方资格的执业医师认为要求合理的,应当及时为患者提供所需麻醉药品或者第一类精神药品。

（3）执业医师应当使用专用处方开具麻醉药品和精神药品,单张处方的最大用量应当符合国务院卫生主管部门的规定。

对麻醉药品和第一类精神药品处方,处方的调配人、核对人应当仔细核对,签署姓名,并予以登记;对不符合《麻醉药品和精神药品管理条例》规定的,处方的调配人、核对人应当拒绝发药。

三、麻醉药品和精神药品的出入境管理

因治疗疾病需要,个人凭医疗机构出具的医疗诊断书、本人身份证明,可以携带单张处方最大用量以内的麻醉药品和第一类精神药品;携带麻醉药品和第一类精神药品出入境的,由海关根据自用、合理的原则放行。

医务人员为了医疗需要携带少量麻醉药品和精神药品出入境的,应当持有省级以上人民政府药品监督管理部门发放的携带麻醉药品和精神药品证明。海关凭携带麻醉药品和精神药品证明放行。

第三节 法 律 责 任

（1）取得印鉴卡的医疗机构违反《麻醉药品和精神药品管理条例》的规定,有下列情形之一的,由设区的市级人民政府卫生主管部门责令限期改正,给予警告;逾期不改正的,处 5 000 元以上 1 万元以下的罚款;情节严重的,吊销其印鉴卡;对直接负责的主管人员和其他直接责任人员,依法给予降级、撤职、开除的处分:① 未依照规定购买、储存麻醉药品和第一类精神药品的;② 未依照规定保存麻醉药品和精神药品专用处方,或者未依照规定进行处方专册登记的;③ 未依照规定报告麻醉药品和精神药品的进货、库存、使用数量的;④ 紧急借用麻醉药品和第一类精神药品后未备案的;⑤ 未依照规定销毁麻醉药品和精神药品的。

（2）具有麻醉药品和第一类精神药品处方资格的执业医师违反《麻醉药品和精神药品管理条例》规定,开具麻醉药品和第一类精神药品处方,或者未按照临床应用指导原则的要求使用麻醉药品和第一类精神药品的,由其所在医疗机构取消其麻醉药品和第一类精神药品处方资格;造成严重后果的,由原发证部门吊销其执业证书。执业医师未按照临床应用指导原则的要求使用第二类精神药品或者未使用专用处方开具第二类精神药品,造成严重后果的,由原发证部门吊销其执业证书。

（3）未取得麻醉药品和第一类精神药品处方资格的执业医师擅自开具麻醉药品和第

一类精神药品处方,由县级以上人民政府卫生主管部门给予警告,暂停其执业活动;造成严重后果的,吊销其执业证书;构成犯罪的,依法追究刑事责任。

（4）处方的调配人、核对人违反《麻醉药品和精神药品管理条例》的规定未对麻醉药品和第一类精神药品处方进行核对,造成严重后果的,由原发证部门吊销其执业证书。

（高建伟）

【思考题】

（1）医疗机构取得印鉴卡应当具备哪些条件?

（2）怎样取得麻醉药品和第一类精神药品处方资格?

（3）麻醉药品和精神药品处方的管理有哪些规定?

（4）怎样保存麻醉药品和精神药品处方?

（5）医疗机构、医务人员违反《麻醉药品和精神药品管理条例》的法律责任是什么?

本篇主要参考文献

达庆东,田侃.卫生法学纲要.5 版.上海:复旦大学出版社,2014.

国家卫生计生委政策法规司.新编常用卫生与计划生育法规汇编.北京:法律出版社,2017.

汪建荣.卫生法.5 版.北京:人民卫生出版社,2018.

第二篇

行为规范

临床医生在医疗活动过程中担负着诊断、治疗、沟通的责任。医疗质量和患者安全直接关系到患者的健康权益和对医疗服务的切身感受,医疗质量及患者安全的持续改进也是保障医疗卫生事业改革和发展的重要内容和基础。对于年轻的医务人员而言,他们不但要规范自身的各类医疗行为,而且要知道在医疗活动中如何防范医疗事故和相关风险。

第一章
医疗行为的概念及特点

教学目的

- **掌握**：① 18 项医疗质量安全核心制度；②《患者安全目标》(2022 版)的 10 项内容。
- **熟悉**：《患者安全目标》(2022 版)的核心和基本原则。
- **了解**：《医疗机构从业人员行为规范》适用的从业人员。

第一节　概　述

我国法律中没有医疗及医疗行为的概念。我国颁布的《医疗事故处理条例》(以下简称《条例》)中没有明确医疗行为这一概念，只有"医疗活动"一词。自 2022 年 3 月 1 日起施行的《中华人民共和国医师法》(以下简称《医师法》)中使用了"医师执业行为"和"医师执业活动"的表述，但该法也没有对医师执业活动进行明确界定，根据《医师法》有关条文的内容可以将"医师执业活动"归纳为"防病治病、救死扶伤、保障健康"3 个方面。卫生部在 1994 年 8 月 29 日制定的《医疗机构管理条例实施细则》中明确提出了"诊疗活动"的概念并对其进行了定义，诊疗活动是指通过各种检查，使用药物、器械及手术方式等方法，对疾病作出判断并采取措施以消除疾病、缓解病情、减轻痛苦、改善功能、延长寿命、帮助患者恢复健康。这是迄今我们能够获得的最权威、最贴近"医疗行为"含义的概念。

医疗行为具有以下特点：

(一) 不确定性

医疗行为作用于不同人体的结果不同，患者本人行为也具有不可预测性等。

(二) 高度专业性

医学科学的专业性、复杂性、综合性，要求从业者必须经过专门的教育培训，经过执业资格考试取得从业资格，国家在医学教育的课程设置、高素质医师培养上的要求远高于其他职业。

(三) 侵袭性

医疗行为虽然是以拯救患者的生命健康为目的，但采用的检查方法、手段、治疗的方法以及使用的药物，可能对患者身体具有侵入性和损害性，易对人体造成损害，但实际上这属于正常的医疗行为。

(四) 局限性和高度风险性

医疗行为是一种风险度高的复杂技术行为，本身蕴含着对人体结构和机能的致害因素。来自医师、患者及环境条件等方面的任何微小的波动,都会加重这种侵害性的发生。医疗行为的结果从该行为开始时就同时存在"获益"和"致害"的双向可能性。

第二节　医疗行为规范

《医疗机构从业人员行为规范》是2012年6月26日,由卫生部、国家食品药品监督管理局、国家中药管理局联合印发的规范性文件,适用于各级各类医疗机构内所有从业人员:包括管理人员、医师、护士、药学技术人员、医技人员及其他人员(物资、总务、设备、教学、信息、统计、财务及建设等部门工作人员)。

中华人民共和国第十三届全国人民代表大会常务委员会通过《中华人民共和国基本医疗卫生与健康促进法》,该法自2020年6月1日起施行。其中提到医疗卫生人员应当弘扬敬佑生命、救死扶伤、甘于奉献、大爱无疆的崇高职业精神,遵守行业规范,恪守医德,努力提高专业水平和服务质量。医疗卫生人员应当遵循医学科学规律,遵守有关临床诊疗技术规范和各项操作规范以及医学伦理规范,使用适宜技术和药物,合理诊疗,因病施治,不得对患者实施过度医疗。医疗卫生人员不得利用职务之便索要、非法收受财物或者牟取其他不正当利益。医疗卫生人员的人身安全、人格尊严不受侵犯,其合法权益受法律保护。禁止任何组织或者个人威胁、危害医疗卫生人员人身安全,侵犯医疗卫生人员人格尊严。

一、医疗质量规范

医疗质量直接关系到人民群众的健康权益和对医疗服务的切身感受。持续改进质量,保障医疗安全是卫生事业改革和发展的重要内容和基础。2016年,国家卫生计生委以部门规章形式颁布施行《医疗质量管理办法》,通过顶层制度设计,进一步建立和完善医疗质量管理长效机制,其中对医疗机构及其医务人员应当严格遵守的、对保障医疗质量和患者安全具有重要基础性作用的一系列制度凝练为18项医疗质量安全核心制度。2018年国家卫生健康委又更新了《医疗质量安全核心制度要点》(国卫医发〔2018〕8号)。

18项医疗质量安全核心制度包括首诊负责制度、三级查房制度、会诊制度、分级护理制度、值班和交接班制度、疑难病例讨论制度、急危重患者抢救制度、术前讨论制度、死亡病例讨论制度、查对制度、手术安全核查制度、手术分级管理制度、新技术和新项目准入制度、危急值报告制度、病历管理制度、抗菌药物分级管理制度、临床用血审核制度、信息安全管理制度。

1. 首诊负责制度　　指患者的首位接诊医师(首诊医师)在一次就诊过程结束前或其他医师接诊前,负责该患者全程诊疗管理的制度。首诊负责制度明确了医疗活动的责任主体。

患者完成门急诊挂号并到达诊室后,首先接诊的科室为首诊科室,首位接诊医师为首诊医师,不包括医师接诊未挂号患者、患者所挂就诊号与所接触的医师不符或与科室不符的情况。急危重症需抢救的患者的首位接诊医师即为首诊医师,不受其是否挂号,挂号与医师、科室或专科不符的限制。

2. 三级查房制度　　指患者住院期间，由不同级别的医师以查房的形式实施患者评估、制定与调整诊疗方案、观察诊疗效果等医疗活动的制度。工作日每天至少查房2次，非工作日每天至少查房1次，三级医师中最高级别的医师每周至少查房2次，中间级别的医师每周至少查房3次。术者必须亲自在术前和术后24小时内查房。所谓三级查房，即分别具有高级、中级和初级三个不同层次或资质的医师，包括但不限于科室主任/主任医师（副主任医师）—主治医师—住院医师。

科室主任是科室医疗质量安全的第一责任人，所有本科室的诊疗活动应是在科室主任领导下完成，实行分级分层管理。医疗团队的责任人应对本组经治患者的诊疗活动承担责任；为确保医疗质量与安全，医疗管理部门应对各级各类人员有明确的岗位职责与技能要求，医疗管理部门应履行监管责任。

3. 会诊制度　　会诊是指出于诊疗需要，由本科室以外或本机构以外的医务人员协助提出诊疗意见或提供诊疗服务的活动。规范会诊行为的制度称为会诊制度。

多学科会诊是指同时邀请两个及以上的学科参与的会诊，需要涉及跨部门/科室、跨专业领域的活动，为了确保多学科会诊的效率与质量，应由医疗管理部门负责组织会诊。当患者罹患疾病超出了本科室诊疗范围和处置能力，且经评估可能随时危及生命，需要院内其他科室医师立刻协助诊疗、参与抢救，此种情形可以发出急会诊申请，并要求受邀科室10分钟内到达。普通会诊应由主治及以上技术职称医师或三级查房医师中的中级及以上的医师提出；多学科会诊的请求人员原则上为科室主任、主治医师、医疗组长、带组的主任医师等医师；邀请机构外专家会诊原则上应征得科室主任同意。非特殊原因，不得越级开展工作。普通会诊受邀医师应当具有主治医师资质或医疗管理部门认定的医师。急会诊的请求医师和受邀医师不受资质限制，但应首选在岗的最高资质医师。

普通会诊受邀医师应当具有主治医师资质或是医疗管理部门认定的医师。急会诊的请求医师和受邀医师不受资质限制，但应首选在岗的最高资质医师。

4. 分级护理制度　　医护人员根据住院患者病情和（或）自理能力对患者进行分级别护理的制度。护理级别根据患者病情和自理能力原则上分为四个级别：特级护理、一级护理、二级护理和三级护理。特级护理适用于维持生命、实施抢救性治疗的重症监护患者；病情危重，随时可能发生病情变化而需要进行监护、抢救的患者。一级护理适用于病情趋向稳定的重症患者；病情不稳定或随时可能发生变化的患者；手术后或者治疗期间需要严格卧床的患者。二级护理适用于病情趋于稳定或未明确诊断前，仍需观察，且自理能力轻度依赖的患者；病情稳定，仍需卧床，且自理能力轻度依赖的患者。三级护理适用于病情稳定或处于康复期，且自理能力轻度依赖或不依赖的患者。特级护理（特护）一般用红色标记，其护理的对象是病情危重或重大手术后随时可能发生意外、需要严密观察和加强照护的患者。一级护理用粉红色标记，表示重点护理，但不派专人守护。二级护理用蓝色标记，表示病情无危险性，主要是照顾病情稳定的重症恢复期患者，年老体弱、生活不能完全自理、不宜多活动的患者。三级护理是普通护理，用绿色标记或不做任何标记。

5. 值班和交接班制度　　指医疗机构及其医务人员通过值班和交接班机制保障患者诊疗过程连续性的制度。

医疗机构应当建立全院性医疗值班体系，包括临床、医技、护理部门及提供诊疗支持的后勤部门，明确值班岗位职责并保证常态运行。

医疗机构实行医院总值班制度,有条件的医院可以在医院总值班外,单独设置医疗总值班和护理总值班。总值班人员需接受相应的培训并经考核合格。

医疗机构及科室应当明确各值班岗位职责、值班人员资质和人数。值班表应当在全院公开,值班表应当涵盖与患者诊疗相关的所有岗位和时间。

四级手术患者手术当日和急危重症患者必须床旁交班。

6. 疑难病例讨论制度　　指为尽早明确诊断或完善诊疗方案,对诊断或治疗存在疑难问题的病例进行讨论的制度。医疗机构及临床科室应当明确疑难病例的范围,包括但不限于出现以下情形的患者:没有明确诊断或诊疗方案难以确定、疾病在应有明确疗效的周期内未能达到预期疗效、非计划再次住院和非计划再次手术、出现可能危及生命或造成器官功能严重损害的并发症等。

疑难病例均应由科室或医疗管理部门组织开展讨论。讨论原则上应由科室主任主持,全科人员参加。必要时邀请相关科室人员或机构外人员参加。医疗机构应统一疑难病例讨论记录的格式和模板。讨论内容应专册记录,主持人需审核并签字。讨论的结论应当记入病历。参加疑难病例讨论成员中应当至少有 2 人具有主治及以上专业技术职务任职资格。

7. 急危重患者抢救制度　　指为控制病情、挽救生命,对急危重患者进行抢救并对抢救流程进行规范的制度。

医疗机构及临床科室应当明确急危重患者的范围,包括但不限于出现以下情形的患者:病情危重,不立即处置可能存在危及生命或出现重要脏器功能严重损害;生命体征不稳定并有恶化倾向等。

医疗机构应当建立抢救资源配置与紧急调配的机制,确保各单元抢救设备和药品可用。建立绿色通道机制,确保急危重患者优先救治。医疗机构应当为非本机构诊疗范围内的急危重患者的转诊提供必要的帮助。临床科室急危重患者的抢救,由现场级别和年资最高的医师主持。紧急情况下医务人员参与或主持急危重患者的抢救,不受其执业范围限制。抢救完成后 6 小时内应当将抢救记录记入病历,记录时间应具体到分钟,主持抢救的人员应当审核并签字。

8. 术前讨论制度　　指以降低手术风险、保障手术安全为目的,在患者手术实施前,医师必须对拟实施手术的手术指征、手术方式、预期效果、手术风险和处置预案等进行讨论的制度。

除以紧急抢救生命为目的的急诊手术外,所有住院患者手术必须实施术前讨论,术者必须参加。术前讨论的范围包括手术组讨论、医师团队讨论、病区内讨论和全科讨论。临床科室应当明确本科室开展的各级手术术前讨论的范围并经医疗管理部门审定。全科讨论应当由科室主任或其授权的副主任主持,必要时邀请医疗管理部门和相关科室参加。患者手术涉及多学科或存在可能影响手术的合并症时,应当邀请相关科室参与讨论,或事先完成相关学科的会诊。术前讨论完成后,方可开具手术医嘱,签署手术知情同意书。术前讨论的结论应当记入病历。

9. 死亡病例讨论制度　　指为全面梳理诊疗过程、总结和积累诊疗经验、不断提升诊疗服务水平,对医疗机构内死亡病例的死亡原因、死亡诊断、诊疗过程等进行讨论的制度。

死亡病例讨论原则上应当在患者死亡 1 周内完成。尸检病例在尸检报告出具后 1 周内必须再次讨论。死亡病例讨论应当在全科范围内进行,由科室主任主持,必要时邀请医疗管理部门和相关科室参加。死亡病例讨论情况应当按照本机构统一制定的模板进行专册记录,由主持人审核并签字。死亡病例讨论结果应当记入病历。医疗机构应当及时对全部死亡病例进行汇总分析,并提出持续改进意见。

10. 查对制度　　指为防止医疗差错,保障医疗安全,医务人员对医疗行为和医疗器械、设施、药品等进行复核查对的制度。

医疗机构的查对制度应当涵盖患者身份识别、临床诊疗行为、设备设施运行和医疗环境安全等相关方面。每项医疗行为都必须查对患者身份。应当至少使用两种身份查对方式,严禁将床号作为身份查对的标识。为无名患者进行诊疗活动时,须双人核对。用电子设备辨别患者身份时,仍需口语化查对。医疗器械、设施、药品、标本等查对要求按照国家有关规定和标准执行。

11. 手术安全核查制度　　指在麻醉实施前、手术开始前和患者离开手术室前对患者身份、手术部位、手术方式等进行多方参与的核查,以保障患者安全的制度。

医疗机构应当建立手术安全核查制度和标准化流程。手术安全核查过程和内容按国家有关规定执行。手术安全核查表应当纳入病历。

12. 手术分级管理制度　　指为保障患者安全,按照手术风险程度、复杂程度、难易程度和资源消耗不同,对手术进行分级管理的制度。

按照手术风险性和难易程度不同,手术分为四级。具体要求按照国家有关规定执行。医疗机构应当建立手术分级管理工作制度和手术分级管理目录。医疗机构应当建立手术分级授权管理机制,建立手术医师技术档案。医疗机构应当对手术医师能力进行定期评估,根据评估结果对手术权限进行动态调整。

13. 新技术和新项目准入制度　　指为保障患者安全,对于本医疗机构首次开展临床应用的医疗技术或诊疗防范实施论证、审核、质控、评估全流程规范管理的制度。

医疗机构拟开展的新技术和新项目应当为安全、有效、经济、适宜、能够进行临床应用的技术和项目。医疗机构应当明确本机构医疗技术和诊疗项目临床应用清单并定期更新。医疗机构应当建立新技术和新项目审批流程,所有新技术和新项目必须经过本机构相关技术管理委员会和医学伦理委员会审核同意后,方可开展临床应用。新技术和新项目临床应用前,要充分论证可能存在的安全隐患或技术风险,并制定相应预案。

医疗机构应当明确开展新技术和新项目临床应用的专业人员范围,并加强新技术和新项目治疗控制工作。医疗机构应当建立新技术和新项目临床应用动态评估制度,对新技术和新项目实施全程追踪管理和动态评估。医疗机构开展临床研究的新技术和新项目按照国家有关规定执行。

14. 危急值报告制度　　指对提示患者处于生命危急状态的检查、检验结果建立复核、报告、记录等管理机制,以保障患者安全的制度。

医疗机构应当分别建立住院和门急诊患者危急值报告具体管理流程和记录规范,确保危急值信息准确,传递及时,信息传递各环节无缝衔接且可追溯。医疗机构应当制定可能危及患者生命的各项检查、检验结果危急值清单并定期调整。出现危急值时,出具检查、检验结果报告的部门报出前,应当双人核对并签字确认,夜间或紧急情况下可单人双次核对。对于需要立即重复检查、检验的项目,应当及时复检并核对。外送的检验标本或检查项目存在危急值项目的,医院应当和相关机构协商危急值的通知方式,并建立可追溯的危急值报告流程,确保临床科室或患方能够及时接收危急值。临床科室任何接收到危急值信息的人员应当准确记录、复读、确认危急值结果,并立即通知相关医师。医疗机构应当统一制定临床危急值信息登记专册和模板,确保危急值信息报告全流程的人员、时间、内容等关键要素可追溯。

15. **病历管理制度** 指为准确反映医疗活动全过程,实现医疗服务行为可追溯,维护医患双方合法权益,保障医疗质量和医疗安全,对医疗文书的书写、质控、保持、使用等环节进行管理的制度。

医疗机构应当建立住院及门急诊病历管理控制制度,严格落实国家病历书写、管理和应用相关规定,建立病历质量检查、评估与反馈机制。医疗机构病历书写应当做到客观、真实、准确、及时、完整、规范,并明确病历书写的格式、内容和时限。实施电子病历的医疗机构,应当建立电子病历的建立、记录、修改、使用、存储、传输、质控、安全等级保护等管理制度。

医疗机构应当保障病历资料安全,病历内容记录与修改信息可追溯。鼓励推行病历无纸化。

16. **抗菌药物分级管理制度** 指根据抗菌药物的安全性、疗效、细菌耐药性和价格等因素,对抗菌药物临床应用进行分级管理的制度。

根据抗菌药物的安全性、疗效、细菌耐药性和价格等因素,抗菌药物分为非限制使用级、限制使用级与特殊使用级三级。医疗机构应当严格按照有关规定建立本机构抗菌药物分级管理目录和医师抗菌药物处方权限,并定期调整。医疗机构应当建立全院特殊使用级抗菌药物会诊专家库,按照规定规范特殊使用级抗菌药物使用流程。医疗机构应当按照抗菌药物分级管理原则,建立抗菌药物遴选、采购、处方、调剂、临床应用和药物评价的管理制度和具体操作流程。

17. **临床用血审核制度** 指在临床用血全过程中,对与临床用血相关的各项程序和环节进行审核和评估,以保障患者临床用血安全的制度。

医疗机构应当严格落实国家关于医疗机构临床用血的有关规定,设立临床用血管理委员会或工作组,制定本机构血液预定、接收、入库、储存、出库、库存预警、临床合理用血等管理制度,完善临床用血申请、审核、监测、分析、评估、改进等管理制度、机制和具体流程。临床用血审核包括但不限于用血申请、输血治疗知情同意、适应证判断、配血、取血发血、临床输血、输血中观察和输血后管理等环节,并全程记录,保障信息可追溯,健全临床合理用血评估与结果应用制度、输血不良反应监测和处置流程。医疗机构应当完善急救用血管理制度和流程,保障急救治疗需要。

18. **信息安全管理制度** 指医疗机构按照信息安全管理相关法律法规和技术标准要求,对医疗机构患者诊疗信息的收集、储存、使用、传输、处理、发布等进行全流程系统性保障的制度。

医疗机构应当依法依规建立覆盖患者诊疗信息管理全流程的制度和技术保障体系,完善组织架构,明确管理部门,落实信息安全等级保护等有关要求。医疗机构主要负责人是患者诊疗信息安全管理第一责任人。医疗机构应当建立患者诊疗信息安全风险评估和应急工作机制,制定应急预案。

医疗机构应当确保实现本机构患者诊疗信息管理全流程的安全性、真实性、连续性、完整性、稳定性、时效性、溯源性。

二、医疗安全规范

患者安全问题的重要地位不言而喻,这是一个严肃的全球公共卫生问题。安全是医疗服务的基本原则,患者安全领域关系到医疗的有效性和安全性。在治疗中发生疏忽,其影响不容易被监测到。患者安全问题包括对患者造成伤害的事件、可能造成伤害的事件、可能会增加伤害的经历或过程。早在1991年,哈佛大学医学实践研究记录了惊人的医疗错误发生率,发现3‰~4‰的不良事件与住院有关。2004年,世界卫生组织(World Health Organization,WHO)发起全球患者安全联盟,让全球范围内的医务人员学习分析安全方面的研究成果。

中国医院协会作为我国医院的行业组织,秉承"汇集行业智慧、推动行业发展"的理念,致力于推进医院医疗质量与患者安全管理体系建设。协会积极响应世界卫生组织及世界患者安全联盟工作,在卫生部医政医管局的指导下,从2006年起连续发布了七版中国医院协会《患者安全目标》,在促进我国质量安全管理水平的提升方面发挥了重要作用。

中国医院协会编制的《患者安全目标》(2022版)是在历年患者安全目标的基础上,结合当前我国医院质量与安全管理工作实际,以"预防为主、系统优化、持续改进"为核心,遵循"实用性、可行性、可操作性、可测量性、可实现性、国际可比性"的基本原则,结合当前我国医院质量与安全管理工作实际编制而成的。《患者安全目标》(2022版)包含以下10项内容。

1. 正确识别患者身份

(1)严格执行查对制度,确保对正确的患者实施正确的操作和治疗。识别时应至少使用两种标识确认患者身份,如姓名、病案号、出生日期等,但不包括患者的床号或病房号。

(2)在实施输血等关键治疗时,应采用双人独立核对识别患者身份。

(3)对于术中、精神疾病、意识障碍、语言障碍等特殊患者,应有身份识别标识(如腕带、指纹等)。

(4)鼓励应用条码扫描、人脸识别等身份信息识别技术,但仍需要口头查对。

(5)加强新生儿身份识别管理。

2. 确保用药与用血安全

(1)规范药品遴选、采购、储存、识别、处方、调配、使用和评价的全流程管理。

(2)严格执行麻醉药品、精神药品、医疗用毒性药品、放射性药品等特殊药品,以及药品类易制毒化学品、抗肿瘤药物的使用与管理规范。加强高风险药物使用风险的文书告知。

(3)规范临床用药医嘱的开具、审核、查对、执行、点评制度及流程,制定并执行药物重整、药品追溯、药物警戒制度及流程。

(4)建立和实施抗菌药物、抗肿瘤药物、质子泵抑制剂、国家重点监控药品管理的诊疗体系和技术规范。

(5)严格执行静脉用药调配中心操作规范、审核、查对、安全配送制度与流程。

(6)严格执行血液预订、接收、入库、储存、出库、库存预警、临床合理用血管理等制度与流程,建立输血信息系统,实施临床用血申请、审核、监测、分析、评估、改进等全闭环管理。

3. 强化围手术期安全管理

(1) 制定并实施择期手术(包括日间手术)必要的术前检查与评估,加强围术期相关学科协作,强化术前、麻醉前病情评估及术后访视等制度的规范落实。

(2) 制定并实施统一的手术及有创操作的部位标识流程,由实施手术的医生标记手术部位,标记时应在患者清醒和知晓的情况下进行,并将其纳入术前核对流程予以执行。

(3) 建立手术安全核查及手术风险评估制度和流程,落实世界卫生组织手术安全核对表,并提供必需的保障与有效的监管措施。

(4) 预防性抗菌药物选择与使用应符合相关规范。

(5) 加强围术期疼痛管理。

(6) 加强孕产妇安全分娩管理,落实世界卫生组织安全分娩核查表实践指南。

(7) 建立完整的标本采集、标识、运输、交接和报告制度,实现标本全流程可追溯管理。

4. 预防和减少医院相关性感染

(1) 健全医院感染管理组织体系,严格执行感染预防与控制基本制度,落实医院感染监控指标并持续改进。

(2) 提高医务人员手卫生依从性,为执行手卫生提供必需的设施和有效的监管。

(3) 确保安全注射,提供安全、可负担的注射设备,加强对医务人员的安全注射培训。安全处理医疗废物。

(4) 健全抗菌药物分级管理制度,制定并落实多重耐药菌医院控制管理制度。

(5) 加强对呼吸机相关性肺炎、血管导管相关感染、导尿管相关尿路感染和手术部位感染的监测和防控。

(6) 完善医疗机构内传染病监测、预警、预防和救治机制,强化新发传染病(如新冠病毒感染)的应对与处置。

5. 加强有效沟通

(1) 建立医务人员间有效沟通机制,规范信息交接流程,保障相关医疗照护措施落实到位。

(2) 加强跨专业协作,倡导多学科诊疗模式,为医务人员提供多种沟通方式和渠道,提升团队合作能力。

(3) 健全并落实临床"危急值"管理制度,规范并落实操作流程。

(4) 建立不良事件自愿报告及强制性报告的制度和流程,倡导从错误中学习,构建公正的患者安全文化。

(5) 鼓励患者及其家属参与患者安全。加强诊疗前后全过程的医患沟通,鼓励应用多种方式提高医患沟通效果。

6. 防范与减少意外伤害

(1) 加强高风险意外伤害人群管理,制定相关风险防范应急预案。

(2) 加强跌倒、坠床、压力性损伤、走失等意外事件的风险评估,确定、警示、重点标识高风险人群,并列入交接班内容。

(3) 识别具有自伤和他伤风险的患者及家属,评估自我伤害、拒绝饮食、自杀及暴力倾向等行为,制定相应防范措施和应急处置预案。

(4)评估与识别消防安全隐患,加强消防安全培训与演练,提高防范意识及能力。

(5)完善意外伤害的上报制度及流程,推进闭环管理和持续改进。

(6)加强对医护人员、患者及其照护者等意外伤害防范的教育。

7.提升导管安全

(1)建立并完善导管安全的管理制度和风险评估流程。

(2)加强导管使用的监控,预防并及时处置导管事件,减少对患者的伤害。

(3)建立并完善导管事件的报告流程,加强对导管事件的分析和改进,减少导管事件的发生。

(4)建立多学科协作模式,加强对非计划性拔管、导管相关性感染、导管相关性血栓等高风险患者的管理,降低导管相关并发症。

(5)加强对医务人员导管安全的培训,鼓励和教育患者及其家属主动参与导管安全管理。

8.加强医务人员职业安全与健康管理

(1)建立健全医务人员职业安全与健康管理机制,加强职业安全培训,形成关爱医务人员的文化氛围。

(2)建立职业性有害因素风险评估管理体系,制定风险防控措施。健全完善工作场所安全保卫机制,加强安全防范能力建设。

(3)建立医务人员职业安全事件报告制度及流程,定期进行事件分析。

(4)合理配置人力资源,关注医务人员的劳动强度、心理状态,强化心理援助,关注医务人员职业健康对患者安全的影响。

(5)制定突发公共卫生事件医务人员职业安全与健康防护预案,为医务人员提供系统保障,最大限度减少职业暴露。

9.加强孕产妇与新生儿安全

(1)严格落实母婴安全五项制度,强化生育服务全链条各环节的风险评估及健康教育,持续落实孕产妇及新生儿的安全管理。

(2)强化产科探视制度,完善新生儿出入管理制度和交接流程,严格落实产科及新生儿科医源性感染管理制度。

(3)建立多学科协作团队,完善院内急危重症孕产妇救治协调机制,减少孕产妇和新生儿死亡。

(4)加强孕产妇安全分娩管理,确保分娩过程中的用药安全和输血安全,落实世界卫生组织安全分娩核查表实践指南。

(5)积极开展分娩镇痛服务,促进安全舒适分娩,落实安全分娩中的尊严照护。

10.加强医学装备及医院信息管理

(1)完善医学装备安全管理与监管制度,遵从安全操作使用流程,加强对装备警报的管理。

(2)落实医学装备安全使用的培训制度,强化对医务人员的培训,鼓励监测并上报医学装备相关不良事件。

(3)完善信息安全管理制度,建立覆盖患者诊疗信息管理全流程的制度和技术保障体系,强化"互联网+医疗"信息安全,保护患者隐私。

(4)加强信息系统闭环管理,确保实现患者诊疗信息管理全流程的安全性、真实性、连续性、完整性、稳定性、时效性、溯源性,实行授权管理。

(5)加强医院网络安全培训。切实增强网络安全防范意识和应急处置能力,严格遵守网络安全管理制度,杜绝网络安全事故发生。

(费 健 杨之涛)

【思考题】

(1)在医疗活动过程中,怎么保证医疗行为规范?怎样保障患者安全?

(2)《患者安全目标》(2022版)的主要内容是什么?

第二章

医疗事故及风险防范

教学目的

● **掌握**：医疗风险管理的三个防范管理阶段。
● **了解**：《上海市医师不良执业行为记分管理办法》。

第一节　医　疗　事　故

医疗事故是指医疗机构的主要医务工作人员因违反医疗卫生管理法律、行政法规、部门规章和诊疗护理规范、常规，在接诊运输、登记检查、护理治疗诊疗等活动程序中，未实施应有的措施或存在措施不当、治疗态度消极、告知错误、误诊漏诊、弄虚作假、错误干预等不良行为，以致患者智力、身体发生了不应有的损害或延误了治疗时机造成了病情加重或死亡所产生的生命、财产有额外损失的情况。

医疗事故的构成必须涵盖五个方面：① 医疗事故的主体是合法的医疗机构及其医务人员；② 医疗机构及其医务人员违反了医疗卫生管理法律、法规和诊疗护理规范、常规；③ 医疗事故的直接行为人在诊疗护理中存在主观过失；④ 患者存在人身损害后果；⑤ 医疗行为与损害后果之间存在因果关系。

医疗事故必须是治疗结束后经医疗事故鉴定委员会，根据病员受损害的程度和《侵权责任法》《医疗事故处理条例》等法律条规，进行医疗过错参与责任度鉴定和因果关系等级评定。

依据相关条例规定，根据对患者人身造成的损害程度，医疗事故分为四级：① 一级医疗事故指造成患者死亡、重度残疾或植物人状态生存的；② 二级医疗事故指造成患者中度残疾、器官组织损伤导致严重功能障碍的；③ 三级医疗事故指造成患者轻度残疾、器官组织损伤导致一般功能障碍的；④ 四级医疗事故指造成患者明显人身损害的其他后果的。

第二节　医　疗　风　险

疾病治疗过程中难免有各种各样的风险，尤其是老年多病共存患者，医护人员都希望自己的处置或者手术尽善尽美，但有时却事与愿违。医疗风险的评估与防范是医护人员最基本的技能，是保证医疗安全的基本要求。医护人员不仅要把"风险"挂在嘴边，更要真正充分了解每个患者的风险是什么,在临床诊疗、决策中体现个体化的原则,有预判、掌控风险的能力,就可以降低风险。

医疗风险管理是指医院通过对现有和潜在医疗风险的识别、评价和处理,有组织地、有系统地减少医疗风险事件的发生,以及评估风险事件对患者和医院的危害及经济损失,不断提高医疗质量,提高医疗工作的社会效益和经济效益的管理活动。医院可以从自身实际情况出发,针对医疗风险防范进行顶层设计,采取积极预防措施预防风险事件的发生。

根据医疗风险管控目标将医疗风险管理划分为三个防范管理阶段,即以避免发生医疗不良事件为目标的防范管理阶段、以避免发生医患纠纷为目标的防范管理阶段和以避免发生"医闹"行为为目标的防范管理阶段。根据不同阶段应用管理理论与方法对其实施防范管理。例如,美国戴明博士挖掘出应用于质量管理的标准化循环体系并引入我国医院评审标准的 PDCA 循环理论、由日本石川馨博士所创采取同一工作现场的人员自愿组成团队致力于提高工作质量和效率的品管圈模式,以及我国正在普遍推广的学习型非惩罚性不良事件报告系统等管理理论与方法均可应用于医疗风险防范与管理;除此之外,还可通过制定相应的预防措施、管理举措和加强医疗设备的维护,增强医务工作人员的责任意识等方式不断提升医疗风险管理水平。

此外,医院需要立足临床实践,加强医疗风险教育工作。构建医疗风险管理教育体系,培养医务人员的风险管理意识,强化自我管理机制,牢固树立"风险意识、服务意识、法律意识",以患者为中心,以提供高质量健康服务为目标,提高职业人文道德修养,以期达到最大限度地降低医疗事故和医疗纠纷等可避免的医疗风险的发生,是实现医疗风险管理教育目标的最终而有效的途径。

第三节　上海市医师不良执业行为记分管理办法

2019 年 2 月,上海市颁布《上海市医师不良执业行为记分管理办法》(试行),经过近两年试行并结合实际情况:一是有新的法律法规颁布实施。近两年国家、本市出台了相关法律法规,如《基本医疗卫生与健康促进法》《上海市公共卫生应急管理条例》等;二是有关管理要求的调整。结合上海市持续优化营商环境及"放管服"的改革要求,对医师的管理提出了新的要求。故对该规范性文件予以修订,并于 2021 年 2 月 15 日颁布《上海市医师不良执业行为记分管理办法》。

医师在执业资质、医德医风、知情同意、隐私保护、信息报告、医疗技术、病历文书书写、处方开具、药品和器械使用、母婴保健、传染病治疗等方面不符合相关规定,以及发生医疗事故(损害)时要予以不良执业行为记分,共有 68 种记分情形,分值包括 1 分、2 分、4分、6 分、8 分、9 分、10 分、12 分、18 分九种。

上海市实行医师不良执业行为记分累积计算。医师不良执业行为记分周期为两年,与医师定期考核周期的时间一致。一个记分周期期满后,该周期内的记分分值自动消除,重新开始下一个周期的记分。一个记分周期内医师不良执业行为记分的累积,不因医师执业机构的变更而发生变化。

卫生行政部门在一次监督检查中发现医师多次违反同一种记分情形的,按发生一次不良执业行为予以记分;发现医师同一种不良执业行为涉及多种记分情形的,按记分分值重的情形予以记分;发现医师存在两种及以上不良执业行为的,应当分别记分。

有行政处罚的记分流程:医师不良执业行为受到行政处罚并予以记分的,卫生行政部门在送达《行政处罚事先告知书》的同时送达《医师不良执业行为记分事先告知书》(以下简称《告知书》),告知其不良执业行为拟被记分的事实、理由和依据。卫生行政部门在送达《行政处罚决定书》的同时送达《医师不良执业行为记分通知书》(以下简称《通知书》),《通知书》落款日期即为记分日期。

无行政处罚的记分流程:医师不良执业行为不予以行政处罚但应予以记分的,卫生行政部门应当在监督检查后10个工作日内制作《告知书》。在送达《告知书》后10个工作日内送达《通知书》。

卫生行政部门对不良执业行为记分在一个记分周期内累积到一定分值的医师的处理措施:① 记分达到6分及以上的应由医疗机构约谈医师,本周期的定期考核适用一般程序,并增加卫生相关法律法规考核内容;② 记分累计达到10分及以上的,主要执业机构和备案的医疗卫生机构应给予医师1~3个月的离岗并接受医疗卫生机构和医师协会组织的培训和继续医学教育;③ 记分累计达到18分及以上的,按照《医师定期考核管理办法》中医师定期考核不合格给予相应的处理。

(费　健　杨之涛)

【思考题】

(1) 根据对患者人身造成的损害程度,医疗事故分为几个等级?

(2)《上海市医师不良执业行为记分管理办法》有多少种记分情形? 分几种分值?

本篇主要参考文献

郭燕红,樊静.医疗质量安全核心制度要点释义.北京：中国人口出版社,2018.

国家卫生健康委员会.关于印发医疗质量安全核心制度要点的通知(卫医发〔2018〕8号),2018.

钱庆文,邹新春.医疗质量与患者安全.北京：光明日报出版社,2019.

全国人民代表大会.中华人民共和国医师法,2021.

中华人民共和国国务院.医疗纠纷预防和处理条例　医疗事故处理条例.北京：中国法治出版社,2018.

第三篇

医德医风

广大医务工作者是人民生命健康的守护者，习近平总书记于 2021 年 3 月 6 日在看望参加全国政协十三届四次会议的医药卫界、教育界委员时讲道："广大医务工作者要恪守医德医风医道，修医德、行仁术、怀救苦之心、做苍生大医，努力为人民群众提供更加优质高效的健康服务。"

　　应强化对医务工作者医德医风的教育，帮助医务工作者树立"敬佑生命、救死扶伤、甘于奉献、大爱无疆"的崇高职业精神。规范执行医德医风各项规章制度，增强医务工作者自我教育、自我管理、自我约束的自觉性，廉洁行医，增强职业责任感和荣誉感，培养终身学习能力，提高职业技能，加强团结合作，改善服务态度，充分尊重和维护患者的知情权、选择权和隐私权，加强与患者的沟通，主动倾听患者意见，以关怀服务为荣，努力改进工作，为患者提供温馨、优质、便捷的医疗服务。及时受理、妥善处理患者的投诉，减少医患纠纷的发生，构建和谐的医患关系。在新时代，为人民群众提供更高质量的全方位、全生命周期的健康服务，为建设"健康中国"努力奋斗。

第一章
医德医风概述

一、医德医风的概念

医德是医务工作者在医疗行为中的道德准则，是医务工作者世界观、人生观、价值观在职业中的体现，医风是医务工作者与患者、医务工作者之间以及医务工作者与社会之间交互的行为规范。医德属于一种职业道德，但是超越普遍性的职业道德，体现了以人道主义为核心的价值观。医德医风所展现的职业态度是救死扶伤、爱岗敬业、恪尽职守等，所呈现的职业素质是追求精湛的医术及崇高的道德素养。

我国在长期的中国特色社会主义文化建设中，始终把医务工作者医德培养作为医疗卫生事业的重点。党的十九大报告明确指出"提高医疗卫生队伍服务能力，加强医德医风建设"。随着医疗卫生事业的发展以及人民群众对健康卫生日益增长的需求，社会各界对医务工作者高尚医德医风的期待不断提升。

医德规范包括：

（1）救死扶伤，实行社会主义的人道主义，时刻为患者着想，千方百计为患者解除疾病。

（2）尊重患者的人格与权利，平等对待患者，不分民族、性别、职业、地位、财产状况，都应一视同仁。

（3）文明礼貌服务，举止端庄，语言文明，态度和蔼，同情、关心和体贴患者。

（4）廉洁奉公，自觉遵纪守法，不以医谋私。

（5）为患者保守医密，实行保护性医疗，不泄露患者隐私与秘密。

（6）互学互尊，团结协作，正确处理同行同事间的关系。

（7）严谨求实，团结进取，钻研医术精益求精，不断更新知识，提高技术水平。

二、医德医风的意义

1. 医德医风是国家和人民群众的要求　　随着中国特色社会主义进入新时代，社会主要矛盾转化为人民日益增长的美好生活需要和不平衡不充分的发展之间的矛盾，人民群众对于健康需求也随之不断提升。党的十九大明确提出实施"健康中国"战略，医疗卫生部门为人民群众提供全方位全周期健康服务，以满足人民多层次、多元化的健康需求。把解决人民群众最关心、最直接、反映最突出的健康问题作为出发点和落脚点，以人民群众健康需求为导向，优化医疗服务流程，完善医疗服务模式，进一步改善医疗服务，提高医疗质量,为人民群众提供高质量的医疗服务。良好的医德医风使医患双方更加珍惜生命,使医患双方相互理解、相互支持,最终得以建立良好和谐的医患关系。

习近平总书记在2016年全国卫生与健康大会上提出了"敬佑生命、救死扶伤、甘于奉献、大爱无疆"的新时代医疗卫生职业精神。广大医务工作者肩负保障人民群众健康的神圣使命、特殊价值和崇高境界。这是国家和人民群众对医务工作者的要求和期待,这是新时代医德内涵的深刻阐释。

2019年新冠病毒感染疫情暴发之后,全国各地医务工作者秉持"生命至上"的理念,心系人民健康,驰援抗疫一线,竭力救护患者生命,充分体现了新时代医务工作者高尚的医德医风,职业精神与使命担当。医务工作者的优异表现获得了国家和人民群众的广泛赞誉。

2. 医德医风是医务工作者的精神所在 医学是一个特殊的行业,因为行业服务对象是人的健康和生命。医务工作者在工作中,对于患者疾苦的感受,对生命有限性的感知,都会唤起重视生命和珍惜生命的良知。唐代名医孙思邈在《备急千金要方》的序中写道:"人命至重,有贵千金,一方济之,德逾于此。"

在医疗过程中,医务工作者对生命敬畏的情绪会油然而生、对患者的同理心会不断发展、对生命的感悟会不断提升。近代名医张孝骞说:"我虽然从医六十多年,至今不敢忘记'戒慎恐惧'四个字。患者把生命都交给了我们,我们怎能不感到恐惧呢?怎么能不用戒骄戒躁、谦虚谨慎的态度对待呢?"懂得敬畏生命,才有怜悯、恻隐之心;也只有敬畏生命,才能拥有仁爱之心。

医德文化的建设必须弘扬和践行社会主义核心价值观。以社会主义核心价值观引领医德文化建设,充分发挥医德医风在社会理想、价值理念、道德修养等方面的积极作用。医务工作者在工作中不断提升对生命的感悟和对社会及个人价值的认知。医务工作者常怀敬畏之心,体会健康的宝贵,发现生命的价值,就能对自己的言行举止有所规约,进而达到净化生命本真、医者仁心之境界。

3. 医德医风是医务工作者成长的基石 高尚的医德医风是医务工作者努力学习、勤奋工作、提升技艺、发展医学的促进力量。医务工作者怀敬畏之心投身于医学事业,在为患者解除疾苦的感召下,会产生强大的精神力量,不断精进业务。激发"路曼曼其修远兮,吾将上下而求索"的求知精神。因为敬畏,所以博极医源,精勤不倦;因为敬畏,所以博览群书、疗疾尝百草;因为敬畏,所以更懂得珍爱与关怀。

医学乃"至精至微"之事,医务工作者必须有精益求精的学术态度。而这种学术态度不可能来自功利主义,以往的名医大家在对患者病痛感同身受后,均投身到精湛医术的琢磨之中。医德医风的不断升华,使医务工作者在医疗工作实践中虚心学习,以扎实的医疗技术来实现"珍爱生命"的誓言。

人的生命是有价值的,而生命价值的实现是在为社会服务与奉献中体现的,个人的生命只有和社会的命运融合在一起才能展现更高的价值。因此,医务工作者应承担起"敬佑生命、救死扶伤、甘于奉献、大爱无疆"的社会责任感,为守护人类健康而奋斗。

(向　阳)

【思考题】

为什么要建设医德医风?

第二章

守护人民生命健康、恪守医德医风医道

教学目的

● **掌握：** 廉洁行医的主要工作。
● **熟悉：** 尊重患者，保护患者隐私，精湛医技、医术，团队精神。
● **了解：** 人道主义，终身学习。

第一节　人　道　主　义

一、人道主义的起源

人道主义是起源于欧洲文化的一种思想体系，提倡的是尊重人的价值观。人道主义反对一切宗教的、意识形态的、伦理道德中具有那种贬损个人、压制自由、愚弄智识或非人化的信条。

欧洲启蒙运动时期，当科学不断发展时，以中世纪基督教为代表的以神为中心、贬低人的地位和价值、蔑视世俗生活、提倡禁欲主义的思想观点不断受到质疑，人的价值得到重新审视。人道主义提出以人为中心的世界观，提倡尊重个人权利，尊重人的价值，维护人的尊严，反对禁欲主义，提倡世俗生活以及科学知识的价值。在 17～18 世纪资产阶级革命时期，人道主义的价值观被具体化体现在"自由""平等""博爱"等口号，要求充分实现发展人的天性，建立人类"理性"的王国，人道主义价值观成为资产阶级革命的强大思想武器，推动了资产阶级的革命和社会进步。

二、医学人道主义

医学人道主义是指以救治患者的苦痛，尊重患者的人格，维护患者的权利，平等对待所有患者，以生命为中心的医学道德原则。医学早期并没有"人道主义"的提法，但是医学本身就有以生命为中心的特点，医学的职业精神与人道主义的理念是相通的。所以医学人道主义经历了一个从不自觉到自觉，从感性认知到理性认知的发展过程。从古至今，医学家在医疗实践中建立起了对患者的尊重、同情、仁慈、关心等纯朴的人文观念。希波克拉底誓言中的"无论至于何处，遇男或女，贵人或奴婢，我的唯一目的是为患者谋幸福"体现了以人为本的理念。中国古代著名医学家孙思邈在《备急千金要方》中说："凡大医治病……先发大慈恻隐之心，誓愿普救含灵之苦。"以上种种都体现了医学家内在尊重患者的职业精神。

人道主义在资产阶级革命时期的兴起，同时也打破了宗教对医学的禁锢。从人体解剖学的发展，到生理学、病理解剖学、临床医学等学科的蓬勃发展，医学科学技术的进步促进了现代医学的诞生。实行医学人道主义的范围和程度也随之扩展和提高：麻醉技术、消毒技术、护理技术等医疗技术的运用，减轻了患者的痛苦；尸体解剖、采血、人工流产等冲破了封建宗教的道德戒律，开始在医学活动中实施。这些都是医学人道主义在人类社会进步中的体现。

近代的医学人道主义吸收了生命神圣论、个体患者义务论和人性论的理论，使医学人道观念具备了科学的性质。1948 年，世界医学会大会对希波克拉底誓言加以修改，定名为《日内瓦宣言》，提出以"我庄严地宣誓把我的一生献给为人道主义服务"作为全世界医务工作者的共同誓言。现代的医学人道主义将医学看成是全人类的核心事业之一，医学的道德原则已作为国际医德法规，受到全世界医学界的尊崇，目前已经形成了反对非人道主义行为的国际共识。

在我国医学发展的历史中，医学人道主义一直是社会主义医学事业的核心文化之一。我国医疗卫生行业始终学习的白求恩精神，体现了人道主义的核心价值。尊重患者的权利和人格，加强社会主义的医德医风，这是社会主义精神文明建设的重要组成，医学人道主义是社会主义医德的重要原则。

三、人道主义受到的挑战

在日新月异的现代社会发展过程中，新兴的文化和技术层出不穷，医学人道主义在当今也受到多方面的挑战。

1. **科学技术发展提出的挑战**   传统的医学面对生命濒临死亡时，总是以延长生命为准则，但是随着科学技术的发展，呼吸机、血液透析等生命维持系统的不断发展，躯体生命的维持能力越来越强。但是对于丧失意识、晚期肿瘤忍受病痛等患者，用大量的人力物力维持生命是否符合人道主义？医务工作者不得不面对患者或者家属希望停止抢救或拒绝生命维持的情况，其本质是人本主义发展出来的"生命质量论"对传统的"生命神圣论"的挑战。

2. **市场经济带来的挑战**   世界发展越来越国际化，国家之间的关系越来越密切。在全世界整体经济发展中，市场经济追求效益、效率、竞争和发展的特点也在不断影响医疗行为。当医疗服务的具体行为与经济效益紧密衔接，当医疗机构不得不考虑盈利和高效运行，无形中与"尊重个人权利和价值"的人道主义产生偏离。这也是我国在医疗卫生发展过程中，国家反复强调医院公益性原则的原因。

随着社会的发展，人类越来越清晰地认识到"人"的价值。科学技术及经济发展对人道主义的挑战，其本质是人道主义不断发展的一个过程。1997 年，联合国教科文组织通过的《世界人类基因组与人权宣言》提出："谋求在尊重基本人权和人人获益的情况下促进生物学和遗传学的科技进步。"这是在科学发展中对人道主义的庄严承诺，是对人道主义的深层次认知体现。

对于医务工作者来说，尊重生命、尊重每个人的人格是医疗工作的根本。医学人道主义充分体现了医疗工作的社会价值和文化价值，需要每一位医务工作者坚守。

第二节 廉 洁 行 医

一、廉洁行医的重要性

2006 年，在《卫生部、国家中医药管理局关于开展治理医药购销领域商业贿赂专项工作的实施意见》（卫规财发〔2006〕471 号）（下文简称《实施意见》）中就已明确充分认识治理医药购销领域商业贿赂的重要性和紧迫性。《实施意见》指出，开展治理商业贿赂专项工作，是党中央、国务院为进一步规范市场秩序，维护公平竞争原则，纠正损害人民群众切身利益的行为，构建社会主义和谐社会而作出的一项重要决策，对于加强党风廉政建设和反腐败斗争，促进改革开放和经济社会健康发展，具有重大的现实意义。

改革开放以来，我国医疗卫生事业有了很大发展，取得了举世瞩目的成就。广大医务工作者发扬救死扶伤、甘于奉献的精神，为增进人民健康做出了重要贡献。但是，由于法律法规不完善，市场秩序不规范，商业贿赂问题也渗透到医药购销领域。有些不法药商采用行贿手段，向医院推销高价药品和医用器材；有些医务工作者接受贿赂或回扣，为不法药商大开方便之门。医药购销中的商业贿赂行为，不仅诱导医疗机构和医务工作者开大处方、高价药，实施过度检查、过度医疗，直接损害人民群众的利益；也腐蚀了部分意志不坚定的医务工作者，滋生腐败和经济犯罪，具有很大的社会危害性。

坚决治理医药购销领域的商业贿赂行为，整顿规范医药购销秩序，是优化医疗服务，降低虚高医疗卫生服务价格，缓解群众看病难、看病贵问题的实际行动，也是推进医疗卫生系统党风廉政建设、纠正行业不正之风的重要措施。各级卫生健康行政部门、医疗机构和全体医务工作者都要把思想统一到中央关于治理商业贿赂的决策和要求上来，从政治和全局的高度，充分认识商业贿赂的严重性和危害性，充分认识治理商业贿赂的重要性和紧迫性，切实增强责任感和自觉性，认真开展治理医药购销领域商业贿赂的专项工作，切实将这项关系医疗卫生改革发展大局的重要工作抓紧抓实、抓出成效。

2013 年 10 月，上海市卫生和计划生育委员会为进一步加强本市卫生计生系统行风建设，严格执行国家、本市的有关法律、法规和规定，结合卫生计生系统的实际，印发了《关于上海市卫生计生系统坚决纠正医药购销和医疗服务中不正之风的"十项不得"规定》（沪卫计监察〔2013〕1 号）（附件一），向卫生计生系统各单位、各部门及工作人员重申"十项不得"规定，坚决要求卫生计生系统工作人员纠正医药购销和医疗服务中不正之风。

2013 年 12 月，国家卫生计生委和国家中医药管理局针对医疗卫生方面群众反映强烈的突出问题，制定了《加强医疗卫生行风建设"九不准"》（国卫办发〔2013〕49 号），将执行"九不准"的情况列入医疗卫生机构以及人员年度考核、医德考评和医师定期考核的重要内容，作为职称晋升、评优评先的重要依据，进一步强调了医疗卫生机构以及人员在行风建设中工作要求。

2017 年，结合当时医药产品回扣在一些医疗卫生机构出现了反弹，形式更加多样，手段更加隐蔽，严重损害了人民群众的利益和卫生计生行业形象，影响十分恶劣的情况，当时的上海市卫生和计划生育委员会联合其他五部门，立足党政同责共管、纪委从严监督，坚持"谁主管谁负责""一岗双责""管行业必须管行风"，按照"标本兼治、综合治理"的原则，以解决医药产品回扣问题为重点，以"九不准""十项不得"规定为抓手，加强医药产品回扣治理制度建设，持续保持作风建设严查严管高压态势，促进医疗卫生机构规范化管理，为深化上海市医药卫生体制改革、促进卫生计生事业健康发展提供有力保障，发布了《关于加强医药产品回扣治理制度建设的意见》等8个文件，后称"上海1+7文件"。"上海1+7文件"从药事委员会建设、处方点评制度、不合理用药医保、卫生联合约谈长效工作机制、自费药品管理、药品使用信息化管理、医疗机构医药生产经营企业接待管理和医药购销领域商业贿赂不良记录等方面，不断加强行风建设，形成有针对性、具体化、可操作、可追责的医药产品回扣治理制度体系，更加完善行风建设长效机制，使卫生计生系统队伍宗旨意识有新的增强，行业作风有新的改进，有效解决医药产品回扣热点、难点和突出问题，进一步改善全市卫生计生行业形象。

2021年11月，为进一步贯彻落实习近平新时代中国特色社会主义思想，增强医疗卫生人员的责任感、使命感、荣誉感，规范执业行为，弘扬新时代医疗卫生人员职业精神，引导形成风清气正的行业环境，保障医疗卫生事业高质量发展，国家卫生健康委、国家医保局、国家中医药局制定了《医疗机构工作人员廉洁从业九项准则》（以下简称《九项准则》），要求各级医疗机构切实承担落实《九项准则》的主体责任，研究制定贯彻落实的具体办法，纳入岗前教育、业务培训、入职晋升前培训等各级各类执业培训教育活动，确保全部覆盖、全体动员、全员知晓，将医疗卫生人员贯彻执行《九项准则》情况列入医疗卫生人员年度考核、医德考评和医师定期考核的重要内容，与个人待遇相挂钩（附件二）。2013年发布的《加强医疗卫生行风建设"九不准"》同时废止。

值此"十四五"开局之际，国家卫生健康委联合其他八部门，共同印发《2022年纠正医药购销领域和医疗服务中不正之风工作要点》（国卫医函〔2022〕84号），坚持以习近平新时代中国特色社会主义思想为指导，深入贯彻落实十九届中央纪委历次全会精神，确保党中央、国务院关于党风廉政工作的有关部署坚决落实到位，严格落实"管行业必须管行风""谁主管谁负责"的行业治理主体责任，持续推进医药购销领域和医疗服务中不正之风综合治理，为全面推进"健康中国"建设奠定坚实基础。

二、廉洁行医的主要工作

1. 全面构建"亲清"型廉洁规范的医商关系　　构建"亲清"守纪的医商关系，划清交往底线。严禁借助任何名义进行利益输送；严禁收受利益企业财物、接受招待、领取报酬。

（1）保持打击"回扣"行为高压态势：不得在药品、医用设备、医用耗材、基建工程、物资采购、招标等活动中收受生产、经营企业及其经销人员以任何名义、任何形式给予的财物、回扣或吃请。不得利用职务（执业）便利以任何名义和方式收受礼品、礼金、消费卡和有价证券、股权、其他金融产品等财物。不得违反规定进行药物临床试验项目，以及接受药品回扣及其他变相商业贿赂。

以医疗机构负责人、重点科室负责人和涉及药品、器械、耗材、试剂、设备、基建等科室岗位负责人作为回扣治理重点，在药品、医用耗材、诊疗项目和服务设施等方面，充分运用公立医院绩效考核、医疗大数据监管、集采中选产品使用，开展回扣问题专项排查检查，对于查实的问题要依法依规从严处理。

（2）规范医疗卫生机构接待医药生产经营企业的行为：《上海市医疗卫生机构接待医药生产经营企业管理规定》明确规定，医疗卫生机构应当建立医药生产经营企业及其代理人的登记备案台账，医药生产经营企业及其代理人需在医疗卫生机构指定部门登记备案企业信息、涉及医药产品信息、相关工作人员信息。

严禁医药生产经营企业及其代理人在门（急）诊、住院部、检验科、设备科、药剂和信息管理部门等医疗诊疗重点区域活动。不得向孕产妇和婴儿家庭宣传、推荐母乳代用品，不得为推销宣传母乳代用品或相关产品的人员提供条件和场所，医疗机构不得允许未经备案的人员对本医疗机构医务人员或者药事人员开展学术推广等相关活动。

医疗卫生机构应当按照"三定四有"（定时间、定地点、定人员、有预约、有流程、有监控、有记录）的规定，完善并严格执行医疗卫生机构内部接待流程。各医疗卫生机构应当根据单位实际，明确接待人员后方可开展接待活动，原则上接待人员由医疗卫生机构医务部门以及相关业务科室工作人员组成（至少两人同时在场）。

医疗卫生机构应当为登记备案的医药生产经营企业及其代理人制作标识明显的工作牌，医药生产经营企业代理人进入医疗机构必须佩戴统一的工作牌。

（3）秉承学术独立，保证学术廉洁：国家卫生健康委等部门发布的《2022年纠正医药购销领域和医疗服务中不正之风工作要点》（国卫医函〔2022〕84号）指出，明确行业学协会、医疗机构与医药相关企业间行为底线，制定医务工作者对外交往行为规范。严厉打击假借学术会议、科研协作、学术支持、捐赠资助进行利益输送的不当行为。允许在合规、合法的前提下，开展医商交往行为，建立健全双方交往合作的事前公示、事中监管、事后备案的全流程管理制度。逐步完善医疗机构与医药企业合作形式的管理规范，持续规范医疗机构接受捐赠、临床科研、学术会议或开展项目等业务行为，推进建立违法违规企业重点关注名单，建议行业内单位审慎考虑与名单内企业开展合作。

（4）不得违反规定接受社会捐赠资助，以及在账外核算或设立小金库：医疗卫生机构及行业协会、学会等社会组织应当严格遵守国家关于接受社会捐赠资助管理有关规定，接受社会捐赠资助必须以法人名义进行，捐赠资助财物必须由单位财务部门统一管理，严格按照捐赠协议约定开展公益非营利性业务活动。严禁医疗卫生机构内设部门和个人直接接受捐赠资助，严禁接受附有影响公平竞争条件的捐赠资助，严禁将接受捐赠资助与采购商品（服务）挂钩，严禁将捐赠资助资金用于发放职工福利，严禁接受企业捐赠资助出国（境）旅游或者变相旅游。

（5）严禁为不正当商业目的统方：医疗卫生机构及其工作人员、第三方信息技术服务机构及其工作人员，不得利用任何途径和方式进行商业目的统方或为医药营销人员统方提供便利。

医疗卫生机构须确保患者院内信息安全。严禁违规收集、使用、加工、传输、透露、买卖患者在医疗机构内所提供的个人资料、产生的医疗信息。

2. 全面提升群众看病就医获得感

（1）不得收受"红包"：医疗卫生人员应当恪守医德、严格自律。严禁索取或者收受患者及其亲友的礼品、礼金、消费卡和有价证券、股权、其他金融产品等财物；严禁参加其安排、组织或者支付费用的宴请或者旅游、健身、娱乐等活动。一时难以拒绝的，须在24小时之内上交，否则作收受论处。

（2）不准参与推销活动和违规发布医疗广告：医疗卫生机构和医疗卫生人员应当注意维护行业形象。严禁违反规定发布医疗广告，严禁参与医药产品、食品、保健品等商品推销活动，严禁违反规定泄露患者等服务对象的个人资料和医学信息。不得推销特定的保健品、保健用品或植入性医疗器械等；以及从事带有推销商品性质的宣传活动。

（3）坚决纠正扰乱医疗服务领域行业秩序行为：深入开展卫生健康行业内扫黑除恶，严厉打击线上和线下号贩子（"黄牛"）、"黑救护"、"黑护工"，推进平安医院建设。

严禁术中加项、"持刀加价"、小病大治、重复检查、捆绑推销药品耗材、将普通食品冒充特医食品推荐给患者、医疗机构内宣传和销售母乳代用品等行为，及时清除影响群众就医获得感的行风问题。

3. 坚决维护医保基金安全　　持续加强医保基金监管，持续开展医保定点医疗机构规范使用医保基金行为专项治理，持续推进打击欺诈骗保专项整治行动，加大重点领域打击欺诈骗保工作力度。以有效线索、重点专案作为切入点，精准打击篡改肿瘤患者基因检测结果、串换高值医用耗材、血液透析骗取医保基金以及医保卡违规兑付现金等违法违规行为。

依法依规合理使用医疗保障基金，遵守医保协议管理，向医保患者告知提供的医药服务是否在医保规定的支付范围内。严禁诱导、协助他人冒名或者虚假就医、购药、提供虚假证明材料、串通他人虚开费用单据等手段骗取、套取医疗保障基金。

第三节　尊　重　患　者

尊重患者，保护患者隐私，要求医务工作者践行"以患者为中心"的价值观，致力于提供优质安全便捷的医疗服务，提高医务工作者主动服务意识。始终把优质服务的理念贯穿到各项服务环节和具体工作中，从细节做起，多为患者考虑一点，多让患者安心一点，提高看病就医的获得感和满意度，提升民众的健康福祉。

切实保护患者合法权益，需要建立健全现代医院管理制度，推动医院管理规范化、精细化、科学化。进一步为患者提供优质、高效、便捷、经济的医疗服务，把为患者提供优质服务写入医院章程，完善各种管理制度。紧密围绕国家卫生健康委"进一步改善医疗服务行动计划"，健全医疗质量管理体系，更好地满足人民群众的医疗服务需求，提升患者的就医满意度。

1. 平等、安全、适宜的诊疗　　患者的权益是指患者在患病就医期间所拥有的权利和应该享受的利益。医务工作者应当尊重和维护患者的合法权益。患者最基本的权益即有权获得适宜的医疗诊治。凡患者，不分性别、国籍、民族、信仰、职业和病情轻重，都有权受到礼貌周到、耐心细致、合理连贯的诊治服务，有权在安全的医疗环境下接受诊疗照护，有权获得病情需要的、有助于改善健康状况的诊断方法、治疗措施及护理条件。

2. 知情同意权　　患者有权了解病情、病因、诊断、治疗计划和预后情形；有权知晓手术原因、手术成功率、可能发生的并发症及手术风险、替代治疗方案；有权知晓药物的疗效、副作用和使用方法；有权获得正确的医疗资讯，包括病情、诊断、治疗计划、用药、饮食和护理指导咨询；有权申请自己的病历复印件、医疗费用明细表。医务工作者应充分尊重患者的知情同意权，严格遵守有关规定，履行告知义务。

3. 选择权　　患者有权参与医疗护理过程，并且决定接受或拒绝诊疗或手术。医务工作者应尊重患者自由选择和拒绝治疗的权利。患者有权根据医疗条件或自己的经济条件选择医院、专业科室或治疗小组、医疗及护理方案。患者在法律允许的范围内（精神病、传染病患者的某些情况属不允许范围）可拒绝治疗，也有权拒绝某些实验性治疗。但医生应说明拒绝治疗的危害。患者在不违反法律规定的范围内，在明确告知医方并签字后，有权自动出院，但必须自行承担由此引起的一切后果和责任。

4. 投诉权　　患者有监督自己的医疗及护理权益实现的权利。患者有权监督医院对自己所实施的医疗护理工作，如果患者的正当要求没有得到满足，或由于医护人员的过失造成患者身心的损害，患者有权向医院提出质疑或依法起诉。患者在接受治疗的过程中，有权审查其支付的账单，并有要求解释权。如果对医院的医疗服务有任何意见或不满意，有权通过合法投诉渠道进行投诉。

5. 权利义务的告知　　对于门急诊、住院患者，可采用公告公示、书面签署告知书等适宜方式方法。由责任医生实事求是客观地提供诊疗信息，与患者及家属进行有效沟通，记录存档。

第四节　保护患者隐私

隐私权是患者的重要人格权利之一，患者在医疗过程中，对由于医疗需要而提供的个人信息或隐私，有要求保密的权利。医院有义务保护患者隐私，医务工作者应严格遵守保护患者隐私的相关制度。在日常工作中，应充分尊重患者人格，严格把握患者信息收集范围、收集方式，不得收集与工作无关的患者个人信息，信息收集过程中尊重患者的自决权。特殊信息的收集工作，必须提请医院相关部门批准。

1. 保护隐私信息　　医务工作中，涉及患者个人和家庭信息、个人经历及嗜好、经济情况及支付方式、健康状况和治疗情况，应注意保护隐私。与该患者诊疗工作相关的部门有权利获取必要的信息，不得随意获取无关信息。谈论、记录、调阅患者信息，包括病情介绍、术前谈话、病史书写、查房汇报、病历讨论、查报告单、收款催款等时，应注意保护信息不外泄。

2. 保障隐私空间　　医疗、教学、科研活动中，根据具体情况建立必要的分隔空间，避免外界窥视，注意保护患者的隐私活动；注意制定周密的工作细则，尽可能降低患者隐私的暴露程度；涉及异性隐私暴露时，应有与患者同性别医务工作者在场陪同；门诊有条件者尽可能实行"一人一诊室"诊疗、检查时有遮隔。教学过程中，严格尊重患者的各项权利。患者对接受检查的环境有权要求具有合理的声音、形象方面的隐蔽性。注重人文关怀，理解并尊重患者对保护隐私的需要。保护患者在院的个人空间如包房、储物柜等不受侵犯。在进行涉及床边会诊、讨论时，有权要求非医疗人员不得参与；有权要求其病案只能由直接涉及其治疗或监督病案质量的人阅读。

3. 严格信息发布　　医务工作者在负责或参与的学术交流、教学、宣传工作中，应严格保护患者隐私,未经患方授权,不得公布可识别患者身份的具体信息。外单位或非直系亲属来院查阅、咨询患者信息的,应根据相关法律法规的授权进行。无相关法律授权的,一律予以拒绝。

4. 尊重民族习惯和宗教信仰　　医务工作者应尊重少数民族的风俗习惯和宗教信仰。在接诊时应注意了解患者的民族及宗教信仰。对患者提出的关于民族风俗习惯和宗教信仰的要求,在客观条件允许和不影响治疗的前提下,应充分配合,尽量满足。医务工作中,应关心少数民族患者和信奉合法宗教患者的饮食起居情况,帮助患者解决相关困难。对于涉及危害国家安全和民族团结、破坏社会秩序、损害自身健康和他人权益的活动要坚决予以制止,并及时上报医院相关部门。

住院医师要以培育和践行社会主义核心价值观为主线,结合"四史"学习教育,把社会主义核心价值观和职业精神内化于心,提升思想道德水平,提高服务技能,提升患者满意度。

第五节　精湛医技、医术

医学,挽救生命、维护健康之科学;医者,健康所系、性命相托之仁士。"共和国勋章"获得者钟南山院士曾说:"不忘初心、牢记使命。我想,健康所系,性命相托,就是我们医者的初心;保障人民群众的身体健康和生命安全,就是我们医者的使命。"古代名医孙思邈在他的《备急千金要方》里也告诉我们,医之所以能被称为"大医,精与诚相辅相成,缺一不可"。"精"即高超的医技,"诚"即高尚的品德。医学这个职业是"至精至微之事",所以学者必须博极医源,精勤不倦。一个医生首先要具备高尚的医德,其次要有精湛的医术,才能有能力救人于疾患危难之中。

医生必须练就精湛的医术,才能正确判断病情,从而准确为患者用药,解除患者疾苦。医生服务的对象是人,分秒中决定着一条性命的去留、关系着一个家庭的悲欢,患者将自身健康甚至性命都托付给了医生。因此医生必须养成一丝不苟,时刻谨慎的好习惯。光靠细心行医还不够,医生还应掌握扎实深厚的医学基础知识,必须博极医源,精勤不倦,不得道听途说,而言医道已了,深自误哉!医学院校的学生们正处于医学基础知识的学习积累时期,只有勤奋学习、坚持不懈,积累丰富的医学知识,才能为以后进入行医岗位打下坚实的基础,实习以及将来就业时,医技更应该精益求精,学习与实践相结合。

大国工匠系列节目中的主角周平红医生是上海复旦大学附属中山医院内镜中心主任,全世界最具难度的经口内镜食管下括约肌切开术(peroral endoscopic myotomy,POEM)有一半以上都是由他领导的团队完成的。POEM 是目前全世界治疗贲门失弛缓症的最佳方法。和外科手术不同,POEM 是利用一条 1.2 m 长的特制管状内镜,深入体内的手术点,实施精准手术。对患者而言,最大的好处就是手术只需在人体的自然腔道——消化道开一个小创口,免去了开胸破腹之痛。这种手术是在食管壁的表浅黏膜层和较深的肌肉层之间进行。人的食管壁最厚的地方只有 0.4 cm,在如此狭小的空间进行手术,患者食管受损的概率比较大。周平红独辟蹊径,在患者的食管壁的夹层中,建造一条隐形隧道,在食管壁里打隧道是周平红的独创。完成这场手术,周平红只需要用 20 min。而眼下,即便是在内镜手术水平位于世界最前列的日本,做一台简单的POEM依然需要1h以上。正是凭着对职业敬畏、对工作执着、对患者负责的态度,他极度注重细节,不断追求完美和极致,练就了这一精湛的技术。2012年,作为中国代表,他被邀请参加在德国杜塞尔多夫举行的第14届世界消化内镜大会。周平红在世界专业舞台上展示了中国医生在内镜手术方面的速度、质量和技法,并奠定了中国在世界消化内镜微创切除领域的领先地位。

当今社会追求"短、平、快"带来的即时利益,从而忽略了品质灵魂。在加强医德医风学习的今天,年轻医务工作者更需要工匠精神,才能在长期的职业生涯中获得成功。首先要敬业。敬业是从业者基于对职业的敬畏和热爱而产生的一种全身心投入的认认真真、尽职尽责的职业精神状态。中华民族历来有"敬业乐群""忠于职守"的传统,敬业是中国人的传统美德,也是当今社会主义核心价值观的基本要求之一。其次是精益,精益就是精益求精,追求极致的职业品质。再次是专注,专注就是内心笃定而着眼于细节的耐心、执着、坚持的精神,这是"大医"所必须具备的精神特质。它意味着一种执着,即一种几十年如一日的坚持与韧性。术业有专攻,一旦选定医学这一行业,就一门心思扎根下去,心无旁骛,不断积累优势,在各自领域成为"领头羊"。最后是创新,追求突破、追求革新。古往今来,热衷于创新和发明的工匠们一直是世界科技进步的重要推动力量。

第六节　团队精神

1. 团结合作精神是良好医德医风的重要体现　　良好的医德医风,既体现在医生与患者之间应把诊治疾病作为共同的目标,构建相互合作、相互信任的和谐的医患关系,又体现在医务工作者正确处理同行同事间的关系,互学互尊、团结合作中。

随着现代医学的发展,学科的专业化、细致化、亚专科化,医务工作者掌握的知识与技能更加专业化,同时也要求不同医学专业知识与专业技能的医务工作者更加广泛和深入的团结合作。无论是一台手术、还是一次查房,或者是一次医学操作检查,都需要医疗团队成员之间的密切配合,才能将先进的医疗技术全方位地更好地服务于患者。例如,一台常规的外科手术,不仅需要有主刀、一助、洗手护士、巡回护士、麻醉师、病理科医生,还需要放射技师、药师、血库人员、信息维护员、院感人员、检验人员等。手术中,一助配合主刀医生探查并切除病灶,护士配合医生递纱布、传针线,麻醉师密切观察患者的实时状况,病理科医生守在显微镜前,做出最快、最准确的术中病灶性质判断。每一个医疗环节丝丝相扣、相互依存、彼此配合。我们的住院医师可能是未来的开刀医生,也可能是麻醉师、病理科医生等,在各自的岗位上,践行为人群服务的初心,必定要以高尚的医德医风要求自己。团结合作精神是对高尚医德医风的最基本要求。必须要相互支持、相互学习,甘于奉献。医、护、技、管理人员整体搭配,不同分工一起行动,一致为了患者,为了救死扶伤。广大医务工作者恪守医德医风医道,修医德、行仁术,怀救苦之心、做苍生大医,努力为人民群众提供更加优质高效的健康服务,必须要有团结合作精神。

鉴于医疗领域团队团结合作的重要性,20世纪90年代初,英国提出多学科综合治疗团队(multi-disciplinary team, MDT)的概念,逐步在全球推广。MDT的具体做法是集结医院内众多科室不同专业的医生,针对患者的疾病分期、身体状况、心理承受能力、家庭经济状况等,汇总产生一个最适合的诊疗方案。例如,复旦大学附属中山医院先后成立了几十个各具特色的 MDT,结直肠肿瘤 MDT、大动脉炎 MDT 等均为国内首创。MDT 不仅让患者得到了优质的综合医疗服务,也让患者感受到了现代医学的温度、感受到了一切为了患者的医者仁心。

2. 团结合作精神是伟大抗疫精神的重要体现　　人类是命运共同体,团结合作是战胜疫情的最有力武器。"上下同欲者胜,同舟共济者赢。"团结就是力量,团结才能前进。习近平总书记在全国抗击新冠病毒感染疫情表彰大会上对伟大抗疫精神做出深刻阐释,明确指出:"在这场同严重疫情的殊死较量中,中国人民和中华民族以敢于斗争、敢于胜利的大无畏气概,铸就了生命至上、举国同心、舍生忘死、尊重科学、命运与共的伟大抗疫精神。"面对疫情突袭、病毒肆虐,医护人员白衣执甲、逆行出征,同心同德、同向同行的精神品格,生动绘就了团结就是力量的时代画卷。将一个个"不可能"变为"可能"。众志成城、团结合作、争分夺秒、连续作战,广大医务工作者用血肉之躯筑起阻击病毒的钢铁长城,挽救了一个又一个垂危生命,诠释了医者仁心和大爱无疆! 这已经不单单是医学层面的集体主义与团队合作,而是全民的团结合作精神。赢得这次大考后,我们要把镌刻在战"疫"中的团结合作精神,作为医德医风的精神内涵,用于培养医学生与医务工作者的专业能力、大局意识、整体观念。抗疫精神正成为新时代激发我们不断战胜各种困难挑战,夺取更大胜利的强大力量。

3. 在日常工作与日常生活中培养团队合作精神　　中华民族在绵延不断的发展中孕育了同舟共济、众志成城的团结奋斗精神,正因为有这种精神,每当中华民族处于危难之际,总能形成万众一心、无坚不摧的磅礴力量,战胜一切强大的敌人,克服一切艰难险阻。

人民至上、生命至上。医者的初心使命指引医务工作者从医学生起就要不断提升自我的综合素质,培养大局意识,处理问题从大局出发。同事同行之间相互尊重、相互信任、相互关心、相互激励、相互配合、相互支持。整个医疗卫生行业良好风气的形成要从每位医务工作者自身做起,自觉向优秀典范看齐,通过正常的竞争达到自我价值的提升与医学团队的共同进步,服务"健康中国"。更广义地来说,弘扬"大爱无疆,敬佑生命"的高尚医德医风,不仅仅医务工作者之间要团结合作,医务工作者与患者之间要团结合作,医疗与工科、医疗与理科等各行业之间也要深度融合,团结合作,大家怀着同样的中国梦,在新的发展阶段,凝心聚力,不断攻破医学难题,解决卡脖子问题,技术攻关,创新发展,为健康事业做努力。

第七节　终身学习

医学是自然科学和社会科学的结合,不仅要积累大量的医学专业知识,还要掌握一定的自然科学及人文社科知识。随着科学技术的迅猛发展,人类社会正以前所未有的速度向前迈进,一个以知识经济为基础、信息网络为载体的学习化社会正在形成。医学科学已经成为科技领域发展进步最迅速的学科之一,医学知识呈几何级数增长,知识"老化"进程和更新周期不断加快。如果我们稍有松懈,就如逆水行舟,不进则退。我们必须与时俱进,不断加强学习,才能不至于被淘汰。选择了医学,也就选择了做一辈子的"医学生"。

作为一名医学生，应该始终贯彻终身学习的理念，跟上医学的发展，在激烈的竞争中保持优势。终身学习、注重积累是医学生必不可少的学习态度和学习能力，也是医生这个神圣职业的基本要求。只有理解终身学习的必要性，养成终身学习的习惯，才能在以后的学习和工作中自觉地不断地学习并吸收新知识，才能适应层出不穷的新理论新方法，找到各种新发疾病的治疗方法。

终身学习理念起源于 20 世纪 60 年代。1965 年，法国教育家保罗•朗格朗在《论终身教育》报告中指出"教育应以伴随人的一生而持续进行的方式来满足个人及社会的要求"，提出了终身教育理论。1968 年，美国教育家罗伯特•赫钦斯出版《学习型社会》一书，首次提出学习化社会的思想，认为"教育已不再是从外部强加在学习者身上的东西，也不是强加在别人身上的东西，教育必然是从学习者本人出发的"，"要使个人继续成为有个性的人，必须不断地学习"。1996 年，联合国教科文组织在著名的《教育——财富蕴藏其中》报告中指出，终身学习是指人的一生通过持续不断地学习活动来求得思想、意识和行为的变化，不断提高自身的文化修养、社会经验和从业能力，以达到发展个人潜能，提高精神文化生活品位，促进人与社会、人与自然和谐发展之目的。

中国工程院院士、复旦大学附属中山医院陈灏珠教授是公认的著名心血管病专家。医疗工作出色，曾两次立功。教学成绩斐然，科研成就卓著，在心血管病流行病学研究、心脏起搏和电复律治疗严重心律失常、中西医结合治疗冠心病、心肌梗死的危险因素以及血栓形成和溶解机制、中国人的血脂水平研究等方面都做出突出贡献。先后获国家科技进步奖、全国科学大会重大科技奖、省部科技进步奖和教学成果奖等多项奖项。培养了数十位博士和硕士研究生，他常谆谆教导年轻一代，医生这一职业是神圣的、庄严的、高尚的，做一名好医生要具备六项素质：医德高尚、医风严谨、医术精湛、热心教学、努力科研、终身学习。医德高尚，就是要树立以患者为中心，全心全意为患者服务的思想。而要服务好患者，需要终身学习。

终身学习能力是个体适应未来社会发展，继续学习、学会生存的一种素质和能力，是在学习活动过程中形成和发展起来的个性心理特征。作为医生，应该从如下几方面提升自我终身学习能力：① 获取与利用信息能力，信息素质是终身学习能力的核心构成要素，是终身学习的前提和条件。对于医生来说，就是能够识别信息需求，在信息需求的基础上能系统地提出问题，制定有效的检索策略；熟练利用计算机和网络工具获取信息，对不同形式、内容和来源的信息进行评价，批判性地综合利用信息并解决问题，从而不断更新知识结构和内容。② 独立思考能力和创新能力，要把医学专业知识和技能整合到自身的认知结构中，就需要在发现中学习，需要独立思考，敢于提出新问题、设计新方案，做出新的创造。独立思考能力和创新能力是认知能力和实践能力的高度结合，它是现代医学人才不可或缺的一种学习能力。③ 分析和解决问题的能力，是对客观世界间接的、概括的反应能力，是形成个体创造能力和终身学习能力的重要基础。医学活动的主要目标之一，在于对面临的新问题加以解决或创造性地加以解决，解决问题是更高级形式的学习活动，创造性则是解决问题的最高级表现。④ 沟通表达与适应能力，临床诊疗需要医患双方有效地交流与沟通，医生的沟通表达能力直接影响着临床诊断、治疗和康复的进程。对于临床医生来说，沟通表达能力既是必备的基本功，也是从长期实践中不断学习的根本需要。同时，未来医学实践需要具备积极良好的适应能力的人。学会适应、共处，形成和谐的人际关系,才能更好地服务患者并拓展自己的职业生涯。

提升终身学习能力的基础,是要具备健康的心理和高尚的人格,良好的医学知识素养及人文素养,医学永恒不变的规律就是不断地在变化,包括观念不断发展,知识不断更替,技术不断创新,而且变化的速度越来越快。如果平时不多看学术杂志,不参加各种形式的交流来获取信息,扩大知识面,提升自己的水平,这个医生就无法进步。学习已不再是以教师为中心,而是以自己为中心,在有限的时间内,主动积极有效地获取新知识,需要在学习过程中培塑学习的意志力。学习本身比较枯燥,工作后生活中诸多压力、诸多诱惑,需要我们必须养成坚强的意志力。健全的人格、健康的心理、正确的世界观与人生观是新一代医务工作者的基本素质。

医学学习任务繁重,既要对医学知识强记博闻,也需对临床技能深钻细研,医学生涯,诸多酸甜苦辣,唯以挣脱一切私欲杂念,定住一颗求知恒心。医生不是只靠现代诊断治疗科技,更靠知识累积、技能磨砺。终身学习、锲而不舍,这种始终如一、无怨无悔的学习精神,将潜移默化中让我们收获无数的惊喜和突破。

(向　阳　方　堃　樊　帆　姚晨玲　汤罗嘉)

【思考题】
(1) 廉洁行医的主要工作重点有哪些?
(2) 请简述医务工作者应关注哪些医德医风项目的自我提升。

附件一

关于上海市卫生计生系统坚决纠正医药购销和
医疗服务中不正之风的"十项不得"规定

为进一步加强本市卫生计生系统行风建设,严格执行国家、本市的有关法律、法规和规定,坚决纠正医药购销和医疗服务中不正之风,结合卫生计生系统的实际,特向各单位、各部门及工作人员重申以下规定:

一、不得在药品、医用设备、医用耗材、基建工程、物资采购、招标等活动中收受生产、经营企业及其经销人员以各种名义给予的财物、回扣或吃请。

二、不得利用职务(执业)便利以任何名义和方式收受财物(含有价卡券)或可折算的其他利益。

三、不得利用任何途径和方式进行商业目的统方或为医药营销人员统方提供便利。

四、不得违反规定向外界泄露病人、孕产妇、婴儿和死亡人员等个人资料和信息。

五、不得推销特定的保健品、保健用品或植入性医疗器械等;以及从事带有推销商品性质的宣传活动。

六、不得违反规定接受社会捐赠资助,以及在账外核算或设立小金库。

七、不得违反规定进行药物临床试验项目,以及接受药品回扣及其他变相商业贿赂。

八、不得因公持因私护照(通行证件)出国(境)参加培训、考察或学术交流等活动。

九、不得擅自设立项目、分解项目收费,以及超出医嘱范围提供服务收费和强制收费。

十、不得收受"红包",一时难以拒绝的,须在 24 小时之内上交,否则作收受论处。

凡违反上述规定的,根据国家法律法规、党纪政纪以及有关规定,视情节轻重、造成的影响与后果,由所在单位或上级有关部门给予党纪、政纪以及其他相应的处理,并报上级纪检监察部门备案。涉嫌违法犯罪的,依法移交司法机关处理。

附件二

《医疗机构工作人员廉洁从业九项准则》
国卫医发〔2021〕37 号

为进一步贯彻落实习近平新时代中国特色社会主义思想,增强医疗卫生人员的责任感、使命感、荣誉感,规范执业行为,弘扬新时代医疗卫生人员职业精神,引导形成风清气正的行业环境,保障医疗卫生事业高质量发展,国家卫生健康委、国家医保局、国家中医药局制定了"九项准则"。

一、合法按劳取酬,不接受商业提成。

依法依规按劳取酬。严禁利用执业之便开单提成;严禁以商业目的进行统方;除就诊医院所在医联体的其他医疗机构,以及被纳入医保"双通道"管理的定点零售药店外,严禁安排患者到其他指定地点购买医药耗材等产品;严禁向患者推销商品或服务并从中谋取私利;严禁接受互联网企业与开处方配药有关的费用。

二、严守诚信原则,不参与欺诈骗保。

依法依规合理使用医疗保障基金,遵守医保协议管理,向医保患者告知提供的医药服务是否在医保规定的支付范围内。严禁诱导、协助他人冒名或者虚假就医、购药、提供虚假证明材料、串通他人虚开费用单据等手段骗取、套取医疗保障基金。

三、依据规范行医,不实施过度诊疗。

严格执行各项规章制度,在诊疗活动中应当向患者说明病情、医疗措施。严禁以单纯增加医疗机构收入或谋取私利为目的的过度治疗和过度检查,给患者增加不必要的风险和费用负担。

四、遵守工作规程,不违规接受捐赠。

依法依规接受捐赠。严禁医疗机构工作人员以个人名义,或者假借单位名义接受利益相关者的捐赠资助,并据此区别对待患者。

五、恪守保密准则,不泄露患者隐私。

确保患者院内信息安全。严禁违规收集、使用、加工、传输、透露、买卖患者在医疗机构内所提供的个人资料、产生的医疗信息。

六、服从诊疗需要，不牟利转介患者。

客观公正合理地根据患者需要提供医学信息、运用医疗资源。除因需要在医联体内正常转诊外，严禁以谋取个人利益为目的，经由网上或线下途径介绍、引导患者到指定医疗机构就诊。

七、维护诊疗秩序，不破坏就医公平。

坚持平等原则，共建公平就医环境。严禁利用号源、床源、紧缺药品耗材等医疗资源或者检查、手术等诊疗安排收受好处、损公肥私。

八、共建和谐关系，不收受患方"红包"。

恪守医德、严格自律。严禁索取或者收受患者及其亲友的礼品、礼金、消费卡和有价证券、股权、其他金融产品等财物；严禁参加其安排、组织或者支付费用的宴请或者旅游、健身、娱乐等活动安排。

九、恪守交往底线，不收受企业回扣。

遵纪守法、廉洁从业。严禁接受药品、医疗设备、医疗器械、医用卫生材料等医疗产品生产、经营企业或者经销人员以任何名义、形式给予的回扣；严禁参加其安排、组织或者支付费用的宴请或者旅游、健身、娱乐等活动安排。

医疗机构内工作人员，包括但不限于卫生专业技术人员、管理人员、后勤人员以及在医疗机构内提供服务、接受医疗机构管理的其他社会从业人员，应当遵守《九项准则》有关要求，服从管理、严格执行。对于违反上述要求的工作人员，按照管理权限依法依规处理。违反法律法规等有关规定并符合法定处罚处分情形的，可依据《中华人民共和国基本医疗卫生与健康促进法》《中华人民共和国传染病防治法》《中华人民共和国社会保险法》《中华人民共和国公益事业捐赠法》《中华人民共和国医师法》《中华人民共和国药品管理法》《护士条例》《医疗纠纷预防和处理条例》《医疗保障基金使用监督管理条例》《医疗机构医疗保障定点管理暂行办法》《处方管理办法》等规定的责令改正、给予警告、给予相关人员或科室中止或者终止医保结算、追回医疗保障基金、没收违法所得、并处罚款、暂停处方权或者执业活动直至吊销执业证书等措施，依法追究有关机构和人员责任；依据《中华人民共和国劳动合同法》《事业单位工作人员处分暂行规定》等规定的给予解除劳动合同、警告、记过、降低岗位等级或者撤职、开除处分等措施，对有关人员依法作出处理；依据《医疗机构从业人员行为规范》等规定的由所在单位给予批评教育、取消当年评优评职资格或低聘、缓聘、解职待聘、解聘等措施，由所在单位依法作出处理。

有关人员违反党纪、政纪的，移交纪检监察机关给予党纪政务处分；涉嫌犯罪的，移送司法机关追究刑事责任。对于违反《九项准则》行为多发或者造成恶劣社会影响等其他严重后果的医疗机构负责人，依照有关规定，予以问责。

本篇主要参考文献

丰霞.教育四大支柱的内涵及其当代教育意义——重读《教育——财富蕴藏其中》.教育实践与研究,2019,(18):4-7.

黄钢.反思、接纳、融合——改革开放 30 年医学道德原则研究的反思.中国医学伦理学,2008,21(6):13-16.

李昆临,王敏,李睿春,等.传统医德视角下医学生社会主义核心价值观的培育.中国医学伦理学,2020,33(5):632-636.

沈铭贤.弘扬和发展医学人道主义.上海师范大学学报(哲学社会科学版),2003,32(5):24-28.

夏洁楠,曹洪欣.大医精诚的当代意义.医学与哲学,2021,42(10):38-40.

周俊,陈灏珠.关爱每颗跳动的心.中国卫生人才,2021(1):54-59.

周霄.教欧美专家开刀的中国医生——记复旦大学附属中山医院内镜中心副主任周平红.康复,2014(2):24-26.

第四篇

医患沟通

医患沟通是涉及临床医学、医学心理学、医学伦理学、医学社会学、行为学和语言学等多学科的一门科学。医患沟通是临床医生的核心能力之一,贯穿于医疗活动的整个过程之中,其交流水平不但影响医患关系,而且还对医疗质量和医院声誉有重要影响。良好的医患沟通是实现以患者为中心、减轻患者身心痛苦、创造最佳身心状态的需要,是促进医患间理解与支持、提高治疗效果的需要,是提高医务人员职业道德水平的需要,也是减少医疗纠纷的重要手段。深入开展医患沟通与交流的医学教育,可体现医疗服务"以人为本"的宗旨,不断提高医患沟通能力应成为医务工作者毕业后医学教育的重要内容。

第一章

医患沟通概述

医患沟通顾名思义指的是医患双方在患者治疗过程中的交流，是医患双方为实现医学目的，围绕患者病情及相关问题，在医疗过程中产生和发展的人际交往活动。通过沟通建立医患互信、医患和谐，最终形成诊疗共识，使医疗行为顺利开展，利于患者康复，而不是为了提防患方、防止纠纷。良好的医患沟通能力已成为医护人员的基本技能要求。

第一节　医患沟通的内涵

一、医患沟通的本质

沟通是人性、情感交流的需要，是心灵的交流、情感的交融和知识的互动，也是思想和情感的连续流动过程。医患关系是围绕人类健康而建立起来的一种特殊的人际关系。医患沟通指医患之间通过言语和非言语交流来分享信息、意义和感受的过程，使医患双方能充分有效地表达对医疗活动的理解、意愿和要求，其是为患者的健康需要而进行的。良好的医患沟通有助于医护人员调整自己或患者对医学观念的理解，也有助于医患相互正确理解和协调，保证医疗行为的顺利安全进行。

二、医患沟通的基础和目的

医患沟通的目的是满足医患关系、医疗目的及医疗服务情景的需要所进行的特定的人际交流。优质有效的医患沟通需要四个方面的基础：一是医患双方要有沟通的愿望；二是要具备沟通的信息；三是要有合适的交流场所；四是要有恰当的交流方式。

三、医患沟通的意义

（一）医患沟通是医学目的的需要

医学是以人的健康为目的，不仅要始终关注基本健康人群，更要关注身患疾病的人，追求"以人为本"的最高宗旨。医学科学发展的目的是治愈疾病、保持健康，也是人类社会发展的需要。良好的医患沟通保证了医学素材的准确可靠性和治疗手段的科学性,是医学科学发展的基本前提。

（二）医患沟通是医学决策的需要

疾病诊断的前提是对疾病起因、疾病发展过程的了解,病史采集和体格检查就是与患者沟通和交流的过程。医患沟通的质量决定了病史采集和体格检查的可靠程度,从某种程度上就决定了疾病诊断的正确性。

临床质量必须由医患双方共同参与完成,有效和高质量的服务必须建立在良好的医患沟通的基础上。医护人员在临床治疗时将相关信息通过各种形式传递给患者,同时患者也应将对临床信息的理解、治疗过程中的心身反应反馈给医生,上述过程贯穿于整个医疗活动。

（三）医患沟通是人文精神的需要

医患沟通体现了医疗活动中的人文关怀,有助于缓解当前较为紧张的医患关系,有效保证人与人之间的平等以及医疗服务的公正性和公平性,最大化地满足患者的自主性要求。生物-心理-社会医学模式的建立和发展是医学人文精神的回归,医学的新模式使医患沟通比以往任何时候更重要。加强医患沟通,既能有效地了解患者的需求,又可以有效地疏导患者负面心理状态,减少医患之间的误会。

第二节 医患沟通的要素

一、信息

信息主要包括医患双方的疾病信息、医疗服务信息、医学科学信息等,其主要内容涉及医患双方各自履行的权利与义务。一般认为,医疗活动早期医患沟通的信息量越大,交流就越有成效,医患关系就越融洽。

二、渠道

渠道是医患沟通信息所经的路径。医患沟通渠道是多元化的,包括听觉、视觉和触觉。渠道的顺畅、高效和优质与患者对医患沟通的满意率和医疗服务的总体满意度密切相关。

三、环境

环境是医患沟通的场所。环境在某种程度上将影响医患沟通的效果。通常,患者对沟通环境越熟悉,医患交流就越容易进行,效果也越好。目前认为,在病房交谈,充分显示医护人员与患者地位的平等,不仅能体现患者的自尊和自主性,还能体现了医护人员对患者的一种亲近感和增加患者就医体验感。

四、方式

（一）交谈

医患之间的谈话是直接、对等的情感、知识、心灵的交流与沟通,医患关系的状况在一定程度上取决于交谈的成效。医患交谈应该注意以下几点：一要尊重对方，平等相待；二要态度悦纳，坦诚恳切；三要客观对待临床问题；四要用易懂的语言解释医疗相关的问题。

（二）电话

电话沟通虽然便捷，但应注意电话中说话的腔调、语速、停顿、言辞、态度等，转接电话的时间要短，回答问题要亲切、自然、迅速，询问的目的性要明确。应尽可能地解决患者提出的问题，如一时难以解决，应告知解决问题的方法或是留下联系电话等。

（三）信件

当前医疗环境下，医患沟通中的医患书信往来较为少见。其实，信件的沟通和交流是非常温馨和富含人情味的，这种沟通形式往往能达到意想不到的沟通效果。特别是采用手写信件，更能体现医生的诚意和人情。若是电脑打印，应该签上发信人的姓名，以示对患者的尊重。

（四）网络

网络逐渐成为医患沟通的主要方式之一。网络沟通包括语言、声音、情感和视觉的信息反馈，既有交谈的特征，又有电话、信件沟通的优点，还具有运转高效、操作方便的特点，可以达到良好的沟通目的，甚至可以达到诊治疾病的目的。

第三节　医患沟通的原则

一、以人为本

现代医学的发展使就医需求从单纯的生理需求向生理、心理、社会的综合需求转变，因此医患沟通要以人为本的原则，患者不仅需要好的医疗技术服务，还需要在心理上得到关怀。

二、诚信原则

医患之间应该真诚相处、相互信任。因为信任在治疗中发挥着重要作用，决定着患者能否与医护人员很好地配合。

三、平等原则

医患双方是平等的（equality）。第一，患者首先是一个与医护人员平等的社会人，然后才是一个需要帮助的人。第二，患者是一个有思想、有头脑的社会人，注重患者的医疗需求和意见，不仅能使医患关系比较融洽，而且有利于调动患者的积极性，增强其参与度以利于提高治疗效果。

四、整体原则

当前人们的心理社会问题、心理障碍是临床各科疾病中涉及的重要因素。在医患沟通的过程中除了要考虑生物学的因素外，还要考虑心理、家庭、社会等诸多因素的影响，要从整体层次进行沟通，对患者情况全面了解。

五、同情原则

医护人员对患者是否有同情心是患者是否愿意与医护人员沟通的关键。"高情商"的医护人员在医患沟通中更能获得患者的信任。如果患者感到医护人员缺乏同情心,那么他就不会信任医护人员,就不能与医护人员进行有效的、深层次的沟通。

六、保密原则

在询问病史的过程中常涉及患者的隐私,医护人员要对患者的隐私保密。但如果患者的隐私牵扯到法律,则必须按有关规定执行,如传染病要上报卫生管理部门、烈性传染病甚至要及时限制并隔离患者,以避免疾病的传播。

七、反馈原则

医护人员与患者谈话时,应将其所理解的内容及时反馈给患者。特别注意的是,要掌握沟通的要点不仅是医护人员说了什么,更重要的是患者听明白了什么。

八、共同参与原则

医患双方的全程参与和良好沟通是诊疗活动的必要条件。保持信息沟通渠道畅通是有效沟通的前提。医护人员一方面要让患者参与决策,通过询问患者情况对问题做出判断与解释,并告知患者诊断结果、处理问题的计划与干预措施,患者对医护人员的上述处置和计划等有不清楚之处或不同意见均可与医护人员交流。另一方面,与患者的家属保持良好的沟通与交流,了解患者的生活、家庭和社会情况,全面准确地寻找病因,制订可行的干预措施,并向患者及家属较全面地介绍病情,让其积极选择参与整个医疗活动过程。

(赵家义　韩一平)

【思考题】

(1) 医护人员在医患沟通中应把握哪些原则?

(2) 有效优质的医患沟通有哪些要素?

第二章

医患沟通的基本技巧

第一节　语言沟通技巧

语言是交流的工具，是建立良好医患关系的重要载体。有效的医患沟通可以使患者积极配合治疗。医护人员不但要善于医患沟通，还要讲究与患者沟通的语言技巧。因此，在临床实践中医护人员应熟练运用语言沟通技巧。

一、称呼语

称呼语是医患沟通的第一步，得体的称呼为双方沟通打下互相尊重、互相信任的基础。医护人员称呼患者的原则是：

（1）要根据患者身份、职业、年龄等具体情况因人而异，力求恰当，难以确定时也可征求一下对方的意见。

（2）不可用床号取代称呼语。要避免直呼其名、避免庸俗化称呼语，更不要使用歧视性绰号，如"胖子""瘦子"等。

（3）在医患交流过程中，一般应运用正式场合称呼语，多使用尊称、泛尊称，如"孙先生""刘女士"等；可适当使用非正式场合称呼语，如"老王""小李"等。

（4）与患者谈及其配偶或家属时，适当运用尊称，以示尊重。这样易使医护人员获得患者的好感。

（5）注意地域与文化背景。

二、适当幽默的语言

幽默在人际交往中的作用不可低估。幽默是语言的润滑剂，幽默风趣能拉近双方的距离，幽默也是化解矛盾、解释疑虑的很好手段。例如，当一个代谢综合征患者问医生："你看我什么时候戒酒比较合适呢？"医生回答："……特别是别人请你吃饭的时候。"当然，幽默一定要分清场合，也不能让患者对医生有油滑之感，要行为适度，区别对象。

三、多用赞美的语言

真诚的赞美对于医患双方都有重要意义。能否熟练应用赞美的语言是衡量一个医护人员职业素质的标志之一。赞美是好事,却不是易事,要注意实事求是,措辞得当,具体热情,不要空洞。临床实践中一般应用第三方角度来赞美他人即间接地赞美患者,这样既增加了可信度又避免了当面赞扬有时给人的不可靠感。因此,医务人员必须学会发现别人的优点,用最生活化的语言去赞美别人。

四、语言表达简明

医患沟通要求语言的表达清楚、准确、简洁、条理清楚,避免措辞不当、思绪混乱、重点不突出等情况;要充分考虑对方的接受和理解能力,用通俗的语言表达,尽量避免使用专业术语。例如,呼吸科医生对患者家属说:"你父亲得的是慢性阻塞性肺疾病,会发展为肺源性心脏病。"对于"慢性阻塞性肺疾病""肺源性心脏病",患者家属会感到困惑,难以理解医生的表述。如果医患交流时必须使用专业术语,应反复向患者解释,直至其听懂弄通。

五、讲究提问的技巧

医患沟通时,要尽量避免"审问式"提问,采取"开放式"和"封闭式"谈话方式。"开放式"提问使患者有主动、自由表达自己的可能,便于全面了解患者的思想情况。"封闭式"提问只允许患者回答"是"与"否",这便于医护人员较明确地了解疾病的情况。对于一个腹痛的患者,如果医生这样说:"肚子是怎么一个痛法,什么时候开始的?"或问:"最痛的地方在哪里,有多痛?"这种谈话就是"开放式"的谈话,因为患者不能简单地用"是"或"否"来回答问题,医生可以从患者的回答中继续进一步提问,又如有一位患者对医生说:"我有一些咳嗽。"医生回答:"那吃些止咳药吧。"这种谈话就是"封闭式"谈话。两种提问方式能否合理应用,临床实践中得到的效果也会截然不同。

六、语速、语调和语距

语言是信息交流的媒介。医患谈话时的语速不宜过快,要抑、扬、顿、挫分明,但也不能平均使用,语调也不能过高或过低。语调的使用具有很强的临场性,与当时的语境有密切的关系。医护人员应根据实时实地的需要合理地运用语调,增强口语的表达效果。说话时表达完一种意思后要停顿一下,并注意对方的反应;主要的观点应重复一下,不要带"呃""嗯""这个""那个"的口头禅。一般而言,在门诊与病房与患者交谈用中速节奏,在接诊急症患者或处理危重患者的抢救事宜时要用快节奏,在与患者谈及令人悲痛的事情或向患者家属传达噩耗时,语速应当是慢节奏。这样,一是对患者及其家属表示尊重,二是为使患者留下足够的思想准备时间。

七、双向交流

医患谈话时,医生的角色不但是讲述者,而且还是倾听者。临床实践中,一般建议首次医患谈话应有60%以上的时间让给患者,要认真地倾听患者的发言,善于收集患者反馈的信息,及时调节自己的谈话方式和使自己言辞导向更具针对性。在初次谈话中,医生应保密患者的相关信息,减少患者的疑虑,达到双向交流的效果。

八、临床中常使用的几种语言

医患沟通过程中不但要注意语言沟通的方式,还要因人因病而异,不同患者、不同疾病要采用不同的谈话技巧。

(一)安慰性语言

吴孟超院士曾讲"要用无穷的爱关爱一个受苦的灵魂"。医护人员对患者在病痛之中的安慰是温暖人心的,所以医护人员应当学会讲安慰性语言。例如,医生在早查房时可以和患者说:"您昨晚睡得怎样? 今天降温了,多穿点衣服。"又如,对于病程较长的老年患者,可对他们说:"子女都很孝顺,您好好养病,会慢慢好起来的。"话虽简短,但患者听后会感到亲切温暖。

(二)鼓励、劝说及积极的暗示性语言

医护人员对患者的鼓励,实际上是对患者的心理支持,对调动患者与疾病作斗争的积极性是非常重要的。例如,对入院患者说:"肿瘤是一种慢性疾病,有许多新方法,要有信心。"

劝说性语言也是很有必要的,有时患者面对一些应该做而一时不愿做的事,往往会经医护人员的劝说而顺从。积极的暗示性语言可以使患者有意无意地在心理活动中受到良好的刺激。例如,早查房时看到患者精神比较好,医护人员就暗示说:"您的气色越来越好,饭量也好了。这说明治疗起效了。"

(三)指令性语言

某种情况下对有的患者必须严格遵照执行的动作和规定,医护人员指令性语言(instruction)也是必需的。对于高血压患者告知其"一定要低盐饮食"等。医护人员在表达这种言语时,要显示出相当的权威性。

(四)保护性语言

在整个医疗过程中医护人员要注意有技巧地使用保护性语言,避免因语言不当引起不良的心理刺激。例如,对于晚期肿瘤患者在没有心理准备的情况下不宜直接向患者透露病情,以减少患者的恐惧,可以先与家属沟通,并注意方式和方法。伤害性语言包括直接伤害性语言和暗示性消极语言,会给人以伤害刺激,可引起或加重病情,医患沟通时应尽量避免使用。还有一种情况,医护人员在患者面前窃窃私语,患者听得只言片语便会乱加猜疑或者根本没听清而产生错觉,这容易给患者带来痛苦或严重后果。

(五)模糊性语言

模糊性语言并不是指说话含混其词、表达模糊不清,而是医护人员根据实际需要,在符合特定要求的前提下,主动运用的一种表达方式。在临床实践中,模糊表达常运用在诊断过程、检验结论、治疗过程以及医患交际中。例如,患者在术前问医生:"我这手术有没有风险?"医生可这样回答:"一般而言手术总是有风险的,但这种技术已经很成熟,经验也很丰富,绝大多数人手术都是顺利的。"医生的这种模糊表达,于人于己都是十分稳妥恰当和通情达理的。相反,如果简单地说"没有",反而显得有些鲁莽。

此外,不同级别的医院医疗水平参差不齐,并且疾病诊断和治疗是一个复杂的过程,对同一疾病认识程度和诊治方法可能有所不同,因此医生不要随便批评他人的治疗,否则常会导致患者不信任,甚至可能引发医疗纠纷。

第二节　非语言沟通技巧

非语言沟通是通过身体运动、面部表情、目光,利用空间、声音和触觉等方式产生信息的,可伴或不伴言语性沟通而发生。临床实践中发现,在医患沟通中面部表情和肢体动作占一半以上。故医护人员准确、恰当地运用非语言沟通技巧,对促进医患沟通有重要影响。非言语沟通常用技巧有:

一、第一印象

医患的交往都是从彼此的第一印象开始的,在很大程度上反映了医护人员的气质和精神状态,对医患的初次沟通来说非常重,并影响下一步的医患沟通形式和内容。医护人员服饰整洁、态度和蔼、面目慈祥、举止稳重会使患者感到其亲切可靠、平易近人。

二、举止端庄

医护人员必须讲究文明礼貌,注意修养,养成良好的行为习惯。举止端庄可使患者产生尊敬、信任的情感,增强战胜疾病的信心,这正是现代医学模式所要求的。

三、目光接触

目光接触是行为举止中最重要的一种信息渠道。一般而言,目光接触次数多少、时间长短及目光转移等,都能反映双方对会谈的兴趣、关系、情绪等许多方面的问题。临床实践中要善于发现目光接触中所提示的信息,还要善于将目光接触反作用于患者。目光接触还可以帮助谈话双方的话语同步,使双方思路保持一致,不应瞅视患者、斜视患者,也不应左顾右盼、长时间盯着患者。与女性患者目光接触时,应注意视线的范围,切忌目光游移不定,引起误解。同时,应避免长时间的目光接触。在临床上,医患沟通时则要用短促的目光接触来判断患者的心理状态。医护人员能熟练恰当地运用目光接触是进行良好医患沟通的基本能力。

四、面部表情

面部表情可表示多种多样的情感的变化,这些变化是医护人员获得患者病情的重要信息。面部表情变化快、信息多和可控制等特点,给观察带来一定的困难,因此需要综合分析。医护人员在医患沟通中要善于识别与解释患者的面部表情,也要善于控制自己的面部表情。微笑是常用的、也是非常有用的面部表情之一。医护人员应当善于应用与患者沟通时的面部表情并保持微笑来传达对患者的关爱,更要仔细观察患者的面部表情。

五、身体姿势与肢体动作

身体姿势常能传递个体情绪状态的信息,能反映交谈双方彼此的态度和意愿,如稍稍欠身表示礼貌、低头表示沉默、扭头表示漠视等。医护人员应充分了解身体姿势的含义以利于有效沟通。身体姿势可分为坐姿、站姿和步姿。良好的坐姿是上身自然挺直,两肩放松,双膝并拢,双手视需要放于膝盖或桌椅之上。根据交际对象和场合的区别,坐姿可以分为社交坐姿和自由坐姿。医护人员在工作时,一般要选择得体稳重的社交坐姿。而躺在靠背上、跷着二郎腿是不礼貌的。不同的站姿如雄姿挺拔与卑躬屈膝所传递的信息是完全有区别的,故医护人员站立时应符合职业要求,而抱着手臂或将双手插在口袋里是都不合适的。步姿是以人的行走姿势来传递信息的一种身体语言。医护人员应做到步姿稳健、步速适中、步态沉着,切忌懒散和慌张的步态。

手势可传达较复杂的情感,形成独立的思想交流,使患者的视觉受到信息刺激,加深印象。医护人员在医患沟通中运用手势时动作的幅度和频率要适度自然,以患者便于理解为前提,不要夸张和僵硬。

在医患沟通过程中,双方都会用肢体动作来表达自己,如点头、手势、微笑、身体前倾、面部表情、正面注视等。肢体动作应当与沟通者的感情同步。例如,初次见面时目光接触后即离开;谈到双方感兴趣的话题时会目光多次接触或点头、微笑。这些动作表示双方愿意继续沟通。如果缺乏肢体动作行为,表明双方可能关系紧张或不愿继续沟通。

六、距离与方向

医患沟通的距离应根据双方的关系和具体情况来掌握,如对患者表示安慰安抚时,距离可近些。正常医患之间的沟通,双方要有约一臂距离可使目光自由接触,以避免尴尬和压迫感。

七、副语言

副语言是指说话时所用的语调、声音的强度以及说话的速度、流畅度及抑扬顿挫等,有帮助表达语意的效果。例如,医护人员说一句"您怎么样?"既可以是真挚关怀,又可是平淡问候。医护人员应关注并重视副语言中的感情成分在医患沟通中的意义。

八、接触

医护人员与患者合适的接触同样可达到良好的沟通目的。例如,为咳嗽患者拍背,为卧床者翻身变换体位,搀扶患者下床活动等都是有益的接触沟通。

此外,医护人员想要和患者进行良好交流,除外一些必要的沟通技巧,还要有广博的知识,如社会、经济、法律等知识,这也是医患沟通的必要条件之一。

(赵家义　韩一平)

【思考题】

(1) 临床工作中常使用的语言沟通技巧有哪些?

(2) 医护人员在与患者沟通时如何通过身体姿势和肢体动作来充分了解其所表达的含义?

第三章

特殊人群沟通及特殊事件传达的技巧

教学目的

- **掌握**：① 不良医学信息与噩耗传达技巧；② 手术谈话的技巧。
- **熟悉**：不同人群沟通的技巧。

第一节　与特殊人群沟通的技巧

一、患儿与老年患者

(一) 儿童患者

儿童的病史与成人有许多不同，这种不同不仅是在病史的采集、交流的方式上与成人不同，在儿童的每个年龄阶段之间也存在着不同。

1. **儿童与成人的异同**　儿童与成人患者医患沟通相同之处在于其基本的病史条例是相同的，包括主诉、现病史、过去史、家族史、系统回顾等。对儿童与成人的医患交流都是重要且有价值的。

儿童与成人患者医患沟通最大的不同点是参与医患的个体和患者处在生长发育的不同阶段。对于尚不会说话或表达不清楚的儿童，参与医患沟通和提供信息资料的可能是患儿的家长。一个 2 岁的患儿和 10 岁的患儿在表达能力上也不同。

2. **建立有效沟通的环境**　对于新生儿患者，提供舒适、安静的环境对患儿及其父母和家人都很重要；对学龄前儿童，最好给其一个玩具以吸引他的注意力，从而有助于交流与检查。例如，与学龄前儿童在沟通前先谈论一下他喜欢的玩具、动物或动画片等，通过这些举动能与孩子亲近，效果可能会显著提高。除此之外，与家长交流的同时用目光关注孩子，也有助于医生的判断。在临床实践中，患儿的家长可能由于文化程度等存在交流困难而影响到理解水平，医护人员需要注意自己的语言要通俗易懂。

3. **与不同年龄阶段的患儿的交流**

（1）妊娠期访视：如今我国社区卫生服务中心有完整的妇儿保健体系，使得妊娠期访视成为常规性工作。妊娠期访视能与准父母建立互相信任和尊重的伙伴关系，并能获得准父母及家庭的信息，包括详细的家族史、有无遗传性疾病、生育史、妊娠期有无疾病、孕妇孕育胎儿的身体情况、社会情感环境、未来的喂养计划（母乳或人工）、父母护理孩子的知识以及其他实际问题如孕检的时间安排、医疗费用、咨询方式等。

（2）婴儿和幼儿期：在这个年龄阶段，家长在患儿—家庭—医生环节中扮演着相当重要的角色，医生应从家长处获得足够的信息并与其谈论相关问题。表 4-3-1 列出了婴儿或幼儿在就诊时重点交流的内容。

表 4-3-1　婴儿或幼儿在就诊时重点交流的内容

就 诊 原 因	重 点 交 流 的 内 容
健康的婴儿或幼儿	家长关心的问题 免疫接种的相关事宜 妊娠期和分娩情况 发育指标 牙齿萌出情况 睡眠、大小便、语言等习惯培养 饮食、营养等问题 喂养方式、肚脐卫生处理，疝气预防 并发疾病或其他疾病情况
因病就诊或住院	现病史，重点在于疾病的起始时间、原发症状和伴随症状 喂养方式及困难程度 体温及测体温的方式 药物包括非处方药物的服用、给予的剂量和频率 家长最关心的是什么？他们认为怎么得的病 患儿与平时是否一样？有无不舒服 患儿与其家长近期有无相同或者相似的疾病 其他和健康相关的问题

（3）学龄期儿童：当孩子长到 5～6 岁时，能越来越多地参与到医患沟通中，但患儿所提供的信息往往是广泛的、重点不突出、难涉及主题，需要医生将信息转向其家长并明确信息的准确性。一般来说，学龄期儿童多是健康的孩子，了解其预防接种、营养发育、社会心理方面的情况是非常重要的，知晓孩子在学校的表现以及其与其他同学的关系也是非常有必要的。表 4-3-2 列出学龄期儿童就诊时应重点交流的内容。

表 4-3-2　学龄期儿童就诊时应重点交流的内容

就 诊 原 因	重 点 交 流 的 内 容
健康孩子	家长关心的问题 以往免疫接种情况 出生情况 发育指标、处在发育的什么阶段

（续表）

就 诊 原 因	重 点 交 流 的 内 容
健康孩子	遵守学校作息的情况及其同学的关系 睡眠、大小便、进食等习惯及自制力 与同龄孩子的异同点 上次就诊后的疾病情况 与年龄同步的游戏的参与情况
因病就诊或住院	现有疾病的情况,包括家长所观察到的 孩子对症状的描述 已服用过的药物,包括非处方用药 家中或同学中有无患相似疾病的情况 所有健康就诊时需要询问的问题

（4）青春期：与青春期的孩子交流可能是最困难、最复杂的,青春期的孩子常有叛逆矛盾心理和情绪,往往由于意见、想法的不统一,家长与青春期的孩子、孩子与医生之间的交流都有些困难,该年龄段孩子有在健康问题上总想扮演更重要角色的欲望。与青春期孩子交谈要注意要得到其家长的支持。对于一些私密内容如生长发育、性相关的问题都应该尊重患者和为其保密。这样做不但能尊重青春期孩子自主的欲望,也能满足父母对未成年人的权利要求,同时也暗示孩子应该同父母进一步交流。表4-3-3列出青春期孩子就诊时应重点交流的内容。

表4-3-3 青春期孩子就诊时应重点交流的内容

就 诊 原 因	重 点 交 流 的 内 容
健康孩子	家长关心的问题和医患之间的私密事情 以往免疫接种情况 是否吸烟、饮酒,是否接触毒品 性相关问题,包括避孕、怀孕、性传播疾病等 遵守学校作息的情况及其与同学的关系 饮食、作息、运动等习惯 既往史,包括疾病史、药物史、过敏史 上次就诊后的疾病情况 压力、抑郁等心理情况
因病就诊或住院	就诊的原因,家长的观点,自己的观点 现有疾病的情况以及相关的系统回顾 隐私,包括当孩子生病时父母需知道的范围 性相关的问题以及措施 所有健康就诊时需要询问的问题

（二）老年患者

国际上界定老年人的年龄标准是 65 岁。所以老年人不能以年龄阶段来机械地划分，而是要个体化，与他的生命年龄相适应。

1. 与老年患者沟通的形式　　许多老年患者把病症归咎于老年化的问题，而且老年人有些模糊不清的不典型症状可能会有特别的含义。在同老年患者进行交流时发现，交谈的节奏往往是很缓慢的，他们的病史有时会包含其一生的经历。老年患者对倾听他所诉说的人的反应和态度大都很在意。针对与老年患者交谈的这些特点，我们应充分表达我们的尊重，适当放慢语速，以适应与老年患者的交流。

2. 与老年患者沟通的内容　　与中青年人不同，老年人在沟通时有关病史交谈的重点也有不同。在老年患者的病史采集中，最重要的差异是对其是否具有维持或享受生活能力的评价，包括日常最基本的生活能力，如进食（咀嚼和吞咽）、睡眠、洗浴、排大小便、穿戴、行走或可以无阻碍活动、做家务能力等。

老年病史另外一个重要的内容就是详细的既往史和系统回顾——包括较为复杂的用药史等。既往史回顾还包括肝炎、结核、破伤风、流感等传染病，以及各种疫苗接种史和这些疫苗接种的不良反应。

3. 精神状态评价　　在与老年患者的医患沟通中，医护人员都会在交谈的开始阶段非正式地评价患者的认知功能和精神状态以确保病史资料的正确性和准确性。有一部分患者在检查之前，医生就可获得有关精神状态的初始资料，还有一部分患者进入诊室或病房时，医生应注意其的精神状态（清醒或呆滞）。正式的精神状态测试可在医患沟通之中进行一个正规的、比较全面的精神状态评价，包括表现和行为、注意力和感知能力、语言和演说能力、情绪与伪装、记忆和适应能力、思维过程和内容、判断和理解能力、抽象能力、积累和计算能力。

4. 家属或陪护　　对于老年患者因疾病或认知障碍引起的不能自理，家属对其后续治疗有异议时，面对上述情况，医护人员如何能既尊重家属的关心又同时尊重患者的自主能力呢？首先，医护人员应当像对待其他患者一样尊重和关心老年患者，尊重并保护患者隐私，注重患者的知情权利同时也考虑家属的意见和要求。其次，在可能的范围内鼓励患者自主，有的老年人会有一些不利于健康的生活习惯，尽管通过宣教后患者不配合，但医护人员仍有义务尊重他的选择。这种做法虽然可能较少地遵循了医学上的原则，但却更好地符合人道主义。

（三）与儿童或老人的交流技巧

从尊重具有私密性的医患关系来说，儿童或老年患者的普遍问题就是需要理解和尊重其个人的能力。

1. 与儿科患者做最好的交流

（1）通过玩具、动画片或表扬孩子喜欢的东西等间接地来接触患者。

（2）理解父母或监护人关于孩子疾病的观点，而且能够进一步确定。

（3）当孩子长大时，让孩子的家长知晓医患关系变得具有私密性。

（4）通过预先的讲解帮助家长理解生长发育中的常见问题。

2. 与老年患者做最好的交流

（1）要让交流速度慢下来以适于老年人。

（2）通过正式和非正式精神状态测试评价老年患者的精神智力状态。

（3）评价老年患者的日常生活能力。

（4）详细了解老年患者的用药史。

（5）尊重老年患者的感受，鼓励其自主。

二、初诊患者

门诊作为初诊的场所，医生与患者的沟通有其本身的特点，也为医患沟通技能提供了更多的机会。美国医生温迪·利文森列举了在初诊过程中有损医患关系的 6 个因素，包括医患之间缺乏信任或一致性、患者的问题太多、医生感到有额外的压力、患者缺乏坦诚和理解、患者自我主张太强或要求太过分、有特殊问题的患者。在国内的临床实践中常发现在初诊过程中存在如下医患沟通的问题。

（一）患者抱怨医生根本没有认真听

有时医生希望进行有效的交流而会终止一些泛泛的讨论，这样能集中时间和精力在某些更重要的问题上。医生在患者尚未完成叙述之前就打断患者的诉说，甚至在患者未说完主诉之前就打断，以使得现病史不完整。勃克曼等在研究中发现，几乎所有重点问题的陈述都不超过 150 秒，在这段时间里的谈论是最重要的，应避免患者被干扰、打断，应把患者的病情尽可能地梳理明确。

（二）患者抱怨医生没有解决所有的问题

如果患者诉说得过多，医生如何在有限的时间里处置？解决该问题的方法就在于医生与患者谈话伊始，就应该要为此次就诊确定重点。当医生与患者就重点关心的问题不一致时，医生应该主动解决分歧。有些患者在快要离开诊室时，手握门把又提出的新的问题，有时是重要问题，有时是与这次诊疗无关的问题而影响整体的就诊流程，这种现象称为"门把现象"（doorknob phenomenon）。表 4-3-4 列举避免"门把现象"的几种医患沟通技巧。

表 4-3-4 避免"门把现象"的几种医患沟通技巧

阶　　段	主　要　技　巧
初诊开始	让患者知道就诊的程序
	确定就诊的重点，需要解决的主要问题
	明确患者的看法与期望
	处置患者情感和心理问题
	给予患者提问的机会
初诊结束阶段	让患者知道就诊就快结束了
	总结此次就诊的事宜
	核实患者是否明白就诊要结束了
	明确这次就诊计划
	鼓励患者和安慰患者

（三）患者抱怨医护人员什么也没说

有的医护人员已向患者解释了疾病相关的一系列问题，为什么患者仍然没有良好地遵从医嘱？实际上，患者常有非常好的理由来不遵循医嘱，他们经常表达"都是专业术语，我听不懂什么药物原理、什么并发症等"，导致治疗计划被影响。研究发现，使患者不理解医护人员告知内容的往往不是其年龄、智力等，而是该内容是否使其"感兴趣"。如果患者记住了医护人员告诉他们的内容，患者就会从中获益，从而更愿意听从医护人员的指导。医护人员可使用各种沟通技巧来促进患者的理解和配合，具体包括：

（1）运用通俗的语言而不是医学专用术语。

（2）将普通与医学特殊用语相结合，不要模糊介绍。

（3）首先陈述重要的事情，然后再给予重复强化。

（4）请患者将重要事宜重述一遍。

（5）对患者的理解给予正确或错误的判定。

（6）给患者提问的机会。

（四）患者抱怨医护人员不体谅病痛

随着生活条件的改善，行为习惯与疾病的关系越来越受到重视，如吸烟的患者发展成慢性阻塞性肺疾病、肺癌但拒绝戒烟；代谢综合征患者的饮食方式仍然不恰当等。尽管这些疾病也许就是患者自身行为的结果，有时候在诊疗时看到患者的不良行为，往往会指责甚至训斥，但其实这些患者需要医护人员富有同情心的帮助。

（五）医护人员抱怨患者

临床实践上有时会遇到由患者方面引起的医生痛苦、不快和忧伤的情况。患者对医护人员发火、发怒，导致在医患关系中医护人员会对这个患者产生抵触情绪，这可能会对患者的治疗产生消极影响。"让这个患者到别处就医去吧"是医护人员常见的无奈的抱怨。作为医护人员，需要反思患者发怒的原因：患者是不是因疾病而抑郁，从而使得他们易激惹和对任何事情都容易生气；是不是医疗上的诊疗没做完善；哪方面需求没有满足患者；在医患沟通过程中是否忽略了什么而使双方关系紧张。其实虽然表现为患者对医护人员发怒，实则可能是患者由于自己的其他原因如病情、工作、生活、经济、婚姻等困难，而将情绪转移发泄到医护人员身上。

三、恶性肿瘤患者

（一）是否应该告知患者得了恶性肿瘤

一般而言，强烈的刺激往往会引起强烈的精神反应，医护人员要尽可能降低坏消息对患者产生的负面影响。患者是否被告知自己得了恶性肿瘤是医护人员和所有患者家庭面临的共同问题。临床上家属对患者隐瞒病情的情况是很普遍的，家属表示："医生，您千万别告诉患者本人。"事实上，完全隐瞒患者真实病情几乎是不可能的。绝大多数肿瘤患者在患病后的不同时期通过各种途径不同程度地对自己的病情有所了解。有研究认为，家属与患者互相隐瞒其实是情感上的一种恶性消耗，约73%患者认为应该告知其自己的癌症诊断，并且最好在最短时间内、面对面的、以可接受的态度告知其或其家属。

（二）如何告知患者得了恶性肿瘤

当前医疗环境下如何与恶性肿瘤患者及家属沟通是每个医护人员面临的问题，也是医患沟通的重要内容。

1. 有计划、有步骤地传递信息给患者　　在医疗实践中,消息的传递有许多途径,其中包括主动传递和被动传递。医生应当在患者明确恶性肿瘤诊断后,有计划、有步骤地将该消息传递给患者。而有些情况如医生之间、医护之间涉及患者病情的探讨,各种医疗文书要避免被患者无意间听到或看到。

2. 分清首次谈话对象并采取不同策略　　医生必须先弄清首次谈话的对象,然后再采用不同的谈话策略。首先要明确家属与患者的具体关系。如果直接与患者谈话,最重要的是"患者最渴望了解什么?"和"患者已经知道了什么?"这两个问题。例如,患者问:"医生,我还能活多久?"这说明该患者对恶性肿瘤有了一定的认识。因此,在医患沟通时要考虑患者对坏消息有限的承受能力,说得含糊一点有时对患者是一种保护。面对家属,医生应当将患者的真实病情全盘告知,同时鼓励和嘱咐家属保持冷静和坚强。此外,医生还要指导家属多与患者交流,帮助患者树立起配合治疗的信心和决心。

3. 因人而异引导患者消除恐惧并积极配合治疗　　人们对"恶性肿瘤"坏消息的承受能力不同,故告知患者消息应该因人而异。对于大多数情绪稳定的患者而言,理性的暗示可一定程度缓解患者紧张情绪,引导其积极地配合治疗。例如,可对患者说:"您的病情较为复杂但整体方向是明确的,需要做进一步的检查。"对于情感脆弱的患者,采用适当的回避方式可使其获得安慰,如鼓励患者:"放心,我们来想办法。"即使到了在医学上没有任何办法的程度,也要给患者以信心。对文化程度较高的患者,常因对疾病的恐惧欲达到心理上自我解脱,而表现出近乎固执的自信,对该类患者,医生、家属都要采取很缓和的态度,帮助患者逐步认识疾病,摆脱恐惧感,可对患者说:"虽然谈癌色变,但是现代医学的飞速发展表明有些癌是可以应付的。"对文化程度不高的患者,在家属知情的前提下,可采取轻描淡写方式让患者"难得糊涂"。对于有些患者也有必要直接传递坏消息,如有些肺癌患者依旧固执地抽烟等。

医患沟通过程中医护人员在传递坏消息时必须遵循渐进原则,遵循渐进的节奏须根据患者自身的情况来决定,其目标就是帮助患者树立信心,从而积极配合治疗。医护人员要把恶性肿瘤患者的"生存压力"转化为"求生动力"。在治疗患者身体疾病的同时,高度关注因恶性肿瘤带来的心理上的问题,这体现了生物-心理-社会现代医学模式。

四、危重患者

危重患者主要指急性心肌梗死、呼吸衰竭、循环功能衰竭、严重中毒、重度烧伤、严重颅脑外伤和复合外伤患者以及做器官移植等大手术的患者。

(一)危重患者的心理特点

危重患者和家属在收到病危通知单后,其心理大致可经历以下四个过程。

1. 入院后的 1～2 天　　主要是对死亡的恐惧,属原始心理防御机制的反映。

2. 入院后的 3～4 天　　到达高峰,约有 50%患者可能发生心理否认反应,一般持续2～3 天,可反复出现。

3. 入院后第 5 天及以后　　约有 30%患者发生心理损失反应,包括丧失信心、心情低落、茫然。

4. 转出重症监护病房　　包括患者对重症监护病房产生心理依赖产生焦虑反应。

（二）与危重患者沟通的方法

危重患者常常情绪极不稳定，会表现出哭闹、沉默和质问等，医护人员应表示愿意理解或接受。在生命体征不稳定时可暂不谈及患者的病情，积极采取相应的治疗措施，耐心地给其以抚慰、关心和照料。一旦生命体征趋于稳定、病情有所缓解，医护人员要及时以稳妥的方式、积极谨慎的话语鼓励患者要正确地对待疾病，激发其求生欲望，帮助其树立起与疾病作斗争的信心。要强调的是，医护人员一定不要在患者面前表现得无助、方寸大乱，要给患者沉着、冷静、坚定的直接感受，让患者有"我抓着你的手就像抓着救命草一样"信任感。

五、临终患者

临终患者是指生命预期在 6 个月以内的患者，其机体功能趋于衰竭，生命活动走向完结，处于死亡来临之前的临终阶段。医患沟通可缓解患者的心理痛苦，体现社会关爱与温情，可让患者摆脱死亡带来的内心痛苦和恐惧。因此，对于临终患者而言，及时合适的医患沟通在某种程度上比单纯安宁疗护更重要。

（一）临终患者的心理特点

美国精神科医师罗斯研究过几百名临终患者的心理状态，其大致可分为否认、暴怒、合作、忧郁、接受等五个阶段顺序，但也不一定完全按照该顺序出现，临终患者的心理状态受外界因素影响很大，故每个患者的反应程度也不同。

（二）与临终患者沟通和交流

处于临终阶段的患者，其心理的特殊性，使得医患沟通的内容也与普通患者有所不同。这些内容不仅包括对死亡的认识和理解，还包括对人生的一些重大问题，如成功与失败、爱与恨、人生的价值与意义、愧恨与过失等问题的交流与讨论。

1. 正确引导患者对死亡的看法和认识　① 直面死亡时的死亡教育，目的是使人们获得有关死亡的知识，引导人们建立科学的死亡观；② 对一些有较高文化程度的临终患者，从以上的科学角度去解释生命的本质，宣传现代科学发展的前沿知识可减轻他们对死亡的恐惧感；③ 我国法律规定公民有信仰宗教的自由，利用宗教信仰可使部分患者减轻痛苦和恐惧，也符合医学人道主义原则。

2. 启发和帮助患者完成生命回顾　生命回顾也称回顾治疗，回忆自我成功以增强信心，回忆美好的友谊和爱情以满足心理，回忆生活的挫折以宣泄怒气等，从而达到调节心理平衡的效果。

3. 与患者谈论其感兴趣的话题　帮助患者重新体验和挖掘生命的意义，诠释人生宝贵难得的经验，引发有价值的人生哲理。

4. 与患者一起谈论其子女和家庭幸福，共同分享患者的亲情　在与临终患者沟通的同时，还要与其家属进行思想交流，帮助他们正确认识现实，缓解心理压力，共同配合完成对患者的治疗。

六、传染病患者

自 2009 年以来，世界卫生组织共宣布 7 起"国际关注的突发公共卫生事件"，传染病成为全球面临的重要问题，人们对于传染病患者及医务人员给予了空前的关注。

(一)传染病患者的心理特点

传染病患者最害怕的是疾病会危及家人和社会,担心自己被家庭和社会疏远和嫌弃。这是传染病患者在工作生活和社会交往中普遍的心理问题。传染病比其他灾难性事件更让人们感到紧张和恐惧,常会出现一系列心理、生理、行为的反应即应激反应。传染病患者的心理特点包括:

1. **忧郁沮丧、焦虑紧张**　　慢性传染病患者病程较长、病情反复,因而常出现忧郁和沮丧感。有些患者过于关注身体状况的细微变化而表现出紧张和不安。长期如此会不同程度影响患者正常的学业、工作、婚恋和家庭生活从而加剧焦虑。

2. **孤独无助、自卑内疚、悲观绝望**　　慢性传染病患者一方面怕疾病传染给亲朋好友,更怕自己感染其他传染病而加重病情,另一方面又担心他人因自己有传染病而疏远自己这种矛盾的心理。这种心理表现为在日常生活交往中出现恐惧感、自卑感、自责感等情况。例如,慢性乙型肝炎患者不愿和他人共同就餐;而艾滋病患者常会因为被歧视、有负罪感等不利影响而产生愧疚自责、孤独无助的绝望心理。

(二)传染病患者的医患沟通

与传染病患者进行沟通时医护人员要与患者保持正常的沟通和交际,使患者处于有利于治疗和康复的人际环境中。值得注意的是,首先,医护人员不能有任何嫌弃患者的行为,要倾听患者的诉说、多与患者交流,以避免患者孤独感和绝望感加重。其次,应尽量选用鼓励性和解释性语言,鼓励患者战胜病痛。最后,向患者提供必要的信息,要向患者主动介绍有关传染病防治的知识;向患者亲属宣传传染病防护的知识。此外,要指导患者家属与传染病患者保持正常家庭关系,帮助患者和家属拓宽的社会交际空间。同时,医护人员也要加强自身职业防护,调节与治疗自己特殊应激时期的心理压力。

第二节　　特殊事件传达的技巧

一、不良医学信息与噩耗的传达

(一)不良医学信息的传达

不良医学信息指的是在医疗过程中普遍认为难以医治、预后不良的疾病情况。在临床实践中传达不良医学信息是医生回避不了的重要问题。

1. **不良医学信息的告知原则**　　医生既要尊重患者的知情权,又要对患者采取保护性措施。因此要根据患者的具体情况,有针对性地进行不良医学信息的告知与传达,要把握轻重缓急、因人而异、循序渐进的原则,同时可要求亲属配合,必要时可善意隐瞒。

2. **传达不良医学信息的程序**　　临床实践中尚无公认的科学有效的传达不良医学信息的程序。在美国,由癌症专家、全科医生、护理专家、社会学家、宗教人士共同参与的"多学科"模式,形成了"不良医学信息传达患者"的流程。

(1)应选择安静的环境将疾病诊断或预后告知患者。

(2)与患者进行首次沟通后,必须留有足够的时间让患者思考并提问。

(3)要用简洁诚恳的语言,婉转地告知患者真实诊断。若有条件,可给患者看一些该病相关资料,并询问患者其他需求。

(4)鼓励患者表达真实的感受。

(5)对患者应有同情心,沟通时应用同情和鼓励的眼神望着患者,并辅助以体态动作传递同情和爱心。

(6)24 h内安排进行第二次谈话。女性患者如愿与女医护人员交谈,可由患者选择沟通对象,医护人员此次沟通应比首次更诚实。如果是临终患者应安排适当时间,便于患者办理遗嘱等私事。若患者情绪失控,应表示理解和忍让。

(二)噩耗传达

噩耗是一种特殊的医学信息,噩耗的传达是医护人员经常碰到的难题。医护人员在把患者死亡的不幸信息通知给家属时,应特别讲究沟通的方式、方法和技巧。

1. 传达噩耗时应考虑的主要因素　医护人员在向亡故者家属传达噩耗时,通常应考虑的因素很多,主要包括:

(1)亡故者与家属的关系:亡故者与家属若有血缘关系,是直系家属还是旁系家属;对于不同家属应考虑亡故者与家属的感情关系程度。

(2)患者死亡原因、死亡责任与被告知人承受力:一般而言患者因疾病性质恶劣且长期患病迁延不愈,家属对其去世可能已有一定思想准备,故接受噩耗刺激的承受能力较强;若是患者因急性疾病或慢性疾病急性发作或并发症等原因突然死亡,则患者家属对噩耗刺激的承受能力较低。此外,被告知人的心理承受能力与其的心理素质、意志强弱也有较大的关系。意志坚强者承受能力较强,反之较弱。死亡的责任是指死亡是患者疾病发展的必然趋势,还是医疗责任/技术事故。某些时候即使死亡责任十分明确也要充分考虑医患双方的认识是否一致。

(3)传达噩耗的人员:一般情况下,除了属医疗责任事故造成的非正常死亡不宜由当事医生传达信息以外,其余都应由主管医生来传达,因为主管医生对患者的病情了解详尽、透彻,在传达噩耗时,可以做必要的解释和安慰工作。

2. 噩耗传达的沟通技巧

(1)直言法:即以直接或较为委婉的言语把患者死亡的消息告知其亲属。直言法的适用对象是死者的旁系亲属或意志坚强、有较强自控能力的直系亲属。直言法还适用于患者长期受病痛折磨、久治不愈,其亲属已有心理准备的情况。使用直言法传达噩耗,必须掌握好语调的感情色彩,悲痛、低沉、亲切是传达噩耗时语调的基本要求。

(2)暗示法:对于与死亡患者感情深厚或年迈体弱、承受能力弱的人,不幸的消息可能会给他们带来太大的精神刺激。医护人员不宜用刺激性强的词汇,应用言语暗示婉转地传达噩耗。在临床实践中,医护人员常用事先暗示作为传达噩耗的主要方法,如"患者的病情预后不太好""我们正在全力抢救,患者挽救过来的可能很小,你们要心理准备"。事后暗示可表述为"他走得很安详,没什么痛苦"。

(3)层次法:若在死者家属人员较多时传达噩耗,可能会出现难以控制的局面。此时,医护人员应在死者家属中选择与死者关系亲近、在家属中威信较高的个别人单独交谈,较委婉地把不幸消息告知对方,再由对方将噩耗传达给其他家属。

(4)公关法:以公关法传达噩耗主要适用于医患关系处于危急状态的场合,如医疗事故造成患者死亡的噩耗告知家属,这属危机公关的范畴。运用公关言语艺术来传达噩耗,协调医患关系,主要应掌握真诚原则。处理得好,能够得到死者亲属的谅解;处理得不好,则会严重影响医院和公众之间的关系,甚至出现医患矛盾纠纷不得不借助法律的手段来解决。

二、手术谈话

手术谈话是指在手术或创伤性诊疗操作之前,医生为了交代病情并选择治疗方案而与患者进行的沟通。手术谈话是对患者知情同意权利的尊重,同时也是一项实践性、专业性都很强的工作。一次好的手术谈话,对宣传医学知识、获得患者及其家属的配合起着重要的作用。

(一) 实行手术谈话的原因

主要可概括为告知病情、讨论手术的必要及可预见情况、协助患者选择手术方案、签字授权等内容。告知病情:在目前医疗环境下应根据患者家属的意愿,参照患者的接受能力,因人而异地采取不同的方式进行沟通告知。需要强调的是,在告知病情后,谈话医生还应运用恰当的语言缓解患者的心理压力。讨论手术的必要及可预见的情况。

在术前谈话时应如实地将手术目的、手术方式、术中风险和后果告知患者和家属,无论患者选择是否手术,或者接受哪种手术方案,医生均应视之为患者的权利。无论知情同意与知情不同意都是患者的权利。

(二) 患者术前心理特点

手术对患者绝对是一种强烈的心理刺激,医护人员应根据具体情况给予足够的心理支持。临床发现,患者术前心理特点主要包括挫折心理、焦虑心理、期盼心理和绝望心理四种类型。挫折心理在青、中年患者中较为常见。恐惧、焦虑是术前患者普遍存在的心理状态。期盼心理是一种好的心理状况,绝大多数患者术前都还有该类情况,医护人员应当鼓励并尽量给予患者极大的希望。绝望心理患者大多为病情严重者、年老多病者以及意志薄弱者。特别对个别绝望情绪过重者,应注意其有无自杀倾向,并应及时与患者家属采取必要的防范措施。

(三) 手术谈话的内容与注意事项

1. 患者疾病的具体情况　医生应为了能让患者容易理解病情,采用通俗易懂的语言并可借用图画、模具、视频等方式加以说明,向患者详细介绍其所患疾病的具体情况,以达到患者的理解。

2. 提供可选择的治疗方案　医生应如实向患者提供该病所需治疗的各种方案和诊疗条件,并认真分析各种治疗方案对该患者的利弊,以供患者知情并能清晰和合理地选择。

3. 手术风险与可预见情况　医生在与患者进行术前谈话时,应对患者的疾病程度、体质状况、有无其他疾病等基本情况对手术可能的影响进行全面客观的评价,对术中可能出现的意外、防范措施、技术支持和术后并发症、术后康复和生活方式的改变做出告知,使患者有充分的思想准备。

4. 给予足够的心理支持　医生在术前应充分了解患者的心理状况,并及时积极处理。手术前一天签协议书时的谈话,更要进一步了解经过心理治疗的患者情绪如何,并可向患者介绍本院与治疗该病有关的主要仪器设备、相关的技术人员情况以及治疗该病的手术成功率、治愈率等资料,以提高患者的治疗信心。

5. 接受患者及其家属的咨询　　咨询为患者为实现知情的重要途径之一,通过与医护人员咨询,患者及其家属对手术了解越详细,治疗也就越配合。

6. 尊重患者的权利　　医生需要通过术前谈话获得患者或其家属的签字授权。患者有知情同意权和知情不同意权。谈话医生应向患者表明其自主选择治疗的权利,要尊重并认真对待其选择,也应积极地、善意地为患者采取其认可的治疗方案。

7. 手术谈话的注意事项　　医生与患者进行术前谈话时应当满怀同情心,必须客观评估手术的风险程度,不应因对于手术过于自信而不重视术前谈话,同时要防止患者轻率地做决定以避免医疗纠纷隐患的发生。

（四）加强术中与术后的沟通

1. 手术方案和术者的变更　　术中如发现术前谈话中未涉及的病情或术中发现与术前诊断不符,需要采取新的治疗方案时,应及时与患者家属进行新一轮的沟通,并获得患者或其家属的签字授权,万不可因时间紧迫而忽略此谈话程序,直接按新的手术方案进行,术后才将相关情况告知患者或其家属。此外,手术时如因故需更换手术医生时,应及时告知患者或其家属,避免各类医疗纠纷的产生。

2. 术中出现意外情况　　在手术过程中如出现意外情况,无论是患者的个体原因还是医护人员的差错,都应该及时与患者家属进行沟通,并说明及时采取的具体应对措施,以得到患者家属的理解与配合。

3. 术后的心理沟通　　手术完成后,医护人员应和蔼可亲地告知患者手术效果良好,给患者以精神上的安慰和鼓励。对于术后可能发生的各类情况,医护人员要细心做好患者的心理疏导工作,必要时采取相关治疗手段。

（赵家义　韩一平）

【思考题】

（1）临床实践中如何与儿童和老人进行沟通交流?

（2）如何在医患沟通中避免"门把现象"?

（3）手术谈话时应注意哪些事项?

本篇主要参考文献

陈一凡.实用医患关系学.北京：中国政法大学出版社,2017.

贾启艾.人际沟通.南京：东南大学出版社,2019.

万学红,卢雪峰.诊断学.9 版.北京：人民卫生出版社,2018.

魏来临,张岩.临床医患沟通与交流技巧.济南：山东科学技术出版社,2005.

JIN Y. Doctor-patient communication in Chinese and western medicine. London：Routledge，2022.

第五篇

循证医学

循证医学是一种医学理念和实践模式,其核心思想是慎重、准确和明智地应用当前所能获得的最佳研究证据,结合医生个人的专业技能和临床经验,同时考虑患者的价值和愿望,将三者完美结合,制订出患者的诊疗方案。循证实践是现今临床医学的重要组成部分。

　　本篇介绍循证医学的基本理论与方法,着重介绍临床医生在日常临床实践中,当遇到诊断、治疗、预后相关的问题时,应该如何寻找证据以及如何评价证据的真实性,并学习如何把这些研究证据应用到临床决策中去。此外,本篇还介绍了临床实践指南的评价和应用,以及如何开展系统综述和 Meta 分析。

　　通过上述学习,临床医生将初步掌握运用循证医学的方法来处理临床实践中的诊疗问题,使临床医疗决策科学化,从而使患者得到最佳的诊治。此外,临床医生将了解如何运用循证医学的方法学,开展高质量临床研究。

第一章

循证医学概述

教学目的

- **掌握：**循证医学的概念。
- **熟悉：**实施循证医学的步骤。
- **了解：**循证医学证据分级和推荐强度。

第一节　循证医学定义与循证实践过程

一、循证医学的定义

循证医学(evidence-based medicine，EBM)即遵循证据的临床医学，其核心思想是医务人员应该认真地、明智地、深思熟虑地运用从临床研究得到的最新、最有力的科学研究信息来诊治患者。循证医学是运用最好的研究证据，结合医师的临床技能、经验以及患者的意愿和价值观，在客观的科学研究证据基础上做出临床决策，从而将最适宜的诊断方法、最精确的预后估计及最安全有效的治疗方法用于每个具体的患者。

虽然传统医学也从科学角度出发，并具备一定程度的临床经验和证据支持，但是循证医学更进一步，它将证据强度进行分级，提倡使用正式且明确的方法来分析证据，再结合医师的临床经验和患者的意愿，保证最佳诊疗。

二、实施循证医学的步骤

循证医学的实施步骤包括三个方面：首先是找什么证据(如何提出临床问题)；其次是如何发现证据(如何决定所要寻找的资料来源及如何有效地使用它们)；再次是用这些证据做什么(如何迅速确定已找到证据的可靠性、真实性和可应用性，以及如何将其用于解决临床问题)。具体来讲可包括下面五个步骤：① 提出临床问题；② 收集证据；③ 评价证据；④ 应用证据；⑤ 后效评价。

1. **提出临床问题**　临床医生对患者的诊治过程是一个不断提出问题、收集与评价证据、应用证据解决问题的过程。对一个患者实施循证医学的第一步就是找出临床问题，将诊断、治疗、预防、预后、病因各方面的临床情况转换为一个可以回答的科学问题，问题提得越具体越容易通过文献检索获得证据。可采用国际上常用的"PICOTS"格式构建科学问题：研究对象(participant，P)、干预措施(intervention，I)、对照措施(comparison，

C)、结果因素(outcome，O)、研究时间(time horizon，T)、研究设计(study design，S)。每个科学问题必须包含"PICO"四个核心部分。

2. **收集证据**　系统性检索相关文献，全面收集证据。将上述科学问题的"PICO"作为关键词，上网检索相关文献，尤其可以检索针对这个科学问题的系统综述(systematic review)和临床实践指南(clinical practice guideline)。科克伦(Cochrane)是进行系统评价的知名组织之一。一旦在这些资源中没检索到相关文献，则应进入综合性生物医学文献数据库进行检索。综合性生物医学文献数据库收录文献范围广、数量大，但质量参差不齐，因此必须编制合理的检索策略，才能检索到合适证据。一些数据库如 PubMed 为方便医学专业人员检索，特设有"Clinical Queries"专栏，由专家编制的检索策略来过滤筛选符合最佳证据的资源。如果在"Clinical Queries"中未检索到有关文献，可将检索扩大至 PubMed 其他检索途径，或其他著名的生物医学数据库如 EMBASE、BIOSIS、OVID、ISI Web of Knowledge、中国生物医学数据库等，在如此大的文献范围内进行检索，应注意排除质量较低的文献。如果在这些数据库中仍没找到所需文献，也可将检索范围扩大至正在进行的科学研究中。

3. **评价证据**　根据临床问题完成证据检索后，应用针对不同类型研究所制定的标准，根据研究要素对收集到的文献的真实性和实用性进行快速评估(见本篇第二至六章对于治疗、诊断、预后、系统评价和临床指南的证据评价要点)。对是否存在信息偏倚或混杂因素而产生的系统性误差进行客观分析，并根据证据的质量进行分级。

4. **应用证据**　应用最佳证据指导临床实践。将目前能找到的最佳证据用于患者。要结合患者的具体情况，如经济条件、依从性、有无并发症，权衡该证据用于患者时是否利大于弊而值得应用。

5. **后效评价**　在上述应用证据基础上，进行总结，即对实施结果进行追踪和再评估，如果效果不如预期，应客观分析是诊断错误还是诊疗无效，重新提出新的问题。

第二节　循证医学证据

一、研究结果真实性的评估

评价医学文献时需要考虑两种真实性：内部真实性和外部真实性。内部真实性指的是研究本身的科学性，其依赖于研究本身的设计和执行是否存在问题。外部真实性指的是研究结果的外推性，这取决于研究的样本对于整个目标人群的代表性，即参与研究的人群特征是否和未参与研究的目标人群特征存在差异。内部真实性是临床研究的必要条件，没有内部真实性的研究结果必定没有外部真实性。

临床研究可以分为实验性和观察性两大类。实验性研究包括随机对照试验(randomized controlled trial，RCT)和非随机对照试验。观察性研究包括队列研究、病例对照研究、横断面研究、病例系列报告和个案报告。观察性研究容易受选择性偏倚、测量偏倚和混杂偏倚的影响。设计与执行良好的随机对照试验，严格遵循随机、对照、盲法的原则，有效地控制了潜在的混杂与偏倚，因此实验性研究结果的内部真实性最高。

二、循证医学证据分级和推荐强度

循证医学对研究证据进行分类分级,包括证据的质量等级(quality level of evidence)和推荐级别(grade of recommendation)两个方面。推荐强度除需要考虑证据质量等级外,还需要从临床医生、患者、卫生政策制定者等角度谨慎权衡风险和获益。

1. 证据质量分级 许多组织开发了证据的评价系统,目前被广泛采纳的循证医学证据质量分级系统有牛津大学循证医学中心证据分级和推荐标准(简称牛津标准)以及国际指南制定小组制定的推荐分级的评估、制定与评价(Grading of Recommendations Assessment,Development and Evaluation,GRADE)(简称 GRADE 标准)。

牛津标准针对每一类临床问题,从研究设计角度把证据等级分为 4～5 个等级,常见的诊断准确性、干预效果和预后研究问题,证据等级划分标准见表 5-1-1。证据级别可根据研究的质量、精确度及问题 PICO 与证据匹配程度进行调整,如果研究之间结果不一致,或者绝对效应值小,可调低证据等级;反之,效应值大,则可调高证据等级。

表 5-1-1 牛津标准证据等级划分标准(OCEBM LEVELS OF
EVIDENCE WORKING GROUP, 2011)

证据等级	临床问题(诊断)	临床问题(治疗)	临床问题(预后)
1级	对采用同一参考标准并应用盲法的多个横断面研究的系统评价	随机对照试验或 $n-of-1$ 试验的系统评价	对起始队列研究的系统评价
2级	采用同一参考标准并应用盲法的单个横断面研究	随机对照试验或效果显著的观察性研究	起始队列研究
3级	非连续性收集的数据或采用非同一参考标准的研究	非随机对照试验或随访研究(通常而言,系统评价优于单个研究)	队列研究或随机对照试验中的对照组
4级	病例对照研究或试验方法与参考标准不独立的低质量研究	病例系列报告,病例对照研究或历史对照研究	病例系列报告,病例对照研究或低质量的前瞻性队列研究,通常而言,系统评价优于单个研究
5级	基于机制的推论	基于机制的推论	无

GRADE 标准强调"证据体"的概念,即多种研究方法、多种来源的证据综合。GRADE 标准根据研究的特征,对其证据等级进行调整。例如,就干预措施效果而言,先默认随机对照试验证据等级为高,观察性研究证据等级为低。然后,在随机对照试验中评估是否存在降低其证据质量的因素(偏倚风险、结果不一致、间接证据、结果不精确或者发表偏倚),如果存在某一种风险,可以将证据等级降低一个或两个级别(如从高等到中等);在观察性研究中寻找增加其证据质量的因素(效应量很大、剂量-效应关系、残余混杂因素可能缩小效应量),如果存在某一种因素,证据等级可能提高。最后,根据"证据体"做出综合判断,将证据质量分为高、中、低、极低四个等级(图 5-1-1,表 5-1-2)。

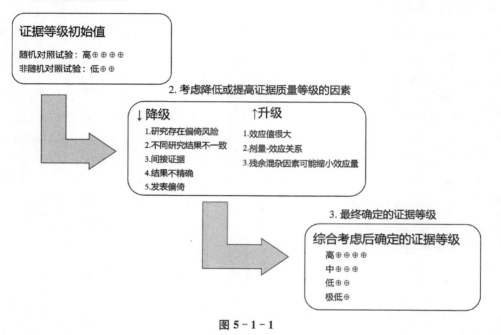

图 5 - 1 - 1

表 5 - 1 - 2　GRADE 标准

证据质量等级	含　义
高	进一步研究**几乎不可能**改变现有效应值的可信度
中	进一步研究**可能**改变现有效应值的可信度
低	进一步研究**很有可能**改变现有效应值的可信度
极低	对效应值的任何估计都**很不确定**

2. 从证据质量到推荐强度　　对证据质量分级后,还需要全面考虑证据的适用性和可推广性,形成推荐意见。推荐级别需要考虑的因素包括:① 证据质量等级;② 获益的大小;③ 坏处与负担,权衡推荐措施的获益程度与风险以及成本比;④ 患者的价值观和意愿的不确定性或可变性;⑤ 资源的合理使用,可行性、可接受性和对健康质量的影响。有时尽管该证据质量高,但不同价值观和意愿的患者会有不同选择或者选择的可行性差,因此就不能确定为强推荐。

GRADE 标准中,推荐意见分为强推荐和弱推荐,强推荐指明确利大于弊,表明所有人或几乎所有人都会选择某种干预措施;弱推荐指利弊不确定,表明参与共同决策制定过程非常重要。

第三节　结果报告标准

为了保证研究者撰写清晰、完整和透明的临床研究报告,提高报告质量,也为了帮助读者评判该报告的内外部真实性,不同的临床研究设计类型有临床试验报告的统一标准。

一、临床试验报告的统一标准

临床试验报告的统一标准(consolidated standards of reporting trials,CONSORT)声明为随机对照试验结果报告提供指导。CONSORT 声明包括 1 个 25 项条目的清单和 1 个流程图,并提供了 CONSORT 声明 2010 与详述文本,该文本解释了清单中每一条目的纳入理由,并提供了与方法学相关的背景资料,并以实例加以说明。此外,CONSORT 小组还开发了 CONSORT 声明的扩展,为具有特定设计、数据和干预措施的随机对照试验提供额外的指导,包括提供了针对中医药的 CONSORT 声明、针刺临床试验的 CONSORT 声明、草药干预临床试验的 CONSORT 声明和非药物治疗干预的 CONSORT 声明等。目前,国际上 400 多本期刊对 CONSORT 声明都给予了官方支持。

二、其他研究报告规范

适用于诊断性试验研究的诊断性试验准确性的报告标准(standards for reporting of diagnostic accuracy,STARD)为诊断性试验结果报告提供指导。观察性研究报告可以参阅加强流行病学中观察性研究的报告质量(Strengthening the Reporting of Observational Studies in Epidemiology,STROBE)。发表系统综述可以参阅系统综述和 Meta 分析的首选报告项目(Preferred Reporting Items for Systematic Reviews and Meta-Analysis,PRISMA 声明)声明。临床实践指南的报告标准可以参阅国际实践指南报告规范(Reporting Items for Practice Guidelines in Healthcare,RIGHT 声明)。

有越来越多的医学期刊要求作者在投稿的时候附上完整的相应报告规范检查表和流程图。流程图的展示可以为研究对象是否存在选择偏倚、研究结果的可外推范围等提供重要证据。提高健康研究质量与透明度协作网(EQUATOR 协作网,www.equator-network.org)整理并以清晰和易于理解的形式呈现了各种研究报告规范,如 CONSORT 声明、STROBE、PRISMA 声明和 STARD 等,各类型临床研究常用的报告规范见表 5-1-3,并介绍了如何正确地使用报告规范来报告研究结果。

表 5-1-3　各类型临床研究常用的报告规范

研 究 类 型	报 告 规 范
随机试验	临床试验报告的统一标准(CONSORT 声明)
诊断准确性研究	诊断准确性的报告标准(STARD)
预后/诊断多变量预测模型	预后或诊断多变量预测模型的报告标准(TRIPOD)
观察性研究	加强流行病学中观察性研究的报告质量(STROBE)
系统综述	系统综述和 Meta 分析的首选报告项目(PRISMA 声明)
案例报告	病例报告撰写规范(CARE)
质量提升研究	质量改进研究的报告标准(SQUIRE)
经济评价研究	卫生经济学评价的报告标准(CHEERS)
临床实践指南	指南研究与评估系统或国际实践指南报告规范(AGREE 或 RIGHT 声明)
研究方案	临床试验研究方案建议写作条款(SPIRIT)
系统综述和 Meta 分析的研究方案	系统综述和 Meta 分析研究方案建议写作条款(PRISMA-P)

　　总之,循证医学将帮助培养当代医生通过不同的临床学习方法使自己的知识得到更新,循证医学的开展为有选择性、有效率、针对自己患者的检索、评价、综合、使用证据提供了可能,从而做出对患者最有利的临床决策。

(王吉耀　金雪娟)

【思考题】

(1) 简述在临床上实施循证医学的步骤。

(2) 简述循证医学证据分级。

(3) 举例说明如何用 PICO 方式构建临床问题。

第二章

治疗性研究与循证实践

教学目的

- **掌握**：① 随机化分组、双盲法、对照设计方法；② 采用循证医学的方法实施干预措施的步骤。
- **熟悉**：治疗性研究常用的设计方法及优缺点。
- **了解**：治疗性研究疗效作用的评估。

临床治疗疾病的目的是：① 治愈疾病或稳定病情；② 预防疾病的复发和防治并发症；③ 缓解症状、改善脏器的功能状态，同时提高患者的生命质量。临床工作者在日常临床中为个体患者提供最优的干预措施时，会面临以下问题：① 如何获得科学的证据；② 如何判别治疗的作用大小；③ 如何权衡干预措施的利和弊；④ 如何将最好的干预措施给到患者。因此，需要了解有哪些治疗性研究，它们采用了哪一种研究设计方案，在开展干预措施时有无选择性和测量性的偏倚；在获得治疗性研究后如何评价它的科学性，干预措施的疗效作用是否足够大，患者接受干预措施的意愿以及需要关注的其他方面问题。

第一节　应用 PICO 模式提出临床问题

针对某一治疗性临床问题进行相关文献检索或者拟开展研究的方案设计时，第一步均需明确关键的临床问题是什么？应用 PICO 模式梳理出临床问题，即梳理出"针对的人群、拟评价干预、对比干预、结果是什么"的构架，这是循证决策的第一步。

以新型口服药物治疗类风湿关节炎的疗效和安全性评估为例。

P(population 或 patient)：患者人群，首先确定患者的一般特征如性别、年龄等；其次是患者的疾病特征，包括病情的轻或重、疾病处于活动期或非活动期、疾病分期、病程长短、既往治疗史、合并症等，建议针对临床问题，把对疾病和干预有影响的因素尽可能纳入考虑和汇总范畴，这便于寻找具有这一类特征患者的研究，便于比对文献研究中纳入的患者特征是否一致，能否采用文献研究中的干预措施和可能获得的结果与研究结论是否相似。例如，女性患者，40 岁，诉多关节肿痛，检查有类风湿因子、血沉显著加快，无高血压、糖尿病、消化道疾病等合并症，这些特征帮助我们确定患者人群特征为女性、年龄在 18 岁以上，活动期类风湿关节炎。

I(intervention)：干预措施，需要评价的措施，如新型口服药物。

C(comparison)：对比措施，通常选择目前指南高级别推荐的或专家共识列出的标准干预措施，如果目前缺乏有证据的对比干预措施，在不违背医学伦理学原则的前提下，可选择安慰剂作为对照组。目前，甲氨蝶呤是治疗类风湿关节炎的锚定药物，应用甲氨蝶呤治疗是较理想的比较措施。

O(outcome)：结局，疾病治愈率、缓解率、生存率、死亡率等终点指标均可以作为主要结局，建议根据研究的目的，采用有良好反应性、便捷可行性、可定量和经济的评价指标。例如，对疼痛等主观指标的评价可以采用定量或半定量评价方法，如视觉模拟评分法（VAS）、口述分级评分法（无痛、轻微疼痛、中等度疼痛、剧烈的疼痛，评分：0～3 分）。在类风湿关节炎疗效评价上，公认的评价药物有效性指标为综合性指标。例如，类风湿性关节炎疾病活动评分（disease activity score 28，DAS‐28），简化的疾病活动指数（simple disease activity index，SDAI），疾病活动指数（clinical disease activity index，CDAI）等，因此可以选择这些指标作为结局；除了疗效评价，药物安全性也很重要，也是需要关注的结局，可以纳入次要结果。

PICO 模式使研究者能确立核心的问题和问题的类型，这些信息有助于寻找最相关的证据或研究类型以提高循证实践的效率。

第二节　治疗性研究方法的选择

按照研究设计方法进行分类，治疗性研究可以分为观察性研究和实验性研究两大类。

观察性研究包括病例系列报告、队列研究、病例对照研究等。观察性研究具有易于开展、研究时受到的限制少、所耗资源亦相对较少等优势，但观察性研究不可避免地会受到各种非研究因素的影响，因而研究设计和实施应该尽可能周全、严谨，对其结果的解读亦应格外审慎。

实验性研究包括随机对照试验和非随机对照试验，其中随机对照试验在各种临床疗效考核的方法中具有最高的论证强度，能最真实地反映所研究治疗措施的临床疗效。其缺点是其在具体实施时有一定的难度，对伦理学的要求高，研究的结论仅适用于该研究纳入人群特征的患者。

对于某种干预措施的临床研究往往是从观察性研究开始，通过调查、观察、分析，往往能形成对这种干预的初步印象，并产生科学的假设（hypothesis）。研究者根据提出的问题，设计开展与背景知识相对应的各种不同类型、具有不同特点的实验性研究，如新药研发和应用中的 I～IV 期临床试验。I 期临床试验是初步的临床药理学及人体安全性评价研究，观察人体对新药的耐受性和药代动力学，为制订给药方案提供依据。II 期临床试验是治疗作用的初步评价阶段，目的是初步评价药物对目标适应证患者的治疗作用和安全性，也为 III 期临床试验设计和给药剂量提供依据。III 期临床试验是治疗作用的确证阶段，目的是进一步验证药物或某种干预措施对目标适应证患者的治疗作用和安全性，评价利益与风险关系，通常采用随机对照试验。IV 期临床试验是上市后研究，目的是考察在广泛使用条件下的药物疗效和不良反应、评价在普通或者特殊人群中使用的利益与风险关系及调整给药剂量等。

能为药物疗效提供高级别证据的研究方法为基于随机对照试验的 Meta 分析和系统综述或者大样本量的随机对照试验。因此，治疗性研究方法的选择是需要掌握不同研究方法的优缺点，考虑当前对所要研究的临床问题认识的深度和广度，掌握相关领域背景知识的研究进展。

第三节 治疗性研究科学性评价

一、随机化分组

通过临床随机化分组，每个患者有同等的机会进入治疗组或对照组。其目的是治疗组和对照组中除研究的干预因素外，其临床一般特征、疾病特征、其他影响因素等的分布应该均衡，有可比性，这样有可能得到可信的研究结果。在非随机对照试验中，医师有权决定患者进入治疗组还是对照组。预后较好的患者有可能会被分配到治疗组中去，这样得到的疗效往往比随机分配所得到的结果更好，有时甚至会有假阳性的结果。因此，随机化分组和随机化分配方案隐藏是评估治疗性研究科学性首要而且是最重要的标准。

1. 随机化分组

(1) 简单随机化：根据计算机所产生的随机数字或随机数字表获得。当样本量足够大时，组间病例数分配显著不平衡的可能性较小。当样本量较小时，应用该方法进行随机化有可能产生组间人数不平衡现象。

(2) 区组随机法：以 n 个人为一区组，每区组内病例随机分配到各研究组，如研究药物假定分别是 A 药和 B 药，以四人为一区组，入 A 药组还是入 B 药组是随机分配的，因此，区组内随机的可能为 AABB、ABBA、ABAB、BBAA、BAAB、BABA。根据研究对象进入试验时间顺序，每一区组内病例随机分配到各研究组，这样可以避免两组之间人数的差异过大。

(3) 分层随机化：为了降低重要的预后因素可能在两组分布不均匀程度，可以根据影响因素分层，在每层内将患者随机分配到治疗组和对照组。例如，类风湿关节炎治疗疗效评价，可以以抗 CCP 抗体高滴度和低滴度分层，或以病程小于 2 年和大于 2 年分层。需要注意，分层过多常常会导致每一层的治疗组和对照组人数过少，从而使研究结果的把握度不足。

2. 隐藏随机分组(concealed random allocation) 是保持随机化分配和保证影响因素在两组均衡相等的一项措施。通常情况下，制订随机分配方案的研究者不参与确定受试者是否适合入选，也不参与实施治疗方案以及评估、分析结果。在实施隐藏随机分配的研究中，负责受试者筛选的医师不知道进入试验的下一个患者会被分配到治疗组还是对照组。因此，可以避免：① 患者主观要求进入某组；② 医师的主观愿望。从而最大限度降低选择偏倚。没有隐藏的随机分组，医师可能会根据患者情况决定其进入哪一组，从而使随机化遭到破坏。已有研究表明，没有隐藏的随机对照研究，得到的某药的治疗作用的结果有可能好于使用隐藏随机分配的研究所得出的结果。实现严格随机分配隐藏的措施还包括顺序编号，使用不透明、密封的信封，药品分发、登记、回收，以及中央随机化等。

在评价随机对照试验的研究文献时，应该明确研究者使用上述哪一种随机化方法和是否采用隐藏随机分配的措施。如为多中心药物临床试验,应明确:① 中心如何进行药物编号;② 谁负责完成药物编号;③ 治疗药和对照药的编号装入信封密封;④ 如何将完成密封的信交给各分中心研究机构;⑤ 各分中心如何将药物发给入选对象;⑥ 谁来保管药物编号信封;⑦ 什么情况下需要揭盲。

二、盲法

盲法(blindness)指患者、医师或参加试验的研究者(包括实验室人员、统计学家)不知道患者使用的是治疗药还是对照药。盲法可以消除测量偏倚和霍桑效应,这对于判断的结果是主观评价指标时(如关节痛、头痛、乏力)尤为重要。但当双盲不可能实行时,如评估类风湿关节炎关节放射学进展,这种情况下可将参与研究的患者影像学资料集中在一起,让不知道患者采用哪种干预治疗的影像学医师进行盲法评定,得到的结果将更可靠。

盲法试验根据设盲对象不同分为:① 单盲实验,受试者或研究人员中有一方不知道患者所接受的治疗。② 双盲实验,即受试者和参加患者筛选、临床评价的研究人员或统计学的工作人员均不知道也不能识别研究对象接受了何种干预。在试验实施过程中一直保持盲态,只有在试验结束、完成数据核实、清理并且"锁定"后方可由指定人员揭盲。③ 可以通过二次揭盲,即第一次揭盲 A 组和 B 组,完成统计分析,第二次揭盲明确 A 组和 B 组所用的干预措施。

当出现比较的两种药物剂型不同并可能会引起药代动力学和(或)药效动力学的改变、两种制剂的给药途径不同(注射针剂和口服剂型)等情况,要达到理想的双盲会遇到困难。这时,可采用双模拟(double-dummy)方法,即为每一种治疗方法准备一个相同剂型、相同形状、相同颜色、相同给药途径的安慰剂,如在新型口服片剂药物和甲氨蝶呤治疗类风湿关节炎的双盲双模拟比较临床试验中,治疗组接受新药物片和甲氨蝶呤模拟片,对照组则给予新药模拟片和甲氨蝶呤药物片。

三、对照设计

对照组(control)是除治疗干预措施外,其他条件与治疗组一致的一组研究对象,在随机对照试验研究中,符合入选标准的患者随机进入治疗组或对照组,使两组患者临床特征均衡可比,消除非干预因素对患者结局的影响,有效评价试验措施的真实效果。

1. 安慰剂对照 在药物疗效评价中,常常给对照组服用在外观、气味与考核药物相同但没有药理作用的安慰剂。从伦理角度来讲,这种情况仅用于目前缺乏有效治疗措施的临床治疗性研究。

2. 自身对照 同一组患者先后接受两种不同的干预措施,以其中一种干预措施作为对照,比较两种干预措施结果的差别,以确定所评价干预措施的疗效。这种研究设计适用于慢性、稳定或复发性疾病,如轻中度高血压和高血脂等。由于同一组病例先后作为治疗组和对照组而接受治疗,试验对象接受试验药物还是安慰剂的先后需要通过随机化方法确定,在接受每一种干预前需要洗脱,自身对照可确切判断每例患者对评价药物和安慰剂的反应,故具有良好的可比性,结果的可靠性亦远高于不同病例组的前后对照研究。缺点是每一例的研究期限延长一倍,患者的依从性容易受到影响。在前后两个治疗阶段之间,有洗脱期(washout period),时间长短依所选药物的半衰期和病种、病情而定,然后开始第二阶段治疗。有时尽管有洗脱期,第一阶段药物作用有可能影响第二阶段研究;第一阶段已治愈或一般情况发生改变如加重,则评价药物和对照之间病情轻重不一致,或死亡的病例则不能进入第二阶段。

3. 交叉对照(crossover)　　是对两组受试者使用两种不同的干预措施,然后相互交换干预措施,最后将结果进行比较的试验方法。优点是每例患者先后接受治疗组或对照组的治疗,消除了不同个体间的差异。随机分组可避免组间差异和人为选择偏倚,且需要的病例数较少。缺点是应用病种范围受限,对于各种急性重症疾病(急性胰腺炎等)或不能回到第一阶段治疗前状况的疾病(如系统性红斑狼疮)及无法停止治疗让病情回到第一阶段的疾病(如心力衰竭)等,都不能采用交叉对照试验;该研究为避免两个阶段的治疗延续效果重叠,故需要一个洗脱期;整个研究观察期较长,患者的依从性不容易得到保证。

4. 历史性对照(historical control)　　将待评价的干预措施应用于患者的结果与既往患同种疾病但采用传统干预措施的且未给予评价的干预措施的患者的结果相比较,以评价该干预措施较历史对照的疗效好还是不好。缺点是容易产生选择性偏倚(历史对照患者的病情严重性、病程、既往治疗等)、测量偏倚(测量的方法、评价人员等),不能保证现在患者和历史对照患者两组的病情和所评价的干预措施以外的治疗、患者特征、疾病特征等指标均具有可比性。

四、除干预措施外,两组治疗的一致性

治疗组对象若额外接受了有利的干预措施,结果夸大了该干预措施的有效性,这种情况称为干扰(co-intervention)。例如,在类风湿关节炎患者中开始评价新的干预措施疗效的时候,新的干预措施组接受了中药、非甾体抗炎药等一般治疗,结果新的干预组中更多患者的关节痛、肿胀等症状好转,扩大了评价干预措施的疗效,影响了新的干预措施疗效评价的真实性。

如果对照组额外地接受了治疗组措施或其他有利的治疗,人为地夸大了对照组的疗效,这种情况称为沾染(contamination)。例如,参加临床试验的类风湿关节炎患者在不同医院或不同医师处诊治,接受了额外的非甾体抗炎药、改变病情药物,缩小了评价干预措施和对照干预措施疗效的差距,这样就低估了新的干预措施的疗效。

五、随访的完整性

被研究患者随访是否完整,对于决定结果评定的可靠性是十分重要的。随访的完整性需要考虑不同疾病、药物起效时间、不良反应谱出现时间点,如类风湿关节炎患者接受甲氨蝶呤治疗,起效时间通常在治疗后 3 个月,随访时间不应小于 3 个月,药物不良反应如胃肠道不适、脱发、血细胞减少等出现得较早,而药物对肝脏的毒性作用与治疗累积剂量有关,一旦累积剂量达 1 500 mg,需要严密监测。因此,根据甲氨蝶呤药物作用机制、代谢特性、研究的目的等因素,对该药观察时间不能少于 3 个月。

失访的含义是在试验某一时间点上,需要测定患者的结果时,却无法联系到患者。造成这种情况可能的原因是:① 干预措施有不良反应,患者不愿继续接受治疗,或者患者在随访这段时间已经死亡;② 由于症状已缓解,患者不愿继续干预措施或随访;③ 患者由于搬迁离开原地址;④ 拒绝接受某些检查,特别是创伤性检查,如非甾体抗炎药对胃肠道

损害需要采用胃镜检查等。一般而言,如失访率超过 20%,则研究结论真实性会受到质疑。研究者应该在研究设计时要考虑到失访率问题,并在研究实施时保证随访率,要在筛选患者时充分知情并得到同意,获得受试者的联系方式,随访时制订流程以利于快速完成每一次随访,提供优质免费的医疗服务等。

六、评价结果是否采用意愿治疗分析方法

在评定治疗性文章的科学性时,应检查该文章是否采用了意愿治疗(intention-to-treat,ITT)分析方法。ITT 分析是指所有纳入随机分配的患者,不管他是否最终接受分配给他的治疗,在最后资料分析中都应被包括进去。ITT 分析可以防止预后较差的患者,在最后分析中被排除出去,可以保留随机化分配的优点,即两组可比性,使结论更可靠。

符合方案(per protocol,PP)分析是通过将研究对象限定于那些完全遵循研究方案完成干预措施的对象来确定最终资料分析的。因此在 PP 分析时需要剔除未接受药物干预措施、依从性差、失访的对象,计算时的人数仅为依从性好、随访完整的患者数。

两者不同的是计算疗效时的分析在 ITT 分析时为所有的入选患者数,而 PP 分析仅为研究方案完成干预措施的患者数。由于 PP 分析时剔除了不依从试验方案而没有完成试验的患者,而不依从患者可能由于药物不良反应或干预措施后疗效差而离开试验,因此,PP 分析可能会过高地估计治疗结果。剔除人数越少,PP 分析与 ITT 分析的结果越接近。在判定剔除患者对于结果评定的影响时,如果治疗组优于对照组,进一步将治疗组失访的患者都算作干预措施无效,而将对照组失访者都算作干预措施有效,重新计算,若重新计算后,结果仍旧是治疗组疗效优于对照组,则说明剔除患者并未对最后的结论产生影响,建议对剔除患者一般资料分析,与最终纳入分析的患者比较,分析两者有无差异以及剔除患者对结果的影响。

七、治疗性研究疗效大小的评估

在评估干预措施的疗效大小时,应考虑到其临床意义。因此,需要采用一些指标来评价。有时有些研究虽然在统计学上有显著意义,但结合临床分析后发现其并无显著的临床意义。

1. 危险度(risk)　　估计干预效果的指标,数值范围为0.0～1.0。0.0 表示事件不会发生,1.0 表示事件必然会发生。对临床疗效大小的评估参数有相对危险度、相对危险度减少、绝对危险度减少。

(1)相对危险度(relative risk,RR):即治疗组相对于对照组的危险度,是两组危险度之比,也就是治疗组事件发生率除以对照组事件发生率。RR<1 说明治疗组的干预措施能降低事件发生的危险度;RR>1,说明干预措施可增加事件发生的危险度,若事件定义为不良事件,则 RR<1 说明干预措施降低了不良事件发生率,是有利的。

(2)相对危险度减少(relative risk reduction,RRR):表示治疗组与对照组相比,其事件减少的相对数。即治疗组事件发生率减去对照组事件发生率,除以对照组事件发生率[RRR=(对照组事件发生率-治疗组事件发生率)/对照组事件发生率]。

(3)绝对危险度减少(absolute risk reduction,ARR):是治疗组和对照组事件发生率的绝对差别。ARR 为对照组事件发生率(危险度)减去治疗组事件发生率(危险度),在本例中 ARR=对照组事件发生率-治疗组事件发生率。由于 RRR 仅是相对数,有时危

险度下降的绝对数很少，RRR看上去却很大，会引起误导。

2. 益-需治数（number need to treatment，NNT） 是ARR的倒数，NNT＝1/ARR。意思是在干预的某时间点上，为了预防1例结果事件需要治疗的患者数。例如，比较来氟米特和甲氨蝶呤治疗类风湿关节炎疗效的多中心临床试验，在12周时NNT为11.9，即在12周时，来氟米特每治疗12例患者就较甲氨蝶呤治疗新增加1例治疗有效病例。NNT适用于评价治疗病情相同，并且取得相同结果的各种治疗方法。可以根据NNT比较不同干预措施的疗效，当然由此得到的NNT数值并不一定直接决定临床决策，因为还必须考虑到药物的不良反应、价格以及患者的特征、期望和选择。与NNT相对应的是害-需治数（number need to harm，NNH），也就是在干预的某时间点上，发生1例某不良事件需要治疗的患者数。

3. 最小临床重要差异值（minimal clinically important difference，MCID） 是评价干预措施是否具有临床意义的指标。不同的疾病和研究终点有不同的MCID，当一项治疗研究获得有统计学意义的结果后，还应该分析治疗组与对照组的组间疗效的差异是否达到了MCID，其目的是对评价的干预措施、再评估样本量和试验结果解释更具有科学性。类似的指标还包括最小临床重要变化值（minimal clinically important change，MCIC）和最小临床重要改善值（minimal clinically important improvement，MCII）。

第四节　治疗性研究结果应用

表5-2-1列出了实施有关治疗措施的循证医学步骤。应用治疗性研究的结果时，需要关注以下问题。

表5-2-1 实施有关治疗措施的循证医学步骤

1. 应用PICO模式提出临床问题
2. 根据临床问题找出最恰当的相关的研究文献
3. 评价干预措施研究文献的科学性
  （1）是否进行随机化分组
  （2）是否实行隐藏随机分组
  （3）是否对患者和研究人员设盲
  （4）对照组的设立是否合理
  （5）除了需要评估的干预措施外，两组是否得到相同的其他措施
  （6）被研究患者的随访是否完整
  （7）资料的总结是否采用意愿分析方法
  （8）临床试验设计、实施和评估过程中是否符合医学伦理学原则
4. 临床上和统计学上有显著意义的结果
  （1）估计治疗效果的大小
  （2）样本大小的评价
  （3）干预措施作用的精确性
5. 将临床结果用于自己的患者
  （1）研究结果是否可用于自己的患者
  （2）这种干预措施可否应用
  （3）干预措施的好处与害处及费用相比是否值得应用

一、将研究结果用于自己患者前的全面评估

应全面评价患者的情况,包括一般特征、疾病特征指标、重要影响因素、信仰、治疗倾向、经济水平、医疗保险等。如果一项研究的患者入选和排除标准与自己的患者相同,那么该项研究结果应用于自己的患者有可能获得相应的效果。如果入选标准与自己的患者不同,如有并发症、年龄较大或病程更久,将该方法应用于自己的患者需要谨慎。

有时干预措施并不能对所有进入研究的患者均有效,但是其对其中某一亚组却可能是有效的。在评价亚组疗效时,尚需要了解亚组病例数是否足够,不良反应有否增加。

二、这项治疗能否在自己的患者中应用

医生经文献确定该项措施的确有效后,需要进一步评价该措施能否在自己患者中应用,这涉及患者及医疗保险系统能否支付该项治疗措施的费用,所在的医疗单位有无开展该项技术,有无开展干预措施;是否开展相关检查进行监察和随访。

三、干预措施对患者的利与弊

在对患者进行一种新的干预措施时,医师和患者都会考虑到这种干预措施对患者的好处与坏处,在考虑对患者的有益作用时,必须评价临床上所有重要的结果。

在考虑干预措施利和弊时,NNT 和 NNH 是较好的衡量指标。对于同一种疾病、同种结果的不同干预措施,NNT 有助于对干预措施做出临床决策,NNT 越小,治疗效果越好。当然在具体落实到每个患者时,应全面考虑各方面因素。如果干预或预防措施费用较低,安全性大,使用方便,而且尚无其他有效的措施或如果不用该项措施可能出现严重后果,这种情况下,较大的 NNT 也可以接受。在实施某项干预措施前,必须与患者进行充分沟通,并告知患者包括干预措施的必要性和治疗效果,不进行此项干预措施可能会发生什么不良后果,进行这项干预措施可能发生的不良反应及费用,让患者在权衡利弊后与医师共同做出决定。

(姜林娣)

【思考题】

(1) 试述干预措施评价中采用随机化方案的意义。

(2) 用于评估干预措施治疗疗效的指标有哪些?

(3) 试述实施有关干预措施的循证医学步骤。

第三章

诊断试验评价与疾病诊断

教学目的

- **掌握**：诊断试验证据真实性评价的方法与标准。
- **熟悉**：诊断试验的评价指标与应用价值。
- **了解**：提高诊断试验效率的方法。

第一节　诊断试验概述

临床医生每天接触大量的患者,临床需要解决的首要问题就是明确患者得的是什么疾病,疾病严重程度如何,即诊断问题。在临床诊断中,需要有各种诊断依据,包括症状、体征、既往病史、实验室检查或者特殊检查的结果等。广义地说,这些都属于诊断试验的范畴。

诊断测试(diagnosis test)是对疾病进行诊断的方法,它既包括病史和体检所获得的信息,血液和体液生化、细胞学、病原学、免疫学、病理学等实验室检查,以及 X 线、超声、CT、磁共振成像(MRI)及放射性核素等影像学检查,还有诸如心电图、内镜、电生理等一些特殊检查,也包括一些复合型的各种临床的诊断标准,如胃肠功能性疾病、系统性红斑狼疮的诊断标准等。

按照临床应用需求不同,诊断试验的目的包括以下七个方面。

1. **诊断疾病**　建立诊断假设以后,可能有几个诊断,为了排除某病的可能性,针对该病的诊断试验需要选择敏感度高的试验,阴性结果有利于排除该病;然而,要肯定该病的存在,需要选择特异度高的试验,阳性结果有利于确定该病的诊断。

2. **筛检无症状的患者**　在人群中进行筛检即普查。是否值得进行普查取决于下列原则:首先,被筛检的疾病是重大社会问题,早期发现能显著改善其预后,同时需要有足够的超前期。超前期指从筛检发现疾病到疾病出现症状而被常规方法诊断的这段时间。其次,筛检效益要高于成本,用于筛检的诊断试验应灵敏和特异,试验方法必须简便、价廉且安全,易为受检查者所接受。

3. **疾病的随访**　监测药物不良反应,要求诊断试验能体现治疗前后变化,重复性好,即精密度要高。

4. **判断疾病的严重性**　如针对急性胰腺炎患者,是否有低氧血症和血钙水平等常常反映胰腺炎是否发展为重症。

5. 估计疾病的临床过程及其预后　　例如,对一例新诊断为原发性恶性肿瘤的患者,检查其有无局部扩散和远处转移,与其预后评估有关。

6. 估计对治疗的反应　　能体现治疗前后变化。例如,肝癌患者手术切除前,甲胎蛋白值升高,手术后值下降到正常,出现复发时,甲胎蛋白值又有升高。甲胎蛋白就可以作为该患者治疗变化的指标之一。

7. 测定目前对治疗的实际反应　　如对甲状腺功能亢进患者重复进行甲状腺功能测定,可决定目前的治疗是否恰当。

对诊断试验及诊断试验文献进行评价,是临床诊治决策的需要。诊断试验首先要有真正区别疾病的能力,且该能力必须符合临床的需求,还要安全、经济,易被人接受。如果不进行评价即随意使用诊断试验,导致其滥用或误用,不但浪费资源,还会误导临床诊疗,给患者带来伤害。客观、严格地评价诊断试验文献,能更好地利用证据、指导临床循证实践。

第二节　诊断试验的评价指标及其应用

循证医学是基于证据服务于患者的临床医学。在疾病的诊断中,医生也应该通过多种途径,特别是借助现代信息工具获取最新、最全面的关于疾病诊断手段的信息,利用临床流行病学的方法评价各种诊断试验的证据,全面评价后选择合适的诊断性试验并将其应用于临床,使患者能及早得到正确的诊断,以便接受合理的治疗。

诊断试验可以从很多方面进行评价,如诊断试验对疾病的区分能力、安全性、经济指标等。但作为诊断试验本身而言,其诊断能力,或区分能力(即通过该试验将有病和无病的人区分开来,或是将处于不同疾病阶段的人区分开来等)是最重要的一个方面。和很多其他医学研究一样,要评价一个诊断试验的表现必须要有一个参考标准,即所谓的金标准(gold standard)。金标准是当前临床医学界公认的诊断该病最可靠的诊断方法。常用的金标准有病理学标准(如组织活检和尸体解剖)、外科手术发现、特殊的影像诊断(如肺梗死时的肺血管造影)、长期临床随访结果、公认的综合临床诊断标准(如美国风湿病学会关于类风湿关节炎的诊断标准)等。通过与金标准的同步比较,研究者就能获取一个诊断试验的诊断能力。

表 5-3-1 是经典的诊断试验评价四格表。每一位受试者均接受诊断试验和金标准检查,诊断试验结果有阳性和阴性两种,而金标准将所有人分为病例组和非病例组。其中 a 为诊断试验结果为阳性的患者数,即真阳性;b 为诊断试验结果为阳性的患者数,而金标准判定为非病例者,即假阳性(误诊);c 为诊断试验结果为阴性的非病例人数,但金标准判断为病例者,即假阴性(漏诊);d 则为诊断试验与金标准均判断为非病例人数,即真阴性。在四格表中,a、b、c、d 均为各组的人数,其总人数为 N。通过这个四格表,可以得到诊断试验准确性(区分能力)的众多指标,如灵敏度、特异度、阳性预测值与阴性预测值、似然比等。下文分别介绍一些指标的计算方法及其意义。

表 5 - 3 - 1 诊断试验评价四格表

| | 金 标 准 | | |
	病例组	非病例组	合 计
诊断试验(＋)	a(真阳性)	b(假阳性)	$a+b$
诊断试验(－)	c(假阴性)	d(真阴性)	$c+d$
合 计	$a+c$	$b+d$	N

注：a，真阳性，为病例组内诊断试验阳性的例数；b，假阳性，为非病例组内诊断试验阳性的例数；c，假阴性，为病例组内诊断试验阴性的例数；d，真阴性，为非病例组内诊断试验阴性的例数；N 为总人数。灵敏度＝$a/(a+c)$；特异度＝$d/(b+d)$；阳性预测值＝$a/(a+b)$；阴性预测值＝$d/(c+d)$；准确度＝$(a+d)/N$；诊断比值比＝ad/bc；患病率＝$(a+c)/N$；阳性结果似然比＝$[a/(a+c)]/[b/(b+d)]$＝敏感度/(1－特异度)；阴性结果似然比＝$[c/(a+c)]/[d/(b+d)]$＝(1－敏感度)/特异度。

一、灵敏度和特异度

灵敏度(sensitivity)是指由金标准诊断方法确诊有病的人群(病例组)中经诊断试验查出阳性结果人数的比例[$a/(a+c)$]，而病例组中诊断试验未查出即结果阴性的人数比例[$c/(a+c)$]称假阴性率，又称漏诊率，等于1－灵敏度。

特异度(specificity)是指由金标准诊断方法确诊无病的人群(非病例组)中经诊断试验检出阴性结果人数的比例[$d/(b+d)$]，而非病例组中查出阳性的结果人数的比例[$b/(b+d)$]称假阳性率，又称误诊率，等于1－特异度。

灵敏度和特异度是诊断试验的两个特性。高灵敏度的试验不易漏诊，有利于排除诊断(可记作 SnNout，即高灵敏度试验阴性结果可排除诊断)；而高特异度的试验不易误诊，有利于肯定诊断(可记作 SpPin，即高特异度试验阳性结果可确立诊断)。在医生需要排除或肯定诊断时，可以分别选用高灵敏度或高特异度试验。很多时候，人们希望有同时具备高灵敏度和高特异度的诊断试验，然而这样的诊断试验并不多。通常情况下鱼与熊掌不可兼得，高灵敏度时常常有更多的假阳性，高特异度时常常有更多的假阴性。临床具体应用时，要根据实际情况权衡假阳性和假阴性可能造成的后果，同时也要考虑到高灵敏度可减少疾病漏诊带来的危害，而高特异度可降低疾病误诊所带来的问题，包括患者及其家庭的经济或者精神负担、后续治疗的不良反应等。

当试验方法和阳性结果标准固定时每个诊断试验的灵敏度和特异度是恒定的。区分诊断试验正常和异常的临界点会影响灵敏度和特异度。临界点变动时，灵敏度和特异度往往呈反向变化(图 5 - 3 - 1，表 5 - 3 - 2)。

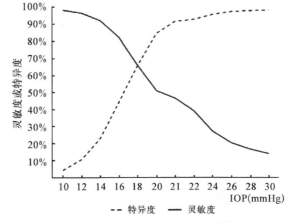

图 5 - 3 - 1 不同眼压(IOP)水平作为青光眼诊断阈值时灵敏度、特异度的变化(TIELSCH JM, KATZ J, SINGH K, et al., 1991)

表 5-3-2 老年人中不同的眼压水平作为青光眼诊断的临界值时的灵敏度和
特异度(TIELSCH JM, KATZ J, SINGH K, et al., 1991)

眼压临界值*	灵敏度(%)	特异度(%)
>16	83	40
>18	67	63
>20	52	81
>21	47	91
>22	40	92
>24	26	96

*眼压单位为 mmHg。

二、阳性预测值与阴性预测值

灵敏度和特异度是诊断试验本身的特性,只考虑到病例组或非病例组诊断试验结果的阳性率与阴性率的情况。然而在临床实践中,医师更关心的是当某诊断试验是阳性结果时,就诊者患病的概率是多少,是阴性结果时不患有该病的概率是多少,这就是预测值(predictive value,PV)。阳性预测值(positive PV,+PV)是指试验阳性结果中真正患病的比例[$a/(a+b)$],阴性预测值(negative PV,-PV)是指试验阴性结果中真正未患病的比例[$d/(c+d)$]。

预测值与试验的灵敏度、特异度和患病率均有关。通过公式推导不难得出阳性预测值与灵敏度、特异度和患病率的关系。一般说来,越是灵敏的试验(高灵敏度),阴性预测值越高;反之特异性越高的试验,阳性预测值越高。值得注意的是,患病率[$(a+c)/N$]对预测值的影响要比灵敏度和特异度更为重要。例如,新冠病毒的某种抗原检测试剂,其灵敏度为97.01%,特异度为98.8%,当该抗原测试用于不同场景下的人群,结果可能有较大的差别。假设在新冠病毒感染流行的某个城市,人群感染的患病率为8%(筛查场景1),同期发热门诊就诊患者感染率为60%(临床场景1)。在积极采取措施后的一段时间,人群感染率降到0.04%(筛查场景2),应用该方法分别在10万人口的社区人群进行筛查和在200个发热门诊就诊患者进行预检的结果见表5-3-3。

表 5-3-3 新冠病毒抗原测试用于不同患病率的人群的预测值 (单位:人)

	临床场景1(感染率60%)			筛查场景1(感染率8%)			筛查场景2(感染率0.04%)		
	感染者	非感染者	总计	感染者	非感染者	总计	感染者	非感染者	总计
试验(+)	116	1	117	7 761	1 104	8 865	39	1 200	1 239
试验(-)	4	79	83	239	90 896	91 135	1	98 760	98 761
总计	120	80	200	8 000	92 000	100 000	40	99 960	100 000
+PV		99.145%			87.547%			3.148%	
-PV		95.181%			99.738%			99.999%	

注:检测方法的灵敏度97.01%,特异度98.8%。+PV,阳性预测值,-PV,阴性预测值。

从表5-3-3可见,同一个检测方法应用于不同患病率人群时,阳性结果和阴性结果预测值有明显的变化。在评价和应用文献报道的诊断试验时,应考虑研究中受试人群的患病率是否与本单位情况相同。一项在三级医院阳性预测值很高的试验,在一级医院或者在社区筛查时阳性预测值可能就很低。即使试验的特异度很高,当用于患病率很低的普通人群筛查时,仍会出现大量假阳性结果;同样,一种灵敏度非常高的试验,当用于患病率高的人群时,仍会出现一些假阴性结果。例如,在上例中,虽然抗原检测的灵敏度和特异度都很高,应用于患病率相对高的临床场景1时,检测阴性的83名患者中,有4名感染者漏诊;而人群患病率较低的筛查场景2中,检测结果为阳性的1 239名居民中,只有39位(3%)是真正的感染者,其他1 200人(97%)都是假阳性。

综上所述,应用一项诊断试验时,必须要考虑其目标应用人群的患病率,而在高危(高患病率)人群中应用诊断试验是提高诊断试验效率的方法之一。此外,我们还要结合实际应用场景的目的,考虑漏诊和误诊所带来的问题,做好后续诊疗计划。

三、似然比

诊断试验的灵敏度与特异度分别从两个方面反映了患病人群和不患该病的对照人群试验结果的信息,不能仅根据一个指标来评价诊断试验及估计疾病概率;而且诊断试验结果为计量资料时,诊断临界点的划分会影响灵敏度与特异度。预测值尽管为临床诊断提供了很好的信息,但受患病率影响明显,临床应用有很大局限性和误导性。

似然比(likelihood ratio,LR)是可以同时反映灵敏度和特异度的复合指标,是患病者得出某一试验结果的概率与无病者得出这一结果的概率的比值。当试验结果只有阴性和阳性两种结果时,似然比分为阳性似然比和阴性似然比。

$$阳性似然比(+LR)=\frac{真阳性率[a/(a+c)]}{假阳性率[b/(b+d)]}=\frac{灵敏度}{1-特异度}$$

$$阴性似然比(-LR)=\frac{假阴性率[c/(a+c)]}{真阴性率[d/(b+d)]}=\frac{1-灵敏度}{特异度}$$

根据表5-3-3,可以计算抗原检测结果的阳性似然比为80.84,也就是说检测结果为阳性时,感染的可能性为非感染的80.84倍;阴性结果的似然比为0.03,也就是说检测阴性时,感染的概率与非感染的概率之比为0.03,或者非感染的可能性是感染的1/0.03=33.0倍。

与灵敏度和特异度不一样,应用似然比可以避免将计量试验结果简单地划分为正常和异常,从而可以全面反映诊断试验的诊断价值。

似然比不仅能更好地评价诊断试验,更重要的用途在于估计得到某一检查结果时,疾病的患病概率。

疾病诊断与鉴别诊断的过程实质是肯定疾病与排除疾病的过程,也是对患病可能性大小的判断。患病的基础概率是人群的患病率(prevalence rate),与地区、年龄、性别等一般资料有关,可以通过查阅特定疾病的人群患病率确定。通过病史询问与体格检查,临床医生通常对患者的患病概率有重新判断,然后决定选择进一步检查即诊断试验。

验前概率(pre-test probability)是指患者在做某项诊断试验前的可能的患病概率。

验前概率多根据流行病学资料、其他人的报告,或根据患者的病史、体格检查和临床医生在临床实践中遇到此类患者的概率来估计的。

似然比是评价诊断试验价值的有效指标,根据试验前患者的患病率(验前概率)和做了某项试验后其结果的似然比(如阳性似然比或者阴性似然比),可以得出验后概率(post-test probability)。验后概率是患者得到某个诊断试验结果后重新估计的可能的患病概率。计算中,概率必须先换算成比数(odds)后才能与似然比相乘,而相乘后得出的验后比,再转变为概率,即验后概率。

$$验前比=验前概率/(1-验前概率)$$

$$验后比=验前比×似然比$$

$$验后概率=验后比/(1+验后比)$$

以表5-3-3为例,发热门诊患者验前概率为60%,验前比=60%/(1-60%)=1.5。如果患者检测结果为阳性,因为该检测的阳性似然比为80.84,则其验后比为1.5×80.84=121.26,换算为验后概率为121.26/(1+121.26)=99.2%。该诊断试验的阳性结果将该名就诊者可能患病的概率从60%提高到99.2%,几乎可以确诊了。

已知验前概率和似然比,除了通过公式计算之外,还可以根据一些参考书上提供的图表直接估算验后概率。如图5-3-2所示,在做某项诊断试验之前,医生认为就诊者的患病率只有50%,如果阳性似然比为5的诊断试验结果为阳性,将验前概率和相应诊断试验的似然比连线,其右侧延长线与右侧直线相交处即可得到约83%的验后概率。这样在临床上快速得到验后概率,有助于床旁循证决策。有些网站,如http://araw.mede.uic.edu/cgi-bin/testcalc.pl,也提供一些快速的交互式计算模块,有兴趣的读者可以试试看。

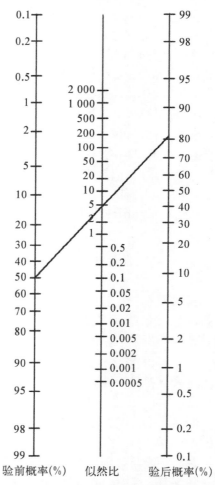

图5-3-2 验前概率、似然比和验后概率的列线图(FAGAN TJ, 1975)

四、ROC曲线与曲线下面积

如前文所述,当诊断试验的结果呈连续性数据时,区分正常、异常(即阳性、阴性)的临界点(critical point)定在哪里,将会影响灵敏度和特异度。灵敏度和特异度一般成反比关系。临床上如何合理划分临界点?如何比较两种或者两种以上诊断试验的临床价值?此时可以采用受试者操作特征曲线（receiver operator characteristic curve,简称 ROC 曲线）来帮助确定。

ROC 曲线是用真阳性率（灵敏度）和假阳性率（1－特异度）作图所得出的曲线,它可表示灵敏度和特异度之间的相互关系（图 5－3－3）。假如,利用血清检测某物质 x′ 浓度诊断心肌梗死,可以得到表 5－3－4 数据,则依据表 5－3－4,以假阳性率为横坐标,灵敏度为纵坐标,可以得出图 5－3－3 的ROC 曲线。ROC 曲线中最接近左上角的一个点（A 点）,其灵敏度和特异度之和相对来说最高,对应的诊断试验结果往往作为最佳的诊断临界点。

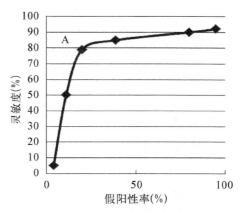

图 5－3－3　血清某物质 x′浓度诊断
心肌梗死的 ROC 曲线

表 5－3－4　血清某物质 x′浓度诊断心肌梗死的灵敏度和特异度

血清某物质 x′浓度(ng/mL)	灵敏度(%)	特异度(%)	假阳性率(%)
12	92	5	95
24	90	20	80
48	85	50	39
96	79	60	20
192	50	80	11
384	5	96	4

ROC 曲线下的面积（area under the ROC curve）,反映了诊断试验区分患者和非患者的能力,曲线下面积越接近 1.0,其诊断试验区分能力越强;曲线越接近对角线,曲线下面积越接近 0.5,则该诊断试验区分能力越弱。ROC 曲线可以据此比较几种诊断试验的诊断能力:在图 5－3－4 中可见 Sib 用于诊断可疑圆锥角膜时,具有最高的诊断区分能力。经计算,其

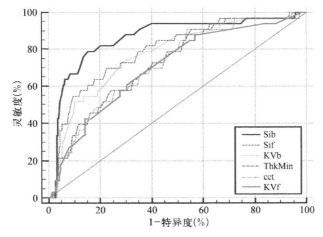

图 5－3－4　诊断可疑圆锥角膜的几种指标的 ROC 曲线比较
（SALMAN A, DARWISH T, ALI A, et al., 2021）

Sib,后表面对称性指数;Sif,前表面对称性指数;KVb,圆锥角膜后表面最高点;ThkMin,角膜最薄处厚度;cct,角膜中央厚度;KVf,圆锥角膜前表面最高点

曲线下面积为 0.86,而其他指标的曲线下面积介于 0.54～0.79。

五、诊断能力的其他评价指标

判断诊断试验的准确性还可以用其他指标,如诊断比值比(diagnostic odds ratio)、诊断准确度(diagnostic accuracy)、约登指数(Youden index)等,有兴趣的读者可以翻阅相关参考书籍进一步了解。

六、联合试验及其作用

疾病漏诊可能会给患者的健康带来影响,伤害患者及其家庭,而疾病误诊又可能给他们带来很大的经济或者精神负担,引起进一步不必要的、过度的,甚至是有害的检查和治疗,因此临床上常常需要有高灵敏度和高特异度的诊断试验以减少疾病的漏诊或误诊,来明确或者排除某些疾病。然而很多情况下,现有的诊断试验却未必有足够高的灵敏度和特异度,即使有也可能费时费力,或者较为昂贵,或者是有创的。

对于诊断试验结果呈连续分布的计量数据而言,改变诊断临界点是单方面提升灵敏度或特异度的一种有效的办法。联合试验方法是提高灵敏度或者特异度的另一种有效办法。联合试验包括平行试验(parallel test)和系列试验(serial test)。选择平行试验或者系列试验依据临床对灵敏度或者特异度的需要。运用得当的话,联合试验不失为合理利用现有诊断试验,提高诊断效率的另一个方法。

平行试验是同时做几个试验,只要有一个阳性,即判定为阳性,认为就诊者有患病的证据;平行试验增加了诊断的灵敏度和阴性预测值。

系列试验系依次相继的试验,要所有试验皆阳性才能做出就诊者患病的判定;系列试验提高了特异度和阳性预测值。

第三节 诊断试验证据的评价

上一节内容介绍了关于诊断试验的诊断能力方面的评价指标。在循证临床实践中,医生通过文献检索获取关于诊断试验的证据,不能仅仅看这些指标的数值,更要对证据进行全面的评价,包括证据的真实性、证据的重要性和证据的适用性三方面。

一、证据的真实性评价

1. 金标准选择是否得当并在每个受试者中应用

首先,要检查文章中使用的金标准是否得当。金标准的选择应结合临床具体情况决定。例如,肿瘤诊断应选用病理诊断,胆石症应以手术发现为标准。如果要判断肌酸磷酸激酶诊断心肌梗死的价值,以心电图为金标准就不妥当,而应选用冠状动脉造影作为金标准。诊断试验中金标准的选择要有足够的依据,能被大家接受;疾病的定义非常重要,需要清晰明确不含糊。

其次,要判断研究证据中是否对每一位受试者都采用了合适的金标准诊断。有些时候,如金标准检查费用昂贵或为有创性,就不能保证所有的患者都做了金标准检查。此时,不少研究者常常将被考核试验结果阳性者,送去做金标准试验,而阴性者只抽一部分人去做金标准试验,这样就可能会带来所谓的确认偏倚(verification bias)。因为试验阴性者也可能是患者,这样的研究结果必然夸大了灵敏度,造成偏倚。

2. 诊断试验是否同金标准进行独立的盲法比较　　诊断试验应与金标准检查作同期独立盲法对比,即要求诊断试验结果的人不能预先知道该病例使用金标准诊断为"有病"还是"无病",金标准检查者亦不知诊断试验的结果,两种检查要互相独立进行评价。了解金标准检查的结果往往会影响对被考核试验结果的解释。除此之外,当金标准检查结果模棱两可时,如果检查评定者知道诊断试验的结果就可能会有倾向性结果,也会引起偏倚。

3. 研究人群是否具有代表性,是否能包括临床上应用该试验的各种患者　　在临床上,诊断试验最有价值的是能将患者与易与该病混淆(症状、体征相近)的其他疾病人群鉴别开来。故而,诊断试验的研究应该纳入那些临床实践中可能遇到的、将会使用这种试验的各种研究对象。研究人群应包括两部分人群:一组是用金标准确诊"有病"的病例组,另一组是用金标准证实为"无病"的对照组。病例组应包括各型病例:如典型和不典型,早、中与晚期病例,有无并发症,经治和未治及复发等,而非病例组可选用金标准证实没有目标疾病的其他病例,特别是与该病易混淆的病例,以明确鉴别诊断的价值。完全正常的健康人群一般不宜作为对照组,否则会夸大其灵敏度和特异度。

4. 试验设计及受试者入组方法是否合理　　诊断试验研究一般采用横断面研究(cross-sectional study)设计,同期比较诊断试验和金标准检查。研究最好采用前瞻设计,这样能更好地减少选择偏倚,减少数据缺失的情况;对于疾病、诊断试验的具体条件、方法和阳性值等也可事先清晰定义。受试者的入选亦最好采用在一定时间内、一个或数个研究中心符合入选标准的受试者连续招募入组的方法,以避免选择偏倚。

5. 诊断试验的方法描述是否详细,能否重复　　诊断试验一定要有明确的实验方法、清晰的实验程序和科学依据。试验报告应该对诊断试验方法有详细的描述,以便别人重复和印证。对于诊断阈值(阳性值)的确定及其依据亦应详细说明。

6. 是否报告了所有的试验结果　　例如,有的试验结果中除了有阳性和阴性,还有可疑或无法判断的情况,如果分析中弃用了这些数据,仅报告阳性或阴性结果,则也会带来偏倚。

二、证据的重要性评价

在判断诊断试验证据的真实性之后,还需要判断该证据的重要性。

首先要看研究报告是否给出了诊断试验的重要指标,如上文介绍的灵敏度、特异度、似然比、ROC 曲线下面积及可能的预测值等。医生可以根据这些指标来评判该诊断试验的表现,了解其区分有病和无病的能力。即使一个诊断试验的证据真实性很好,但诊断试验本身对疾病的区分能力不佳,其临床应用也大打折扣。诊断试验的这些重要指标的结果,如灵敏度、特异度及似然比等的大小,为临床医生在各种不同的诊断试验中选取合适的方案提供了重要的参考依据。以上指标的可信区间有助于判断其结果的可信度范围。

诊断试验的可重复性(repeatability),又称精确性(precision),是指诊断试验在相同条件下,进行重复操作获得相同结果的稳定程度。所有的研究都存在一些测量变异(measurement variation)。对于一些结果判断相对主观的诊断试验,应该描述其观察者间及观察者内变异,以了解其可重复性,方便对试验结果的稳定性和变异性进行判断。除了单个研究报告之外,大家还要关注是否有其他验证研究,是否提供类似的研究结果。研究者采用内部(本院)或者外部(其他来源)病例验证诊断试验结果也是重要的质量评价依据。

有的诊断试验可能存在一定的不良事件,特别是一些有创的诊断试验,应该在研究报告中描述这些事件及其发生频率,便于临床医生权衡利弊、进行决策。

三、证据的适用性评价

在确定诊断证据的真实性、重要性之后,接下来要考虑的就是该证据是否能适用于本地区、本医疗单位或具体到某个患者。证据的适用性可以从以下几个方面进行考虑。

1. 该诊断试验是否能在本单位本部门合理、正确地开展 不同医疗单位的技术力量和医疗资源不一,所接待患者的疾病谱也存在很大的差别。这些都会影响证据的适用性。另外,诊断试验的费用也是一个需要考虑的问题。即使是一个非常好的诊断试验,如果费用非常昂贵,也常常会因此而使得其适用性大受限制。

2. 是否能合理地估计患者的验前概率 验前概率常常根据医生自己或同事的临床经验、相应国家或地区的流行病学调查结果、特定的数据库信息,或是经过评价的一些文献报道等来估计。同样的一个诊断试验,用于患病率不同的人群,其结果会存在很大的差异。在应用一个诊断试验的时候,医生考虑得更多的是拿到一个检查结果后判断患者的患病概率(验后概率)。如前文所述,即使试验的特异度很高,当用于患病率很低的人群时,仍会出现大量假阳性结果;同样,一种敏感度非常高的试验用于患病率很高的人群时,仍会出现较多假阴性结果。因此,合理地估计患者的验前概率,是选择诊断试验、确定验后概率的一个重要条件。

3. 验后概率是否能改变医生后续的诊疗方案 这个问题虽然放在最后,但非常重要。因为无论一个诊断试验有多好,假如做和不做该试验最终给患者的处理是一样的,那么这个检查就没有意义了。验后概率取决于验前概率和诊断试验的似然比。在面对有一定验前概率的患者时,那些能进一步明确或排除疾病、为下一步诊疗计划提供方向的才是适合患者的诊断试验。换句话说,只有那些可能会使得验前概率发生足够程度改变的试验才有意义。

临床上,假如患者不太可能患有某病(即患病概率 p_1 低于某个数值),则医生一般让他观察无须进一步检查或处理。另外,当患者极有可能患有某病(即患病概率 p_2 高于某个数值),医生也无须进一步开展其他检查即可予以治疗。根据患者的验前概率和诊断试验的阳性似然比可以估计患者的验后概率 p_1',如果 $p_1' \leqslant p_1$,那么即使试验是阳性的诊断结果,患者的验后概率亦非常低,无须进一步处理,只需要观察即可。而且,根据患者的验前概率和诊断试验的阴性似然比可以估计患者得到阴性结果的验后概率 p_2',如果 $p_2' \geqslant p_2$,那么即使是阴性的诊断结果,患者的验后概率亦非常高,还是需要直接治疗,故而诊断试验也是多余的。只有当患者的验后概率介于 p_1 和 p_2 之间时,诊断试验不同结果才可能带来诊疗措施的改变。因此,要根据患者验前概率和诊断试验的特性判断该诊断试验的应用价值与意义。

关于诊断试验的证据(研究报告)有个国际通用的标准和声明,即诊断准确性研究报告规范(Standards for Reporting of Diagnostic Accuracy Studies，STARD)。该标准不但可用于指导研究报告写作,亦可作为研究设计和文献评价的重要参考。最新的版本更新于 2015 年,详细内容可以在其官网获得,网址 http://www.stard-statement.org/或者 https://www.equator-network.org/reporting-guidelines/stard/,有兴趣的读者可以进一步研究和学习。

（陈世耀　袁源智）

【思考题】

(1) 在阅读诊断试验研究文献时,如何科学性地评价诊断试验?

(2) 诊断试验评价指标有哪些? 各自基本概念和特点是什么? 有何应用价值?

(3) 如何提高诊断试验的效率?

疾病预后研究与循证实践

一旦疾病被诊断后，患者首先关心的是该病对身体的影响，其发展进程和结局，即疾病的预后。顾名思义，预后（prognosis）是指疾病发生后对病情发展的预测，即疾病发生后各种结局的发生概率。预后研究是关于结局发生概率的估计及其影响因素的研究，实际上是指疾病发生后实际进程和状况，包括对疾病的痊愈、好转、恶化、复发、伤残、死亡等情况的预测。医生和患者都希望能对所患疾病未来的情况做出估计和判断，并了解控制哪些因素能改善结果。

第一节　疾病预后的基本概念

一、预后因素和危险因素

凡是能影响疾病结局的所有因素都可称为预后因素（prognostic factors）。关注的研究对象为患者，强调疾病发生后有哪些因素能改变其结局发生的概率。预后因素和危险因素是不同概念。危险因素（risk factors）是指能影响疾病发生的因素，其研究对象为健康者。具有某些危险因素的健康人群被称为高危人群。

对于同一种疾病而言，有些因素既可以是危险因素，又可以是该病的预后因素。但在更多的情景下，一个疾病的危险因素和预后因素差异很大，有时甚至可以相反。例如，高血压能增加急性心肌梗死的发病率，即高血压是急性心肌梗死的危险因素，但对于已经发生急性心肌梗死的患者，低血压却是预后不良的征兆，是急性心肌梗死的预后因素。

危险因素通常代表着一个低概率事件，其每年发生率为千分之一到十万分之一，甚至更低，所以这种联系强度很难在日常临床诊疗工作中得到证实。而预后因素，所反映相对常见的事件，其每年发生率可以达到百分之几以上。

二、自然病程和临床病程

自然病程（natural course）是指患者在没有任何干预的情况下，疾病自发生直至最终结局所经历的过程,包括生物学发展期、临床前期、临床期和结局发生期等几个阶段。临床病程(clinical course)指疾病的临床期,即首次出现症状和体征到最后结局所经历的全部过程。在此过程中,患者会接受各种治疗,从而使病程发生一定的改变。不同疾病的临床病程是不同的;同一疾病不同患者其临床病程也会不同。而不同的临床病程与疾病预后关系密切。

第二节 疾病预后研究的设计方案

一、预后研究常用设计方案

1. 队列研究(cohort study)　是预后研究的最佳设计方案,队列研究的设计是通过随访有无某个暴露因素的两个队列人群,即暴露组和非暴露组,经过随访比较两组预后结局的差异,以证明该暴露因素是否为疾病的预后因素(图5-4-1)。

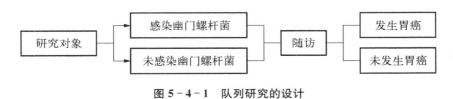

图5-4-1 队列研究的设计

2. 随机对照研究　在本篇第二章中已有详细介绍,它通常被用来研究临床疗效,有时也可用于预后研究,这时随机对照研究可以看作一种特殊类型的队列研究,暴露因素即为不同的干预措施。但随机对照研究中这两个队列是人为地通过随机方法进行分组,在队列研究中,两组是自然形成的。在肿瘤等慢性疾病研究中,随机对照研究常常被用于长期疗效及其预后的评价。

3. 病例对照研究(case-control study)　根据某组患者有无发生临床结局,将其分为病例组和对照组,然后寻找两组患者在之前是否存在不同的预后因素。

二、预后研究常用指标

评价疾病预后的因素主要包括死亡、疾病、伤残、不适、不满。因此,用于预后评价的指标可以很多,常用的有如下几个:

1. 生存率(survival rate)　患者自某一时间点(通常是确诊时间、接受治疗时间)开始,一段时间随访后存活的病例数占观察病例的百分比。生存率用于慢性致死性疾病的预后描述,如癌症,可用1年生存率、3年生存率、5年生存率表示预后。生存率的计算可用直接法,更常用的是寿命表法或Kaplan-Meier点估计法。

与生存率相类似的指标有无病生存率(disease-free survival rate)、无进展生存率(progression-free survival rate),前者是指疾病经过治疗达到临床缓解后,没有出现临床复发或死亡的患者占所有临床患者的比例;后者是指疾病经治疗后没有出现进展或死亡的患者占所有临床患者的比例。

2. 病死率(fatality rate)　指一定的时期内,某患病总人数中,死于该病的患者所占的比例。主要用于短时期内可能发生死亡的疾病,如急性传染病、急性中毒、脑卒中、心肌梗死急性期和迅速致死的癌症等。

3. 治愈率(cure rate)　指患病治愈的人数占该病接受治疗患者总数的比例。与之相类似的有缓解率(remission rate)、复发率(relapse rate)。在癌症研究中,复发率常与无瘤生存率相混淆,误认为两者是对立的关系。其实不然,前者是指癌症经过治愈后又重复发生的患者比例,事件的结局只看是否复发。后者是指癌症治愈后,没有出现临床复发或死亡的患者占所有临床患者的比例,事件的结局考虑了复发和死亡。

三、预后研究的分析方法

生存分析是预后分析的基本评价方法。它是将研究对象的随访结果和随访时间结合在一起进行分析的。通常涉及三方面内容:① 定性的,会有什么样的结果? ② 定量的,这些结果发生的可能性有多大? ③ 时序的,这些结果大约过多久会发生? 不同疾病有不同研究终点,但医生和患者都希望能对疾病的发展和转归有一客观和准确的估计与判断。

1. 生存分析的基本概念

(1) 生存时间(survival time):广义地认为从某个"起始事件"开始到患者出现某个"终点事件"所经历的时间,又称为失效时间(failure time)。例如,将肿瘤的切除时间作为起始事件,观察肿瘤的复发作为终点事件。

(2) 完全数据(complete data)与截尾数据(censored data):生存分析中,完全数据包括患者的起始事件点和终点事件点。截尾数据由于某种因素(如失访、死于其他原因、随访时间结束等)不知道终点事件时间点,其生存信息是不完全的。

2. 生存率的计算方法　　上面介绍了生存率的定义,在生存分析时,通常有三种计算方法:直接法、Kaplan-Meier 点估计法和寿命表法。

(1) 直接法:又称粗生存率法,在病程的某一时间点(起始事件点)收集病例队列,而后随访至患者出现终点事件。直接法生存率计算公式:

$$P = 随访满\ n\ 年存活病例数/随访满\ n\ 年病例总数×100\%$$

如肿瘤 1 年生存率=存活时间大于 1 年例数/总的随访例数。

(2) Kaplan-Meier 点估计法:是应用乘积极限法估计生存率。它以时间 t 为横轴,生存率 P 为纵轴,表示时间和生存率的关系曲线,利用曲线估计某患者预期生存时间大于 t 的概率。

(3) 寿命表法:与 Kaplan-Meier 点估计法相似,但它将观察时间转化为时段单位,计算这个时段内事件发生率,再应用乘法定律估计特定随访时期患者生存率。

在生存分析中经常会用到中位生存时间(median survival time)概念,表示只有 50% 的患者活过了这个时间。在生存曲线中,纵轴的生存率为 0.5 时,所对应横轴上的时间 t,即为中位生存时间。

四、预后因素分析方法

影响预后的因素有很多,包括患者的性别、年龄以及合并高血压、糖尿病等疾病情况,疾病本身的特征如病灶的大小、病理学分型、治疗手段等均可能影响预后。预后因素的研究方法与疾病的危险因素的研究方法相似,分析时先从单因素分析开始。

1. 单因素分析　　常用的统计方法是 log-rank 检验,它可以用来比较两组或多组生存率,运用卡方检验分析实际观察到终点事件发生数与理论数之间的差别意义。log-rank 检验又称为时序检验,它使用全程曲线比较两种生存函数,比较两组或多组之间的总体生存情况,不是比较某一个固定时间点的生存率。

在单因素研究中确定某因素为影响预后的因素时,需要保证两组患者的其他因素相同,但是在临床实践中往往存在多种混杂因素。为了减少混杂性偏倚,可以进一步通过限制、配比、分层及标准化等方法平衡,如果同时存在多个混杂因素,应进行多因素分析。

2. 多因素分析　　疾病的结局往往和多种预后因素有关,各种预后因素可以相互作用影响,他们对结局的作用大小也不相同。对于生存资料数据,我们一般采用 Cox 风险比例模型来构建多因素模型。在变量的筛选过程中,主要借助单因素分析模型中的结果(一般以 $P<0.1$ 或 $P<0.2$ 的因素)以及先验知识的判断。Cox 风险比例模型是一个半参数的统计方法,可以同时计算多个预后因素的风险比(hazard ratio,HR),$HR=e^\beta$(β 为 Cox 风险比例模型中该自变量的偏回归系数估计值),其意义与相对危险度类似。

五、预测模型的建立与评价

疾病预后预测模型就是利用各种参数建立的数学模型,计算出未来结局事件的发生概率,为临床实践提供决策指导。疾病的预测模型一般是通过各种回归分析方法建立,包括线性回归模型、Logistic 回归模型、Cox 回归模型等。

预测模型的呈现形式可以是公式、列线图(nomogram)、网页计算器、评分系统等。所有模型的建立都包括建模和验证的过程,验证内容又包括内部验证和外部验证。建立疾病预测模型的目的是指导临床决策,是否可以准确预测结局事件、指导治疗决策等是评价一个模型的关键,我们可以通过模型的灵敏度、特异度、准确度(区分能力)等来评价。区分能力一般通过 C-统计量表示,其含义与 ROC 曲线下面积类似,一般认为大于 0.7 的区分准确度较好。一致性是指结局的实际发生率与预测概率的一致性,可以通过拟合优度检验等来权衡。在进行预后预测模型的报告时,建议按照针对个体预后与诊断预测模型研究报告规范(transparent reporting of a multivariable prediction model for individual prognosis or diagnosis,TRIPOD)进行,从而保证模型的成功建立和应用。

第三节　疾病预后研究的循证实践

预后研究的结论在用于临床实践时,需要有循证医学的理念来指导。表 5-4-1 是有关预后的循证医学框架(EBM 框架),介绍如何对预后的文献进行分析和应用。

表 5-4-1　有关预后的循证医学框架

1. 这些文献结果是否真实？
　（1）是否有一个具有代表性的而且定义明确的患者样本群，都在病程相同起点开始随访？
　（2）随访时间是否足够长，随访是否完整？
　（3）对结果的评定标准是否客观，是否没有偏倚？
　（4）是否对重要因素进行校正？
2. 研究的结果是什么？
　（1）在一段特定时间内，所研究结果发生的可能性有多大？
　（2）对所研究结果发生的可能性的估计是否精确？
3. 研究结果对我的患者是否有帮助？
　（1）文献中的患者是否与我的患者相似？
　（2）研究结果是否可以直接用于临床，有助于向患者解释？

一、文献结果是否真实

1. 样本的代表性　　文献结果的真实性要求研究样本明确定义，具有良好的代表性，而且都是在病程某特定时间点开始随访。

理想情况下，预后研究应从其发病开始进行研究。所以一个好的研究，其对象应明确定义，对象能良好地代表该类疾病的患者人群。对诊断标准以及这些对象是如何被挑选出来的应有明确的交代，也就是文献中应包括明确的诊断标准、纳入标准和排除标准。其次，要分析研究对象是否都从病程中的一个相似的、定义明确的点上开始随访，对所研究对象在疾病的哪一阶段进入研究应该有清楚的描述。对预后研究，通常强调从疾病的早期进入研究，但实际上可以从任一时间点开始，只要明确就可以，如疾病出现症状、确诊、手术切除等。但对有些疾病，如恶性肿瘤，对一个生存的队列（尤其研究晚期患者）会存在生存者偏倚。很多大的医疗中心报道，会存在转诊偏倚，应予重视。造成样本选择性偏倚的因素包括样本是一个非随机样本，如志愿者、住院患者等；忽略了比较难随访的患者；入组时很多患者拒绝参加研究；研究期间很多患者失访等。

2. 随访的完整性　　理论上要求所有患者从开始纳入研究进行观察，直至其完全恢复或是发生其他疾病或死亡。由于预后因素常常起始于不良结果事件发生之前一段较长的时间，只有随访时间足够长，才能保证所研究结果的发生与否。即使随访时间足够长了，但仍有一些因素会影响结果的真实性，如失访率。

那么，如何来判断"随访完整"。所有的研究没有一个统一的答案。这里，给出两种判断方法。第一种判断方法是"5 和 20"。失访率<5%是认为结果可以被接受，也就是说，因失访导致的偏倚小；当失访率>20%，研究的真实性受到影响；失访率介于 5% 和 20% 之间，结果真实性的差异可能会相差很大。第二种判断方法为敏感性分析。将失访的患者假设成极端的结果时（如假设失访者全死或全活），估计事件发生的概率范围，再结合临床去判断疾病的预后。

3. 结果评定标准的客观性　　疾病的预后有多种形式。预后可以表现为两个极端，即死亡或完全恢复，也可以表现为不易判断或测量，如残疾、生命质量降低等。为了减少测量这些结果的偏倚效应，研究者应该建立定义每个重要结果的特异性标准，并在随访中始终贯彻之;另外,应该使这些标准有足够的客观性。

4.影响预后的因素　　一些重要的因素能影响预后,如肿瘤的分期、治疗的手段等。一项好的研究,其最终结果一般会描述不同亚组患者的不同预后。研究疾病预后,首先要判断研究报告中有无对重要因素进行分析。对于重要的预后因素可通过分层分析方法,或应用多因素回归分析来校正。因此在阅读文献的方法和结果部分时,应确定所感兴趣的亚组的预后结果。要明确所有的预后因素都是预测结果的发生,而非用于解释结果。

二、预后研究的结果是什么

1.研究结果发生的可能性评估　　确定研究结果因素后,需要了解在一段时间内该研究结果发生的概率。预后研究的定量结果是在一段时间内发生的结果的事件数,如生存率,通常用以下三种方法来描述:在某一特定时间点的生存百分数,如 1 年生存率或 5 年生存率,这是用简单的率来表示结果发生的平均概率;中位生存期,即研究中 50% 的患者死亡所需随访的时间;生存率曲线,即在每一个时间点,研究样本中没有发生该结果(死亡)的比例(通常以百分数来表达)。

2.研究结果发生概率的精确估计　　预后的概率只是一个平均水平,但由于研究对象只是一个样本,需要对总体做出可信区间的估计。在大多数生存曲线中,随访期中较早的一段与较晚的一段相比,有随访结果的患者更多。其原因是失访,或是有些患者入组时间较晚,导致在整个研究的早期会有较多的所期望的结果。换言之,生存曲线的前一部分精确度较高,表现在生存曲线上,就是曲线左侧部分的点的估计值的可信区间较窄。

还有一种估计可能性大小的方法,就是通过对预后因素的相对危险度或风险比来计算可信区间。一般预后的研究结果都应提供 95% 可信区间,区间越窄,可信度越高。如果文章中未提供可信区间,必要时应根据需要将文章中的数据按照相关公式计算可信区间。

三、预后研究结果是否有助于解答患者的临床问题

1.文献中的研究对象与研究的患者比较　　将文献中的研究对象与研究的患者比较,就要求研究者仔细阅读文献中研究对象的人口学特征及临床基本资料部分的描述。显然,要找到和自己的患者特征完全相同的文献相当困难,或根本找不到,只能说你的患者的特征与文献研究中所描述的研究人群的临床特征越接近,将文献的研究结果用于自己的患者就越有把握。

2.研究结果是否可直接用于临床　　根据文献提供的预后,有助于医生做出治疗决策。如果一项可信、精确而推广性高的研究结果显示疾病有良好的预后,则十分有助于医生向焦虑的患者或其家属做出解释而使其放心。如果研究结果显示疾病预后不良,就应该与患者及家属进行有关不良结局的讨论。

(张博恒　黄晓铨)

【思考题】

(1)试述常用预后研究设计方案及其优缺点。

(2)如何评价一篇预后研究的论文?

(3)试述造成预后研究中的样本代表性不足常见的原因。

第五章

系统综述和 Meta 分析

教学目的

- **掌握：**① 系统综述与 Meta 分析的基本概念；② PICOS 的含义；③ 森林图的含义；④ 文献评阅的方法。
- **熟悉：**① 系统分析和 Meta 分析的基本步骤和注意事项；② 漏斗图的含义。
- **了解：**Meta 分析异质性意义及模型选择。

第一节　系统综述与 Meta 分析的概念

系统综述(systematic review,SR)，又称系统评价，是针对某一特定的临床问题(可涉及临床实践中任何方面，包括预防、医疗、护理、政策等)，系统而全面地收集全世界所有已发表或未发表的相关研究文献，根据研究目的和临床流行病学原则，对文献进行评价并筛选出符合质量标准的文章，进行定量或定性的综合，得出综合可靠的结论。

对有争议或相互矛盾的小样本研究，系统综述可通过严格的、科学的方法进行分析和合成，探究其分歧的原因，很大程度上提高了医学信息的可靠性和科学性，为临床实践提供决策依据和今后的研究导向。但由于系统综述是对原始文献资料的二次分析和综合，必然会受原始文献的质量、系统综述的方法以及评价者本人的主观认识的制约，因此在阅读与应用系统综述的证据时，仍需要持谨慎的批判态度，不能盲目接受，避免误导。

Meta 分析是一种数据定量合成的统计方法。Meta 分析过程需要对多个研究的结果进行异质性分析，并根据异质性分析结果选择恰当的模型(固定效应模型或随机效应模型)，Meta 分析的结果展示常借助森林图。

第二节　系统综述的步骤

Cochrane 系统综述常被认为是评价干预措施效果最好的资源。Cochrane 系统综述包括九个步骤，分别是：① 构建进行系统综述的临床问题，并确立纳入研究的标准；② 文献检索与研究选择；③ 选择研究和收集需要分析的数据；④ 按照循证实践的原则和方法对纳入的研究的质量进行评价；⑤ 分析数据并进行 Meta 分析；⑥ 阐述报告偏倚；⑦ 呈现结果和发现；⑧ 解释结果并提出结论；⑨ 对系统综述结果进行改进与更新。

一、基于 PICOS 构建系统综述的问题

提出的临床问题应具有科学性和临床适用性,并有可能通过研究得到回答。形成问题将决定系统综述的结构和评价过程。系统综述解决的问题比较专一,涉及的研究对象、治疗措施、结果因素相似或相同。因此,在确定题目时,应围绕研究问题明确四个要素,即定义研究对象(participant,P)、干预措施(intervention,I)、对照措施(comparison,C)和结果因素(outcome,O)四个要素。常采用 PICO 格式简洁明了地阐明研究问题,但在具体进行系统综述时,特别是确定纳入研究的标准时,还要考虑研究设计(study design,S),PICO 变成 PICOS。

1. 研究对象(P)　　明确要研究的患者的特征,如患者的性别、年龄、种族、是否伴随疾病等。当然,可以进一步限制患者特征,但一定要有合理的生物学或社会学意义。例如,研究分子靶向治疗药物治疗恶性肿瘤的疗效时,需要对肿瘤细胞类型、分化程度、肿瘤分期,甚至是基因表型等进行限制。

2. 干预措施(I)　　有一个明确的干预措施。表面上看,干预措施比较容易定义,但在实际应用中需要谨慎。例如,同样的药物,要明确其药物的剂型、剂量、给药途径、疗程。当研究涉及定义一类药物的疗效时,如研究血管紧张素受体拮抗剂类药物抗高血压的疗效时,更要注意药物应用的细节。

3. 对照措施(C)　　研究一个干预措施的效果,通常是相对其对照而言。对照干预可以是空白对照,即安慰剂,也可以阳性对照。就阳性对照而言,可以是标准疗法,也可以是某一特定的对照疗法。对照不同,其相对效应也会不同,所以必须在计划书中明确说明对照是什么,以避免混淆。

4. 结果因素(O)　　循证医学尤其强调终点结果因素。评价者既不要遗漏重要的研究结果,又要避免罗列过多不重要的结果因素。有时不同的文献采用不同的结果因素,如果可以转换的要尽可能转换,如有必要可与文献作者联系,否则只能舍弃。

5. 研究设计(S)　　不同的问题有其特殊的研究设计。随机对照试验被认为是研究疗效的最佳设计方案,而诊断试验则完全不同。同是病因研究,也因为发病率不一而选择队列研究或病例对照研究。不过在临床实践中,并不是绝对的,要回答一个临床问题,可能有多种研究方法。例如,疗效的研究,理想的方法是应用随机对照研究设计,也可以应用非随机对照研究、队列研究、病例对照研究等设计。在进行 Meta 分析时不要将不同设计的结果混为一谈,可以独立分析,相互印证。应用非随机的对照研究需要注意避免两方面的偏倚。其一,设计是否考虑主要混杂因素的控制,如很多已知的影响效果的因素。同时,由于没有随机化或使用盲法,可能会夸大疗效,下结论时应慎重。其二,特别要重视发表偏倚的问题,进行相关的分析。

确定 PICOS 后,系统综述需要制定相应的研究入选标准和排除标准。这些标准一般与研究质量、研究对象、干预措施和对照措施、结果因素和随访时间相关。临床试验质量和特征会影响结果。理想情况下,系统综述只对那些设计和实施良好的随机对照研究进行综述,也就是入选标准应要求患者随机分组、根据意向性治疗原则进行分析,客观分析并采用盲法。但是,评价研究质量过程往往是主观的,而且许多研究的报告常不完整,所以,在实际进行系统综述时,通常先定一个基本的入选标准,后续可以通过敏感性分析来

校正研究质量。

二、文献检索与研究选择

明确了系统综述所要研究的问题,结合文献纳入标准和排除标准,创建合理的文献检索策略。检索时宁可多选也要尽量避免遗漏。制定检索策略、进行全面无偏的检索也是系统综述的特点。最好不要有语言和时间的限制。检索策略的制定可参照 Cochrane 协作网各专业组制定的检索策略。检索的过程最好由两个以上的作者独立完成,再相互印证。

系统综述中的相关研究的查找策略应该是被明确描述的。检索策略的制定需要充分考虑研究问题所涉及的四个方面:即研究对象、干预措施、对照措施和结果因素。检索的手段有电子检索和手工检索,检索发表及未发表的资料。常用的英文数据库包括MEDLINE、Embase、Cochrane 图书馆等,常用的中文数据库包括中国生物医学期刊库(CBM)、中国知网(CNKI)、万方数据库等。不同数据库有自己的侧重,如 MEDLINE 和Embase 两个数据库重复率只有 34%,所以在做系统综述时应该同时查找多个数据库,特别是一些灰色数据库。此外,还应注意文献的检索要尽可能包括那些未发表的研究,这些研究的结果往往与发表的研究不一致。发表偏倚就发生在这种情景。

所有检索到文章(包括以前发表的综述)的参考文献也是一个获得完整数据库的有效而简单的补充。此外,Cochrane 图书馆中的数据库之一——疗效综述的摘要数据库(Database of Abstracts of Reviews of Effectiveness,DARE)也能提供以往发表的临床试验效果评价的信息,可作为参考。其他文献如技术总结报告、会议文章汇编、研究生论文等可能是获得那些未发表文献的重要途径。若涉及药物或医疗器械,甚至可以向生产厂家索取有关资料。与同领域专家交流,获得已经完成而尚未发表,或从未发表的临床试验结果也是获得完整数据库的补充。例如,临床研究注册系统[如美国临床试验注册库(ClinicalTrials.gov)、中国临床试验注册中心等]就是开展临床研究的途径之一。

选择研究是指根据事先拟定的入选标准和排除标准,从收集到的所有文献中检出能够回答研究问题的文献资料。评估所有可能合格的文献是否满足系统综述的入选标准和排除标准。文献的判断过程有一定的主观性,一般要求两人独立进行,若出现分歧的情况,由双方讨论协商解决或第三方裁定。

三、纳入文献质量的评阅

研究质量是指研究的结果是否真实地反映了客观实际情况,主要是指内部真实性,其评价方法主要看该研究在设计、实施和分析中的可靠程度。相对应的是研究的外部真实性,指研究中的对象、干预措施和结局测量等特征对问题和结果的解释所产生的影响。

系统综述需要对纳入研究的质量进行严格文献评阅,目前有不同的质量评价工具用于研究的质量评价,对不同设计类型也有不同评价方法。常用的有改良 Jadad 评分,但近年来较多地采用 Cochrane 推荐的质量评价标准——偏倚风险评估(risk of bias),该工具强调了试验设计和实施的质量,条目定义清晰规范。通过评价其可能存在的偏倚来反映研究的真实性,将随机对照试验的质量评为低风险、高风险和风险不确定三类。

在 Cochrane 偏倚风险评估中,常见的偏倚类型有:① 随机分配方案的产生[random sequence generation,归属于选择偏倚(selection bias)],产生的原因是随机不充分,包括伪随机,导致影响预后或疗效的研究对象特征在治疗组间存在的系统差异。② 随机分配方案的隐藏(allocation concealment,归属于选择偏倚),产生的原因是分组前没有做到分配方案的隐藏,研究人员有意不遵循分配方案,导致影响预后或疗效的研究对象特征在治疗组间存在的系统差异。③ 受试对象和研究人员设盲[blinding of participants and personnel,归属于实施偏倚(performance bias)],产生的原因是受试对象和研究人员在研究过程中获知治疗分组的情况,导致除干预措施外,治疗组间其他医疗措施存在的系统差异。④ 结局测量时设盲[blinding of outcome assessment,归属于检测偏倚(detection bias)],产生的原因是研究结局测量者知道治疗分配方案,导致结局测量时治疗组间存在的系统差异。⑤ 结局数据不完整[incomplete outcome,归属于退出偏倚(attrition bias)],产生的原因是不完整结局数据的数量、性质和处理方法导致研究结果的系统差异。通常辨别的方法作者是否应用了意向性分析。⑥ 选择性报告[selective reporting,归属于报告偏倚(reporting bias)],产生原因是作者只选择某些结局进行报告。

与随机对照研究相比,非随机干预性研究和观察性研究都更容易受到偏倚风险的影响。由于非随机干预性研究和观察性研究的设计多样,如非随机对照试验、队列研究和病例对照研究等,目前尚无一种通用的文献质量工具。目前,最常用的是纽卡斯尔-渥太华量表(Newcastle-Ottawa Scale,NOS),该工具多是针对经典的队列研究和病例对照研究设计,但是对这两类研究的多数衍生设计并不适用。NOS量表包括三大块(人群选择、可比性、结果测量),分别开发了针对队列研究和病例对照研究的NOS评价标准,采用星级评分系统,满分9颗星。

系统综述对研究质量评价有重要的意义:① 作为系统综述的研究纳入标准;② 在Meta分析中根据质量高低进行敏感性分析,甚至可以赋予每个研究的权重;③ 探索质量与研究结果异质性之间的相关性,有助于结果的推论;④ 有助于综述结论的建议分级;⑤ 根据现有研究的不足,提出进一步研究的建议。

四、资料提取

资料提取就是将能反映原始研究概况的资料提取出来,将原始资料条理化、数据化,既便于集中分析,又便于读者了解资料的情况。资料提取是进行系统综述的基础工作,是原始研究与系统综述分析之间的桥梁。资料提取原则上应能尽量详尽而准确地反映原始资料情况。资料的收集需要根据具体研究特点设计标准化的资料提取表,提取表通常包括文献来源、研究的合格性、研究的设计与方法、研究的特征和供综合分析的数据等四部分内容。这些资料的收集通常有一定的规范和条目要求,特别是研究质量要素,如随机分配方案的产生、随机方案的隐藏、盲法、样本量估计;研究特征包括研究对象、干预措施、对照措施和结果因素;供系统综述资料分析数据的收集往往与资料分析结果的解释,异质性的探索等密切相关,需要十分重视。

资料提取表可以采用纸质也可以应用电子表格,由2名评价员对符合纳入标准的试验独立进行提取数据,完成后交叉核对。不一致处通过讨论协商确定,或由第三方判定。数据提取后还应对数据提取和质量评价的一致性进行评价。

五、资料的定性与定量综合

系统综述包括考虑定性与定量两方面的分析。定量分析,即Meta分析,比较直观,近年来 Meta 分析的方法学上进展也较多,被广泛接受,有时甚至被滥用。定性分析其实一直是系统综述的一个重要方法,尤其适合对新的临床问题分析,近年来逐渐受到临床医生的重视。决定定量还是定性分析,需要考虑几方面问题:纳入研究是否存在异质性,数据是否适合定量分析,定量综合后结果的意义是什么,定性分析是否能更全面地了解临床问题等。定量分析包括以下几个方面:

1. 效应的合并　　应根据资料的类型及评价目的选择效应量和统计方法。对于分类变量,可选择比值比、相对危险度、危险度差值等效应指标。对于连续性变量,当结果因素的度量单位相同时应选择加权均数差值(weighted mean difference);而当结果因素的度量衡单位不同时,应选择标准化均差(standardized mean difference)。进行效应合并时,根据各研究间是否同质,相应地选择固定效应模型和随机效应模型。Meta 分析的结果常用森林图来表示。

2. 同质性(homogeneity)检验　　或称为异质性(heterogeneity)检验,是对原始研究之间结果的变异程度进行检验。如果有显著性差异,同样不宜将不同研究的结果进行合成,或考虑选择随机效应模型合成结果。当研究结果间存在异质性时,不要轻易下结论,应慎重分析异质性的来源和临床应用时的解释。

3. 敏感性分析　　系统综述综合了很多单项研究,故当研究总数不多,而某项研究又比较极端时,应考虑加入或排除该研究是否会极大地改变结论,从而判断结果的稳定性。

4. 偏倚的检测和处理　　减少偏倚是结论真实的可靠保证。同样在系统综述中也要尽量减少偏倚。发表偏倚(publication bias)是系统综述中常见的偏倚,它是指阳性结果的研究容易得到发表,而阴性结果不容易获得发表,因而人为地造成治疗效果的片面夸大。

六、对结果的解释

系统综述需要对综合定量分析(Meta 分析)或定性分析的结果进行解释。对所有纳入研究的质量、干预措施的效应进行概述和分析,对不同条件下干预措施效应进行分析、综合结果与其他类型研究的结果进行比较,最后对证据的强度、推广应用性、不良反应及结论意义等方面进行讨论,形成对临床实践有指导意义的建议,以及指导进一步临床研究的线索。

1. 证据的强度　　首先应对最后纳入文献的方法学质量和系统综述本身质量进行讨论,这部分内容将决定系统综述所得结论的强度。其次是对未纳入的文献加以讨论,有不同意见时应引起重视,尤其是那些不良反应的信息。有时研究很难提供治疗与重要结局之间的因果联系,特别是对少见病的危险因素研究只能提供间接证据,如采用中间指标,或称替代指标,这需要长时期的观察来证明其疗效。

2. 推广应用性　　临床工作者需要根据系统综述所提供的信息为临床服务,但在应用时必须判断这些信息是否适合,如患者是否相似、研究场所是否相似等。若系统综述的结论来自成人,则该结论应用于儿童将会十分冒险。所以要求评价者对证据可能应用的情况及影响效果因素进行讨论,包括生物学或文化的差异、患者对治疗的依从性、患者特征、治疗费用及患者的态度。

3. 不良反应　　评价者应当充分说明治疗可能带来的不良反应。高度重视不良反应的发生频率及严重程度。

4. 结论的意义 评价者需要对系统综述的发现对临床实践的意义进行总结,说明该结果对临床实践和进一步研究具有什么样的意义。

七、对系统综述结果的修订与更新

循证医学所要求的最佳研究证据具有时效性,随着临床研究新结果的产生,系统综述的结果需要进行相应的更新。全球每年发表大量的临床随机对照试验结果,系统综述中位生命周期为 5.5 年,因此有必要定期对系统综述进行更新。另外,系统综述是一种科学严谨的系统方法,有助于临床决策、卫生政策制定等,但对系统综述不能过于迷信,其质量仍依赖于自身方法学的完善及所入选的单个试验的质量。更重要的是,系统综述结果最终需要接受临床实践的检验,当系统综述提出建议与临床实践的结果不符合时或存在不足时,系统综述需要做出修订或纠正。

第三节 Meta 分析的统计方法

Meta 分析的统计基础属于多中心研究中的统计理论范畴,但由于 Meta 分析的资料往往来自文献报道结果而不是原始资料,它所用的统计方法具有特殊性,但其原理与其他统计方法是类似的。

一、Meta 分析中资料的异质性和统计模型的选择

1. 评价资料的异质性 按 Meta 分析的原理,只有同质资料的合并、比较才有意义。异质性检验(heterogeneity test)是 Meta 分析的一个重要内容。Meta 分析过程必须对多个研究的结果进行异质性分析,尽可能找到导致异质的原因,并有效解释。文献间的异质性主要表现为三个方面:生物学异质性、方法学异质性和统计学异质性。

生物学异质性主要是指研究对象、干预措施及研究终点的差异。产生生物学异质性的主要原因有研究对象的差异(纳入和排除标准不一致造成研究人群的特征不同,如年龄、性别和种族、疾病严重程度的差异)、干预措施的差异(如剂量、剂型、用药途径、疗程、依从性等不同)、结局评估的差异(结局的定义和结果的表达方式、不同的测量方法和测量时点)。

方法学异质性主要是指由于研究设计、实施、分析的不同引起的差异。产生方法学异质性的主要原因有分配隐藏的方法不同、盲法的方法不同、研究过程中对结局的定义和测量方法的不一致、统计分析方法不同,尤其是对退出或失访病例、缺失资料病例的处理方式不同。

生物学异质性和方法学异质性主要根据专业知识判断,若各研究间的两种异质性较大,则不能轻易合并。

统计学异质性主要是指各个研究之间效应值的差异,它是生物学和方法学上多样性的直接结果,可以进行定量的、客观的评价。评价统计学异质性采用异质性检验(heterogeneity test)有:① 图示法,森林图(forest plot)和拉贝图(Labbe plot)。② 统计

学检验法,异质性的检验方法有 Q 统计量的卡方检验、I^2 统计量。Q 统计量的卡方检验检验效能较低,判断异质性设定的 P 值与效应值的统计学检验判断标准不同,通常是以 $P<0.1$ 作为具有异质性的判断标准,而不是通常设定的 $P<0.05$ 为判断标准。如果纳入研究较多,即使这些研究间的效应量是同质的,由于抽样误差的存在,也可能出现异质性检验结果有统计学意义,即 $P<0.05$,所以在应用 Q 检验法结果时应慎重。I^2 统计量定量地描述异质性的大小,$I^2=0$,表示完全同质;$I^2<25\%$,表示低异质性;I^2 为 $25\%\sim50\%$,表示中等异质性;$I^2>50\%$,表示高度异质性;$I^2>70\%$,建议定性描述,不合并结果。需要注意的是,缺乏统计学的异质性,也不代表没有生物学异质性。

2. 固定效应模型和随机效应模型　　Meta 分析所用的统计方法分为固定效应模型(fixed effects model)和随机效应模型(random effects model)的统计方法。固定效应模型的统计假设个体研究间的效应无差异的情况(具有统计学同质性),即假设各个研究是一个总体的随机样本,具有相同的总体效应。而随机效应模型假设干预措施效应对不同的对象或使用不同的对象将产生不同的效应,即该措施的效应不具统计学同质性。固定效应模型的统计方法常用的包括 Mantel-Haenszel 法、Peto 法和 General Variance-Based 法,随机效应模型的统计方法常用的是 DerSimonian and Laird 法。

当存在明显异质性时,应首先检查提取与输入数据的环节是否存在错误,然后探索分析异质性的来源,针对原因寻求解决办法。如果异质性太强,需要检查生物学异质性,若同时存在生物学异质性,可以放弃资料合并,改为单个研究的效应分析;若生物学异质性在可以接受的范围,进一步分析可采用随机效应模型,并与固定效应模型结果相比较。可以应用 Meta 回归等高级的方法进行分析,或进行敏感性分析和亚组分析探讨异质性产生的原因,以及去除异质性以后的效应变化情况。

3. 评价效应的指标选择　　测量的指标常分为二分变量或连续变量。当比较两组患者的治疗效果时,可应用二分变量。这些变量包括相对危险度、比值比、危险度差值。较常用的是相对危险度和比值比,用它们来估计治疗的相对效应;而危险度差值则是用来估计治疗的绝对效应。连续资料可以是治疗组和对照组之间的粗平均数差值或相关系数等。在人群中进行的病例对照研究中,效果大小的估计可以是比值比或归因危险度;对非实验性研究,常用的效果估计是比值比或相对危险度;而在随机对照研究中,最常用的危险度差值或平均数差值。各种指标的选择均有其优缺点,在进行 Meta 分析之前应仔细考虑。

Meta 分析的方法和特殊的公式受效应测量的影响。表 5-5-1 总结了效应测量形式和统计方法的选择。

表 5-5-1　效应测量形式和统计方法的选择

统 计 方 法		效 应 测 量 形 式
固定效应模型	Mantel-Haenszel 法	比(比值比,相对危险度)
	Peto 法	比数比(比值比)
	General Variance-Based 法	比(所有类型)、差值(危险度差值、平均数差值等)和回归系数
随机效应模型	DerSimonian and Laird 法	比(所有类型)、差值(危险度差值、平均数差值等)

二、Meta 分析森林图的解读

Meta 分析通过对多个研究的效应值进行合并分析,并报告其效应值的可信区间,可以通过森林图的形式呈现分析的结果,图 5-5-1 以一条中心垂直线为无差异线为界(二分变量对应的数值为 1,连续变量对应的为 0)。试验结局的效应值横向排列,每一横线代表效应值的分布(可信区间)情况,中间的方块代表该试验效应的点估计值,若该横线触及或跨越中线,则表示该试验干预与对照比较的结局效应差异无统计学意义。横线中央的方框代表组间比较的效应值,方块的大小代表该试验在 Meta 分析中所占的权重。综合效应值为一菱形方块表示,中心为点估计值,两端表示可信区间。若菱形方块在中线的右边表示干预措施的效果优于对照组。

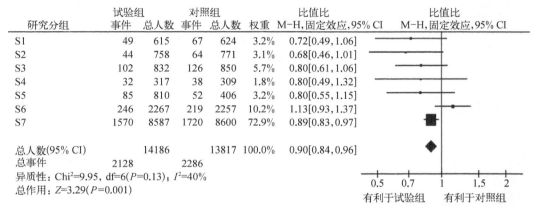

| 研究分组 | 试验组 | | 对照组 | | 权重 | 比值比 | 比值比 |
	事件	总人数	事件	总人数		M-H,固定效应,95% CI	M-H,固定效应,95% CI
S1	49	615	67	624	3.2%	0.72[0.49,1.06]	
S2	44	758	64	771	3.1%	0.68[0.46,1.01]	
S3	102	832	126	850	5.7%	0.80[0.61,1.06]	
S4	32	317	38	309	1.8%	0.80[0.49,1.32]	
S5	85	810	52	406	3.2%	0.80[0.55,1.15]	
S6	246	2267	219	2257	10.2%	1.13[0.93,1.37]	
S7	1570	8587	1720	8600	72.9%	0.89[0.83,0.97]	
总人数(95% CI)		14186		13817	100.0%	0.90[0.84,0.96]	
总事件	2128		2286				

异质性:$Chi^2=9.95$, df=6($P=0.13$);$I^2=40\%$
总作用:$Z=3.29$($P=0.001$)

图 5-5-1　Meta 分析森林图例及关键点标注

M-H,Mantel-Haenszel 法;Chi^2,卡方统计量;df,自由度,I^2,I^2 统计量

三、发表偏倚的检测

系统综述由于是对既往已经完成的临床试验进行分析,这些资料通常来自期刊上发表的文章。而那些不具有统计学意义的阴性结果的研究,相较于有统计学意义的阳性结果的研究更难或没有机会获得发表。换句话说,就是阳性结果的研究比阴性结果的研究更容易被投稿和被发表。这个矛盾就使系统综述容易产生了发表偏倚。检测发表偏倚的统计学方法很多,但最常用的是应用漏斗图(funnel plot),如图 5-5-2 所示。

该方法假设样本量越大的研究,其结果越接近于干预措施效应的真实值。反之,样本小的试验,由于机遇的作用,其结果就会比较分散,有的效应值可以很大,有的可以很小。因此,对于一个干预措施的评价从倒置漏斗图来看应该是对称分布的,当出现了不对称的情况,则可以推断可能存在发表偏倚。应该注意的是倒置漏斗图不对称还可能因为纳入的试验总体质量较差,试验数少(机遇的作用),或效应变异性过大引起。当纳入系统综述试验数太少时(如低于 10 个),进行倒漏斗图分析对结果的解释需要慎重,这时候的判断往往不准确。

对于系统综述来说,目前要求的临床研究登记、注册制度,并建立相应的数据库有望降低这种偏倚。因为临床研究一旦注册,不管发表与否都应该提供研究结果。

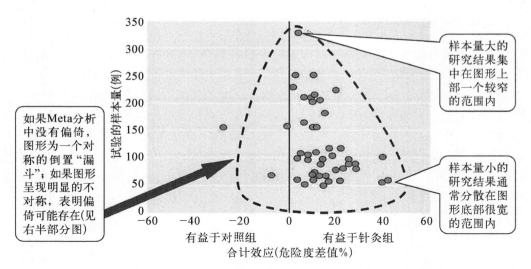

图 5 - 5 - 2　漏斗图示例及标注(TANG JL, ZHAN SY, ERNST E, 1999)

四、敏感性分析

　　敏感性分析(sensitivity analysis)是通过去除某些可能影响结果的研究后,重新对资料进行 Meta 分析,其结果与未去除时的 Meta 分析结果进行比较,探讨该干预措施的综合效应值稳定性及可靠性。若敏感性分析的结果与原结果无显著差异,则可推论该干预措施的效应值稳定,可信度高;反之,则表明结果稳定性差,可靠性较低,作结论时应当谨慎。

　　在实践中,系统综述的作者可以通过改变一些不确定的条件对某一类研究或人群重复分析。例如,分析随机对照设计的试验或非随机对照试验的治疗效果,以评估研究设计的影响;排除一些低质量或高偏差的研究,以评估研究质量对结果的影响。通常可以从以下角度考虑敏感性:① 研究设计,受试者特征、干预措施特征、对照的特征、终点指标以及研究类型。② 数据,数据分析集、样本量大小、缺失数据的处理。③ 分析方法,使用不同的统计模型,如固定效应模型或随机效应模型。④ 其他,如研究质量或偏倚风险。但是,敏感性分析不仅限于以上提到的这些内容。

第四节　系统综述的注册与报告规范

一、系统综述的注册

　　为保证系统综述的真实性和透明性,与其他类型研究一样,系统综述研究也被要求注册,常用的注册平台是 PROSPERO 网站(https://www.crd.york.ac.uk/PROSPERO/),注册时需要填写系统综述研究方案的简要内容,网站将永久保存。待审核后即可获得PROSPERO 注册号。

二、系统综述的报告规范

在应用系统综述提供的证据之前,有必要对系统综述本身的质量进行评价。这主要看系统综述报告是否规范、是否具有科学性。为此,1996 年 10 月由临床流行病学家、临床专家、统计学家、专业从事 Meta 分析的人员和编辑组成方法学小组,发布了一部针对随机对照试验系统综述和 Meta 分析报告质量的指南,即 QUOROM 声明(quality of reporting of Meta-analyses statement)。随后,方法学家对该指南做出修订,制定了系统综述和 Meta 分析优先报告条目,即 PRISMA 声明,目前最新版本是 PRISMA 2020 声明。该声明由 27 个条目的清单和 1 个流程图组成,主要针对的是随机对照试验的系统综述,但也适合作为其他研究类型系统综述报告的规范,尤其是对干预措施进行评价的研究。读者可以从 PRISMA 网站免费获取详细清单和解释(http://www.prisma-statement.org/)。报告规范也是我们应用系统综述处理临床问题的科学性评价重要依据。

(张博恒　吕敏之)

【思考题】

(1) 简述系统综述的基本概念。

(2) 简述系统综述的基本步骤。

(3) 系统综述中如何提出临床问题? 简述关于临床疗效问题的四要素。

(4) 如何处理 Meta 分析资料的异质性?

(5) 如何解读 Meta 分析的森林图?

(6) 如何解读漏斗图?

第六章

临床实践指南的评价与应用

教学目的

- **掌握：** 临床实践指南的评价。
- **熟悉：** 临床实践指南的应用原则。
- **了解：** GRADE 证据质量和推荐强度分级。

第一节　临床实践指南的概念

临床实践中，医生每天接触大量的患者，患者就诊时提供给医生很多关于自己病情的信息，随后也会询问医生得的是什么病，为什么会得，如何治疗，能治好吗，是否会有后遗症等问题。对临床医生来说，那就是诊断、病因、治疗和预后的问题。医生不但要回答患者，还需要给患者合适的诊疗处理。回答这些问题，做出合适的临床决策，医生依据的是什么？

循证医学要求在处理临床问题时，以足够的科学证据作为依据。原始的临床研究，无论是病例对照研究、队列研究还是随机对照试验，都是很好的证据。这些原始研究虽有更新及时、能回答的问题多种多样等优点，但大多样本量较小，且人群代表性不强；原始研究虽来源广泛，获得途径容易，但每项研究均需要临床医生进一步评价。系统综述和 Meta 分析虽然克服了上述缺点，但常常是针对患者的某个特殊问题或者特殊治疗进行的评价，缺少对一种疾病或一类疾病的患者包括从诊断到治疗，乃至预防等多方面的综合处理意见，并且缺少权威性。临床实践指南（clinical practice guidelines）具有科学性、系统性和权威性，是临床实践中更广泛应用的决策依据，也是规范医疗行为、减少医生之间差异的有效措施。

从美国医学研究所（Institute of Medicine，IOM）对临床实践指南定义的变化，可以看出我们对其内涵的认识不断深入，对其科学制定和应用也不断提出更高的要求。1990 年 IOM 将其定义为系统开发的多组指导意见，帮助医生和患者针对具体临床问题做出恰当处理和决策，从而选择合适的卫生保健服务。2011 年 IOM 将其定义为通过对证据的系统回顾以及对各种备选方案进行利弊评价和权衡之后，提出的优化推荐意见，从而更好地服务患者。可见，临床实践指南是以循证医学为基础，对现有证据进行系统分析评价之后再结合专家经验，权衡各种备选方案的利弊，经过充分讨论形成的针对临床疾病处理的共识意见。临床实践指南是官方政府机构或学术组织形成的医疗文件，将规范化医疗与个体化医疗相结合，对提高医疗质量起了重要的推动作用，其目的是规范医疗行为、提高医疗质量、控制医疗费用。

第二节　临床实践指南的制定过程

　　根据临床实践指南的最新定义,我们可以知道循证医学的理念、原则和方法在指南制定中的重要地位和作用。为了严格、规范、科学、公正、透明地制定指南,包括世界卫生组织在内的多个国际、地区机构部门及学术组织都有相应的指南制定的规范和流程。我国中华医学会也在 2016 年版的基础上,于 2022 年颁布了更新的《中国制订/修订临床诊疗指南的指导原则(2022 版)》。总体来讲,临床实践指南的制定可以分为三个阶段(图 5 - 6 - 1):计划阶段,制定阶段,发布、推广和更新阶段。

　　指南制定者一般应当在相关机构、部门备案批准后进入计划流程。指南计划阶段应包括遴选指南主题,确定指南类型(标准指南、快速指南、改编指南等)和应用人群、目标人群,确定工作组组成(一般应包括临床专家及相关的其他学科的人员,包括循证医学专家、卫生经济学专家、患者代表等),明确及管理利益冲突,调研并以 PICO 方式构建临床问题。制定者应当完成指南制定计划书,并进行注册(如国际指南注册与透明化平台 http://www.guidelines-registry.org)。

　　在指南制定阶段,制定者应该进行严格、全面、可重复的文献检索,并进行证据合成与综合评价。指南制订者可在评价其质量和时效性之后纳入已发表的系统评价。若无符合要求的系统评价,则应重新修改。基于不同的临床结局,对多个研究证据所组成的证据体指南制定工作组常常采用 GRADE 等方法进行全面评价(见本章第三节);并在此基础上,综合考虑资源利用、患者偏好与价值观、公平性和可及性等多方面的因素,通过德尔菲法和名义群体法,以及面对面的共识会议等

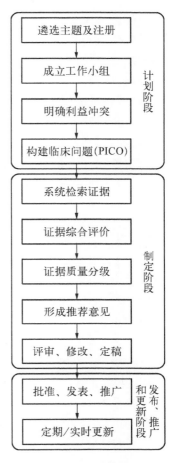

图 5 - 6 - 1　临床实践指南的
制定流程

方法达成共识,形成推荐意见。由 GRADE 工作组研发的"证据到决策"(evidence to decision,EtD)为如何产生最佳的推荐意见提供了理论框架。当证据质量低或缺乏直接证据时,专家意见和专家证据在共识和推荐意见的形成中发挥了重要的作用。在上述工作基础上,指南制定工作组起草指南文本后还须进行内部和外部评审,整合评审意见之后,形成指南的正式文本。在这个过程中,按照指南报告的规范进行书写,能够提高指南撰写的完整性和透明度,增强指南推荐意见的可信度,同时也有助于使用者更好地理解和实施指南。当前用于指导指南报告的文件有 AGREE Ⅱ 和 AGREE-China 报告清单(见本章第四节),以及 RIGHT 清单(http:// www.right-statement.org/)。

　　指南完成并获得批准后,推荐通过多种方式、多个渠道发布、推广指南,促进其知晓和执行。指南应有定期更新的计划,且当有重要证据变化时应适时进行补充更新。

第三节　临床实践指南的证据分级及推荐强度

循证临床实践指南的制定首先是基于当前最佳的研究证据,这需要对原始研究和二次研究等进行科学的、全面的评价,并对其进行分级。当前,临床实践指南越来越多地采用 GRADE 标准(具体详见本篇第一章　循证医学概述相关内容)进行证据质量和推荐强度分级,以保证指南的科学性,并且更有利于指南的理解、传播和应用。以下有 2 个基于 GRADE 标准的例子。

(1)关于幽门螺杆菌的处理,《第六次全国幽门螺杆菌感染处理共识报告(非根除治疗部分)》提到,"根除幽门螺杆菌的获益和风险在不同个体之间存在差异,对于感染者应进行个体化评估和处理。证据等级：B;推荐强度：强;共识水平：100%"。

(2)关于老年性黄斑变性患者戒烟的建议,循证决策数据库 UpToDate 给到的建议为"Grade 1A"。

上述 2 个例子,都是基于 GRADE 标准。例(1)遵照 GRADE 标准,证据质量分为高、中、低和很低 4 个等级,推荐强度分为强推荐和条件推荐 2 级。并在 GRADE 标准基础上,采用德尔菲法,增加相关专家共识达成情况。例(2)按照 GRADE 标准给出了分级诊疗推荐意见,数字 1 为强推荐,2 为弱推荐;大写字母 A、B、C 分别对应 GRADE 证据质量的高、中和低。因此对于老年性黄斑变性患者,"Grade 1A"代表基于高质量的证据,强烈建议戒烟。

如上文所示,不同指南的证据质量和推荐强度分级可能会采用不同的标准、以不同的形式进行描述。在阅读指南时,需要了解其证据质量和推荐强度分级的标准及方法,还要注意其不同的描述形式,从而能更好地理解指南的推荐意见,并在合适的情况下运用于临床实践。

目前按 GRADE 评价分级来制作的指南日益增多。以下简要介绍一下其证据分级和推荐强度分类。

1. GRADE 证据等级

(1)高：非常确信效应的真实值与估计值接近。

(2)中：对效应估计值有中度信心,真实值可能与估计值接近,但不排除两者大不相同的可能性。

(3)低：对效应估计值的确信程度有限,真实值可能与估计值差别较大。

(4)差：对效应估计值没什么信心,真实值非常有可能与估计值大不相同。

表 5-6-1 为 GRADE 标准证据质量评定等级及其定义,其中证据质量从高到低分别对应⊕⊕⊕⊕、⊕⊕⊕、⊕⊕和⊕,根据研究设计和偏倚、不一致性、间接性、不精确性、发表偏倚、效应量、剂量-反应梯度以及混杂因素等情况调整⊕的数量,最终评定证据的质量。随机试验初始定义为高质量等级(⊕⊕⊕⊕),如果存在一些降级条件,则最终可能为中(⊕⊕⊕),乃至更低;观察性研究初始质量等级为低(⊕⊕),若符合一些升级条件,最终可能为高(⊕⊕⊕⊕)。

2. GRADE 推荐的方向和强度　　推荐有两个维度：方向(支持/反对某项措施)及强度(强推荐/弱推荐)。如果指南作者对某项措施的预期和非预期后果非常有把握,则做

表 5-6-1　GRADE 标准证据质量评定等级及其定义

证据质量等级	如果符合如下条件,升级	如果符合如下条件,降级	研究设计
高(⊕⊕⊕⊕)	**效应量大**	**偏倚风险**	⇐ 高　随机试验
中(⊕⊕⊕)	(+1 大,+2 非常大)	(-1 严重,-2 非常严重)	
低(⊕⊕)	**剂量-反应梯度**	**不一致性**	⇐ 低　观察性研究
差(⊕)	(+1 有剂量-反应梯度证据)	(-1 严重,-2 非常严重)	
	所有可能的残余混杂因素	**间接性**	
	(+1 可降低所显示的效应,+1 如研究未观察到效应,潜在的混杂因素可提示其为假效应)	(-1 严重,-2 非常严重)	
		不精确	
		(-1 严重,-2 非常严重)	
		发表偏倚	
		(-1 可能,-2 非常可能)	

"强推荐";不太有把握的时候则做"弱推荐"。因此,"强推荐"不等同于"优先推荐"。指南作者的"强推荐"意味着在获取相关信息后,所有或几乎所有的医生或患者都会选择"支持/反对"某项措施。"弱推荐"则意味着虽有很多人会选择"支持/反对"某项措施,但也有不少例外。在使用指南的"弱推荐"时,医生需要花更多时间与患者进行交流,更多地了解患者的意愿和价值观,以共同做出循证决策。

GRADE 工作组先后在《英国医学杂志》(*BMJ*)和《临床流行病学杂志》(*Journal of Clinical Epidemiology*)上分别发表了系列文章作详细介绍,均可在其官方网站 http://www.gradeworkinggroup.org/publications/index.htm 上找到其原文链接。读者如有兴趣可以进一步访问及阅读。

第四节　临床实践指南的评价方法

临床实践指南对疾病的诊断、治疗和预防等措施提供明确清晰的推荐意见,通过降低临床实践的差异性和随意性,减少不必要的诊断试验和防止采用无效的治疗手段,从而成为提高医疗质量的有用工具。过去数十年中世界各种相关组织发表了上万种指南,临床实践指南在证据基础上产生,随着新的证据不断出现,应定期更新或适时更新指南内容,从而能更好地为临床实践服务。

好的指南应该具有如下特征。

1. 科学性　　指南的制定团队、制定过程和方法规范、严谨、透明,保证其科学性,同时避免了利益冲突对指南科学性和权威性的影响。

2. 具体性　　指南体现了各种备选方案的有效性和安全性的具体数据,同时还考虑了卫生经济学等问题。

3. 便利性　　指南易于获得、推广;推荐意见明了、容易找到,有流程图或者其他工具、附件帮助临床决策。

对于指南的评价,国际上有通用的 AGREE Ⅱ 的标准。根据我国当前国情,我国亦于 2018 年提出 AGREE-China 指南评价标准(表 5 - 6 - 2)。

表 5 - 6 - 2 AGREE-China 指南评价标准

评价领域	评 价 条 目 和 内 容
科学性/严谨性	1. 指南制定小组由相关的多学科团队组成
	2. 制定指南的背景、目的和应用对象
	3. 用正确、全面的文献检索策略进行证据检索,并提供了全部参考文献列表
	4. 对检索到的证据进行质量评价,对证据/证据体进行分级
	5. 说明了从证据到形成推荐意见的方法
	6. 列出了推荐意见的推荐等级
	7. 发表前经过外部专家的评议
	8. 有指南的更新计划
有效性/安全性	1. 推荐方案的有效性:同一临床问题,如有备选方案,列出备选方案;列出效应大小的具体数据
	2. 推荐方案的安全性:推荐意见考虑了不良作用和安全性,列出安全性相关具体数据
经济性	推荐意见考虑了卫生经济学问题
可用性/可行性	1. 指南表达清晰,推荐意见明确不含糊,容易理解
	2. 指南容易获得和推广
	3. 指南检索和评估了中国研究的证据
利益冲突	指南制定过程有"利益冲突声明"

第五节 临床实践指南的应用原则

自 1993 年在 Index Medicus 可以用"实践指南"作为关键词检索到所需要的内容,美国国立指南文库(NGC,https://www.ahrq.gov/gam/index.html)提供了符合其入选标准的指南和相关证据,且功能完善。世界卫生组织、英国国家卫生和临床优化研究所(https://www.nice.org.uk/)和加拿大医学会(https://joulecma.ca/cpg/homepage)等多个国际和国家级组织机构也提供了临床实践指南。中华医学会和国内其他学术团体近年来也通过期刊和网络发布的各种临床诊治指南,查找原文也非常方便。

临床实践指南有信息量大、收集信息难度高、周期长、更新慢的缺点。尽管如此,由于临床实践指南是具有权威性的医疗文件,对其质量评价显得非常重要。一项好的临床实践指南应具有真实性、可靠性和可重复性。质量不佳的临床实践指南不仅对实践循证医学没有好处,有时还会误导临床医生。

在临床指南的应用中,与其他循证证据一样,临床医生需要确定指南的科学性、适用性,也就是需要对指南进行评价。表 5 - 6 - 3 列出了临床实践指南快速应用原则,在仔细评价指南等真实性时,可参考此表。

表 5-6-3　临床实践指南快速应用原则

1. 指南的真实性如何

　　(1) 指南的制定者是否完成了近期全面的、可重复性的文献回顾

　　(2) 指南的每个推荐意见是否标注了其证据基础及证据分级,并提供相应参考文献出处

2. 如果这个指南是真实的,能应用于当前的患者/医院/社区吗

　　(1) 疾病负担:当前患者的患病概率或出现某种结局的风险如何? 是否能从指南的推荐意见中获益

　　(2) 价值观与意愿:当前患者对干预措施及其可能的结局、后果的意愿如何? 符合指南的推荐意见吗

　　(3) 经济学考虑:当前患者、场所、社区中,执行指南推荐意见可能会增加哪些机会成本、额外消耗哪些资源

　　(4) 其他障碍:在执行指南推荐意见时,是否还有其他障碍? 这些障碍可能是来源于地区、组织机构、历史传统、行为习惯、法律条文等的差异

(陈世耀　袁源智)

【思考题】

(1) 什么是临床实践指南? 其与研究原著、系统综述有何不同?

(2) 临床实践指南中的证据级别指的是什么?

(3) 临床实践指南中推荐意见的等级指的是什么?

(4) 临床实践指南中的推荐意见是如何产生的?

(5) 如何体现临床实践指南的科学性?

(6) 如何体现临床实践指南的实用性/可用性?

(7) 举例说明应用临床实践指南处理临床问题一般包括哪些过程。

(8) 临床实践指南在应用过程中需要遵循哪些原则?

本篇主要参考文献

陈世耀,刘晓青.医学科研方法.2 版.北京：人民卫生出版社,2022.

孙凤,高乐,杨智荣,等.偏倚风险评估系列：(五)非随机干预性研究.中华流行病学杂志,2018,39(3):374-381.

王吉耀.循证医学与临床实践.4 版.北京：科学出版社,2019.

FAGAN TJ. Letter: nomogram for Bayes theorem. N Engl J Med, 1975, 293(5): 257.

HIGGINS JPT, THOMAS J, CHANDLER J, et al. Cochrane Handbook for Systematic Reviews of Interventions. 2nd edition. New York: John Wiley & Son, 2019.

OCEBM LEVELS OF EVIDENCE WORKING GROUP. The Oxford 2011 Levels of Evidence. (2011-1-1)[2023-7-3]. http://www.cebm.net/index.aspx?o=5653.

PAGE MJ, MCKENZIE JE, BOSSUYT PM, et al. The PRISMA 2020 statement: an updated guideline for reporting systematic reviews. BMJ, 2021, 372(n71): 1-9.

SALMAN A, DARWISH T, ALI A, et al. Sensitivity and specificity of Sirius indices in diagnosis of keratoconus and suspect keratoconus. Eur J Ophthalmol, 2021, 32(2): 790-797.

SCHULZ KF, GRIMES DA.《柳叶刀》临床研究基本概念.王吉耀主译.北京：人民卫生出版社,2010.

STRAUS SE, GLASZIOU P, RICHHARDSON WS, et al. Evidence-based-medicine: how to practice and teach EBM (Fourth Edition). Amsterdam: Elsevier, 2011.

TANG JL, ZHAN SY, ERNST E. Review of randomised controlled trials of traditional Chinese medicine. BMJ, 1999, 319(7203): 160-161.

TIELSCH JM, KATZ J, SINGH K, et al. A population-based evaluation of glaucoma screening: the baltimore eye survey. American Journal of Epidemiology, 1991, 134(10): 1102-1110.

第六篇

临床思维

临床思维是临床医生素质教育的核心。临床思维是以患者为中心，通过采集病史、体格检查和选择必要的辅助检查，掌握第一手临床资料，并根据患者多方面的信息进行分析、综合、判断和做出临床决策，从而不断提高医疗质量和效率的过程。

　　本篇介绍了临床思维的基本方法和基本原则，强调了要在实践中不断学习和积累以提升临床思维能力。同时对循证医学如何改变临床思维的模式进行了阐述。

　　临床医生担负着诊断疾病、选择最佳治疗方案的重任。为避免临床医疗工作决策失误，必须重视临床思维的培养，掌握科学的思维方法。

第一章

临床思维概述

教 学 目 的

- **掌握：** 临床思维的基本原则。
- **熟悉：** 临床思维的基本方法。
- **了解：** 临床思维中应注意的问题。

思维（thinking）以人已有的知识为中介，借助语言、表象或动作实现，对客观事物概括的、间接的反映，反映出客观事物的本质属性和规律性的联系。

临床思维（clinic thinking）是医生，运用已有的医学理论和经验，对疾病的表象进行调查、分析、综合、推理、判断等一系列思维活动，由此认识、判断和治疗疾病的一种思想活动和工作方法。它是在疾病诊断、病情随访观察、治疗决策和预后判断等临床实践活动中不可缺少的工作方法。

临床思维主要包括诊断思维和治疗思维。当然临床思维也是临床医学研究的基本方法之一，是每个临床医生都必须在实际工作中逐步掌握、不断完善的一种科学的工作方法。临床医生服务的对象是患者，在医疗实践中要有所发现、有所发明、有所创造、有所前进，就必须学习和运用科学的思维方法，运用的程度可直接反映一个医生认识疾病和处理疾病的能力。

第一节　临床思维的要素

为培养和提高临床思维能力，坚实的医学理论知识是基础，扎实的临床实践是根本，科学的思维方法是关键。

一、坚实的医学理论知识

提高临床思维能力，坚实的医学理论知识是基础。医学属于应用科学，它以自然科学为基础，又涉及社会人文科学知识。同时，人体是一个统一的有机整体，各种疾病的病理变化和机体各种复杂功能之间存在千丝万缕的联系，因此各学科间相互交叉、相互联系。临床思维实际上就是研究和认识各种复杂疾病的现象和内在规律的方法。因此，临床思维不仅必须要有坚实的医学理论知识，还要掌握和运用哲学、逻辑学、认识论、方法论等思维科学方面的知识，并以此来合理运用医学知识。

二、扎实的临床实践

临床医学的实践性极强,没有临床实践就没有临床思维的产生。临床思维的培养和提升离不开仔细的临床观察、临床经验的积累和理论知识的补充。医学泰斗威廉·奥斯勒(William Osler)在 120 年前就说过"Medicine is learned by the bedside, but not in the classroom(医学是在病床边而不是在教室里学的)"。临床实践包含的内容很多,首要的是多接触患者,积极参与患者诊治的全过程。通过各种临床实践活动,如病史采集、体格检查和各种诊疗操作,并细致而周密地观察病情,发现问题、分析问题、解决问题。只有在实践中不断丰富和增加感性认识,使思维建立在丰富的感性认识基础之上,才能上升到理性认识、提升自己的思维能力,增强思维的敏感性和正确性。

三、科学的思维方法

科学思维是对客观事物的一种认识行为、认知方式和认知品质的反映,是尊重事实和证据、崇尚严谨和务实的求知态度、运用科学的思维方法认识事物,解决实际问题的思维习惯和能力。科学的思维具有客观性、精确性、可检验性、预见性和普适性,综合运用各种思维方法,面对新情况,解决新问题,从而有所发现、有所发明和有所创新。在临床通过科学的思维方法,对患者的具体问题进行分析、比较、推理、判断,在此基础上诊断疾病并制定治疗决策。即使暂时诊断不清,也可对各种临床问题的属性范围做出相对正确的判断。这一过程是任何仪器设备都不能代替的思维活动。临床医生通过实践获得的资料越翔实、知识越广博、经验越丰富,这一思维过程就越快捷、越切中要害、越接近实际,也就越能做出正确的诊断。

临床思维方法在过去教科书中很少提及,课堂上很少讨论,年轻医生常常经过多年实践后逐渐领悟其意义,"觉悟"恨晚。如果年轻医生能更早地认识到它的重要性,能够从开始接触临床实践活动时就注重临床思维方法的基本训练,无疑将事半功倍,受益终身。

第二节　临床思维的基本方法

思维方法是人在一定的世界观和方法论基础上所形成的认识事物、研究问题和处理问题的思维方式,影响和引导人们的认识活动和实践活动。临床思维方法是对疾病现象进行调查研究、综合分析、判断推理等过程中的一系列思维活动,由此认识疾病、判断鉴别并做出决策的一种逻辑推理方法。科学的临床思维方法是高水平诊疗技术的基础。掌握基本的临床思维方法,才能快速有效地提升临床思维能力。临床诊疗过程是经过调查、收集、分析、研究临床资料,提出初步诊断,经临床验证做出确定诊断,制定临床决策的,这个过程环环相扣,基本的思维方法自始至终存在。正确的思维方法能使医生在临床实践中头脑更敏捷、分析更全面、决策更正确。

一、推理

推理法,即由已知的信息、判断,经过分析、综合,推出新的判断的思维方法。它是医生从获取临床资料或诊断信息到最终形成结论的中间思维过程。推理由前提和结论两个部分组成。推理不仅是一种思维方法，也是一种认识各种疾病和表达诊断依据的手段。推理可以帮助医生认识诊断依据之间的关系，正确认识疾病、提高整体思维能力。

1. 演绎推理　　演绎推理是从前提出发，运用逻辑规则推出结论的一种推理方法，即从带有共性或普遍性的原理出发，来推测对具体事例的认识并得出新的结论。结论是否正确，取决于临床资料的真实性。演绎推理所推出的临床初步诊断常常是不全面的，因此有其局限性。医生以某一疾病的诊断标准为大前提，以实际病例的临床征象为小前提，进行逻辑推理。例如，成人斯蒂尔病（Still disease）的 Yamaguchi 诊断标准为大前提，结合患者发热、关节痛、皮疹、肝大、脾大或淋巴结肿大等症状以及类风湿因子和抗核抗体阴性等指标，演绎推理并做出诊断。演绎推理诊断是建立在归纳法基础之上，然而疾病本身错综复杂，并非一成不变。各种诊断标准时常更新，演绎推理诊断应用有一定局限性，避免生搬硬套。

2. 归纳推理　　归纳推理是从众多具体事例中得出一般结论的推理，即从个别和特殊的临床表现推出一般性或普遍性结论的推理方法。医生收集的每个诊断信息都是个体化的，根据这些诊断信息而提出的临床初步诊断，就是由个别上升到一般，由特殊性上升到普遍性的过程和结果。

3. 类比推理　　类比推理是根据两个或两类对象在某些属性上相似，通过比较推断出两者在其他方面也相似的推理方法，它从观察个别现象开始，根据两个或两个以上疾病在临床表现上有某些相同或相似，但也有不同之处，经过比较、鉴别、推论而确定其中一个疾病的推理方法。临床上常常应用鉴别诊断来认识疾病的方法就属此例。例如，支气管哮喘与心源性哮喘之间的鉴别就是比较典型的类比推理。通过比较发现两者间相似属性或内在联系，把对其中某一个研究对象已有的较成熟的认识推移到另一个研究对象中去，从而得出关于后者的新结论的一种逻辑思维方法。这种方法常用于对常见病、多发病等的诊断，尤其对危重急症的诊断更具有重要意义。例如，在心肌病鉴别诊断中，是缺血性心肌病还是扩张型心肌病，需要医生通过收集的资料、检查进行类比推理。但单纯类比做出的结论可能产生偏差，要分析差异性，避免以偏概全。

二、横向思维与纵向思维

横向思维是横向地向空间发展、向四面八方扩散的思维。横向思维面比较宽，善于举一反三，对问题本身不断地提出问题，重构问题，不断探究、观察事物的不同方面。例如，当医生遇到不具备诊断特征的腹痛患者时，应采用横向思维方式，提出优先考虑的、需要鉴别诊断的几种疾病，展开相应的检查计划，再进行进一步的诊断和治疗。

纵向思维是垂直的、向纵深发展的、直线式的思维。纵向思维对现象采取最理智的态度从假设开始，依靠逻辑认真解决，直至获得问题的答案。例如，发热患者，四肢躯干出现环形红斑，是诊断风湿热的标准。而在临床实践中，一般先采用横向思维方式找到诊断的线索、发现诊断的特征，然后再采用纵向思维方式对疾病做出正确的诊断。

三、缜密思维

缜密思维是指在分析和解决问题的过程中，周到而细密地考虑问题各种可能性的一种思维品质,为了使思维结果在付诸实践的过程得以顺利施行,必须多视角、多侧面、多因素、多角度地进行思考和论证。当医生获得临床资料中有价值的诊断信息时,经过较短时间的周密分析思考,产生一种较为可能的临床印象,根据这一印象再进一步去分析、评价和搜集新的临床资料,最终获取更多的有助于证实诊断的依据。例如,胸痛的病因诊断过程,在采集病史时,需要考虑患者年龄、性别、胸痛发作的诱因、胸痛部位、持续时间、发作时是否伴有其他症状、胸痛是否向其他部位放射、胸痛缓解方式等,进行综合判定、缜密思维,不能凭单纯印象,步入诊断的误区。

第三节　临床思维的基本原则

临床疾病诊疗过程中,依据科学与医学伦理学等原则,进行临床思维时,必须掌握以下几项临床思维的基本原则。

1. 以患者安全为中心的原则　　医生的核心职责是治病救人,保证患者安全是诊疗过程中的基本原则。临床诊治疾病中,医生看到的应该是患病的患者,而不是疾病本身,做出的任何措施都要基于患者安全之上,因此以患者安全为中心的原则应贯穿临床思维的整个过程。

2. 实事求是原则　　医生应实事求是地对待客观现象,不能仅根据自己的知识范围和局限的临床经验任意取舍,不应将临床表象牵强附会地纳入自己理解的框架之中,想当然、先入为主地满足不切实际的所谓诊治的需要。医生应全面客观收集、掌握第一手资料,尊重事实地来分析、判断,避免主观性和片面性。

3. 常见病与多发病原则　　疾病的发病率受多种因素的影响,疾病谱也随不同年代、不同地区等因素不断变化。当几种诊断同时存在时,必须结合患者的性别、年龄、职业、发病季节与地域等具体分析,首先考虑常见病、多发病。例如,咽痛的常见病因是咽喉炎,但是心绞痛的牵涉痛也可以表现为咽喉痛,对于老年患者就必须慎重考虑。这种选择原则符合概率分布的基本原理,有其数学、逻辑学依据,在临床上可以大大降低误诊、漏诊的概率。

4. 一元论与多元论原则　　一元论原则即单一病理学原则,就是用一种疾病去解释多种临床表现的原则。在临床诊断中,当出现多个系统症状时,医生应尽量用一种疾病去概括或解释疾病的多种表现。例如,患者出现长期发热,皮肤、关节、心、肝、肾等各方面都有病态表现,诊断时不能分别考虑风湿、结核、肝炎、肾脏等疾患的诊断,而是将这种情况综合分析、全面考虑,一元化解释,患者诊断为系统性红斑狼疮,可能是最佳的选择。但患者确有几种疾病同时存在时,也应实事求是,不可勉强地去概括。如有两种或几种疾病同时存在,则须将所患疾病分清主次,先后排列,此为多元论。

5. 器质性与功能性疾病原则　　在疾病诊断中,首先考虑器质性疾病的诊断,然后考虑功能性疾病,以避免延误器质性疾病的治疗。例如,表现为腹痛的结肠癌患者,早期诊断可手术根治,如当作功能性肠病治疗则可错失良机。

6. 可治性疾病诊断原则　　在临床诊断中应首先考虑可治且疗效好的疾病,以利于及时对疾病进行恰当的治疗。

7. 简化思维程序原则　　认知学家在研究有经验的临床医生的思维过程时发现,他们把一组组信息整理成信息包储存在记忆中,巧妙处理和产生诊断假设。临床接诊时所遇病情不一,有时正值紧急状态,争取时间进行抢救是接诊医生的首要任务。为尽早确定治疗方向,应迅速建立诊断假想,这时,医生就不可能按部就班地去参照疾病的多种表现逐一对照、逐一排除,然后再确立诊断,而是应简洁、快速地把多种诊断倾向归纳到最小范围中去选择最大可能的诊断,这就是简化程序的诊断思维方式。简化思维程序原则有利于抓住主要矛盾,快速进行救治。例如,患者有胸痛、呼吸困难、低氧血症应考虑肺栓塞(假设),又应有针对性地进行体格检查,将这些证据通过自己的思考有效加以整合,取其精华,去其糟粕,透过现象看本质,寻找疾病的本质,即形成初步诊断。

第四节　临床思维中应注意的问题

临床思维培养不应当是纯理论的探讨,必须根植于临床实践之中。临床上接触患者即启动了临床思维,直到诊治的结束。在整个诊疗过程中,临床思维必须注意以下的问题。

一、现象与本质的关系

现象与本质是表示事物的里表及其相互关系,反映人们对事物认识的水平和深度的一对哲学范畴。透过现象把握其本质是科学的基本任务之一。现象是事物本质的外部表现,是局部的、个别的。因此,本质比现象深刻、单纯,现象则比本质丰富、生动。从人的认识方面看,事物的现象可以为人的感官直接感知;隐藏在事物内部的本质,由于它的间接性和抽象性,只有借助于理性思维才能把握。人体是一个有机的整体,任何疾病的发生发展都不是孤立的现象。在诊断过程中,应该透过现象(即患者的临床表现),分析疾病的演变过程,以揭示疾病的本质(即疾病的病理改变)。要求现象能反映本质,现象要与本质统一。

二、主要与次要的矛盾

主要矛盾是指在复杂事物中包含多个矛盾,其地位和作用是不平衡的,其中必有一个矛盾居于支配地位,对事物的发展起着决定作用,这个矛盾就是主要矛盾。反之,不处于支配地位,对事物的发展不起决定作用的矛盾就是次要矛盾。在疾病的发展过程中,患者的临床表现复杂、许多矛盾并存,相互间有主次之分。分析这些资料时,要能抓住主要矛盾及关键层次,分清哪些资料能反映疾病的缓急,有目的、有重点、有计划地进行诊断和治疗。如果把思路集中在某些次要症状上,则会延误诊断和治疗。

主要矛盾与次要矛盾不是固定不变的,它们可以互相转化,因此在分析病情时要掌握疾病变化的相互关系和影响,及时解决主要矛盾,次要矛盾应注意观察、随访。例如,某患者自感恶心、食欲减退、腹胀,这是消化系统症状;同时患者又有心悸、气促、下肢水肿、发绀等循环系统症状;体格检查发现颈静脉怒张、心尖区舒张期隆隆样杂音等心脏瓣膜病(二尖瓣狭窄)和心力衰竭的典型体征,此时患者疾病的主要矛盾是循环系统临床表现,而消化系统的临床表现是心脏瓣膜病心力衰竭并发胃肠道淤血的病理生理改变,为次要矛盾。在临床实践中只有抓住主要矛盾,才能做出正确的诊断和治疗。

三、局部与整体的结合

局部与整体是客观事物普遍联系的一种形式。一切事物都是由各个局部构成的有机联系的整体,局部离不开整体,二者既相互区别又相互联系、相互依赖及相互影响。"坐井观天"就是混淆了整体和局部的关系,把局部当作了整体。人体的每一个局部都可以反映整体,局部服从整体,是整体的一部分。局部当中又包括了整体内容,也能反映整体。在疾病的诊断过程中,不仅要看到发绀、肝大体征的局部现象,更应该要寻找这些局部改变反应全身病变的重要依据。例如,"室性期前收缩"是局部现象,可见于任何原因,如心肌炎、冠心病等心脏病,同时也可能是上呼吸道感染、发热、腹泻甚至过度劳累、睡眠差、压力大、饮用浓茶或浓咖啡等所诱发。因此,不能把思维局限在某些局部变化,而忽略全身整体情况。人体是一个有机的整体,局部的现象可以是全身病变,全身的疾病不仅可以影响到局部,也可能仅从局部表现出来。

四、典型与不典型的区别

疾病的特点有典型(具有代表性及某种永恒的性质)与不典型(不具有代表性、不具特征性)之分,大多数疾病的临床表现易于识别,所谓的典型与不典型是相对而言的。例如,典型心绞痛患者(劳力性心绞痛),因劳累、受寒、饱餐或情绪激动等因素,导致突发性胸骨后或心前区的压榨性、闷胀性或窒息性的疼痛,放射至左肩、左上肢,诱因解除后即可缓解。而不典型的,则疼痛的部位不在心前区,可能在右前胸、上腹部、颈部、下颌、咽喉甚至牙齿,从而误诊为胃病、颈椎病等。这些征象是心绞痛的牵拉痛所致,尤其是老年患者比较常见。造成疾病临床表现不典型的因素有年老体弱患者、疾病晚期患者、治疗的干扰、多种疾病并存、婴幼儿、器官移位者、医生的认识水平等。

(马丽萍 徐晓璐)

【思考题】

(1) 简述临床思维的基本原则。

(2) 临床思维的基本方法有哪些?

(3) 什么是临床思维的要素?

第二章

临床思维在实践中的应用

教 学 目 的

- **掌握**：临床思维的基本素材。
- **熟悉**：如何利用临床获得的基本素材完成理性思维。
- **了解**：临床诊断的内容。

　　诊断和治疗疾病是医生最重要、最基本的职责和临床实践活动，医生每天都处于临床决策之中，必须时刻为患者提供诊断和治疗的决策。临床思维能力是高水平临床决策的基础，任何先进的仪器都无法替代。临床医生必须从实践出发，通过感性认识上升到理性认识，再经过实践的检验。医生在不断的实践中学习和提升临床思维能力，使得自己对疾病的认识由感性认识，逐步上升到理性认识，不断丰富自己的临床经验。

　　因此，临床思维的基础来自医生对病史、症状体征及辅助检查结果的感性认识。这些资料越丰富、越全面，才越有思考问题的余地，才有助于得出正确的、符合实际的思路和诊断；反之，仅仅依靠零散的、片面的资料或者因强调典型而以偏概全，则都将导致错误的诊断和治疗。

第一节　感　性　认　识

　　感性认识是认识主体通过感觉器官在与对象发生实际的接触后产生的，它与认识对象之间的联系是直接的，可反映事物的具体特性和表面性。

　　临床诊断的建立是医生对患者拟定治疗方案、见诸行动的依据。因此，患者的病史和体征是启动临床思维必须掌握的基本素材，采集临床资料是临床诊断思维的起点。在此基础上，有计划、有步骤、有目的地进行辅助检查是临床诊断思维的结果，以此做出初步疾病倾向性诊断或几种可能性诊断，是初步完成感性思维的过程。

一、病史

　　病史是诊断疾病的第一步，也是采集到的患者最基本原始材料。病史主要通过询问和阅读以往病历获得。一个详细可靠、条理清楚的病史，在一般情况下已经能解决诊断的基本问题或足以提供确诊的重要依据。通过问诊所获取的资料对了解疾病的发生、发展情况、诊治经过、既往健康状况和曾患疾病情况具有极其重要的意义。一个具有深厚医学知识和丰富临床经验的医生,常常通过问诊就能对某些患者做出准确的诊断。

采集病史,绝不是简单地听患者讲述并记录,也不是对症状的罗列,应该充分运用自己的知识,调动全部感知能力,高度集中地从患者的体型、姿态、面色、表情、语调等变化,梳理出对患者诊断有意义的重要线索,进行及时的分析思考。采集病史本质上是一种探索的过程,即在了解病史的过程中,随时产生某种诊断的印象,但随着对患者病史了解的进展和深入,医生又随时修正自己的想法,并不断产生新的联想,寻求新的证据和资料,即在了解病史的过程中,通过启动临床思维,始终在进行着诊断和鉴别诊断。无论多么琐碎或遥远的"事件"都可能是做出诊断的关键因素。因此,以症状学为切入点的诊疗符合疾病诊断的临床实践,符合患者的真实世界。当然采集病史的过程,医生不仅要了解疾病,还要了解患者本身,这个过程为建立理想医患关系奠定了基础。

病史采集要全面系统、真实可靠,详尽而完整的病史要反映出疾病的动态变化及个体特征。其中,症状是病史的主体。症状的特点及其发生发展与演变情况,对于形成诊断起重要作用。特别在某些疾病,或疾病的早期,机体还只是处于功能或病理生理改变的阶段,还缺乏器质性或组织、器官形态学方面的改变,在此阶段体格检查、辅助检查等均无阳性发现,问诊所得资料却能更早作为诊断的依据。一个好的病史亦可提示在查体中,所应特别注意的重点和结合实际的化验或有针对性的特殊检查,避免盲目性。

二、体格检查

体格检查是医生运用自己的感官或借助于检查器具,了解患者身体状况的最基本检查方法。在病史采集的基础上,医生对病情有了初步了解,形成诊断印象。此时,应对患者进行全面、有序、重点、规范和正确的体格检查,所发现的阳性体征和阴性表现,都可以成为诊断疾病的重要依据。

体格检查的准确性和有效性,有赖于对解剖学、病理学和诊断学等知识的掌握,也有赖于平时不断的训练和提升。一个训练有素的医生,在进行体格检查时能迅速捕捉到患者存在的阳性体征和重要阴性体征。

对于一个新患者必须从头到脚进行客观、系统的检查,以避免遗漏。同时,通过前面的病史采集,医生产生初步印象,接下来认真、有重点、有目的地进行详细体格检查,得出初步诊断,尤其在危急重症患者就诊时,选择性的重点体格检查更加重要。体征是疾病的客观表现,受疾病变化的影响而变化,因此应经常重复,特别是患者病情变化时,更是需要反复检查,如风湿性心脏病患者,反复发热,但数次血培养阴性,发热可能是上呼吸道感染、风湿活动、感染性心内膜炎或其他感染或非感染性疾病。此时,如果在反复体格检查中发现杂音变化,发现皮肤细小的瘀点,对诊断感染性心内膜炎具有决定性作用。

有些体征是某种疾病所特有的,如心尖部舒张期隆隆样杂音是二尖瓣狭窄的体征;有些体征可能是许多疾病所共有的,如肝大;而有些体征又与病程发展时期相关。这些不但有助于诊断疾病,也有助于鉴别诊断。因此,在体格检查中,随时需要核实和补充病史资料,应边查边问,边查边思考。

三、辅助检查

辅助检查通常包括实验室检查、影像学检查、内镜检查和组织病理学检查等。多数常见病通过病史、体格检查就可以建立初步诊断,一些辅助检查则能进一步明确诊断,使诊断更加完善、更加客观。疑难病则需要相应的辅助检查来协助诊断和鉴别诊断,因此辅助检查是诊断疾病的重要手段,在某些情况下可具有决定性作用。

近年来,由于现代科学技术发展,诊断手段日新月异,越来越多的实验室和影像等检查应用于临床,为医学的发展提供了新颖条件,但医生不能一味依赖仪器检查而忽略我们随身所带的眼、耳、鼻、触觉、大脑五大无价法宝和精细的临床观察,割断病史和体格检查,把辅助检查结果孤立地予以评价,而应该全面理解和分析各种检查范围和结果,同时必须与临床实际相结合,要善于在获得病史及体格检查结果基础上选择合适的、必要的检查,使得临床诊断更快、更准、更可靠。而盲目信任辅助检查结果,则会抵消先进的辅助检查可能带来的优势。避免唯指标论或检查报告论而产生误诊和漏诊问题。

临床上正确诊断是各方面共同努力的结果,在全面详细的病史和体格检查基础之上,通过以高新技术为基础的辅助检查,可以使得以往单纯通过分析思考得出的临床诊断,因为有了客观的数据、图像等可靠性提高,并便于量化和比较。因此,全面采集病史、详细体格检查和选择相应辅助检查,进行综合判定是临床思维在诊断中的结果。

四、临床观察

临床医学的认识对象是活生生的、具有社会性的患者。临床思维的认识对不断发展变化的疾病要具有明显的动态性,初步诊断做出后,还要不断验证,因为病情是动态发展和变化的。对于诊断不明确、治疗效果欠佳的,要思考、寻找可能的原因,注意动态观察病情变化,从中补充问诊,仔细反复进行体格检查及进一步选择必要的辅助检查来验证和修正诊断。如果医生的思维停滞、僵化,将认识固定在疾病的某一阶段或诊疗的某一公式(概念)上,则常常会导致误诊和漏诊。

因此,临床思维不是一次完成的,而是一个反复观察、不断思考、修正、充分验证的动态过程。

第二节　理性认识

理性认识是认识主体通过抽象思维对感性资料进行加工制作而获得的,它与认识对象的联系是间接的,具有间接性,是通过抽象思维,从现象中揭示本质,从偶然性中揭示必然性,它以抽象的方式反映对象。疾病本质的确诊就须从感性认识跃入理性认识,在思考过程中应把所见现象予以罗列整理,并通过分析、综合,正确判断疾病本质所在,并了解各现象间的内在联系、病情发展中的变化,为临床提供诊断依据,为治疗提供全面的理论基础。

依据验证、确认已获得的临床资料,提出诊断,再反复修订,与可能疾病进行鉴别诊断,最后确定诊断,这也就逐步完成了理性思维的过程。

一、整理分析

疾病表现是复杂多样的,患者受精神类型、性格特点、文化素养、知识层次、心理状态和社会因素等影响,所述病史常常是琐碎、凌乱、不确切、主次不分、顺序颠倒甚至有些虚假、隐瞒或遗漏的。病史资料的整理就是临床思维的过程,医生必须学会对病史资料进行整理、分析,经过"去粗取精、去伪存真"使之条理分明,以便分析。患者的年龄、职业与症状发生的时间先后,体征的有或无,均可能与疾病发生有关,有着重要的诊断意义。辅助检查结果必须与病史、体格检查结合起来进行分析,切不可单靠某项检查结果诊断疾病。因此,在临床上以主要的症状或体征为出发点,将构成这种症状、体征或其他诊断条件的所有可能信息,然后进行系统的整理、分析。

二、综合判断

医生应通过对各种病史素材(包括症状、体征、辅助检查等)、疾病的演变情况、治疗效果等材料的整理、分析、综合,提出可能构成的各种比较近似的假定,然后进行分析、比较,摒除一些证据不足的疾病,找出一个或几个可能性最大的疾病,为提出初步诊断打下基础。但是,许多疾病并没有那么简单,可能问题是多方面和错综复杂的。只要抓住本次就诊的关键问题,就是患者疾病的"主要诊断和并发症";其他次要的,则为伴发疾病等。因此,对于具有明确、肯定的诊断条件者,如找到结核杆菌或疟原虫等,即可做出初步诊断,这个初步诊断亦可能就是最后的确定诊断。如果考虑有两个或两个以上极为近似的疾病时,应该把其中最可能的一个疾病选为初步诊断,作为当时治疗处理的根据。当同时存在与主病无关的疾病时,可列为其后的附属诊断。从搜集资料(问诊、体格检查、实验室检查等)起,经过对这些资料加以整理、分析和推论,直到做出初步诊断,整个过程反映了从感性认识到理性认识的过程。

三、实践验证

认识常常不是一次就能完成的,初步诊断是否正确,还需要在临床实践中验证。凡初步分析不能确定诊断的病例,须把相接近的几个初步诊断再做进一步的比较、分析、判断。通过观察病情的发展、反复体格检查或相关辅助检查项目的复查、选择特殊检查来搜寻各种有关的新资料。这些资料不论属于肯定的还是否定的,同样需要重视。临床上还常常需要严密观察病情变化,随时发现问题,提出问题,查阅文献资料,或是开展讨论等来解决问题。不少病例,由于病情比较复杂,常须经过实践、认识、再实践、再认识的反复过程,最后才确定诊断。也有少数病例,花了很长时间,多方面进行检查和分析研究,仍然得不到肯定的结果。因此在日常临床工作中必须加强科学研究,不断提高诊断技术,造福于患者。

四、预后判断

预后是指预测疾病的可能病程和结局。当疾病诊断确定之后,医生对于病情的轻重及其发展应有所估计,它既包括判断疾病的康复、恶化、死亡等特定后果,也包括预测某段时间内发生某种结局的可能性。其实,"预后"是医生应视病情实际来估计病情的转归,过分乐观常会放松应有的警惕,过分悲观往往会放弃可能有效的努力。同一种疾病,由于患者的年龄、体质、合并的疾病、接受治疗的早晚等诸多因素不同,即使接受了同样的治疗,预后也可以有很大的差别。医学上对一种疾病的了解,除了其病因、发病机制、病理、病理生理、临床表现、化验及影像学特点、治疗方法等方面之外,疾病的近期和远期恢复或进展的程度也非常重要。由于预后是一种可能性,主要指患者群体,必须建立在正确诊断基础上,掌握疾病的性质和病情的轻重,治疗方法、时机和条件都是不可忽视的因素。

第三节　临床思维在疾病诊断中的应用

临床医学,首重诊断。临床思维是诊断的灵魂。医生对于疾病的诊断须于脑中先沉淀积累,然后经过采集病史、体格检查、相应辅助检查以及治疗、既往治疗的反应,进行分析、推理、综合等思维活动后得出正确的诊断。诊断思维从接触患者时的感性认识开始,到理性认识的分析、判断、综合和总结,给出临床诊断及鉴别诊断。正确的临床思维是对疾病进行正确诊疗的基础,是一项临床基本功。临床思维的培养在于日常临床实践中不断积累、提升。

一、确定诊断的步骤

临床诊断过程包括搜集临床资料、整理分析资料、提出初步诊断、确立及修正诊断四个阶段。四个阶段相辅相成,构成完整的诊断思维过程。

1. 搜集临床资料　　诊断的第一步是采集病史、体征,进行必要的辅助检查。因此,全面、真实、恰当地收集第一手资料是正确诊断的基石。

2. 整理分析资料　　将收集的第一手资料,进行整理、归纳、去伪存真、分析是诊断中的第二步,由感性认识上升为理性认识。

3. 提出初步诊断　　通过感性认识,上升到理性认识,得出初步诊断的过程是临床诊断的第三步。

4. 确立及修正诊断　　进一步检查或治疗、观察等对初步诊断进行验证,最后修正并确定诊断。

二、临床诊断的内容

临床诊断必须是全面、概括且重点突出的综合诊断,不仅要定性诊断,还要定量诊断,这样才能对疾病做出更好的判断。

1. 病因诊断　　是对致病因素及其引起的疾病名称的诊断,如风湿性心瓣膜病、冠状动脉粥样硬化性心脏病、先天性心脏病、病毒病肝炎等。

2. 病理形态诊断　　指诊断时指出病变部位、范围、性质及组织结构的改变,如房间隔缺损、二尖瓣狭窄、肾功能不全等。

3. 病理生理诊断　　又称功能诊断,指明疾病所引起脏器的功能改变,如心房纤颤、心功能Ⅲ级、尿毒症等。

4. 疾病的分类分型与分期　　不少疾病有不同的分类、分型与分期,其治疗及预后意义各不相同,诊断中亦应予以明确。例如,病毒性肝炎有甲、乙、丙、丁、戊型,肝硬化有肝功能代偿期和肝功能失代偿期等。

5. 并发症诊断　　并发症是指原发疾病的发展,导致机体、脏器的进一步损害,其

与主要疾病性质不同,但在发病机制上有密切关系。例如,1 型糖□□□□□□□
酸中毒、高渗性非酮症糖尿病昏迷;胃溃疡可并发上消化道出血、穿孔、幽门□□

6. 伴发疾病诊断　伴发疾病是指同时存在的、与主要疾病不相关的疾病,对机体及主要疾病可能产生影响。例如,肺结核同时伴发牛皮癣;冠心病、心绞痛患者同时伴发慢性支气管炎。

三、诊断格式

医疗诊断书写时,一般将病因诊断写在最前面,其次是病理形态诊断,最后为病理生理诊断,并发症列于主要疾病之后,伴发疾病,排列在最后。

诊断格式举例:

1. 风湿性心瓣膜病(病因诊断)

二尖瓣狭窄(病理形态诊断)

心功能Ⅲ级(病理生理诊断)

亚急性感染性心内膜炎(并发症诊断)

2. 高血压 2 级　　很高危(伴发疾病诊断)

(马丽萍　徐晓璐)

【思考题】

(1) 简述如何获得临床思维的基本素材。

(2) 在疾病诊断中如何从感性思维上升为理性思维?

(3) 临床确定诊断的步骤有哪些?

第三章

循证医学在临床思维中的应用

循证医学就是遵循证据的医学，是一种指导临床实践的方法学，也是以最新、最佳的科研结果为依据的临床科研方法学和科学评价临床医学文献的方法学。临床上，循证医学是"慎重、准确和明智地应用当前所能获得的最好研究依据，同时结合医生个人专业技能和多年临床经验，考虑患者的价值观和愿望，将三者完美结合制订出患者治疗措施"的新型医学模式。因此，循证医学是一种重证据的科学思维方法，有别于以经验为主的临床思维方法。

循证医学的核心思想是在医疗决策中将临床证据、个人经验、患者的实际状况和意愿三者相结合。随着临床医学、医学统计学、临床流行病学、计算机互联网等学科和技术的迅速发展，21世纪临床医学将发生一场深刻变革，临床医学由经验医学向循证医学的转变，这是临床医学发展的必然趋势。

循证医学实践包括三个组成部分：第一是患者，患者生病要去找医生医治；第二是医生，医生要正确地诊疗患者，需要运用自己的临床经验和已掌握的医学理论知识，并不断地更新与丰富自己的知识、掌握新的技能，才能卓有成效地解决患者的若干疑难问题；第三要去发掘和掌握当前研究的最佳证据，三者的有机结合可以取得对患者诊治的最佳效果。

第一节 循证医学改变临床思维模式

循证医学给医生的临床实践、教学和研究都带来了重大转变。医生的临床决策应以最新、最佳的证据，结合自身经验和患者意愿来进行诊疗，为患者提供已经证实的最理想的医疗方案。

一、循证医学改变了人们对事物认知的态度

循证医学使得过去以医生为中心（决策都由医生决定）及以疾病为中心（治疗主要依

据疾病的病理生理进行推理)的医疗模式转向了以患者为中心的医疗模式,更加关注患者的主观感受和满意度,同时单依靠传统的个人经验诊疗疾病的思维方式受到巨大挑战。

二、循证医学促进医生不断探索和学习

现代医学发展日新月异,新的理论、新的技术、新的医学模式层出不穷。医师不再因"不知道"而尴尬,而是意识到知识不足,这成为继续学习的动力。循证医学是一种令人兴奋的实践方式,它教会人们针对自我、基于问题的学习,引导人们不断探索和终身学习,最终成为不断求新、虚心好学、贴近患者的优秀医生。

三、循证医学改变了医患关系

循证医学坚持"以患者为中心",以满意的终点指标为主要观察指标的新型医学模式。患者与医生是地位平等的伙伴关系,医生的责任是尽可能提供充分、全面的信息证据,包括治疗方案、利弊、并发症等,充分与患者交流,帮助和协助患者而不是替患者做出决定。

第二节　循证医学的范畴

循证医学涉及疾病病因、治疗选择、疾病诊断、不良反应及预后判断等临床医学的诸方面。

一、疾病病因

确定疾病病因,发现危险因素,以便于分析患者患病的概率,并对患者进行危险分层。如,胸痛的中年男性患者就诊,除了详细询问胸痛特点外,注重可能存在的危险因素(如吸烟、高血压、糖尿病、血脂异常等),可以帮助提高初步诊断的准确性。

二、疾病诊断

临床通过采集病史和体格检查,选择相关辅助检查,并正确合理解释检测结果,提出初步诊断。在这个过程中,临床医生应根据诊断研究所提供的证据来指导临床快速诊断,并在面对众多检查手段时,做出合理选择。例如,在诊断孤立性肺部结节时,有X线片、CT、正电子发射计算机断层扫描(PET)、纤维支气管镜、肺活检、痰细胞学、经胸针吸活检等众多检查方法,临床应如何正确选择,才能尽快确定诊断并为患者节省费用。对于每个具体患者来说,选择程序可能不一样,但都必须循证。临床医生每天面临大量检查结果,但对其意义的解释却常未进行深入思考。例如,面对两位癌胚抗原结果均高出正常值2倍的患者,一位体检健康且无任何肠道症状,另一位伴有慢性肠功能紊乱,结果该如何解释?

三、治疗选择

如何选择对患者利大于弊且费用-效益比最优的干预措施。例如,奥曲肽是人工合成的8肽生长抑素类似物,实验室研究发现生长抑素和奥曲肽都能减少肝脏血流和降低静

脉压力。因此,许多医生常规将这两种药物用于食管下段静脉曲张破裂出血的患者。但目前无论是单个随机对照试验还是系统评价,均未发现两药对肝硬化食管下段静脉曲张破裂出血有确切疗效,由于两药作用极小,成本又高,从循证医学角度目前并不推荐常规用于这类患者。

四、不良反应

不良反应包括任何干预措施对患者可能的伤害。例如,在给患者使用Ⅰ类抗心律失常药物时,应了解这类药物是否会增加患者死亡率,是否应仅限于部分患者使用,而不能用于伴有心力衰竭的患者。临床医生应根据证据来指导临床用药,或预测药物可能给患者带来的不良反应。

五、预后判断

预后证据对临床医生正确估计患者结局,并向患者及家属提供预后信息十分重要。临床医生在估计患者可能的临床过程、并发症及预测有价值的不良反应,并判断疾病转归时务必要使用这类证据。例如,对 2394 例中国老年单纯收缩期高血压患者的预后研究发现,血肌酐和尿酸水平增高是这类患者的不良预后因素,并与心血管疾病和卒中死亡危险增高相关。

第三节　循证医学与经验医学

从某种意义而言,循证医学只是放大的经验医学,而经验医学也是缩小的循证医学。当医学提出新的理论新的观点时,人们希望这项理论这项观点是放之四海而皆准的。殊不知医学面对的客观世界极其复杂、极其庞大,根据有限的经验得出的结论当然也有可能是荒诞不实的,即使是根据循证医学原则研究所得出的结论也不过是放大的经验,因此也可能是错误或不完全正确的。黑箱里放着 100 个球,要求受试者通过取出少量的球来研究黑箱里球的颜色和不同颜色的球的比例。经验医学者,在取出第一个球时,如果是红的,就会宣称里面都是红球;如果第二个球也是红的,那就更加肯定先前的结论;第三个球是白的,他就会声称里面有红球有白球,比例是 2∶1。而循证医学者的高明之处在于对所发现的现象要分析,要用统计学进行处理后再得出结论。第一个是红球,能不能得出全是红球的结论,显然不能,一个球是个小样本,100 个球是大样本,统计处理的结果一定有显著差异:这个小样本不能代表那个大样本。即使在取了 50 个红球 49 个白球共 99 个球以后,也不能肯定黑箱里球的颜色就是红的和白的两种,也不能说黑箱里红球与黑球的比例是 50∶49。也可能是黄球、黑球、蓝球,也可能是红球、白球。因此,即使在 100 个球已经取出 99 个这么完善的研究中,只要还有 1 个球的颜色不知道,研究终点还可能不止 10 个以上的结果。况且,医学研究的对象较之球的颜色、球的比例不知道还要复杂多少倍。

这不是不可知论,而是医学研究不得不面对的现实。即使是设计非常完善的循证医学研究所得出的结果也只是"经验"。面对无限复杂、无比多变的人体的真实面貌,至多也只是在 1 000 个或者 10 000 个彩球中摸出了 50 个而得出的结论。比起无限神秘的大自然规律而言,研究永远是小样本。根据小样本所得出的结论,在最完美的条件下,也只能是"近似"而不是"相似"。

但在循证医学实践过程中,所遵循的证据不是简单对经验医学证据规模的扩大,而是从数量到质量的全面提高,寻求证据的过程不是简单地凭经验或推理,而是在科学研究方法的指导下,按照一定的科学研究程序有步骤地进行。循证医学是对经验医学的超越,是医学模式质的飞跃。在临床诊疗中,循证医学和经验医学相辅相成,相得益彰。临床经验、最佳证据和患者利益三者的完美结合将带来一个新的医学时代。

当然运用循证医学原则来研究医学世界的奥秘,比经验医学更有利于接近客观世界的真实。然而,面对如此深奥的人体,人类面前的道路还非常漫长。循证医学作为一种思维方法,为认识客观世界提供了新的武器。只有明确地认识到,临床医疗实践比循证医学研究不知要复杂多少倍,倘若迷信权威,执着经典拒绝烦琐,那么临床医学将难以发展。只有不断提出问题,不断自我否定和验证,人类才能克服循证医学的局限性,才能高屋建瓴地使循证医学研究成果发扬光大。

总之,临床思维是医生工作的基础,它是运用医学科学、自然科学、人文社会科学和行为科学的知识,以患者为中心通过充分沟通与交流,进行病史采集、体格检查和必要的辅助检查,得到第一手资料,借助目前最新、最佳的证据和信息,结合患者的意愿等多方面信息进行批判性分析、综合、判断和鉴别诊断,形成诊断、治疗、康复和预防的个体化方案,并予以执行和修正的思维过程和思维活动。

(马丽萍　徐晓璐)

【思考题】

(1) 循证医学从哪几方面改变了临床思维的模式?

(2) 循证医学的核心思想有哪些?

(3) 简述循证医学的范畴。

本篇主要参考文献

陈文彬,潘祥林.诊断学.北京:人民卫生出版社,2008.

胡国亮,宋光辉.现代临床思维培养.北京:中国协和医科大学出版社,2002.

王吉耀.循证医学与临床实践.北京:科学出版社,2019.

PRICE CP. Evidence-based laboratoey medicine:supporting decision-making. Clin Chem,2000,46:1041-1050.

第七篇

预防医学与公共卫生

预防医学与公共卫生是整个医学教育的重要组成部分,在住院医师规范化培训中,住院医师需要掌握在临床场所如何提供防治结合的服务以及相关的公共卫生的知识和技能。本篇根据我国实际,包括两部分内容,一是预防医学,二是职业病防治。预防医学部分重点介绍临床预防服务的基本概念和在临床场所帮助指导患者戒烟、身体活动和合理膳食,社区公共卫生服务,临床常见的食品安全问题,患者及医务人员安全防范措施以及突发公共卫生事件的应对。职业病防治部分重点介绍职业病及法定职业病的概念、职业病防治的相关法律、法规,以及常见的职业病的临床表现及诊断、处理原则。有关传染病的预防控制将在另外篇章介绍。希望参与住院医师规范化培训的住院医师通过学习,掌握在临床场所的日常医疗工作中实施临床预防服务以及社区公共卫生服务的重点知识和技能,以及能够对劳动者的职业病诊断申请有正确认识,尤其能够对急性职业病这一所有临床医生均可能遇到的疾病在职业病诊断方面所需掌握的政策有基本了解。

医防结合建设是"健康中国"的重要的策略,临床医务人员是实施医防结合的主体。只有我们每一位临床医务人员都树立了预防的观念,掌握了预防的基本技能,医防结合才能真正落到实处,只有实施医防结合的医生才能真正成为"五星级"的"促进全体人民健康的医生"。

第一章

临床预防服务

教 学 目 的

- **掌握**：① 临床预防服务的定义及内容；② 健康维护计划的概念、内容。
- **熟悉**：① 临床预防服务的实施原则、临床预防服务各项内容的具体原则与方法；② 健康危险因素评估的概念、含义和实施方法，以及临床场所如何收集健康危险因素。
- **了解**：循证临床预防服务内容确定的方法。

临床预防服务（clinical preventive service）是指由医务人员在临床场所（包括社区卫生服务工作者在家庭和社区场所）对健康者和无症状"患者"的健康危险因素进行评价，实施个性化的预防干预措施来预防疾病和促进健康。它与公共卫生机构的工作不同，其服务提供者是临床医务人员，服务的地点是在临床场所，服务的内容强调第一级和第二级预防的结合，且是临床与预防一体化的卫生服务。从事临床预防服务的人员同时也应积极参加社区建设，对社区居民尤其是特殊人群中存在的健康危险因素进行定期健康筛检、个性化的健康咨询和教育，对存在的各种健康危险因素进行干预。

第一节 临床预防服务的内容和实施原则

一、临床预防服务的内容

临床预防服务主要针对健康人和无症状"患者"。因此，在选择具体措施时应是医务人员能够在常规临床工作中提供的第一级预防和第二级预防服务。其服务内容主要有求医者的健康咨询（health counselling）、健康筛检（health screening）、免疫接种（immunization）、化学预防（chemoprophylaxis）和预防性治疗等。

1. 求医者的健康咨询   通过收集求医者的健康危险因素，与求医者共同制订改变不健康行为的计划，督促求医者执行干预计划等，促使他们自觉地采纳有益于健康的行为和生活方式，消除或减轻健康危险因素，预防疾病、促进健康、提高生活质量。根据当前疾病主要以不良行为生活方式导致的慢性非传染性疾病为主的现状，建议开展的健康咨询内容主要有劝阻吸烟、倡导有规律的适量运动、增进健康饮食（平衡膳食、避免三餐无规律、偏食及节食等）、保持正常体重、预防意外伤害和事故、预防人类免疫缺陷病毒的感染及其他性传播疾病等。

　　许多国家的临床预防服务指南均建议临床医生使用 5A 模式来开展健康咨询帮助患者改变各种不良行为。5A 模式不是一个理论,而是由医务人员在临床场所为患者提供健康咨询的五个基本的步骤,即评估(assess,A,以病情、知识、技能、自信心为主);劝告(advise,A,指提供有关健康危害的相关信息、行为改变的益处等);达成共识(agree,A,指根据患者的兴趣、能力共同设定一个改善健康/行为的目标);协助(assist,A,为患者找出行动可能遇到的障碍,帮助确定正确的策略、解决问题的技巧及获得社会支持);安排随访(arrange,A,指明确随访的时间、方式与行动计划),最终通过患者自己的行动计划,达到既定的目标。

　　5A 模式(图 7-1-1)是帮助/协助患者改变行为的一系列步骤,是指导"如何做"的一套程序,是做到以患者为中心的一种实践方式。医务人员可用许多特定的工具(事先印刷好的表格、计算机、电话)来完成对患者的健康咨询和促进行为的改变。虽然 5A 模式适用于对几乎所有行为改变的健康咨询,但在进行不同的行为改变的咨询时,其每个步骤的干预内容是有所不同的。另外,在实施 5A 模式时,你可以从任何一个步骤开始,也可以在任何一个步骤结束,不是每个患者每次健康咨询都需要从"评估"开始,以"安排随访"结束。这是因为人们的行为可处于行为改变的不同阶段,你可以从适当的阶段开始。

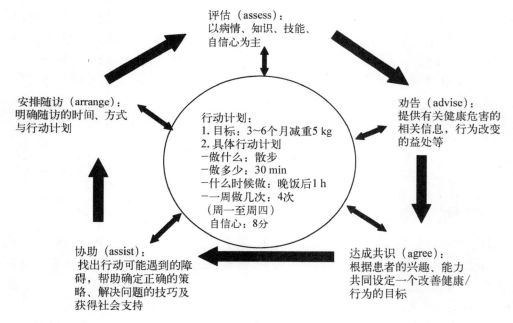

图 7-1-1　健康咨询的 5A 模式

　　2. 健康筛检　　指运用快速、简便的体格检查或实验室检查以及健康危险因素监测与评估等手段,在健康人群中发现未被识别的患者或有健康缺陷的人。筛检不是一种诊断性试验,仅是一种初步检查,筛检试验阳性提示为某病的可疑患者,需要进一步确诊。

　　下面是对一些主要疾病筛检的频率,供参考:① 定期测量血压,建议 18 岁以上成年人既往血压(收缩压/舒张压)<130/85 mmHg(1 mmHg=0.133 kPa)者,每2年测一次血压;在130~139/85~89 mmHg之间者,每年测一次;≥140/90 mmHg并确诊为高血压者则纳入规范化管理。其他原因就诊者应常规测血压。② 称量体重,建议成年人每2年至少测量一次身高、体重和腰围。体重指数≥24的超重者,应进行减肥。超重并且男性腰围≥90 cm或女性腰围≥80 cm者,发生并发症的危险性增加。③ 胆固醇测定,建议35~65岁男性、45~65岁女性每3~5年测定1次胆固醇。④ 视敏度筛检,建议对3~4岁幼儿进行1次弱视和斜视检查,对65岁以上老年人进行青光眼筛检,具体筛检间隔由临床专业人员决定。⑤ 听力测试,定期询问和监测老年人听力以发现听力损害。⑥ 牙科检查,建议每年进行1次口腔检查,以减少牙病的发生。⑦ 宫颈癌筛检,建议有性生活的妇女每1~3年进行1次宫颈脱落细胞涂片(又称巴氏涂片,Pap smear)检查直至65岁。⑧ 乳腺癌筛检,建议40岁以上妇女每年接受1次乳房临床物理检查。有条件时50~75岁妇女每1~2年进行1次乳腺钼靶摄影检查便于及时发现乳腺癌。若直系亲属中有绝经前患乳腺癌史,建议在40岁前应接受乳房临床物理检查。⑨ 结肠直肠癌筛检,建议所有50岁以上人群每年进行1次大便隐血试验或每5年进行1次乙状结肠镜检查。

3. 免疫接种 是指将抗原或抗体注入机体,使人体获得对某些疾病的特异性抵抗力,从而保护易感人群,预防传染病发生。我国目前实行的是计划免疫(planed immunization),它是指根据疫情监测和人群免疫状况分析,按照规定的免疫程序,有计划地进行预防接种,以提高人群免疫水平,达到控制乃至最终消灭相应传染病的目的。

4. 化学预防 指对无症状者将药物、营养素(包括矿物质)、生物制剂或其他天然物质作为第一级预防措施,提高人群抵抗疾病的能力,防止某些疾病的发生。已出现症状的患者以及有既往病史的人使用上述物质治疗疾病不属于化学预防。常用的化学预防方法主要有:① 对育龄或孕妇和幼儿补充含铁物质以降低其罹患缺铁性贫血的风险;② 在缺氟地区补充氟化物以降低龋齿患病率;③ 妊娠期妇女补充叶酸降低神经管缺陷婴儿出生危险;④ 绝经后妇女使用雌激素预防骨质疏松和心脏病;⑤ 用阿司匹林预防心脏病、脑卒中等。但是,化学预防必须在医务人员指导下进行,使用雌激素或阿司匹林尤其应注意其禁忌证和不良反应。

5. 预防性治疗 指通过应用一些治疗的手段,预防某一疾病从一个阶段进展到更为严重的阶段,或预防从某一较轻疾病发展为另一较为严重疾病的方法。前者如早期糖尿病的血糖控制(包括饮食和身体活动等行为的干预以及药物治疗)预防更为将来可能出现更为严重的并发症;后者如手术切除肠息肉以预防其发展为大肠癌等。

临床预防服务推荐内容可以通过网络资源、出版期刊等多种方法进行交流和传播,但是临床预防服务的相关内容是否值得推广主要是依据研究证据及净效益的综合结果,证据充分且得到有效的预防服务应该大规模推广;证据链缺乏连贯性,设计方法可能存在缺陷,但效果良好的预防服务应该给予肯定,值得推广使用;有些预防方法无明显不良反应,能够降低疾病的发病率,应建议普遍使用;有些预防服务能够使用在高危人群中降低健康危险因素,仍然具有推广的价值。临床上无效甚至有害的方法应该给予抵制。对有些临床预防服务至今还缺乏有效的证据应持审慎的态度。根据美国预防服务工作组建议其推荐分级可区分为A、B、C、D、E五个等级,详见表7-1-1。

表 7-1-1   美国预防服务工作组临床预防服务推荐分级表

证据的肯定性	干预效果的净效益			
	大	中	小	零/负数
高	A	B	C	D
中	B	B	C	D
低	E	E	E	E

注：A，推荐，高度肯定性的研究表明有很大的净效益。B，推荐，高度肯定性的研究表明有中度的净效益，或中度肯定性的研究表明有中到大的净效益。C，不做常规应用推荐，但可考虑推荐给个别患者；中度肯定性的研究表明有小的净效益。D，不推荐，中到高度肯定性的研究表明无净效益甚至是有害的。E，目前的证据还不足以评价其有益或有害，证据缺乏包括研究质量差，或相互矛盾，因此不能衡量其有益和有害的情况。

A 和 B 等级的临床预防服务建议见表 7-1-2。

表 7-1-2   美国预防服务工作组 A 和 B 等级的临床预防服务建议［AGENCY FOR HEALTHCARE RESEARCH AND QUALITY (US)，2014］

内　　容	说　　明	推荐分级	发布日期
RH(D)不兼容的筛检	强烈建议所有孕妇在第一次妊娠期间进行 Rh 血型及其抗体的检测	A	2004 年 2 月
新生儿镰状细胞贫血筛检	建议对新生儿进行镰状细胞贫血的筛检	A	2007 年 9 月
先天性甲状腺功能低下的筛检	建议对新生儿进行先天性甲状腺功能低下的筛检	A	2008 年 3 月
新生儿苯丙酮尿症的筛检	建议对新生儿进行苯丙酮尿症的筛检	A	2008 年 3 月
成人无症状性菌尿的筛检	建议在妊娠 12～16 周或第一次产前检查时筛检	A	2008 年 7 月
孕妇梅毒感染的筛检	建议对所有孕妇进行梅毒感染的筛检	A	2009 年 5 月
孕妇乙型肝炎感染的筛检	强烈建议在孕妇进行首次产前检查时筛查乙型肝炎病毒	A	2009 年 6 月
新生儿淋病预防性用药	建议所有新生儿预防性眼部局部用药以预防淋球菌眼炎	A	2011 年 6 月
宫颈癌筛检	建议每 3 年通过细胞学检测方法(巴氏涂片)对 21～65 岁的女性进行宫颈癌筛检或者对 30～65 岁女性每 5 年进行 1 次人乳头瘤病毒检测筛检	A	2012 年 3 月
人类免疫缺陷病毒的筛检	建议临床医生在 15～65 岁的成人中筛检人类免疫缺陷病毒感染	A	2013 年 4 月
孕妇人类免疫缺陷病毒筛检	建议临床医生对所有妊娠期妇女进行人类免疫缺陷病毒筛检	A	2013 年 4 月
吸烟健康咨询和干预	建议临床医生询问患者的吸烟情况,建议他们戒烟,并提供健康教育或者推荐美国食品药品监督管理局批准的用于中止成年人使用烟草的药物疗法	A	2015 年 9 月
孕妇吸烟健康咨询	建议临床医生询问孕妇吸烟情况并劝其戒烟、为其提供健康教育	A	2015 年 9 月
成年人高血压筛检	建议对 18 岁或以上的成年人进行高血压筛检	A	2015 年 10 月
大肠癌筛检	建议对 50～75 的成人进行结直肠癌的筛检	A	2016 年 6 月

（续表）

内　容	说　明	推荐分级	发布日期
梅毒筛检	建议在高危人群中进行梅毒感染筛检	A	2016 年 6 月
化学预防（补充叶酸）	建议备孕妇女或孕妇每日补充 0.4～0.8 mg（400～800 μg）叶酸	A	2017 年 1 月
乳腺癌筛检	建议对 40 岁以上的女性每 1～2 年进行一次乳房摄影筛检	B	2002 年 9 月
Rh(D) 不兼容的筛检：妊娠 24～28 周	建议除非亲生父亲是 Rh(D) 阴性，否则对 Rh(D) 阴性的妇女在妊娠 24～28 周时重复进行抗体检测	B	2004 年 2 月
女性骨质疏松筛检	建议对 65 岁及以上的妇女进行骨质疏松的筛检，也对骨折风险等于或大于 65 岁的、没有额外的危险因素的年轻妇女进行筛检	B	2012 年 1 月
成人肥胖筛检及健康咨询	建议对所有成年人进行肥胖筛检。临床医生应对体重指数 $\geqslant 30 \text{ kg/m}^2$ 的患者实施强化、多元的行为干预措施	B	2012 年 6 月
育龄女性亲密伴侣暴力的筛检	建议临床医生观察关于育龄女性的亲密伴侣暴力情况（如家庭暴力），并对结果阳性的女性提供干预服务	B	2013 年 1 月
酗酒的筛检和健康咨询	建议临床医生对 18 岁或以上的成年人进行酗酒的筛检，并为其提供健康咨询和干预措施	B	2013 年 5 月
丙型肝炎病毒感染的筛检	建议在高危人群中对丙型肝炎病毒感染进行筛检。也建议为 1945～1965 年出生的成年人提供丙型肝炎病毒感染筛检	B	2013 年 6 月
儿童和青少年吸烟干预	建议临床医生提供干预措施，包括教育或咨询，以防止学龄儿童和青少年吸烟	B	2013 年 8 月
乳腺癌的预防性用药	建议临床医生对乳腺癌患病风险高的妇女进行用药咨询，以降低她们的患病风险。对于那些罹患乳腺癌的风险较高但发生药物不良反应风险较低的女性，临床医生应提供降低风险药物治疗的处方，他莫昔芬或雷洛昔芬等	B	2013 年 9 月
肺癌筛检	对肺癌每年 1 次的筛检的建议是，对年龄在 55～80 岁、有 30 年吸烟史，并且在过去的 15 年里吸烟或戒烟的成年人进行肺部低剂量 CT 筛查。如果一个人在 15 年内没有吸烟，或者出现了一个严重限制了预期寿命的健康问题，或者有能力或愿意接受手术治疗，那么就应该停止筛检	B	2013 年 12 月
BRCA 基因相关的癌症风险评估、癌症遗传咨询和遗传测试	推荐如果家族史中存在 BRCA1 或 BRCA2 基因突变高危风险的妇女可进行 BRCA 基因遗传咨询和评估测试	B	2013 年 12 月
妊娠糖尿病筛检	美国预防服务工作组推荐对妊娠 24 周后无症状妇女进行妊娠糖尿病筛检	B	2014 年 1 月
龋齿预防（婴儿和 5 岁以下儿童）	建议在初级保健措施中，在乳牙萌发的年纪开始对所有婴儿和儿童的乳牙应用氟化物涂膜。初级保健医生应为饮水缺氟儿童在其年龄 6 个月大开始口服氟化物补充剂	B	2014 年 5 月
乙型肝炎病毒感染的筛检	推荐对高感染风险人群进行乙型肝炎病毒感染筛检	B	2014 年 5 月
男性腹主动脉瘤的筛检	建议 65～75 岁、有吸烟史的男性进行 1 次超声筛检	B	2014 年 6 月
健康饮食和体育活动预防心血管病	推荐超重或肥胖及存在额外心血管疾病风险因素的成年人加强健康教育，促进健康饮食和预防心血管疾病	B	2014 年 8 月

（续表）

内　　容	说　　明	推荐分级	发布日期
女性衣原体感染的筛检	建议对 24 岁及以下、性行为活跃、无症状、有高感染风险女性进行衣原体筛检	B	2014 年 9 月
女性淋病的筛检	建议对 24 岁及以下、性行为活跃、无症状、有高感染风险女性进行淋病筛检	B	2014 年 9 月
性病健康咨询	建议对性行为活跃的青少年及对存在高风险的成年人加强健康教育和咨询	B	2014 年 9 月
阿司匹林预防性用药（先兆子痫）	建议妊娠 12 周后的子痫前期高风险妇女服用低剂量的阿司匹林（81 mg/d）以预防先兆子痫	B	2014 年 9 月
糖尿病筛检	建议将在 40～70 岁超重或肥胖的成年人中筛检发现血糖异常应作为心血管风险评估的部分依据。临床医生应向血糖异常患者提供或推荐强化行为咨询干预，以促进健康的饮食和体育锻炼	B	2015 年 10 月
抑郁症（成人）的筛检	建议在一般成年人群中进行抑郁症筛检，包括孕妇和产后妇女，医护人员对抑郁症患者做一些护理支持工作，以确保准确的诊断、有效的治疗和随访	B	2016 年 1 月
儿童和青少年重度抑郁症的筛检	建议在 12～18 岁的青少年中进行重度抑郁症的筛检，最好有体系能确保对患者有准确的诊断、心理治疗和随访	B	2016 年 2 月
阿司匹林预防性用药	建议对 10 年心血管病风险≥10％的 50～59 岁心血管病和结肠直肠癌患者使用低剂量阿司匹林作为心血管疾病的初级预防措施，其不会增加流血的风险，有至少 10 年的期望寿命，同时要求每日服用低剂量阿司匹林至少 10 年	B	2016 年 4 月
结核筛检	建议对高危人群进行结核菌感染的筛检	B	2016 年 9 月
母乳喂养干预	建议在妊娠期及在产后实施相应的干预以保证母乳喂养	B	2016 年 10 月
他汀类药物预防性用药	建议无心血管疾病史（心血管疾病，如有症状的冠状动脉疾病或缺血性脑卒中）成年人使用低到中等剂量的他汀类药物以预防心血管疾病和降低死亡率	B	2016 年 11 月
先兆子痫筛检	建议在妊娠期间对孕妇进行血压测量	B	2017 年 4 月
儿童和青少年肥胖筛检	建议临床医生筛检 6 岁及以上肥胖的儿童青少年，为他们提供或转介他们进行全面强化的行为干预，以促进体重状况的改善	B	2017 年 6 月
儿童视力检查	为检测弱视或其危险因素，建议对 3～5 岁的儿童至少进行一次视力筛检	B	2017 年 9 月
皮肤癌健康咨询	建议对青年、青少年、儿童和其父母进行健康教育、告知 6 个月到 24 岁白种皮肤类型的人尽量减少紫外线辐射的暴露，以降低皮肤癌的风险	B	2018 年 3 月
老年人预防跌倒	建议对 65 岁及以上具有跌倒高风险的老年人通过运动干预来预防跌倒	B	2018 年 4 月
65 岁及以上妇女骨质疏松症筛检	建议对 65 岁及以上的妇女通过骨测量来进行骨质疏松筛检，以防止骨质疏松性骨折	B	2018 年 6 月
有骨质疏松症高风险并小于 65 岁的绝经后妇女骨质疏松症筛检	建议在经正式临床风险评估工具确定后，对具有患骨质疏松症高风险并小于 65 岁的绝经后妇女通过骨测量来进行骨质疏松筛检，以防止骨质疏松性骨折	B	2018 年 6 月

　　注：截止到 2018 年 6 月，A 和 B 级的临床预防服务建议共 51 项。

二、临床预防服务的实施原则

1. **重视危险因素的收集**　临床预防服务的基础是全面收集个人健康相关资料。应在全面收集个人信息、体检和实验室检验资料的基础上，进行危险因素以及危险度评估。

2. **医患双方共同决策**　医务人员除了将发现的不利于健康的危险因素及后果告知"患者"外，还应尊重患者的选择，鼓励医患双方共同参与决策，做出最佳的选择。强调"选择"而不是"命令"，患者"愿意"而不是"遵从"，"伙伴关系"而不是"开处方"。应"授人以渔"，尤其是某些不良行为生活方式等致病危险因素的戒除如戒烟、增加运动、改变不良饮食习惯以及其他不良行为生活方式等主要依靠"患者"自我控制及院外实施。医务人员能够而且应该提供与行为有关的危险因素的信息，鼓励他们做出改变不良行为生活方式的具体建议和策略，但最终是否改变则取决于"患者"而不是医务人员。因此，医务人员应该对"患者"的感情和态度给予充分的注意和尊重。

3. **注重综合性和连续性**　不良行为生活方式的形成是长期积累的结果，具有很强的惰性，要使其戒除需要"患者"主客观努力和极大的毅力。因此，临床预防服务措施的实施要与其他医疗保健措施紧密结合。要全面了解"患者"的过去、共存的其他健康问题、健康意识和自我管理干预能力、曾采取的措施及产生的效果等，以便与"患者"共同制订有针对性的并乐于接受的综合的健康维护方案，并给予连续的随访、督导或修正。

4. **以健康咨询与教育为先导**　在健康咨询、筛检、免疫、化学预防和治疗性预防等临床预防服务内容中，医务人员常常偏爱健康筛检或化学预防，因为这些措施和建议易为患者所接受，且有一定的经济回报。但科学研究表明，健康教育比筛检产生的效果更佳，通过健康咨询、教育与指导改变人们的不良行为生活方式是最有效的预防干预方式。例如，为了预防高血压，可采取教育患者不吸烟、不酗酒、避免吃过咸的食品、适当运动、保持理想体重、劳逸结合等第一级预防措施；教育"患者"定期测血压以早期发现高血压、发现有高血压后及时看医生、治疗中遵从医嘱、坚持非药物和药物治疗并举等第二级与第三级预防措施。而对筛检来说，大多数疾病只有当发展到明显的、可测量的病理改变时，才能检出。而此时，疾病的病理生理过程已进展到了不可逆阶段，即使采取干预措施，其效果也非常有限。

5. **合理选择健康筛检的内容**　临床预防服务的一个重要突出特点是取代了每年常规检查身体的传统做法，而是根据个体不同性别、不同年龄和不同危险因素，制订相应的疾病筛检策略。对于如何确定什么疾病是值得筛检的，表7-1-2有相关内容介绍。美国预防服务工作组根据循证医学原则制定的临床预防服务建议，对于临床医生选择筛检内容也有很好的参考价值。

6. **根据不同年龄阶段的特点开展针对性的临床预防服务**　健康生命全程路径(life course approach to health)，是把人生划分为几个明确的阶段("围生和婴幼儿期、青少年期、中青年期和老年期"四个时期)来开展预防。除了不同个体的健康问题不同外，由于不同的年龄阶段其生理特点和所处的环境不同，所以在临床预防服务中，一般也要根据该年龄段的特点和主要健康问题来开展有针对性的预防工作。例如，在婴幼儿时期，除了常规的免疫接种和婴幼儿保健外，意外伤害的问题、肥胖问题、被动吸烟问题及铅接触问题也必须引起关注。在青少年时期,意外伤害、饮食习惯和身体活动、吸烟、婚前妊娠、性传播疾病和心理问题等是这个时期比较常见的健康问题。在中青年时期,主要健康问题往往与职业有害因素、健康有关的生活行为方式、心理问题(尤其是女性)等有关。在老年期,除了要关注健康相关的生活行为方式和心理问题外,老年的认知功能、用药问题,乃至社会支持网络等都与改善老年人的生活质量有明显的关系。因此,临床预防服务必须根据不同的年龄阶段、不同的性别及不同健康危险因素情况,实施个性化服务。

第二节　健康危险度评估

一、健康危险因素及健康危险度评估的概念

不管是临床预防服务还是健康管理,健康危险因素的评价都是前提。健康危险因素是指机体内外存在的使疾病发生和死亡增加的诱发因素。例如,不良的行为(如吸烟)、疾病家族史、暴露于不良的环境以及有关的职业、血压、胆固醇浓度过高、超重、心电图异常等。同样,过去或目前的疾病状态也会增加患病的概率。

健康危险度评估(health risk assessment)是指从个体或群体健康信息咨询或调查、体检和实验室检查等过程中收集各种与健康相关的危险因素信息,为进一步开展有针对性的干预措施提供依据。健康危险度评估不应独立于临床工作的常规诊疗过程,而应将健康危险因素的评价作为采集病史、体检和实验室检查中不可缺失的一个重要组成部分。

许多疾病的发生和发展往往是由一个或多个健康危险因素长期累积共同作用的结果,如何鉴别这些健康危险因素已成为预防和控制相关疾病的核心问题。健康危险因素评估是阐明一系列健康问题必不可少的起点。在临床预防服务中,大多数对象还没有发生特定的疾病,这就需要医务人员应该树立以健康危险因素为定向的思维模式,将患者的健康危险因素与未来可能发生的主要健康问题联系起来,并且避免对不同的服务对象采用千篇一律的标准的实验室系列检查,而应该根据不同个体存在的主要健康危险因素以及可能导致的疾病进行有选择性的筛检。要求医务人员首先能够识别患者已存在的主要健康危险因素,利用更多的时间仔细采集健康相关信息和病史等,以减少对实验室检查结果的过分依赖。

二、确定评估健康危险因素的优先次序

至少有几百种健康危险因素可以增加个体未来患病的危险性。由于实际操作和理论发展上的局限性,在健康危险因素评价过程中医务人员不可能询问所有的健康危险因素。那么,重点选择哪些健康危险因素作为健康危险因素评估的依据?可从以下几方面综合进行考虑。

1. **健康危险因素导致的特定疾病的严重性**　常用某种健康危险因素导致特定疾病的发生频度和该病对个体和社会影响的严重度来评价。频度通常用发生率或患病率来衡量。估计疾病严重度的指标包括发病率、死亡率、存活率、生活质量、伤残调整生命年(disability-adjusted life year,DALY)、质量调整生命年(quality-adjusted life year,

QALY)、死因谱(即总人群死因排序),也可以针对特定的健康危险因素组进行分层排序。

2. 健康危险因素是否有普遍性　　一般而言,非常少见的健康危险因素不值得列入常规筛检。但如果一个相对弱的健康危险因素流行范围很广,则它比一个相对强但流行范围小的健康危险因素更值得去筛检。人群中健康危险因素的频度也可用检出率和发生率来测量。

3. 健康危险因素的危险程度　　可通过相对危险度或特异危险度来确定。相对危险度是暴露某健康危险因素人群发病危险度(如发病率)与未暴露该健康危险因素人群发病危险度之比值,即暴露组发病率是非暴露组的多少倍,具有某健康危险因素的人患疾病的机会是没有此健康危险因素的人的多少倍。特异危险度是暴露组与对照组发病率差值的绝对值,即危险特异地归结于暴露因素的程度。

4. 某健康危险因素能否被准确地检测　　即使特定的疾病及其健康危险因素很严重,如果筛检试验不准确,检测健康危险因素可能失去意义甚至有害。不准确的筛检试验可产生假阳性或假阴性结果,假阳性结果引起不必要的焦虑、随访性检查以及临床处理,而假阴性结果可延误健康危险因素的检测和处理。筛检试验的准确性可用敏感度、特异度和预测值等指标衡量。

5. 有无证据表明采取干预措施后可促进健康　　如果接受了某种健康危险因素干预措施的患者比没有接受干预的患者有更好的健康后果,则该健康危险因素应列入优先干预。但更多的情况是,只有部分流行病学证据提示某健康危险因素可以引起疾病,这时,可以从证据的联系强度和一致性来推断改变健康危险因素是否有效。

6. 上述诸方面与其他优先的健康问题相比如何　　个体的健康危险因素和疾病并不是独立存在的。在决定是否将有限的时间和资源投到特定的健康危险因素或健康问题干预时,医务人员还需要考虑到与其他健康危险因素和健康问题相比,它的相对重要性如何。例如,建议患者增加膳食纤维的摄入量是重要的,但利用同样的时间和精力研究膳食脂肪的摄取量、吸烟问题、是否需要筛检乳腺癌或监测血压是不是更有意义呢? 这需要根据业务知识,结合求医者的实际情况来衡量某健康危险因素的轻重缓急以及是否需要采取相应的干预措施。

三、健康危险因素询问的主要内容和技巧

1. 健康危险因素询问的主要内容　　在临床场所,一个重要的挑战是时间的限制。因此,在初次与患者接触时,有必要确定健康危险因素询问的主要内容,以求在与患者接触后能建立患者的健康危险因素档案。这些问题一般包括吸烟、身体活动、日常饮食、性生活、酒精和其他毒品的使用、预防伤害、接触紫外线、口腔卫生、精神卫生及其功能状态、过去史和家族史中的健康危险因素、接触职业与环境的健康危险因素、旅游史以及接受所推荐的筛查试验、免疫和化学预防状况。

在以后与患者接触时,医生应简单复习病史记录,了解哪些健康危险因素在以前的应诊中已经讨论过,回顾患者在减少健康危险因素方面成功与失败的尝试,确定本次应诊时需要注意哪些健康危险因素。有些病史记录封面内页有健康危险因素"存在问题目录"或上次应诊记录的提示,这将有助于提高复习的速度。如果患者在以前已成功地改变了一个健康危险因素,如停止吸烟,则在本次应诊时,医生应提供积极的强化措施,并核实该患

者有无反复。然后,识别尚未询问的其他健康危险因素,确定本次应诊中值得注意的健康危险因素。

2. 健康危险因素询问的主要技巧　　在任何诊疗接触时,医生都应遵循尊重患者以及医学访谈的基本原则。其包括确定与患者的讨论议程、应用开放式问题和保持目光接触等。但在应诊过程中转到讨论生活方式的细节时,患者常无思想准备,所以提出健康危险因素问题时患者可能会被突然的主题转变弄得不知所措,甚至感到被冒犯,以致不乐于配合回答问题。在询问时,医生应注意患者的情绪反应,患者的措辞、语调、语音、语速和非语言性交流可能表示他们的不自在、不耐烦或不愿意讨论某种生活方式问题。识别这些反应,并向患者提出与其共同分担是十分重要的。

第三节　制订与实施个体化的健康维护计划

在临床预防服务以及健康管理服务中,医务人员需为可能的"患者"提供连续性和综合性的服务。因此,应在进行健康危险因素评价的基础上,根据患者的年龄、性别及个体的健康危险因素,制订符合他本人的健康维护计划(health maintenance schedule)。

健康维护计划是指在特定的时期内,依据患者的年龄、性别及具体的健康危险因素等而计划进行的一系列干预措施。具体包括做什么、间隔多久、何时做等。设计与使用健康维护计划,是医务人员的基本任务。每位医务人员应花时间仔细规划个体化的健康维护计划,不仅要在人们生病时,更重要的是在健康时即去照顾他们。在设计和实施"患者"的健康维护计划时,必须采纳那些已被公认是有效的建议。一份健康维护计划的制订和实施既要有业务知识,也要有管理技巧。有关各种健康危险因素的干预知识将在后面的章节中讨论,这里着重讨论计划和实施方面的问题。

一、干预措施的选择

健康维护计划的制订需要根据健康危险因素的评估结果以及"患者"的性别、年龄等信息,确定具体的干预措施,包括健康咨询、健康筛检、免疫接种、化学预防和预防性治疗等。由于健康危险因素与健康之间常常是多因多果关系,应采取综合性的干预措施。儿童和成年人不同年龄阶段应采取不同的预防保健措施。医务人员应根据这些原则性建议,结合患者的具体情况、资源的可用性和实施的可行性,选择合适的、具体的干预措施并将其列入健康维护计划中,同时还应根据"患者"的需求等因素进行修改或增减。

二、干预与随访的频率

制订健康维护计划时,在决定采取什么干预措施后,还需要确定多长时间进行1次,即实施的频率。有些干预措施,如某种免疫接种适宜的干预时间已被广泛认同并实施。而健康指导如劝告戒烟,并没有一个明确的特定的频率。对于多数疾病的筛检,频率过高会增加费用,增加产生假阳性结果和不必要工作的可能性;而筛检间隔时间太长将增加重要疾病漏诊的危险性。确定筛检频率的两个因素是筛检试验的灵敏度和疾病的进展,而不是疾病发生的危险度。危险度更多的是决定是否要做这项筛检,高危人群应得到更多特别的帮助,以保证他们能实施健康维护计划,但不需要更频繁地做筛检。

健康维护随访的频率与干预措施的频率意义不同。健康维护随访是指在计划制订后,医务人员跟踪"患者"执行计划的情况以及感受和要求等,以便及时发现曾被忽视的问题。一般而言,所有"患者"在执行健康维护计划 3 个月后都需要进行定期随访,随访时间应根据具体情况确定。一般 50 岁以下健康成年人,2 年随访一次;50 岁以上成年人,每年随访一次。若出现某一健康问题,应根据该健康问题的管理要求来确定。

三、健康维护计划的实施

1. 建立流程表　　为了便于健康维护计划的实施与监督,一般要求为每位"患者"制订 1 张健康维护流程表。成年人健康维护流程表除了有编号、年份和年龄外,主要内容包括三部分:① 健康指导;② 疾病筛检;③ 免疫接种。每一部分都留有空白的项目,以便医务人员根据患者的具体情况确定其他需要开展的项目并做记录。在具体操作时,医务人员应根据患者的特征与需求增删项目,使流程表体现个体化。已建立的流程表允许医务人员在随访过程中根据"患者"的需要而适当修正。

2. 单个健康危险因素干预计划　　在已建立的健康维护流程表的基础上,为了有效地纠正某些高危人群的行为健康危险因素,还需与"患者"共同制订另外一份某项健康危险因素干预行动计划,如吸烟者的戒烟计划、肥胖者的体重控制计划等。由于改变不良行为生活方式有较大的困难性与艰巨性,纠正不良行为健康危险因素最好分步实施,一个成功后再纠正另一个。并从最容易纠正的开始。制定的目标不能要求太高,应在近期通过努力就可达到,使"患者"看到自己的进步,逐步树立纠正不良行为健康危险因素的自信心,从而能长期坚持,达到维护健康的效果。具体的制订方法将在其他章节介绍。

3. 提供健康教育资料　　为了提高"患者"对计划执行的依从性,应给他们提供一些有针对性的相关健康教育资料。应强调只有"患者"自己下决心主动承担起健康责任,并改变不良行为生活方式,才能真正提高其健康水平和生活质量。

(彭伟霞)

【思考题】

(1)试述临床预防服务的内容和实施原则。

(2)确定评价健康危险因素的优先次序应遵循哪些原则?

(3)如何制订健康维护计划?

第二章

临床场所的戒烟干预

教学目的

- **掌握：** 临床场所的戒烟步骤。
- **熟悉：** 吸烟的危害和医务人员在控烟中的责任。
- **了解：** 阶段变化理论和健康信念理论的基本内容。

第一节　吸　烟　的　危　害

　　烟草是世界上最可预防的死因。烟草每年造成全球死亡的人数已超过 800 万，这一数字超过结核病、艾滋病和疟疾的总和。目前，全球已经有十分之一的成年人死于吸烟相关的疾病。到 2030 年，预计每 6 个人中有 1 人死于吸烟相关的疾病。每年的死亡人数超过 1 000 万。世界卫生组织估计，烟草使用者中有一半将最终死于吸烟相关的疾病。也就是说，全世界 11 亿吸烟者中，大约 5.5 亿人会死于吸烟相关的疾病。

　　卷烟烟雾中包括了 7 000 多种化学物质。有害成分包括尼古丁等生物碱、胺类、腈类、酚类、醛类、烷烃、醇类、多环芳烃、脂肪烃、杂环族化合物、羟基化合物、氮氧化合物、一氧化碳、重金属元素（镍、镉、铬、钋）、有机农药等，范围极广。目前，主要关注于焦油、尼古丁、一氧化碳。焦油是卷烟中有机物不完全燃烧的产物，是多种气体和毒物的混合物，含有大量致癌物。焦油沉积于肺部，可引起肺组织癌变，形成肺癌。苯并[a]芘为焦油中最主要的致癌物质，具有强致癌作用。尼古丁是导致吸烟成瘾的化学物质。尼古丁的作用极为迅速，吸入的纸烟烟雾中的尼古丁只需要 7 s 就可以到达大脑，是主要的成瘾源。尼古丁在血浆中的半衰期很短，因此很多吸烟者每 30～40 min 就要吸一支烟，以维持大脑中的尼古丁水平，当不能达到这一水平时，吸烟者就会感到烦躁、不适、恶心、头痛并渴望补充尼古丁。戒烟者的戒断症状主要就是由尼古丁水平下降引起的。烟草烟雾中含有大量的一氧化碳，由于一氧化碳和血红蛋白的亲和力更强，氧气无法和血红蛋白结合，机体就产生缺氧症状。一氧化碳还可以使血液黏稠度增加，加速血管的动脉粥样硬化，从而导致冠心病。烟草烟雾中细颗粒物（$PM_{2.5}$）是室内空气污染的重要来源，可以被吸入呼吸道的深部，进入血液循环，诱发癌症与心脑血管疾病。

　　在全球八大致死原因中，烟草使用和其中的 6 种疾病有关，包括缺血性心脏病、脑血管病、下呼吸道感染、慢性阻塞性肺疾病、结核病、呼吸道肿瘤。世界卫生组织指出，有四分之一的癌症都与吸烟有关；在 65 岁以下死于癌症的死亡者中，吸烟者占 90%；死于心肌梗死的,吸烟者占 25%;吸烟者冠心病的发病率是不吸烟者的 4 倍。妊娠期间使用烟草会使胎儿生长迟滞;而这些小于平均水平的胎儿出生后可能赶不上其他胎儿的生长。同时,婴儿疾病、残疾与死亡的危险性增大。男性吸烟可能会因为吸烟可导致流向生殖器官的血液减少而影响勃起功能。总体来说,吸烟者比不吸烟者损失 5~10 年的寿命。但是,吸烟造成的健康损害并非一朝一夕可以显现的,而具有长期滞后性的特点,因此容易为人们所忽视。

吸烟者不是烟草使用唯一的受害者。二手烟又称为被动吸烟,同样成为巨大的健康威胁。二手烟增加血液黏稠度,伤害血管内膜,引起冠状动脉供血不足,增加心脏病发作的危险;多项研究指出,二手烟增加成人肺癌、心血管疾病和慢性阻塞性肺疾病发生的危险性,增加哮喘的发病风险,损害肺功能。二手烟可引起婴幼儿支气管炎和肺炎,增加其患中耳炎的风险;并且加重或者诱发哮喘。

电子烟近年来应用日益普遍。电子烟通过雾化装置加热特殊溶液并产生蒸气供使用者吸入。溶液主要成分包括尼古丁、丙二醇、甘油和添味剂等。目前的研究已证明了使用电子烟可导致眼部和呼吸道刺激症状。电子烟兴起较晚,因此近年内还无法获得关于长期使用电子烟与慢性疾病关联的确凿证据。此外,使用电子烟也会向室内排放可吸入的液体细颗粒物和超细颗粒物、尼古丁等有害物质,因此电子烟不能消除二手烟。电子烟的戒烟效果存在争议,世界卫生组织并未建议将电子烟作为戒烟辅助方法。

除了电子烟,近年来流行另外一类加热烟草制品也值得关注。与电子烟的溶液不同,加热烟草制品本身含有烟草,加热时可释放有毒排放物,其中许多成分会导致癌症。因此,并非安全的吸烟方式。同时,因为其本身就属于烟草制品,所以更谈不上辅助戒烟功能。

值得注意的是,目前市场上的低焦油、卷烟及中草药卷烟并不能减少吸烟的危害,避免吸烟危害的最好方式是不吸烟或者戒烟。美国癌症协会指出,戒烟的好处,立竿见影。戒烟 1 年后,患早期冠心病的概率将比吸烟时降低一半;5 年后,发生脑卒中的概率和不吸烟者相当;10 年后,生活质量将和不吸烟相当,肺癌的死亡率将是吸烟者的一半,发生口腔癌、鼻咽癌、食管癌、膀胱癌、肾癌、胰腺癌的危险减小。因此,戒烟越早越好;30 岁以前戒烟能使肺癌的风险减少 90%;但是无论何时戒烟,戒烟者的寿命都将长于持续吸烟者。诚然,早戒烟者比晚戒烟者可增加更多的寿命年数。

全世界 2/3 的吸烟者都集中在 10 个国家。中国是世界上烟草生产和消费大国,所消费的卷烟量占全球的 44%。2018 年,我国 15 岁及以上人群吸烟率为 26.6%,其中男性达 50.5%。而且,高吸烟率带来的健康效应正在体现:2017 年中国人群中归因于吸烟导致的死亡已经达到 230 万人,男性有 40 万非吸烟者死于二手烟暴露。估计到 2030 年,我国烟草导致的死亡将达 300 万。烟草已经成为健康危害产业,全面控烟刻不容缓。

第二节　医务人员在控烟中的责任

站在保护人类健康最前列的医务人员更有责任、有机会、有条件劝阻患者的吸烟行为。大量的临床实践证明了医生的戒烟建议在改变患者吸烟行为方面可以产生良好的效果。首先,临床医务人员与个体接触面大,据估计大约70%的人每年会去医院就诊,为医生提供戒烟帮助提供了良好的契机;临床医生易与个体患者接触,并易于随访了解患者的健康状况和行为改变的情况;最重要的是,患者对医生的建议有较大的依从性。在世界卫生组织提出的遏制烟草流行的系列策略中,医务人员为吸烟者提供戒烟帮助是重要的策略之一。由于烟草的高成瘾性,吸烟者自己戒烟非常困难,帮助和支持他们战胜烟草依赖是很重要的。

把戒烟帮助融入日常的临床诊疗活动是行之有效的帮助患者戒烟的方法。例如,美国有72%的成年吸烟者在接受医疗保健服务期间能够听取医生的戒烟忠告。当然这项工作在实施过程中也并非一帆风顺。尤其在开始阶段,因多数医生在帮助患者戒烟方面尚缺乏经验,亦未掌握有关技巧,常常会遭遇失败和挫折,以致有些医务人员感到技能不足,缺乏信心。故从事这项工作前,医生首先要有充分的思想准备,并在工作中不断地探索劝阻吸烟的技巧,借鉴成功的经验,不断总结提高,帮助患者树立戒烟的信心,才能收到成效。在劝阻吸烟的过程中,医生应采取科学的方法按步骤指导患者戒烟,而不仅是简单地告诉患者吸烟对健康有害。

第三节　临床戒烟帮助的理论基础

医务人员提供的戒烟帮助中需要科学的理论指导。在临床戒烟服务中,主要用到两种理论:阶段变化理论和健康信念理论。

一、阶段变化理论

阶段变化理论将行为变化解释为一个连续的、动态的、由5个阶段逐步推进的过程。以戒烟为例,阶段变化理论认为人的行为变化通常需要经过以下5个阶段:

1. 无打算阶段　　处于该阶段的人,没有在未来6个月中改变自己行为的考虑,或有意坚持不改。对于这一阶段的人,主要是增加其对吸烟行为危险性的认识。

2. 打算阶段　　处于该阶段的人打算在未来6个月内采取行动,改变疾病危险行为。对于前两个阶段的人,主要是提高戒烟动机。

3. 准备阶段　　进入"准备阶段"的人将于未来1个月内改变吸烟行为。对于该阶段的人,主要是提供戒烟方法,提升其戒烟信心。

4. 行动阶段　　在此阶段的人,在过去的6个月中目标行为已经有所改变。

5. 维持阶段　　处于此阶段的人已经维持新行为状态长达6个月甚至以上,已达到预期目的。仍需要努力防止旧行为复发,但其已比较自信,不易再受到诱惑而复发旧行为。对于后两个阶段已经开始行为改变的人,主要是提供支持、解决问题,进一步促进行为的改变。

处于行为转变不同阶段的吸烟者无疑有不同的需要,因此要根据他们的特点和需要,采取不同的措施,这是行为阶段变化理论的基本原则所在。

二、健康信念理论

健康信念理论的基本内容　　健康信念理论认为,人们要采取某种有益健康的行为或放弃某种危害健康的行为,需要具有以下几方面的认识。

(1) 对疾病严重性的认识:指个体对罹患某疾病的严重性的看法。

(2) 对疾病易感性的认识:指个体对自己罹患某疾病或陷入某种疾病状态的可能性的认识。

(3) 对行为有效性的认识:指人们对于实施或放弃某种行为后,能否有效降低患病的危险性或减轻疾病后果的判断。只有当人们认识到自己的行为有效时,人们才会自觉地采取行动。

(4) 对实施或放弃行为的障碍的认识:指人们对采取该行动的困难的认识。对这些困难的足够认识,并采取应对措施,是使行为巩固持久的必要前提。

(5) 效能期待:指对自己实施和放弃某行为的能力的自信,也称为自我效能。

健康信念理论还重视促使某种行为发生的引发物的存在,如一些触发行为改变的事件、信息等。健康信念理论也关注行为者的背景特征对行为的影响,如年龄、性别、教育水平、家庭成员和团体帮助等因素。

第四节　临床场所的戒烟步骤

临床场所的戒烟措施可以用图 7-2-1 中的模式来进行整合。该模式以 5A 戒烟法 (5 A's)为主线,根据对求医者吸烟状况及戒烟意愿的评价将他们分为四种人并给予相应的干预策略及措施:① 现吸烟并愿意尝试戒烟的人;② 现吸烟但目前不愿尝试戒烟的人;③ 曾经吸烟现已戒烟的人;④ 从未吸过烟的人。根据所需时间、资源的多少,这些干预措施又可分为快速干预(rapid intervention)及强化干预(intensive intervention)两大类。

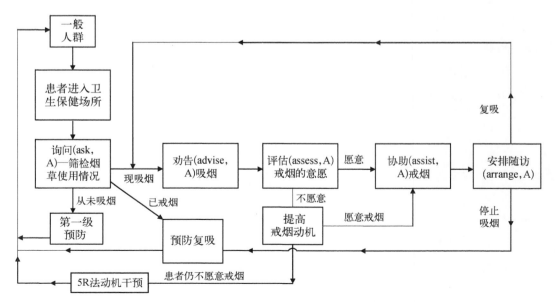

图 7-2-1　临床场所处理烟草使用和烟草依赖的模式

1. **针对愿意戒烟者的快速干预策略及措施(5A 戒烟法)** 5A 戒烟法建立于行为的阶段变化理论基础上,可由医务人员在日常诊所环境下进行戒烟干预(表 7-2-1)。其中第一步"询问"是了解求医者吸烟状况及发现吸烟者的关键,可帮助医务人员根据求医者吸烟状况及意愿来确定恰当的干预措施。需要强调的一点是,戒烟快速干预中,除了提供咨询、随访服务之外,所有吸烟者只要没有禁忌证,都应该鼓励使用戒烟药物治疗。

2. **针对愿意戒烟者的强化干预策略及措施** 目前有证据证实,戒烟干预的强度与戒烟效果之间有明显的剂量-反应关系,强度越大的干预,效果越好。因此,医务人员应尽量为愿意戒烟者提供戒烟强化干预服务。强化干预可提供给愿意接受这类干预的所有吸烟者。强化干预的标准为为吸烟者提供 4 次或 4 次以上的干预服务(咨询、行为干预、药物等),每次持续 10 min 以上,与吸烟者接触的总时间在半小时以上。5A 戒烟法及强化戒烟干预的基本要求见表 7-2-1,表 7-2-2。

表 7-2-1 5A 戒烟法

询问(ask,A)吸烟情况	在每个患者、每次就诊时了解和记录其吸烟情况
劝告(advise,A)吸烟	以一种明确、语气肯定、个体化的方式督促每个吸烟者戒烟
评估(assess,A)戒烟意愿	了解吸烟者这次是否愿意尝试戒烟
协助(assist,A)尝试戒烟	帮助愿意戒烟者确定戒烟日、制订戒烟计划;提供咨询帮助及培训解决问题技巧;帮助患者获得外部支持及提供戒烟材料等
安排(arrange,A)随访	确定随访时间表(至少开始戒烟后的第一周随访一次)

表 7-2-2 强化戒烟干预的基本要求

评估		评估吸烟者是否愿意接受强化干预措施;评估吸烟者的紧张程度、所患其他疾病等为咨询、行为干预、戒烟药物选择提供信息
强化干预措施	1. 咨询及行为干预	解决所遇具体问题的咨询及解决问题技巧培训;提供干预服务的医务人员对戒烟者的心理社会支持;家人、朋友等治疗者之外对戒烟者的社会支持
	2. 药物治疗	尼古丁替代疗法、盐酸安非他酮、伐尼克兰等
干预形式		个体或小组形式的咨询;主动的电话咨询;为提供戒烟者提供自助阅读材料;定期随访、效果评价
强化干预人员		尽可能包括不同专业的服务人员,如安排医务人员为戒烟者提供有关吸烟危害及戒烟益处的咨询、提供药物治疗服务;非医学专业人员提供社会心理咨询或行为干预服务

3. **针对不愿意戒烟者的快速干预策略及措施** 对于目前还不愿意戒烟的人而言,干预的目的是帮助他们提高戒烟的动机。临床场所提高不愿戒烟者戒烟动机的快速干预策略及措施可归纳为 5R 法(表 7-2-3)。5R 法的理论基础是前面提及的健康信念模式。

表 7-2-3　提高戒烟动机的快速干预策略及措施——5R 法

指出相关性(relevance,R)	鼓励吸烟者指出自己戒烟的相关理由或原因,与本人情况(如疾病、健康危害、家庭、社会关系)越密切越好
强调危险性(risk,R)	鼓励吸烟者自己说出吸烟的不良后果。医务人员应强调与患者最相关的危害部分,并指出彻底戒烟是避免这些不良后果的唯一途径
认识回报(reward,R)	鼓励吸烟者说出戒烟可获得的潜在益处,并强调与患者最相关的回报
认清障碍(roadblock,R)	鼓励吸烟者说出阻碍其戒烟的理由,并告诉他能解决这些障碍的办法和措施
反复动员(repetition,R)	动机干预应在无戒烟意愿的吸烟者每次看病时都反复进行。对过去尝试戒烟失败者应告诉他许多戒烟成功者都是经历反复尝试多次之后才获得成功

如果时间不充足,或者尚不具备完成戒烟帮助的能力时,则必须完成以下三步:询问(ask,A)、劝告(advice,A)、转诊(refer,A),即"2A+R 模式"。前两个步骤同 5A 戒烟法,第三步为将转向更为专业的部门进行进一步诊治(如戒烟热线或者戒烟门诊),构建联动的立体戒烟干预网络。

4. 针对最近已戒烟者的快速干预策略及措施　对于已戒烟者而言,干预目的是预防复吸。一般预防复吸的干预可分为两类:基本干预(essential interventions)及规范干预(prescriptive interventions)。

(1)基本干预:指面对一个最近戒烟者每次都要进行的干预,包括向每个戒烟者的成功表示祝贺并鼓励继续不吸烟;用开放式问题让戒烟者谈谈其戒烟后的感受;鼓励戒烟者主动讨论戒烟的各种益处、戒烟过程中所取得的成功、保持不吸烟所遇到的问题及可能面临的威胁。

(2)规范干预:指的是根据从戒烟者那里了解到的坚持不吸烟所遇到的实际问题及威胁,采取针对性的常规处理(表 7-2-4)。

表 7-2-4　戒烟者经常遇到的实际问题及应对措施

实际问题	应对措施
缺乏支持	● 制订患者随访日程表 ● 帮助患者在其周围寻找支持资源 ● 安排患者转诊到能提供戒烟咨询及支持的机构或单位
情绪悲观或抑郁	依情况提供心理咨询或合适的药物治疗,也可将患者转给心理医生处理
强烈或持久的尼古丁戒断症状	依情况考虑给患者延长使用尼古丁替代品的时间,或者增加/联合应用多种药物来降低尼古丁戒断症状
体重增加	● 建议增加身体活动,限制饮食 ● 说服患者知道停止吸烟后体重有所增加是普遍情况,但体重上升幅度有限 ● 强调合理膳食的重要性 ● 让患者用有减缓体重增加作用的药物治疗(如尼古丁替代疗法、特殊的尼古丁口香糖) ● 将患者转给有关专家或特定干预项目
动机逐渐下降	● 让患者明白这种感受非常普遍 ● 推荐参加一些有益活动 ● 检查以确保患者没有定期吸烟 ● 强调又开始吸烟(哪怕一口)也将增加永久戒烟难度

5. 针对从未吸烟者的干预措施　　对从未吸烟者,仍需要给予其肯定并鼓励其继续远离烟草。

不仅如此。在临床场所中可能会遇到一些吸烟者为自己的吸烟行为辩护,即找出一些证据或者观点,作为自己吸烟合理化的证据,如对易感性或者危害性的弱化。因此。医生在进行临床戒烟干预时,不仅积极提供烟草危害的相关信息和戒烟的技能,也应认真倾听吸烟者的困惑,帮他们走出误区,提升戒烟动机。

临床场所戒烟干预应该成为社区控烟综合项目的重要组成部分,因为只有整合两个场所的资源,将个体干预与环境支持结合,才能促使吸烟者戒烟成功。临床场所医务人员戒烟干预的实施,必须有卫生保健系统水平上的改变(政策、环境、资源、培训)才能真正持久和富有成效。最后,具体干预特别是采用行为干预进行戒烟时,应根据特定场景、特定人群的特点来开展控烟工作,以能保证干预措施的针对性及高效率。

(郑频频)

【思考题】

(1) 如何理解医务人员在控烟中的责任?

(2) 在临床场所帮助戒烟的过程中,哪些环节应用了阶段变化理论? 哪些环节应用了健康信念理论? 为什么?

(3) 如何利用患者就诊这一"可教育时机",提高患者的戒烟意愿?

第三章

合理营养指导

教 学 目 的

- **掌握：** 合理营养和平衡膳食的概念。
- **熟悉：** 我国居民膳食指南和临床医务人员如何在临床工作中为患者提供膳食咨询和指导的原则。
- **了解：** 膳食评估和食品营养标签的使用。

合理营养能够维持机体的正常生理功能，促进体力和智力的发育，促进健康，预防疾病，增进劳动效率，延长寿命等。营养失衡将会导致机体营养缺乏或营养过剩以及慢性疾病发生等方面的危害。

第一节　合理营养与平衡膳食

一、合理营养的概念

合理营养（rational nutrition）即为平衡而全面的营养。合理营养包括两方面内容：一方面为满足机体对各种营养素及能量的需要；另一方面为各营养素之间比例要适宜。因为各种不同的营养素在机体代谢过程中均有其独特的功能，一般不能互相替代，因此在数量上要满足机体对各种营养素及能量的需要；另外各种营养素彼此间有着密切的联系，起着相辅相成的作用，各种营养素之间要有一个适宜的比例。

二、营养失衡造成的危害

营养失去平衡可产生营养不良，营养不良（malnutrition）是指由于一种或一种以上营养素的缺乏或过剩所造成的机体健康异常或疾病状态。营养不良包括两种表现，即营养缺乏（nutrition deficiency）和营养过剩（overnutrition）。

营养素摄入不足，可导致营养缺乏病，如目前世界上流行四大营养缺乏病，蛋白质-能量营养不良、缺铁性贫血、缺碘性疾病、维生素 A 缺乏病，此外还有钙、维生素 D 缺乏引起的佝偻病，维生素 B_1 缺乏引起的脚气病，维生素 C 缺乏引起的坏血病，锌缺乏引起的厌食症等，各种营养素的缺乏都可产生相应的缺乏病。

营养素摄入过多，可产生营养过剩性疾病，如高热量、高脂肪、高蛋白，特别是动物脂肪摄入过多,可以引起营养过剩性疾病,如肥胖症、高血脂、冠心病、糖尿病等。此外,维生素 A、维生素 D 摄入过多,可造成维生素 A、维生素 D 中毒,一些营养素摄入不合理还与一些肿瘤的发病有关,如脂肪摄入过多与乳腺癌、结肠癌、前列腺癌的发病有关。

三、平衡膳食

1. 概念   平衡膳食(balanced diet)也称为合理膳食,是指膳食所提供的能量及营养素在数量上能满足不同生理条件、不同劳动条件下用膳者的要求,并且膳食中各种营养素之间比例适宜的膳食。合理营养是通过合理膳食来实现的。

2. 平衡膳食的基本要求

(1) 选择食物要多样,合理配餐:人体需要 40 余种营养物质,没有一种天然食物能满足人体所需的全部营养素,因而膳食必须由多种食物组成,根据各类食物的营养价值,将食物合理搭配,提供机体全面而平衡的营养素。根据食物营养特点,可将食物分为五大类,第一类为谷类、薯类、杂豆类,主要提供碳水化合物、蛋白质和 B 族维生素,也是我国居民主要能量与蛋白质来源;第二类为动物性食品,包括肉、禽、蛋、鱼、奶等,主要提供蛋白质、脂肪、矿物质、维生素 A 和 B 族维生素;第三类为大豆及其制品,主要提供蛋白质、脂肪、膳食纤维、矿物质和 B 族维生素;第四类为蔬菜、水果,主要提供膳食纤维、矿物质、维生素 C 和胡萝卜素;第五类为纯能量食物,包括动植物油脂、各种食用糖和酒类,主要提供能量。这五类食物均应按需适量摄取,但应注意不宜食用过多的动物食物和纯能量食物,以避免摄入脂肪过多、能量太高等弊端。应多选用一些绿色或其他深色蔬菜,以补充人体所需的维生素和矿物质。

(2) 满足能量和营养素供给量及合理比例:① 保证三大营养素的合理比例;② 碳水化合物主要由谷类、薯类淀粉食物供给,控制饮酒、食糖及其制品;③ 脂肪要以植物油为主,减少动物脂肪摄入量,脂肪中饱和脂肪酸、单不饱和脂肪酸、多不饱和脂肪酸之间比例为 1∶1∶1;④ 为保证膳食中必需氨基酸的种类和数量,满足人体需要,膳食中优质蛋白质应占蛋白质总量的 30%~50%;⑤ 维生素要按推荐摄入量标准配膳,此外还应注意膳食中钙磷比例及必需微量元素之间的比例。

(3) 合理的烹调加工方法,减少营养素的损失。

(4) 合理的膳食制度和良好的进食环境。

(5) 保证食物安全:食物不得含有对人体造成危害的各种有害因素,且保持食物的新鲜卫生,以确保居民的生命安全。

(6) 遵循《中国居民膳食指南》的原则。

四、膳食指南

1.《中国居民膳食指南》   膳食指南(dietary guideline)是根据营养学原则,结合国情制定的,是教育人民群众采用平衡膳食,以摄取合理营养促进健康的指导性意见。世界上许多国家,均根据自己的国情制定膳食指南,其基本要点是食物多样化和平衡膳食,避免摄入过多脂肪、食糖、盐等,引导居民进行合理的食物消费。《中国居民膳食指南》自 1989 年第一版发布,2016 年发布了第四版,2022 年 4 月 26 日发布了《中国居民膳食指南(2022)》。《中国居民膳食指南(2022)》核心推荐的中国居民平衡膳食宝塔见图 7-3-1。

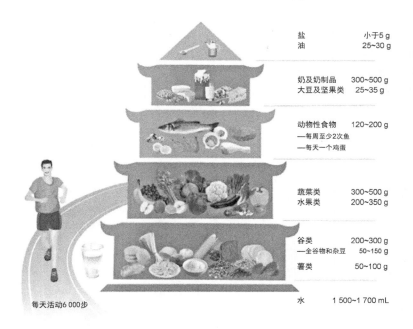

盐　　　　　　　　小于5 g
油　　　　　　　　25~30 g

奶及奶制品　　　300~500 g
大豆及坚果类　　25~35 g

动物性食物　　　120~200 g
——每周至少2次鱼
——每天一个鸡蛋

蔬菜类　　　　　300~500 g
水果类　　　　　200~350 g

谷类　　　　　　200~300 g
——全谷物和杂豆　50~150 g
薯类　　　　　　50~100 g

水　　　　　　　1 500~1 700 mL

每天活动6 000步

图 7 - 3 - 1　中国居民平衡膳食宝塔(2022)[中国营养学会编著的《中国居民膳食指南(2022)》]

（1）食物多样，合理搭配：坚持谷类为主的平衡膳食模式。每天的膳食应包括谷薯类、蔬菜水果类、畜禽鱼蛋奶类、大豆坚果类等。建议平均每天摄入 12 种以上食物，每周摄入 25 种以上食物，合理搭配。谷类为主是平衡膳食模式的重要特征，每天摄入谷类食物 200~300 g，其中全谷物和杂豆类 50~150 g，薯类 50~100 g。

（2）吃动平衡，健康体重：体重是评价人体营养和健康状况的重要指标，吃动平衡是保持健康体重的关键。各个年龄段人群都应该坚持天天运动、维持能量平衡、保持健康体重。食不过量，保持能量平衡。体重过轻和过重均易增加疾病的发生风险。推荐每周应至少进行 5 天中等强度身体活动，累计 150 min 以上，主动身体活动最好每天 6 000 步；鼓励适当进行高强度有氧运动，加强抗阻运动，每周 2~3 天；尽量减少久坐时间，每小时起来动一动。

（3）多吃蔬果、奶类、全谷物、大豆：蔬菜水果、全谷物和奶制品是平衡膳食的重要组成部分。蔬菜和水果是维生素、矿物质、膳食纤维和植物化学物的重要来源，奶类和大豆类富含钙、优质蛋白质和 B 族维生素，对降低慢性疾病的发病风险具有重要作用。提倡餐餐有蔬菜，保证每天摄入 300~500 g 的新鲜蔬菜，深色蔬菜应占 1/2。天天吃水果，保证每天摄入 200~350 g 的新鲜水果，果汁不能代替鲜果。吃各种奶制品，摄入量相当于每天300~500 g 以上液态奶。经常吃全谷物、大豆制品，适量吃坚果。

（4）适量吃鱼、禽、蛋、瘦肉：鱼、禽、蛋和瘦肉摄入要适量，平均每天 120~200 g。每周最好吃鱼 2 次或 300~500 g、畜禽肉 300~500 g、蛋类 300~350 g。少吃深加工肉制品。鸡蛋营养丰富，吃鸡蛋不弃蛋黄。优先选择鱼，少吃肥肉、烟熏和腌制肉制品。

（5）少盐少油，控糖限酒：我国多数居民目前食盐、烹调油和脂肪摄入过多，这是高血压、肥胖和心脑血管疾病等慢性疾病发病率居高不下的重要因素，因此应当培养清淡饮食习惯，少吃高盐和油炸食品。成人每天食盐不超过 5 g，每天烹调油 25~30 g。过多摄入添加糖可增加龋齿和超重发生的风险,推荐每天摄入糖不超过 50 g,最好控制在 25 g 以下。反式脂肪酸每天摄入量不超过 2 g。不喝或少喝含糖饮料。儿童青少年、孕妇、乳母及慢性疾病患者不应饮酒,成人如饮酒,一天饮用的酒精量不超过 15 g。

(6) 规律进餐,足量饮水:合理安排一日三餐,定时定量,不漏餐,每天吃早餐。规律进餐、饮食适量,不暴饮暴食、不偏食挑食、不过度节食。足量饮水,少量多次。在温和气候条件下,低身体活动水平成年男性每天喝水 1 700 mL,成年女性每天喝水 1 500 mL。推荐喝白水或茶水,少喝或不喝含糖饮料,不用饮料代替白水。

(7) 会烹会选,会看标签:在生命的各个阶段都应做好健康膳食规划。认识食物,选择新鲜的、营养素密度高的食物。学会阅读食品标签,合理选择预包装食品。学习烹饪、传承传统饮食,享受食物天然美味。在外就餐,不忘适量膳食与膳食平衡。

(8) 公筷分餐,杜绝浪费:选择新鲜卫生的食物,不食用野生动物。食物制备生熟分开,熟食二次加热要热透。讲究卫生,从分餐公筷做起。珍惜食物,按需备餐,提倡分餐不浪费。做可持续食物系统发展的践行者。

此外,我国还制定了特定人群膳食指南,其主要是针对备孕妇女和孕妇、哺乳期妇女、0～6 月龄婴儿、7～24 月龄婴幼儿、学龄前儿童、学龄儿童、一般老年人、高龄老年人、素食人群。

2. 中国居民平衡膳食模式和图示 平衡膳食模式是经过科学设计的理想膳食模式。平衡膳食模式所推荐的食物种类和比例最大限度地满足不同年龄阶段、不同能量需要水平的健康人群的营养与健康需要。为了更好地理解和传播中国居民膳食指南和平衡膳食的理念,设计了中国居民平衡膳食宝塔(图 7 - 3 - 1)、中国居民平衡膳食餐盘和中国儿童平衡膳食餐盘,直观告诉居民食物分类的概念及每天各类食物的合理摄入范围,每天应吃食物的种类及相应的数量,对合理调配平衡膳食进行具体指导。

第二节　膳食咨询指导

尽管人的态度和饮食习惯不大容易改变,但研究表明,可以采取一系列的咨询的策略来克服这一障碍,如针对特定的饮食习惯的咨询,同时用多种改变膳食习惯的方法、根据评估结果调整咨询策略、提供长期支持以及让患者有足够的时间来改变习惯等,可有效地改善患者的膳食知识、态度和行为。

一、膳食咨询的一般原则

1. 阶段性目标 膳食咨询在预防慢性疾病中的目的是达到正常体重、血压和胆固醇水平以及摄入更多的健康食品。而阶段性目标是在 3～6 周,这些可测量的危险因素是否有一定的变化,以检验膳食咨询是否有效。

2. 内容 为了使健康膳食的基本原则适用于所有与膳食有关的慢性疾病,我们可以简化营养咨询过程,如建议:

(1) 吃更多的蔬菜、水果和谷类:如果大部分能量来源于蔬菜、水果和谷类,这样的膳食应该是热量、脂肪、饱和脂肪酸、胆固醇、盐和糖的含量比较低,而富含维生素、矿物质、纤维素以及有保护作用的营养素如抗氧化剂。因此,应该劝告患者增加植物性食品在膳食中的比例。

（2）选择瘦肉和低脂肪奶制品：为了减少脂肪和胆固醇的摄入量,应劝告患者选用瘦肉、鸡和鱼代替牛肉以及选择低脂肪奶类食品。

（3）避免食用添加有脂肪、盐和糖的加工食品,患者要学会看食品的包装标签。

（4）在烹饪时和餐桌上,限制油、盐和糖的食用。

3. 过程　　应把营养咨询作为问诊的一部分,询问患者的饮食情况,并特别注意那些影响食物摄入的因素：食物和收入来源、住房、职业、家庭和社会情况、文化背景、烹饪设施、购物和交通工具以及食物的喜好等。

在膳食咨询过程中,要通过激发患者主观能动性来改变现状,所推荐的标准要适合患者的文化背景、食物喜好、信仰、经济水平,所提的建议应该是正面鼓励的,并不要求患者一步到位,而是让患者随着时间逐步改变饮食习惯。

二、膳食评估

对一个人的膳食评估,一般包括三部分内容：

1. 膳食摄入量的定性/定量评估

（1）膳食摄入量的定性筛检：应用中国居民平衡膳食宝塔的内容,询问就诊者每类食物每天的摄入量,并与推荐标准进行比较,膳食摄入量的快速评估见表7-3-1。评估标准以推荐标准来衡量。以推荐标准相似的膳食方式膳食的人群将来患慢性疾病的风险较低,而显著偏离推荐标准,许多食物富含热量、脂肪、饱和脂肪酸、胆固醇、盐、糖和酒精以及低纤维素的膳食方式则是高风险的。

表7-3-1　膳食摄入量的快速评估

食　品	就诊者每天摄入量	成人每天摄入标准	风险评估	
			低	高
谷类		200~300 g		
豆类		25~35 g		
蔬菜		300~500 g		
水果		200~350 g		
奶及奶制品		300~500 g		
动物性食物		120~200 g 每周至少2次鱼类产品,每天1个鸡蛋		
油脂类		25~30 g		
盐		<5 g		
酒精		女性少于1标准杯酒精饮料；男性少于2标准杯		

注："饮酒量的评判标准"：1标准杯等于半两白酒（40%）⊞,或1两低度白酒,或1两半黄酒,或3两葡萄酒🍷,或1易拉罐啤酒🥤（1两=50 g）。其他酒类请参照这一标准来说明。

　　(2) 膳食摄入量的定量评估：一般用定量膳食调查的方法,如用 24 h 膳食调查来了解我们一天膳食的详尽信息。因为这样的评估比较复杂,一般用计算机程序来完成。输入询问到的数据后可以很快计算能量、营养素、脂肪酸、胆固醇和纤维素的摄入总量,以及总热量中来自脂肪、脂肪酸、蛋白质和碳水化合物的百分比,并将被评对象的摄入量与推荐摄入量(recommended nutrient intake, RNI)比较,从而做出评估。脂肪、饱和脂肪酸、胆固醇、钠的摄入量显著高于推荐标准而纤维素显著低于标准水平的患者属于高风险膳食,应接受膳食咨询。

　　对患者能量和营养素每日摄入量与推荐摄入量的比较见表 7-3-2。

表 7-3-2　患者能量和营养素每日摄入量与推荐摄入量的比较

能量和营养素	患者每日摄入量	推荐摄入量	评　　估
能量(kcal)		a	
脂肪(%kcal)		<30%	
饱和脂肪酸(%kcal)		<10%	
胆固醇(mg/d)		<300	
钠(g/d)		<2.4	
纤维素(g/d)		25~30	

注:a,能量标准可根据体重来计算,基础能量约需要 25 kcal/(kg·d),静坐者约需要 30 kcal/(kg·d),中等身体活动约需要35 kcal/(kg·d),极重身体活动者约需要 40 kcal/(kg·d)。例如,一个 70 kg 的静坐者需要 2 100 kcal/d[70 kg×30 kcal/(kg·d)]的能量。其中,来源于脂肪的能量不能超过 30%,而脂肪为 9 kcal/g。由此也可计算脂肪的摄入量,即 0.30×2 100＝630 kcal/d,则每天脂肪允许量为 630/9＝70 g。

　　2. 饮食偏好询问　　对引起慢性疾病的膳食危险因素进行评估,一方面要考虑到患者每日食物摄入量,另一方面也要考虑到基本的饮食方式和喜好、文化背景、家族史、过去和目前的健康水平及相关的危险因素水平、生活方式、收入和受教育水平。要把了解患者的这些情况作为提供预防服务过程中采集病史、体检和实验室检查的有机组成部分。

　　但是,饮食是很个人的事情,一般人们不愿意披露或很难描述自己的饮食习惯,他们可能不记得吃了什么或吃了多少,也可能不知道所吃食物的名称或混合菜肴的组成,人们常常是有意识或无意识地多说他们知道有益于身体的食物,而对有害的食物就说得较少。因此,临床医生应尽量估计患者所提供饮食史的准确性有多大,临床医生不应对患者的膳食模式做任何假设(如患者应该吃早餐、正餐有规律或喝牛奶、橙汁),应该知道患者的饮食习惯和喜好本身变化也非常大,应该避免对患者能吃什么或不能吃什么作任何提示性的判定。无论何时,临床医生应对患者目前已有的良好饮食习惯给予有力的正面鼓励。如对患者做如下提问:

　　"今天的膳食和你每天吃的是否一样? 如何不同?"

　　"每天你吃的第一样食物是什么?"

　　"你每天在什么地方用餐? 通常吃什么?"

　　"你最喜欢吃什么? 多久吃一次?"

　　3. 与营养有关的生理指标　　在进行膳食评估时,医生还应收集患者有关身高、体重、身体活动水平、血压和胆固醇等生理方面的资料,以便综合来进行膳食风险评估。

(1) 超重肥胖:体质指数(body mass index,BMI)是评价 18 岁以上成人群体营养状况的常用指标。它不仅对反映体型胖瘦程度较为敏感,而且与皮褶厚度、上臂围等营养状况指标的相关性也较高。身高体重数据可计算出体质指数,从而用来判断超重和肥胖。

(2) 高血压或高血糖:在整个随访过程中,血压和血糖超过正常标准上限值的人均应接受膳食咨询。

1) 我国成年人血压的标准是:① 正常血压,收缩压<120 mmHg,舒张压<80 mmHg。② 正常高值,收缩压 120~139 mmHg,舒张压 80~89 mmHg。③ 高血压,收缩压≥140 mmHg,舒张压≥90 mmHg。

生活方式干预在任何时候对于任何高血压患者都是合理有效的治疗,对于血压值达到正常高值,也可给予膳食指导。

2) 成年人血糖标准:表 7-3-3 是成年人糖代谢的分类标准。如果有空腹血糖受损,应给予膳食指导。

表 7-3-3 成年人糖代谢分类标准(WHO, 1999) (单位:mmol/L)

糖代谢分类	世界卫生组织 1999 年标准	
	空腹血糖(FPG)	糖负荷后 2 h 血糖(2hPG)
正常血糖(NGR)	<6.1	<7.8
空腹血糖受损(IFG)	6.1~7.0	<7.8
糖耐量减低(IGT)	<7.0	7.8~11.1
糖尿病(DM)	≥7.0	≥11.1

资料来源:世界卫生组织,1999.

《中国 2 型糖尿病防治指南(2020 年版)》指出,我国 18 岁及以上人群糖尿病患病率为 11.2%。该指南推荐超重和肥胖的 2 型糖尿病患者,需要将体重减轻 5%~10%,尽量采用生活方式控制。

3) 血脂水平:血脂是血浆中的胆固醇、三酰甘油(triglyceride,TG)和类脂如磷脂等的总称。血脂异常通常指血浆中胆固醇和(或)三酰甘油升高,俗称高脂血症。根据《中国成人血脂异常防治指南》的标准,中国血脂合适水平和异常分层标准见表 7-3-4。膳食治疗和生活方式改善是治疗血脂异常的基础措施。无论是否进行药物调脂治疗,都必须坚持控制饮食和改善生活方式。良好的生活方式包括坚持心脏健康饮食、规律运动、远离烟草和保持理想体重。生活方式干预是一种最佳成本效益比和风险获益比的治疗措施。在满足每日必需营养和总能量需要的基础上,当摄入饱和脂肪酸和反式脂肪酸的总量超过规定上限时,应该用不饱和脂肪酸来替代。建议每日摄入胆固醇<300 mg,尤其是动脉硬化性心血管疾病等高危患者,摄入脂肪不应超过总能量的 20%~30%。一般人群摄入饱和脂肪酸应小于总能量的 10%;而高胆固醇血症者饱和脂肪酸摄入量应小于总能量的 7%,反式脂肪酸摄入量应小于总能量的 1%。高三酰甘油血症者更应尽可能减少每日摄入脂肪总量,每日烹调油应少于 30 g。脂肪摄入应优先选择富含 n-3 多不饱和脂肪酸的

食物(如深海鱼、鱼油、植物油),具体生活方式改变基本要素及建议见表7-3-5。膳食与非药物治疗者,开始3～6个月应复查血脂水平,如血脂控制达到建议目标,则继续非药物治疗,但仍需每6个月至1年复查,长期达标者可每年复查1次。服用调脂药物者,需要进行更严密的血脂监测。首次服用调脂药物者,应在用药6周内复查血脂及转氨酶和肌酸激酶。如血脂能达到目标值,且无药物不良反应,逐步改为每6～12个月复查1次;如血脂未达标,且无药物不良反应者,每3个月监测1次。如治疗3～6个月后,血脂仍未达到目标值,则需要调整调脂药物剂量或种类,或联合应用不同作用机制的调脂药物进行治疗。每当调整调脂药物种类或剂量时,都应在治疗6周内复查。治疗性生活方式改变和调脂药物治疗必须长期坚持,才能获得良好的临床益处。

表7-3-4 中国血脂合适水平和异常分层标准

[单位:mmol/L(mg/dL)]

分 层	总胆固醇	低密度 脂蛋白胆固醇		高密度 脂蛋白胆固醇	非-高密度 脂蛋白胆固醇		三酰甘油	
理想水平		<2.6(100)			<3.4(130)			
合适水平	<5.2(200)	<3.4(130)			<4.1(160)		<1.7(150)	
边缘水平	≥5.2(200) 且	≥3.4(130) 且			≥4.1(160) 且		≥1.7(150) 且	
	<6.2(240)	<4.1(160)			<4.9(190)		<2.3(200)	
升 高	≥6.2(240)	≥4.1(160)			≥4.9(190)		≥2.3(200)	
降 低				<1.0(40)				

表7-3-5 生活方式改变基本要素及建议

基本要素	建 议
少食使低密度脂蛋白胆固醇升高的膳食成分	
饱和脂肪酸	<总能量的7%
膳食胆固醇	<300 mg/d
多食降低低密度脂蛋白胆固醇的膳食成分	
植物固醇	2～3 g/d
水溶性膳食纤维	10～25 g/d
总能量	调节到能够保持理想体重或减轻体重
身体活动	保持中等强度锻炼,每天至少消耗200 kcal热量

注:1 kcal=4.18 kJ。

三、膳食指导

(一)第一阶段(基本的)

每次诊疗的时候,临床医生都应向患者解释存在的问题、讨论如何改变行为、支持并强化患者之前的任何有益的改变。

首先从肯定意义的事情开始:"良好的膳食对你的健康很重要,它能帮助你保持正常的体重,预防如癌症、心脏病之类的疾病。"

谈到饮食史时,可说:"我很高兴地发现你的膳食在……方面的平衡性很好。"

评估患者的动力:"我有点担心你的膳食可能会给你在(减轻体重、降低胆固醇……)上带来困难。""你认为你已经想好要改变一下你的膳食了吗?""你认为你现在能在哪方面做些改变?""好,让我们从……开始。"

寻找支持患者改变膳食的因素:"你家里谁购买食物、决定三餐的菜谱、烹饪?""你家里有谁能帮助你改变膳食吗?"

建议患者多吃自己喜欢吃的有益食物:"如果你吃更多的水果和蔬菜,你的膳食质量很容易提高的。你喜欢哪种水果? 蔬菜呢? 你认为你能再多吃一些吗?""……怎么样? 你认为你能做到这些吗?"

然后是食物替代品的问题,要尽量限于只提出一两条改变膳食的关键建议,让患者可以接受:"我发现你喜欢喝牛奶,你有没有试过低脂牛奶?""你能抽些时间尝试一下低脂或脱脂牛奶吗?""在吃谷类食物时你可以试着喝一些脱脂牛奶吗?"

(二) 第二阶段(定量的)

具有危险因素的患者应更严格执行改变膳食的计划,也需要更仔细地监测他们的膳食摄入量。这些患者必须记录每天的膳食内容、每种食物的多少以及膳食中营养素和能量的组成,必须监测一天膳食中允许摄入的脂肪量,为此临床医生需要估计患者的能量需要量。

能量需求的估计:基础能量约需要 25 kcal/(kg·d),静坐者约需要 30 kcal/(kg·d),中等体力劳动者约需要 35 kcal/(kg·d),极重体力劳动者约需要 40 kcal/(kg·d)。

脂肪允许量的估计:约 9 kcal/g。

蛋白质和碳水化合物允许量的估计:均约为 4 kcal/g。

例如:一个 70 kg 的静坐者需要 2 100 kcal/d(70 kg×30 kcal/(kg·d))的能量,其中来源于脂肪的能量不能超过 30%:0.30×2 100=630 kcal,则每天脂肪允许量为 630/9=70 g。

然后,可以查阅食物成分表或用计算机程序计算膳食及推荐食品中脂肪的克数。通常来说,高脂肪食物包括肉类、奶制品以及烹饪和餐桌上的脂肪和油类,室温下呈固态或半固态脂肪的饱和度比呈液态的脂肪要大。请注意,许多食物中的脂肪是隐藏的,很多加工食品、饼干和快餐食品都可能富含脂肪。

(三) 某些特殊问题的咨询指导

根据当前我国居民膳食存在的问题和当前主要的疾病负担,在营养咨询过程中,有些营养素需要提供更为详尽的咨询意见和更为具体的指导。下面介绍几类营养素的一些咨询指导方法。

1. 脂肪

(1) 解释存在的问题:"脂肪含有的热量是蛋白质或淀粉的两倍,我担心你现在所食用的含脂肪食物的种类和数量可能使你很难减轻体重。""膳食中一半以上的饱和脂肪酸来源于肉类和奶制品,食用饱和脂肪酸会增高你的胆固醇水平,也会增加你发生心脏疾病的危险性。"

(2) 讨论如何改变行为:"你可以通过以下方法减少膳食中的饱和脂肪酸:选食瘦肉、吃鸡肉去掉鸡皮、选择低脂奶类、农家奶酪和酸奶。你认为可以用这些食品代替你目前食用的食品吗？你认为哪种替代品对你最合适？"

（3）支持行为改变："我认为这种膳食转变可以大大地降低你的胆固醇水平，六周后我将看看你做得怎么样了。另外，我打算给你一些食物中脂肪含量方面的资料，你可以带回家去看；（我还打算）把你介绍给营养师，他将帮助你安排膳食等。"

2. 胆固醇

（1）解释存在的问题："膳食中太多的胆固醇，将提高你的胆固醇水平、增加患心脏病的可能性。为了降低胆固醇水平，你得少吃一些动物脂肪和胆固醇。胆固醇只存在于动物脂肪如肉类、奶制品和蛋中，少吃肉类和奶类食物、不吃蛋黄（蛋黄是膳食中含胆固醇最高的食物）可以帮助你减少胆固醇和饱和脂肪酸的摄入量。"

（2）讨论如何改变行为："你认为你能少吃肉类和奶类食物吗？少吃鸡蛋吗？你认为你能做哪些改变？"

（3）支持行为改变："我认为你的决定会非常有用，我希望六周后你能来让我看看你做得如何。另外……"

3. 膳食纤维　　纤维是指多种不能被消化的植物性食物的组成部分。有研究表明，纤维有助于正常消化；控制血糖、血压和胆固醇水平；预防癌症和心脏病等，但人群调查表明人群的平均膳食纤维摄入量低于推荐标准量的一半。纤维主要来源于水果、蔬菜和谷类，因而增加膳食中这些食物的比例，达到推荐标准，可有效地增加膳食纤维的摄入量。第一步可以问问患者喜欢吃哪些水果、蔬菜和谷类，并鼓励患者吃得更多一些，同时也要问问他们是否愿意经常吃一些其他种类的膳食纤维的食物。

4. 钠　　我国钠的平均摄入量远高于钠的需要量，除了剧烈身体活动的人以外，对其他所有人来说食物中钠的自然含量均高于需要量。膳食中钠的来源多为烹调和加工食品，尤其是一些腌制和包装的谷类食品含钠量较高。其余钠还可来源于天然食品和盐。

许多高血压患者仅靠限钠便可达到正常血压值，限钠也可以增强利尿剂的作用。膳食中咸味是必需的，而钠越多就有更多的人喜欢这种口味，因此限制盐的摄入量需要一段时间的调整，开始时可能会觉得限盐食物的味道不好。患者应学会如何阅读食品的包装标签，并用钾盐替代钠盐。

5. 钙　　初步证据表明，摄入高于平均水平的钙有助于预防骨质疏松症、高血压和结肠癌。钙在食物中广泛存在，但平均摄入量仍低于推荐的标准水平，究其原因可能是膳食中蛋白质含量较高，从而需要大量的钙以维持骨矿物质平衡。成年患者应遵循膳食指南所推荐的膳食，水果、蔬菜和谷类含钙，也含有适量的蛋白质。需要增加钙摄入的患者应多食用低脂奶制品、小鱼（带骨）、豆腐和深色绿叶蔬菜。必要时可建议（或医嘱）患者服用碳酸钙制剂，尤其是对那些骨质尚未达到峰值的年轻女性以及绝经前后的高危妇女。钙补充对绝经后骨质丧失是否有作用目前尚不肯定。

6. 维生素、矿物质及其他保健品　　越来越多的证据表明，摄入充足的维生素和矿物质，特别是含有抗氧化作用的营养素有利于预防慢性疾病。遵循膳食指南的膳食原则应能提供更充足的必需营养素，但有许多患者由于各种合理或不合理的理由食用保健品或草药制品。在询问膳食史时应了解患者食用保健品的种类和数量。一般来讲，经过批准进入市场的大多数保健品是无害的，但有些保健品（如脂溶性维生素、硒、氨基酸等)过量食用时可产生毒性。临床医生应该清楚患者食用保健品的原因,并指导患者在一定的范围内食用;劝告患者不要服用已知或可能有害的保健品或者不要过量服用;而含有推荐剂量的重要维生素和矿物质(推荐摄入量水平)的复合营养素制剂是安全的。如果家中有儿童,应提醒患者要把保健品也放在儿童拿不到的地方。

（四）非常规膳食的指导

膳食选择往往由食品的可获得性和不同类型的文化、经济、环境和行为因素来决定。尽管膳食咨询的目的是改善营养水平,但很少有人会听从不符合自己食品信仰和喜好的膳食建议。但可以根据上述"膳食风险评估"所阐述的原则对某些非常规膳食的人进行评估。如果他的膳食显著偏离了可接受的标准范围,务必询问患者为何选择这种特殊的膳食模式。鼓励患者继续利用这种膳食模式中有益健康的方面,并推荐患者可接受的能量和营养素的其他食物来源。一些患者采用不利于健康的膳食以快速或急剧降低体重,我们应鼓励患者利用推荐的体重控制方法来代替这种膳食。

素食型膳食是指部分或完全依靠植物性食物来提供能量的另类膳食行为。素食型膳食的基本特征是不食用红色肉类,但实际上包括那些偶尔打破这种限制到完全依赖水果和坚果或谷类食物间各种类型的膳食行为。素食型膳食的营养质量随所食用的食物数量和种类而变化,如果能量适宜且各种食物的摄入量符合膳食推荐标准,那么这种膳食可降低患慢性疾病的危险。当膳食能量不足或只食用有限的几种食物时可能会出现营养不良,尤其是在儿童、青少年、孕妇和哺乳期妇女容易发生营养不良。我们也可以用上述的方法对素食型膳食进行评估,应特别注意此种膳食的基本内容、能量是否充足和食物的种类,以及是否食用保健品和其他的食品。要告诉那些不吃动物性食物的严格素食主义者,他们的膳食中可能会缺乏维生素 B_{12}(维生素 B_{12} 仅存在于动物性食物、细菌和蓝绿海藻中),应从可接受且可靠的来源补充这种营养素。必要时,也可建议患者增加食用符合自己信仰的富含能量和营养素的食物。

（五）食品营养标签的使用

在膳食指导中,对有兴趣的患者还应教会他们如何读懂超市里购买食品的营养标签。从 2013 年 1 月 1 日起,我国实施《食品安全国家标准　预包装食品营养标签通则》,它是依据《食品安全法》及其实施条例和食品安全监管工作需要起草制定的。《食品安全国家标准　预包装食品营养标签通则》的制定和实施不仅保证了消费者的知情权,也是一个非常好的营养知识的载体,对于预防慢性疾病、改善营养不良以及对消费者健康知识的传播,起到非常重要的作用。《食品安全国家标准　预包装食品营养标签通则》(后文简称《通则》)包括营养成分表、营养声称和营养成分功能声称。其中,营养成分表是指标有食品营养成分名称、含量和占营养素参考值百分比的规范性表格。强制标示内容包括能量以及蛋白质、脂肪、碳水化合物和钠四种核心营养素(即所谓的1+4)的含量值,及其占营养素参考值的百分比。营养素参考值(nutrient reference value, NRV)是指专用于食品营养标签,用于比较食品营养成分含量的参考值,用百分比表示。通俗地讲,是指每一营养成分占一天日常摄入量的百分比。举例来说,如某奶粉 100 g,其蛋白质含量的 NRV％是 28％,也就是说吃 100 g 奶粉,可以满足人体一天对蛋白质标准需求的 28％;而有的方便面钠的 NRV％在 90％以上,那么这一天就别再吃什么含盐食品了。另外,《通则》还规定,食品配料含有或生产过程中使用了氢化和(或)部分氢化油脂,在营养成分表中应当标示出反式脂肪(酸)的含量。对能量和营养成分的高低、有无、增减等描述,通则都规定了具体的含量要求和限制条件。

作为一名消费者来讲,当你在超市买一样食品的时候,如何读懂食品包装上的营养标签呢?

净含量:120 克　　　保质期:10 个月
原产地:
生产日期:　　　年　月　日(见包装袋正面)
保质期(至):　　　年　月　日(见包装袋正面)
保存方式:请存放于阴凉干燥处,避免阳光直接照射,
开封后尽早食用完。
代理商:
地址:
电话:

营养成分表

项目	每 100 克(g)	营养素参考值% (NRV%)
能量	2 261 千焦(kJ)	27%
蛋白质	6.1 克(g)	11%
脂肪	32.1 克(g)	54%
饱和脂肪	14.9 克(g)	75%
反式脂肪	0 克(g)	
碳水化合物	56.7 克(g)	19%
钠	435 毫克(mg)	22%

图 7-3-2　食品营养标签示例

如图 7-3-2 所示,在食品包装上出现所有的信息,都称作标签。在标签的下方或侧面有一个表格,称作营养成分表。我国强制标识核心营养成分有 5 种,即所谓的"1+4"。1 是能量,4 是 4 个核心营养素:蛋白质、脂肪、碳水化合物和钠。在营养成分表里,需要告诉你这里面每份(或 100 g)食品有多少能量以及蛋白质、脂肪、碳水化合物和钠的含量是多少。营养成分表的最后一列是 NRV%。如图 7-3-2 所示,能量后面的 NRV%值是 27%,蛋白质后面的 NRV%值是 11%。对消费者来说一看图 7-3-2 营养成分表中的这个数值就知道吃了这一份产品提供的能量占他全天需要能量的 27%,蛋白质量占了 11%。在看营养成分表的时候,一定要看清楚它的单位标识是不是"一份"的量,因为有的产品标识的是重量或体积单位(如 100 mL 或者100 mg/100 g 等),那就要计算一下每份的量。例如,有些食品的营养成分表标的是每 100 g 食品的含量,而实际上每份可能是 25 g,相对来说你可能就要除一下。所以你要是看到每份,实际上它的每份碳水化合物要比这个每份的量多。它要是每份可能是 25 g 的时候要除以 4。因此,消费者除了看最后的 NRV 还要看看它的单位标识。

在选购食品时,最好还要看配料表。配料是一个非常重要的信息,它告诉你这食品里面有什么物质。例如,选奶的时候,如果要给孩子喝鲜奶,不想喝奶粉兑过的奶。如果配料表是纯牛奶那就是鲜奶做的;如果配料表写的是水、奶粉或者全脂奶粉等,那么这个就是奶粉加水以后复原的奶,虽然也称作奶,但不是鲜奶。又如,选饼干时,看看营养成分表里的反式脂肪酸是不是零,配料里面有没有氢化油,两者结合起来可能对消费者的购买就能提供一个更科学的建议。

四、引荐和随访

1. 引荐给营养师　　为了得到更为专业的指导,医生可以把患者引荐给营养师,由他们负责向患者提供营养的专业指导,并教会患者阅读食品标签。注册营养师均经过培训,可正确采集饮食史、计算营养素摄入水平、评估患者的营养状况、制订膳食计划以及在膳食操作方面给予指导。临床医生可以把患者介绍给这些专业人员,并和他们一起紧密工作以支持和监测患者的膳食控制的进程。

2. 随访　　膳食咨询并不是一次就能完成的事,应定期随访需要膳食干预的患者。

一般来讲,临床医生在膳食计划实施 3 个月后随访患者,如果结果不满意,通常由营养师给予更深入细致的咨询;第二阶段膳食控制的患者在第一年应随访四次,以后每年随访两次。

（彭伟霞）

【思考题】

（1）影响食物摄入的因素有哪些？

（2）为什么临床医生对患者目前已有的良好饮食习惯总要给予有力的正面鼓励？

（3）如何对高血压患者进行膳食指导？

（4）NRV％是指该营养素占该食品总量的百分比吗？如何阅读营养标签？

第四章

身体活动促进

教 学 目 的

- **掌握**：身体活动的概念、身体活动的日常生活分类和身体活动水平测定。
- **熟悉**：促进身体活动的临床指导。
- **了解**：身体活动推荐量、身体活动参与性的影响因素和身体活动促进项目。

第一节 身体活动的概念与静态生活方式对健康的危害

一、身体活动

身体活动（physical activity）是指任何由骨骼肌的运动导致能量消耗的躯体活动。身体活动不同于运动（exercise）或体育锻炼，后者是指为了增进或维持身体健康而进行的有计划、有组织的重复性身体活动，通常是指人们在闲暇时间为了增进健康水平或增强体质而特意进行的锻炼。身体活动往往包括各种强度的活动项目，相对而言，运动项目的强度一般较大，因此，运动只是身体活动中的一部分。如果身体活动达不到指南推荐的标准，则称为身体活动不足（physical inactivity）。

二、久坐行为

久坐行为（sedentary behavior）是指任何清醒状态时，以能量消耗≤1.5代谢当量为特征的坐、靠或躺姿的行为。看屏幕和坐的时间是用于量化久坐行为的两个主要标准。清醒时久坐行为持续整天或整周的方式（例如，久坐开始和中断的时间、时长和频率）称为久坐行为方式。身体活动与久坐行为并非相互对立，有些人身体活动达到指南推荐的标准，但也可能有大部分时间的久坐行为。身体活动不足和久坐行为方式是两个独立的健康影响因素。如果同时又进食高能量膳食，它们对健康影响最直接的后果就是体重增加及代谢紊乱，进而导致肥胖以及胆固醇和血糖水平升高。肥胖、高胆固醇血症及血糖升高是导致心脑血管疾病、糖尿病、乳腺癌、结肠癌等慢性疾病发生的主要危险因素。

三、身体活动分类

（一）按日常生活分类

根据人们的日常生活安排，每个人每天的日常身体活动可以分为四类：

1. 职业性身体活动（occupational physical activity）　　工作中的各种身体活动，职业和工作性质不同，工作中的各种身体活动消耗能量也不同。

2. 交通行程性身体活动（transportation physical activity）　　从家中前往工作、购物、游玩地点等来往途中的身体活动，采用的交通工具不同，身体消耗也不同，如步行、骑自行车、乘公共汽车、地铁等。

3. 家务性身体活动（household physical activity）　　在院子里或者室内进行的各种家务劳动，手洗衣服、擦地等活动消耗能量较大，做饭、清洁台面、用吸尘器吸尘等能量消耗较小。

4. 闲暇时间身体活动（leisure-time physical activity）　　业余时间的体育锻炼或运动，活动目的更明确，活动内容、强度和时间更有计划。

（二）按生理功能分类

1. 有氧（耐力）运动　　运动中需要氧气参与能量供给才能完成的运动，如步行、骑自行车、慢跑、游泳等。有氧运动与心肺耐力密切相关，而后者是整个良好体能的基础，能够增强机体在较长时间里维持一定能量供给的能力，帮助身体进行更长时间、更高强度的工作。在健康促进中谈到的身体活动往往是有氧运动。

2. 无氧运动　　运动中不需要氧参与能量供给可以完成的运动，如举重、短跑。当有氧运动超过一定的强度和时间时，也会变成无氧运动。

3. 抗阻力（肌肉力量）运动　　对抗阻力的重复运动，如哑铃操、上楼，包括对肌肉耐力和肌肉力量的训练。对抗阻力用力时主要依赖无氧供能，其中的间歇也含有氧供能的成分。

4. 灵活性和柔韧性（关节、动作）运动　　通过躯体或肢体的伸展、屈曲和旋转活动，训练关节的柔韧性和灵活性。

四、身体活动水平测定

身体活动量化测定的指标包括强度（intensity）、频度（frequency）和持续时间（duration）。身体活动量从数值上等于上述三个变量的乘积。

（一）强度

强度指身体负荷的大小，它是身体活动量化中最重要的因素。身体活动强度可用不同的指标来表示，如单位时间消耗的能量、做功量、最大摄氧量%（$VO_{2\,max}$%）、代谢当量、心率或自感劳累分级。

1. 代谢当量（metabolic equivalence，MET）　　指活动时的能量消耗与安静时的能量消耗之比；它是在人群身体活动研究中应用最为广泛的指标。MET 在数值上，把每千克体重从事 1 min 活动消耗 3.5 mL 氧的活动强度定义为 1 MET，约等于每千克体重每小时消耗 1 kcal 的能量。根据 MET 值对身体活动的强度进行分类，中等强度身体活动的代谢当量值范围为 3～6 MET；相当于快走（9～12 min 走完 1 000 m）的强度。在进行中等强度身体活动时，会感到呼吸较平时稍微费力。高强度身体活动的代谢当量值定义为不少于 6 MET。

2. 心率　　指单位时间心跳频率。它与运动强度在一定范围内呈线性关系，且心率较为容易监测，因此，以心率来衡量运动强度在身体活动促进项目中得到广泛应用。一般应用靶心率来描述。

(1) 靶心率(target heart rate,THR):指运动中应达到的适宜心率。

(2) 靶心率的计算:首先,需要计算出最大心率,最大心率可以通过运动测试获得,也可以用公式进行简单的估计:

$$最大心率＝220－年龄$$

目前,推荐以最大心率百分比的 60% 和 85% 作为运动强度的有效界值和安全界值,由此公式算得的数值便是运动中应达到的靶心率的上、下限。也就是说,用上述公式乘以60%计算得到的靶心率即为运动强度的有效界值(靶心率下限);用上述公式乘以 85% 计算得到的靶心率即为运动强度的安全界值(靶心率上限)。

(3) 靶心率的监测方法:通常情况下,可以通过自测脉搏的方法来进行监测,一般运动后的即刻心率可代表运动中的靶心率,但由于运动中止后,心率下降较快,一般采用中止运动后立即测 10 s 脉搏数,然后乘以 6 表示 1 min 脉率,这和运动中的心率非常接近。测脉率的部位常用桡动脉、耳前动脉或颞动脉。

3. 自感劳累分级(rating of perceived exertion,RPE)   是指本人在身体活动过程中感觉到劳累的程度,可分为很轻松、轻松、稍费力、费力、很费力。

(二) 频度

频度指在一段时间内(如 1 周、1 个月),重复某类运动的次数,如 5 次/周。

(三) 持续时间

持续时间指为维持一定强度持续或以一定节奏重复运动的时间,如持续 10 min 有氧运动。

第二节   身体活动促进的策略及措施

一、身体活动推荐量

世界卫生组织 2020 年发布了《关于身体活动和久坐行为指南》,对如下年龄组的身体活动推荐量如下:

(一) 5～17 岁年龄组

对于该年龄组的儿童和青少年,身体活动包括在家庭、学校和社区中的玩耍、游戏、体育运动、交通往来、家务劳动、娱乐、体育课或有计划的锻炼等。为增进心肺、肌肉和骨骼健康,减少慢性非传染性疾病风险:

(1) 5～17 岁儿童青少年应每天累计至少 60 min 中等到高强度身体活动。

(2) 大于 60 min 的身体活动可以提供更多的健康效益。

(3) 大多数日常身体活动应该是有氧活动。同时,每周至少应进行 3 次高强度身体活动,包括强壮肌肉和骨骼的活动等。

(二) 18～64 岁年龄组

18～64 岁成年人的身体活动包括在日常生活、家庭和社区中的休闲时间活动、交通往来(如步行或骑自行车)、职业活动(如工作)、家务劳动、玩耍、游戏、体育运动或有计划的锻炼等。为了增进心肺、肌肉和骨骼健康以及减少非传染性疾病和抑郁症风险:

(1)所有成年人均应进行规律的身体活动。

(2)18～64岁成年人每周应进行150～300 min中等强度有氧身体活动,或每周75～150 min高强度有氧身体活动,或中等和高强度两种活动相当量的组合。

(3)为获得更多的健康效益,成人应增加有氧身体活动,超过每周300 min中等强度或每周150 min高强度有氧身体活动,或中等和高强度两种活动相当量的组合。

(4)每周至少应有2 d进行大肌群参与的强壮肌肉活动。

(三)65岁及以上年龄组

对于65岁及以上的成人,身体活动包括在日常生活、家庭和社区中的休闲时间活动、交通往来(如步行或骑车)、职业活动(如果仍然从事工作的话)、家务劳动、玩耍、游戏、体育运动或有计划的锻炼。为增进心肺、肌肉、骨骼和功能性的健康,减少非传染性疾病、抑郁症和认知功能下降等风险:

(1)老年人应每周完成150～300 min中等强度有氧身体活动,或每周75～150 min高强度有氧身体活动,或中等和高强度两种活动相当量的组合。

(2)为获得更多的健康效益,该年龄段的成人应增加有氧活动量,达到每周300 min中等强度,或每周150 min高强度有氧活动,或中等和高强度两种活动相当量的组合。

(3)活动能力较差的老年人每周至少应有3 d进行增强平衡能力和预防跌倒的活动。

(4)每周至少应有2 d进行大肌群参与的增强肌肉力量的活动。

(5)健康原因不能完成所建议身体活动量的老人,应在能力和条件允许范围内尽量多活动。

(四)0～4岁年龄组

世界卫生组织于2019年颁布了《关于5岁以下儿童身体活动、静坐行为和睡眠的指南》,指出:

1. 婴儿 应:① 每天多次以多种方式进行身体活动,特别是通过互动式地板上的游戏;多则更好。对于尚不能行动的婴儿,则包括清醒时每天至少30 min的仰卧位伸展(肚皮时间)。② 受限时间每次不超过1 h(如手推童车/婴儿车、高脚椅或缚在看护者背上)。不建议观看电子屏幕。坐着时,鼓励与看护者一起阅读。③ 保持14～17 h(0～3个月龄)或12～16 h(4～11个月龄)的优质睡眠,包括打盹。

2. 1～3岁儿童 应:① 在各种强度的身体活动中花费至少180 min,包括中等到高强度的身体活动,全天分布;多则更好。② 受限时间每次不超过1 h(如手推童车/婴儿车、高脚椅或缚在看护者背上),也不可长时间坐着。对于1岁儿童,不建议久坐不动地看屏幕(如看电视或视频、玩电脑游戏)。2岁以上儿童,久坐不动地看屏幕时间不应超过1 h;少则更好。坐着时,鼓励与看护者一起阅读。③ 保持11～14 h的优质睡眠,包括打盹、有规律睡眠和唤醒。

3. 3～4岁的儿童 应:① 在各种强度的身体活动中花费至少180 min,其中至少包括60 min的中等到高强度的身体活动,全天分布;多则更好。② 受限时间每次不超过1 h(如手推童车/婴儿车),也不可长时间坐着。久坐不动地看屏幕时间不应超过1 h;少则更好。坐着时,鼓励与看护者一起阅读。③ 保持10～13 h的优质睡眠,包括打盹、有规律的睡眠和唤醒。

二、身体活动的影响因素

身体活动受多种因素影响，有多种理论模型对此进行解释，目前较多应用的是健康信念理论、阶段变化理论和社会学习理论（social learning theory）等。根据社会学习理论模型，影响身体活动参与的因素有五个方面。

1. 环境因素　　包括天气情况、气候因素、空气质量和锻炼器材等。
2. 社会因素　　包括家庭及朋友的支持，大众传媒的影响等。
3. 认知因素　　包括信念、自觉效能和动机等。
4. 生理特征　　包括年龄、性别、体型、运动损伤和健康状况等。
5. 其他个人因素　　如体育锻炼经验、饮食习惯、教育程度、收入、吸烟、其他行为因素等。

自我效能（self-efficacy）即对自己能积极进行身体活动的信心是影响身体活动参加情况的重要因素。低到中等强度的身体活动相对高强度的锻炼项目更易于坚持。家人与朋友可作为身体活动的示范，并提供支持或作为锻炼的同伴。明确身体活动的决定因素及身体活动不足的高危人群，才能有利于针对阻碍身体活动参与性的因素进行干预，促进身体活动不足者的身体活动水平。

三、身体活动促进项目

进行全人群的身体活动促进，必须将干预措施从个体水平拓展到多层次、多水平相结合，将在医院中医生对就诊患者的干预扩大到对公共卫生领域所有身体活动水平不足的人群进行干预；从而，干预目标也从个体的行为改变转为使整个社会网络、组织规范和环境朝着能加强目标人群的长期依从性的方向转变；干预计划的理论基础不仅包括个体的行为改变理论，更强调社会营销理论（social marketing theory）和创新扩散理论（diffusion of innovation theory）的应用；参与干预计划的不仅有卫生保健人员，还包括其他相关的人员和组织机构，以使干预对象可以得到更便利的锻炼设施、技术指导、家人和朋友的支持；干预的场所也从固定的地点扩展到广泛的环境中，不仅可以进行特定的训练项目，还可通过增加常规活动量如改乘电梯为爬楼梯、改乘公共汽车为骑自行车等。只有将身体活动促进整合到干预对象的日常生活和整个外部环境中，才能取得良好的干预效果。

（一）医疗机构

医生的建议往往会受到人们的重视而促成其行为方式的转变，这不仅适用于戒烟，也适用于纠正静态生活方式，但尽管大部分医生对锻炼与健康的关系有正确的认识，大部分医生并未充分利用与患者接触的有利机会进行指导。

（二）工作场所

工作场所进行的身体活动促进项目可以很好地覆盖在职人员，在工作场所开展一项成功的身体活动干预项目所需要的条件有：① 强有力的领导核心；② 职员的不断努力；③ 便利的体育设施；④ 动态的健康状况监测；⑤ 多种可供选择的锻炼项目；⑥ 良好的组织形式；⑦ 配偶及家庭成员的参与。做工间操是一项行之有效的工作场所促进身体活动的措施。

（三）学校

由于大多数青少年长时间在学校，在学校中开展身体活动促进项目可以涵盖到这些对象，另外，在学校的体育课程中学到的锻炼技能可以受用终身，但由于学校对其他课程的片面强调，学校的体育课程对学生体质改善作用不大，并且对发展终身受用的体育技能也帮助不大。规范课程设置是进行学校身体活动促进的首要任务。

（四）社区

1. 干预对象　　除了对身体活动不足的高危人群如中年人、慢性疾病患者、残疾者和低收入者等进行干预外，要特别重视对吸烟者和肥胖者的干预。参加体育锻炼的吸烟者往往都希望通过锻炼强身健体，而且希望可以通过锻炼帮助他们戒掉吸烟的习惯，吸烟者通过身体活动确实可以缓解精神压力，调节心理状态。有研究表明，采取低强度的锻炼项目有助于吸烟者坚持锻炼。肥胖者对社区身体活动促进项目往往参与率不高，并且仅进行锻炼对减轻体重的作用很缓慢，锻炼对肥胖者减肥后体重的维持具有重要作用，因此，对肥胖者的身体活动干预应将身体活动与合理膳食相结合以产生良好效果。

2. 干预措施　　简便易行的干预措施在社区干预中能收到较好的效果。近年来，健步、骑自行车、爬楼梯这些日常生活中的常规活动对身体活动水平改善的作用得到重视。目前，以家庭为基础的干预日益受到重视，以家庭为基础的干预强调干预者与干预对象之间通过电话和信件等方式保持联系，而非通过社区授课形式，由于一部分居民无法按时参加正规的社区课程，这种以家庭为基础的干预形式便可以覆盖到这部分居民，并使干预对象保持较高的依从性。

3. 环境支持　　在社区中进行身体活动促进干预，可充分发挥各种组织（社区医疗机构、各种社团组织、居委会、体育场馆等）的作用，为干预措施的执行创造有利条件。大众媒体是社区干预的核心，对改变居民信念，传播体育锻炼的知识技能具有重要作用。另外，社区身体活动促进专业人员的培训是干预项目质量的重要保证。建立身体活动的法令规章也有利于保障居民身体活动的进行。

第三节　身体活动的临床指导

有规律的身体活动对人体的健康有很多的益处，但面对当前人群身体活动越来越少的挑战，医生应该在临床场所利用与患者接触的机会，根据患者的情况给他们开出运动处方，有效地指导他们开展有益于自己健康的身体活动。

运动处方（exercise prescription）是指对从事运动锻炼者或患者，根据医学检查资料（包括运动测试与体适能测试），按其健康、体适能及心血管功能状况，结合生活环境条件和运动爱好等个体特点，用处方的方式规定适当的运动种类、强度、时间及频率，并指出运动中的注意事项，以便有计划地锻炼，达到健身或治疗的目的。制订运动处方的科学基础包括全面了解锻炼者的健康状态、锻炼者的生活方式特点及健身现状、运动风险评估进而确定医学检查和运动中医务监督的必要性、与健康相关的身体素质评价，在此基础上制订出个体化的运动处方。原则上，医生仅能在患者病情稳定的情况下，才为慢性疾病早期阶段的患者制订运动处方，严格掌握运动的禁忌证，注意防范运动带来的风险。至于处于中、晚期阶段慢性疾病患者的运动处方则应该由专科医生制订。

要注意的是,医生给患者开运动处方,与一般的药物处方有着本质上的不同。一般的药物处方只是在某一有限的期间,告诉患者做某事。而运动处方是要患者根据自己的情况改变他的行为,把他习惯和享用于看电视或其他静态行为的时间调整来做有关的运动。这样的改变和调整不是一时一事,而是要长期有规律地进行。而且,做与不做只能由患者自己决定,医生并不能强迫他非做不可。因此,为了达到让患者开展有规律身体活动的目的,医生应以一种相互尊重和支持性的伙伴方式,通过劝导和咨询,既陈述静态行为的危害,又要考虑患者的实际情况,帮助患者自己做出决策,逐渐养成有规律的运动习惯。

一、运动前评价

规律的身体活动可以获得很多生理学、心理学及代谢上的健康益处。但是身体活动仍然存在很多已经证实的危险因素。在参与运动之前,应对参与者进行评估和筛查。

1. **身体活动的自我筛查**　身体活动项目的自我筛查是指几乎没有或没有运动或健康/体适能专业人士监督的初始,自我指导的筛查方式。个体在寻找自己的方式来进行一项身体活动项目时,可能会对这项活动是否适合、是否安全有疑问。因此,在这个过程中,他们需要一种便于操作的筛查工具来指导他们。参与者可以应用身体活动适应能力自填表(见附录1)或 AHA/ACSM 健康/体适能机构运动前筛查问卷(见附录2)等进行自我筛查,这些筛查可提高医生(或其他适当的保健人员)对已告知风险因素的警惕性。

2. **风险分层**　将个体划分为低危、中危、高危三个风险类别的过程称为风险分层,风险分层的依据是:

(1) 是否存在已知的心血管、肺和(或)代谢疾病。

(2) 是否存在心血管、肺和(或)代谢疾病的症状或体征。

(3) 是否存在心血管疾病的危险因素。

健康/体适能专业人员通过合理地分析某个体的医疗/健康史信息,按照风险分层的过程将该个体合理地归到适当的风险类别中。健康/体适能专业人员应该具有全面的专业知识,包括:① 心血管、肺和代谢疾病的诊断标准;② 能够描述上述疾病的症状和体征;③ 确定特异性心血管疾病危险因素的诊断标准;④ 每个风险类别的分类标准。图7-4-1显示了每个个体危险分层的流程。

一旦将个体分为低危、中危和高危风险级别后,应该对是否有必要对其进行医学检查和运动测试做出建议,具体请参见表7-4-1。

表7-4-1　基于风险分层的医学检查和运动测试建议

	风　险　分　层		
	低　危	中　危	高　危
特征	危险因素小于两个	危险因素为两个或以上	有已知疾病
医学检查	中等强度身体活动:不必要 高强度身体活动:不必要	中等强度身体活动:不必要 高强度身体活动:推荐	中等强度身体活动:推荐 高强度身体活动:推荐
运动测试	不必要	推荐	推荐

注:不必要,反映医学检查或测试不是运动前筛查必需的,但并不意味着做这些是不合适的。

推荐,医师必须做好跟进工作并能及时到达现场处理有关情况。

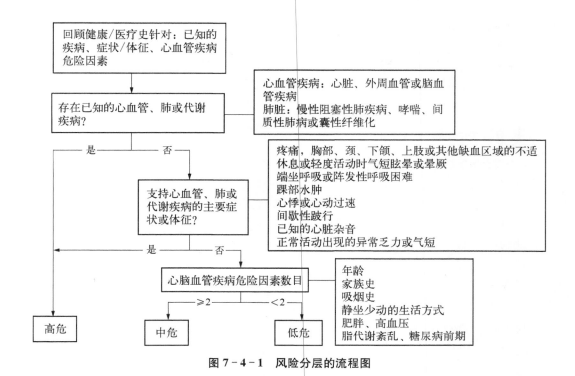

图 7 - 4 - 1　风险分层的流程图

3. 健康相关的体适能测试　　体适能测试在预防和康复运动项目中是一种普遍和适宜的实践环节。把在健康相关体适能测试中所获得信息与个人健康和医学信息联系在一起,可使健康和体适能专业人员帮助受试者实现特殊的体适能目标。一个理想的健康项目体适能测试应是实用的、有效的、并非昂贵但易于操作的。

(1) BMI:是国际上常用的衡量人体胖瘦程度及是否健康的一种量化标准。

体质指数的计算公式为

$$BMI = 体重(kg)/[身高(m)]^2$$

中国成人判断超重和肥胖程度的界限值,BMI <18.5 kg/m^2 是体重过低,18.5 ～ 23.9 kg/m^2 为体重正常,24.0 ～ 27.9 kg/m^2 为超重,$\geqslant 28$ kg/m^2 为肥胖。

(2) 腰围:向心性肥胖(腹型肥胖)是以脂肪堆积在身体躯干部位为特点,与离心性肥胖(脂肪分布在臀部和大腿)个体相比,其可使患 2 型糖尿病、高血脂、高血压和冠心病等慢性疾病的患病风险增加。腰围是临床上估计患者腹部脂肪多少的最简单的和实用的指标。腰围的测量方法是让受试者直立,两脚分开 30 ～ 40 cm,用一根没有弹性、最小刻度为 1 mm 的软尺放在右侧腋中线髂骨上缘与第十二肋骨下缘连线的中点(通常是腰部的天然最窄部位),沿水平方向围绕腹部一周,紧贴而不压迫皮肤,在正常呼气末测量腰围的长度,读数准确至 1 mm。我国成年人腰围男性 85 cm,女性 80 cm 以上可判定为腹型肥胖。

(3) 心肺适能:测量心肺适能很重要,因为低水平的心肺适能与明显增加多种原因引起的早期死亡有关,特别是心血管疾病所致死亡的风险;同时,高水平的心肺适能与较高水平的身体活动习惯有关,形成这种习惯可获得许多健康益处。

最大摄氧量(VO$_{2\,max}$)是心肺适能的标准测量指标。VO$_{2\,max}$ 由最大心排出量和最大动静脉氧差决定。不同人群 $VO_{2\,max}$ 明显不同,体适能水平主要取决于不同的最大心排出量,因此 $VO_{2\,max}$ 与心脏功能密切相关。采用开放式肺活量测量计测量 $VO_{2\,max}$。

当不可能或不需要直接测试 $VO_{2\,max}$ 时,可以采用多种次极量或极量强度的运动测试来推算 $VO_{2\,max}$。采用的次极量或极量强度的运动测试包括场地测试、运动平板试验、功率车记功计测试和台阶试验。

二、运动咨询和指导

在了解患者身体活动水平和所处的危险级别后,医生应与患者多交流了解其运动准备情况,并做出建议,以制订出适合患者的个体化运动处方。

首先,医生应与患者交流怎样的目标才是其真正想实现的,而不是只是简单地劝告要进行规律锻炼。因为简单劝告后,患者回去没能坚持,结果以失败告终。因此,医生必须认识到,想要患者成为一个真正规律锻炼的人,一定要让其找到想要规律锻炼的内部动机。

其次,医生应该帮助患者建立一个切实可行的目标。这个目标应该能让患者认识到其在锻炼方面的可提升空间和限制因素。如果目标太低,产生的健康效益就非常有限;但如果目标太高,容易让患者感到沮丧、发生运动伤害甚至放弃。

再次,医生应多鼓励患者,增强其自信心,让其意识到自己能够完成这个目标。这一点对于患者开始并坚持一个身体活动计划非常重要。

最后,医生应告知患者循序渐进是其成功的重要保障。对于处于静态生活方式的人群,应该从步行开始,每次 10 min,每周进行 3 次;几周后,患者可逐步增加每天步行时间;再过几周,患者可逐步增加步行次数和速度。运动时间太长和运动模式转变太快容易造成患者肌肉酸痛、损伤甚至放弃运动。

应用以行为改变理论为基础的一些干预方法已经证明可成功地帮助个体开始一个短期的运动计划。对某些个体来说,个性化的身体活动计划可能比提高运动的坚持性更有效。专栏 7-4-1 列出了评估身体活动改变阶段的方法,医生可以根据患者所处的阶段来调动其积极性和帮助其制订一个适合的身体活动计划。

专栏 7-4-1　评估身体活动改变阶段

说明:在下列每个问题后面填充"是"或"否"。请仔细阅读说明

1. 我目前身体活动活跃　　　　　　　　　　　　　　　　　　　　　　　　是　　　否
2. 在接下来的 6 个月里,我打算进行更为活跃的身体活动　　　　　　　　是　　　否
   规律的身体活动指每天至少运动 30 min,每周至少 5 d。例如,每天你可以连续步行 30 min,或者步行 3 次,每次 10 min
3. 我目前很想进行规律的身体活动　　　　　　　　　　　　　　　　　　是　　　否
4. 在过去的 6 个月里,我一直在进行规律的身体活动　　　　　　　　　　是　　　否

阶段	项		目	
	1	2	3	4
无打算阶段	否	否	—	—
打算阶段	否	是	—	—
准备阶段	是	—	否	—
行动阶段	是	—	是	否
维持阶段	是	—	是	是

　　对患者的运动准备和动机进行评估,有助于医生或者健康/体适能专业人员了解其适应身体活动计划的情况。结合阶段变化理论和健康信念模式所形成的 5A 模式,提供了一个适合患者不同改变阶段进行辅导的行为改变方法的简单有效框架,以患者为中心的身体活动指导(5A 模式)具体见专栏 7-4-2。

专栏 7-4-2　以患者为中心的身体活动指导(5A 模式)

1. 探讨日程安排(address agenda)
- 关注患者的日程安排
- 表达渴望探讨关于患者的身体活动相关信息
- 发现患者的问题所在(如不积极运动等)

2. 评估(assess)
- 评估患者当前的身体活动水平
- 评估患者对身体活动的认识和担忧(例如,"关于身体活动的健康益处,您了解多少?")
- 了解患者之前行为改变的经历(例如,"您过去有试图改变什么不健康行为吗?")
- 评估患者的改变阶段和目标(例如,"您现在愿意提高自身的身体活动水平吗? 您考虑过在几周内改变自身的运动水平吗?")
- 评估患者改变的有利和不利方面[例如,"您想(不想)要更积极运动的原因是什么? 您认为阻碍您运动的原因是什么?"]

3. 劝告(advice)
- 提供改变所带来的个性化风险和益处
- 提供生理学指标(例如,"您的体检结果提示……影响您的健康。")
- 告诉患者非常建议其改变目前状态

4. 协助(assist)
- 为患者提供协助以及理解、表扬和鼓励患者(例如,"我能通过……来帮助您""其实从不积极锻炼转变到积极锻炼一般都很难的""您考虑过要积极锻炼就非常棒了")
- 描述可进行干预的一些方案
- 与患者一起商量一个干预方案,找到适合患者行为阶段的干预措施

5. 随后的安排(arrange follow-up)
- 重申计划
- 安排随后的日程(例如,"我每两个星期会检查一下您进展得怎么样了,我可以每两周给您打个电话吗?")

对于处于无打算阶段的患者
- 提供运动所带来的个性化健康益处
- 提供不运动所带来的个性化风险
- 注重改变患者的想法并提供支持帮助

对于处于打算阶段的患者
- 表扬其有想要积极运动的想法
- 了解患者想要锻炼的原因并补充需要锻炼的原因
- 识别阻碍患者锻炼的因素
- 帮助患者克服这些障碍
- 确定支持患者运动的资源和帮助
- 给患者开运动处方

对于处于准备阶段的患者
- 表扬其现在的身体活动水平
- 加强患者所知的运动益处并补充其他运动所带来的健康益处
- 识别阻碍患者锻炼的因素
- 帮助患者克服这些障碍
- 让患者逐渐实现规律锻炼

对于处于行动阶段的患者
- 确定支持患者运动的资源和帮助
- 给患者开运动处方
- 识别使患者不能坚持运动的因素并提供应急计划

对于处于维持阶段的患者
- 表扬其现在的身体活动水平
- 加强患者所知的运动益处并补充其他运动所带来的健康益处
- 鼓励患者进行自我监督和自我奖励
- 识别阻碍持久运动的因素
- 帮助患者克服这些障碍
- 增强患者利用周边支持其运动的资源和帮助
- 给患者开一个新的运动处方

三、制订运动处方

1. **运动处方总原则**　一个成功的运动处方应遵循以下几点原则:

(1) 制订"SMART"标准的目标,即这个目标应该是具体的、可以衡量的、可以完成的、切实可行的、有时间限制的。

(2) 足够重视运动频率,强调运动一定要规律。

(3) 坚持循序渐进原则,运动应该从小强度开始,逐步增量。

(4) 动则有益,多动更好。对于平常缺乏身体活动的人,只要改变静态生活方式、增加身体活动水平,便可使身心健康状况和生活质量得到改善。低强度、短时间的身体活动对促进健康的作用相对有限,逐渐增加身体活动时间、频度、强度和总量,可以获得更大的健康效益。因此,应经常参加中等强度的身体活动。

2. **运动处方的基本内容**　运动处方的基本内容主要包括时间、强度、频率和运动项目;同时根据患者的情况给予提醒和期限,专栏7-4-3为儿童和青少年运动处方的举例。

专栏7-4-3　儿童和青少年运动处方举例

运动项目:有多种有趣并适合儿童或青少年成长的活动,如散步、玩游戏、跳舞、跑步、运动和肌肉及骨骼力量练习

时间:每日30 min中等强度运动,每日30 min较高强度,每日累积运动时间60 min

强度:中等强度(显著增加呼吸、排汗和心率的身体活动)到较高强度(急剧增加呼吸、排汗和心率的身体活动)

频率:每周至少3～4 d,最好每天运动

提醒:应当在适宜的温度和湿度环境下运动

其中,运动应该包括热身、体能训练、整理活动和伸展四个阶段。

(1) **热身阶段**:由5～10 min的低强度到中等强度的有氧运动和肌肉耐力活动组成,热身的目的是提高体温和减少运动后肌肉酸痛或肌肉僵硬的发生。热身阶段是运动的一个传统步骤,它可以使机体的生理、生物和能量动用适应运动课中体能训练或相关运动的需要。

(2) **体能训练阶段**:包括有氧运动、抗阻练习和相关运动。此阶段为运动的主体,每

次锻炼应至少持续 10 min。

（3）整理活动阶段：体能训练之后是整理活动，整理活动包括至少 5～10 min 低强度到中等强度的有氧运动和肌肉耐力练习。低强度到中等强度的有氧运动和肌肉耐力的目的是使机体的心率和血压逐渐恢复到正常水平，同时消除在较剧烈运动中肌肉所产生的代谢产物。

（4）伸展阶段：是指在热身和整理活动之后进行至少 10 min 的伸展活动。

3. FITT 原则 即根据个体的情况调整运动的频率（frequency，F）、强度（intensity，I）、时间（time，T）和类型（type，T），这四个要素的英文首字母组合即为 FITT。FITT 原则体现了运动处方的可调整性，使其适合参加者的个体化特色。FITT 多种多样的组合取决于个体的特点和目标。使用 FITT 原则制订运动处方时，需要根据以下因素对处方进行修改：个体的反应、需要、限制、运动适应性以及运动计划的目的和目标的改变。表 7-4-2 列出了推荐给健康成年人的有氧运动的 FITT 框架。

表 7-4-2 推荐给健康成年人的有氧运动的 FITT 框架[1]

身体活动水平	身体活动分级[3]	运动频率		运动强度[2]		运动量	
		kcal/周	天/周	% HR_{max}	主观用力感觉[4]	每天运动时间（min）	每天行走的步数[5]
静坐少动	差	500～1 000	3～5	57%～67%	轻松到适中	20～30	3 000～3 500
身体活动极少	差到及格	1 000～1 500	3～5	64%～74%	轻松到适中	30～60	3 000～4 000
偶尔进行身体活动但未达到规律运动	及格到中等	1 500～2 000	3～5	74%～84%	适中到吃力	30～90	≥3 000～4 000
规律进行中等到较大强度运动	中等到良好	>2 000	3～5	80%～91%	适中到吃力	30～90	≥3 000～4 000
规律进行较大强度运动	良好到优秀	>2 000	3～5	84%～94%	有些吃力到吃力	30～90	≥3 000～4 000

注：HR_{max}，最大心率。
1 健康成年人运动频率及项目建议见表 7-4-3。
2 此表中多种运动强度数值并不一定互相对等。
3 身体活动分级是依据最大摄氧量进行的规范体适能数据分级。
4 主观用力感觉可以采用自感劳累分级、OMNI、谈话测试或情感量表。
5 行走的步数由计步器测得。

表 7-4-3 健康成年人运动频率及项目建议

运 动 频 率	运 动 项 目
至少 5 天/周	中等强度有氧运动、负重练习、柔韧性练习
至少 3 天/周	较大强度有氧运动、负重练习、柔韧性练习
3～5 天/周	中等强度和较大强度运动相结合的有氧运动、负重练习、柔韧性练习
2～5 天/周	肌肉力量和肌肉耐力练习、抗阻练习、柔软体操、平衡性和灵活性运动

整个运动计划的提高可以是提高 FITT 框架中任何一个参与者可以耐受的组成部分。在运动计划实施的开始阶段，建议增加运动时间。对于一般的成年人，较合理地提高

速率是在最开始的 4～6 周中,每 1～2 周将每次运动延长 5～10 min。参与者进行有规律的运动 1 个月以后,在接下来的 4～8 个月(老年人或者体适能较差的可能需要更长的时间),逐渐增加运动的频度、强度和(或)时间,使其达到 FITT 框架中推荐的运动量和完成的质量。FITT 中任何一项的提高都应该是循序渐进的,避免大幅度增加 FITT 中某一项,这样可以将肌肉酸痛和损伤的发生率降到最低。随着运动处方中任何一项的调整,都应该对参与者因运动量增加可能带来的不利影响进行监控,如果参与者无法很好地耐受时,应降低运动量。

(贾英男)

【思考题】

(1) 什么是静态生活方式,它与身体活动有什么关系? 保证了身体活动量是否就不是静态生活方式了,为什么?

(2) 根据代谢当量的定义,1 MET 约等于每千克体重每小时消耗 1 kcal 的能量。你如何理解中等强度身体活动的代谢当量值范围为 3～6 MET;高强度身体活动的代谢当量值定义为不少于 6 MET?

(3) 运动前风险评估的风险分层依据是什么,为什么以这些依据来分层?

(4) 在进行身体活动行为指导时,本章介绍了 5A 模式。5A 模式主要应用了哪两个行为改变的理论,为什么?

附录 1

身体活动适应能力自填表[①]
(适用于 15～69 岁人士)

经常进行体能活动不但有益身心,而且乐趣无穷,因此,越来越多的人开始每天多做运动。对大部分人来说,多做运动是很安全的。不过,有些人应在增加运动量前,先行征询医生的意见。

如果你计划增加运动量,请先回答下列 7 条问题。如果你介于 15～69 岁,这份体能活动适应能力问卷会告诉你应在开始前咨询医生。如果你超过 69 岁及没有经常运动,请征询医生的意见。

请仔细阅读下列问题,然后诚实回答:

请答"是"或"否"

---

① 身体活动适应能力问卷(PAR－Q)源自 The Canadian Society for Exercise Physiology 修订版—2011 年 2 月。WARBURTON D E R, JAMNIK V, BREDIN S S D, et al. The physical activity readiness questionnaire for everyone (PAR－Q＋) and electronic physical activity readiness medical examination (ePARmed－X＋) readiness medical examination (ePARmed－X＋) Health Fit J Can, 2011, 4(2): 3-23.

是	否	
☐	☐	1. 医生是否说过你的心脏有问题,并要求你只可进行医生建议的体能活动
☐	☐	2. 你进行体能活动时会否感到胸口痛
☐	☐	3. 过去一个月内,你是否曾在没有进行体能活动时也感到胸口痛
☐	☐	4. 你是否曾因感到晕眩而失去平衡,或是否曾失去知觉
☐	☐	5. 你的骨骼或关节(如脊骨、膝盖或髋关节)是否有毛病,且会因改变体能活动而恶化
☐	☐	6. 医生现时是否有开血压或心脏药物(如利尿剂)给你服用
☐	☐	7. 是否有其他理由令你不应进行体能活动

如果你的答案是:

一条或以上答"是"

在开始增加运动量或进行体能评估前,请先致电医生或亲自与医生商谈,告知医生这份问卷,以及你回答"是"的问题。

● 你可以进行任何活动,但须在开始时慢慢进行,然后逐渐增加活动量;又或你只可进行一些安全的活动。告诉医生你希望参加的活动及听从他的意见

● 找出一些安全及有益健康的社区活动

全部答"否"

如果你对这份问卷的全部问题诚实地答"否",那么你有理由确信自己可以

● 开始增加运动量——开始时慢慢进行,然后逐渐增加,这是最安全和最容易的方法

● 参加体能评估—— 这是一种确定你基本体能的好方法,以便你拟订最佳的运动计划。此外,亦主张你测量血压;如果超过144/94 mmHg,请先征询医生的意见,然后才逐渐增加运动量

延迟增加运动量

● 如果你因伤风或发热等暂时性疾病而感到不适——请在康复后再增加运动量

● 如果你处于妊娠期或可能处于妊娠期——请先征询医生的意见,然后再决定是否增加运动量

请注意:如因健康状况转变,致使你随后须回答"是"的话,便应告知医生或健身教练,看看是否应该更改你的体能活动计划

不得更改问卷内容。欢迎复印整份问卷(必须整份填写)

本人已阅悉、明白并填妥本问卷。本人的问题亦已得到圆满解答。

姓名:_____ 身份证号码:_____

签名:_____日期:_____

家长或监护人签名:_____见证人:_____

附录 2

AHA/ACSM 健康/体适能机构运动前筛查问卷

通过如实陈述下列问题来评价您的健康状态

病史	建议
您曾经有	
——一次心脏病发作	
——心脏手术	

——心脏导管插入术

——冠状动脉成形术(PTCA)

——起搏器/可植入心脏的心脏除颤器/心律失常

——心脏瓣膜疾病

——心力衰竭

——心脏移植

——先天性心脏病

症状

——您进行身体活动时有过胸部不适

——您有过不明原因的呼吸停止

——您有过头晕眼花、晕倒或眩晕

——您服用过治疗心脏病的药物

其他健康问题

——您有糖尿病

——您有哮喘或其他肺部疾病

——当短距离行走时,您的小腿有发热或抽筋感

——您有限制进行身体活动的肌肉骨骼问题

——您关心运动的安全性

——您服用处方药

——您正处于妊娠期

如果您在这一部分中标记出了任何一个陈述,那么在运动前向您的医生或其他健康管理者咨询。您可能需要在某个经过认证的医生的监护下进行健身

心血管危险因素

——您是 45 岁以上的男性

——您是 55 岁以上的女性,做过子宫切除手术或已经绝经

——您吸烟或是 6 个月内的戒烟者

——您的血压等于或大于 140/90 mmHg

——您不知道您的血压情况

——您服用降压药物

——您的胆固醇水平高于 200 mg/dL

——您不知道您的胆固醇水平

——您有一个近亲,他在 55 岁(父亲或兄弟)或 65 岁(妈妈或姐妹)前发作过一次心脏病或做过心脏手术

——您不常运动(即身体活动水平少于每周 3 次、每次 30 min)

——您超重 9 kg 以上

建　议

如果您在这一部分中标记出了两个或更多的陈述,那么您应该在运动前向医生或其他健康管理者咨询。您可能从经过认证的运动专业人员指导您做健身运动中获益

——上面所述的一个也没有

您可以安全地进行自我指导的运动,而不用向医生或其他健康管理者咨询,也可以在几乎所有能满足您的运动计划需要的场所运动

第五章

社区公共卫生服务与公共卫生监测

预防医学另一重要的措施是对特定人群开展预防服务。这里的特定人群，首先指的是一个群体而不是个体，因此所采取的措施一般是公共卫生的措施。但与宏观的公共卫生措施不同，它主要针对的是某一组特定的人，如某一居住区域的居民、某一企业或某一单位的员工、某一学校的师生。因此，就引入了社区的概念。

第一节　社区与社区公共卫生服务

一、社区的概念

社区（community）是指若干社会群体（家庭、氏族）或社会组织（机关、团体）聚集在某一地域里所形成的一个生活上相互关联的大集体。社区不完全等同于"行政区域"。两者有联系，也有区别。有联系的是，有的行政区与社区在地域上可能是重合的，如我国城市街道和农村的镇，既因为它是行政区，又因为它的主要社会生活是同类型的，所以，我国常把它们称为社区，但行政区是为了实施社会管理，依据政治、经济、历史文化等因素，人为地划定的，边界比较清楚。而社区则是人们在长期共同的社会生产和生活中自然形成的，其边界比较模糊。有时同一社区可划分为不同的行政区，而同一行政区却包含不同的社区。在我国，常常把居住在某区域（如行政区域的街道或镇）的人群称为生活社区人群，在工作学习区域（如企业、单位、学校、医院等）的人群称为功能社区人群。

社区是个人及其家庭日常生活、社会活动和维护自身健康的重要场所和可用资源，也是影响个人及其家庭健康的重要因素。就预防工作来讲，服务的群体一般都是以周围人群为对象的，有它特定的服务半径和范围；许多疾病的传播和流行常带有地域性；当地环境条件的优劣直接影响人的健康；从文化上讲，一定区域有着特定的风土人情，这直接影响着人的健康行为等。所以，以社区为范围开展健康促进和疾病防治就有非常明确的针对性。从卫生服务讲，以社区为范围，则便于医患交往，便于家庭、亲属照顾患者。对卫生资源消费来说,加强社区卫生也有利于节约和减轻患者的负担。更为重要的是,通过社区服务网络,能有组织地动员社区群众参与,依靠社区群众自身的力量,改善社区的卫生环境,加强有利于人群健康发展的措施,从而达到提高社会健康水平的目的。在社区内,还可依靠群众的互助共济解决个人无力承担的疾病问题,这既是我国民族优良传统的反映,也是健全社会健康保障体系的有效手段。

二、社区公共卫生及其实施的原则

社区公共卫生是人群健康的策略和原则在社区水平上的具体应用,即根据社区全体居民的健康和疾病的问题,开展有针对性的健康保护、健康促进及疾病预防的项目,促进社区人群健康水平和提高生活质量,实现人群健康的均等化。社区全体居民健康的改善和维持应突出强调社区预防,强调通过社区公共卫生服务,针对社区需要优先解决的健康问题,以全体社区居民为对象开展疾病预防和健康促进活动来促进社区的整体健康。在促进社区全体居民健康的实践中应遵循以下原则。

（一）以健康为中心

以健康为中心要求我们的服务应超越治疗疾病的范围,用更全面和整体的视角来理解健康。1948 年,世界卫生组织在《世界卫生组织组织法》中定义健康为"身体、心理和社会幸福的完好状态,而不仅是没有疾病和虚弱"。这个定义全面阐述了健康的组成。1986年,世界卫生组织第一届健康促进大会发表的《渥太华宪章》中,进一步强调了健康的作用。指出"健康是日常生活的资源,而不是生活的目标。健康是一个积极的概念,它不仅是个人身体素质的体现,也是社会和个人的资源"。好的健康可以使我们发挥自我适应和提高自我管理的能力,成功地应对周围环境的挑战,从事生活所需的各种活动,从而使我们的人生各个阶段经历丰富多彩的生活,并随着时间的推移,在日复一日的人生经历中积极地扮演不同生命阶段所需要的角色。在这一过程中,健康可以使我们对生活更为满意和快乐,产生幸福感,同时幸福感会进一步激发我们健康的潜能,改善个人的生活质量,直接提高个体劳动生产率。所以,健康是一个人使用与健康的各个维度联系的内在潜能和外在资源,从而充分地参与到对生命过程有益活动的能力反映。由此可见,以健康为中心,不仅要预防疾病,控制危险因素对健康的影响,更要从积极和主动的角度去促进健康。另外,鉴于影响健康因素的广泛性和交互性,健康不仅是卫生部门的责任,也是全社会的共同责任,所有部门都要把自己的工作和社区居民的健康联系起来;同时树立人与自然和谐发展的"同一健康(one health)"理念,实践习近平同志提出的"人类生命健康共同体"的大卫生大健康观,共同维护和增进健康,促进社会的可持续性发展。

（二）以人群为对象

社区公共卫生除了强调以疾病为中心向以健康为中心转变外,也强调由服务单个个体向服务整个社区人群转变,即人群健康。所谓的人群健康(population health),是指一组人的健康结局,包括此类结局在这组人中的分布。这里某一特定的一组人,即人群。它可以是由地理区域来界定的群体,如生活社区、工作单位、学校、医院等;也可以是在一定区域范围内其他特征的群体:某一健康结局好或差的群体,某一健康问题如慢性疾病患者的群体,某一生物学特征如儿童、妇女、老年人等群体,某一经济状况如贫困群体等。特定一组人的界定,有助于我们能更精准地为人群健康采取针对性的干预措施,提高预防的效果。但这里的针对性,是这一特定的一组人,而不是仅针对某一个体。另外,在这个定义里,除了考虑某一特定人群中哪些人有什么样的健康结局外,还要考虑这些健康结局的健康社会决定因素(social determinants of health),包括从健康促进到疾病预防、治疗和管理整个连续过程的决定因素,从而根据这些因素影响的优先顺序和可用资源可按来源分为政府在社区建设中投入的资源和社会组织民间团体在社区投入的资源。政府在社区的资源如民政养老设施和服务、体育部门的健身设施和服务以及社区文化宣传妇联等开展的服务等。社会团体的社区资源更为广泛,如各类兴趣小组、各类志愿者队伍等。要有重点、有针对性地进行干预。把人群健康的理念引入临床应用的过程,则称为人群健康管理(population health management)。它是指在社区卫生服务实践或其他临床实践中针对某一组特定患者的信息来改善他们健康的服务方式。例如,某全科医生管理在基本公共卫生服务中负责的高血压病患者或糖尿病患者。但与服务于一个患者个体不同,这里强调的是自己或一个团队所管理的某一疾病的所有患者群体,保障该人群中人人享有公平的服务和良好的健康结局。由此可见,以人群为对象,既包括公共卫生视角的人群健康方法,也包括临床实践中的人群健康管理,充分体现了医防融合的实际应用。

（三）以需求为导向

这里所指的需求是由需要转化而来的需求。社区预防服务以需求为导向强调了服务的针对性和可及性。针对性是因为每个社区都有其自己的文化背景和环境条件,社区预防服务应针对社区本身的实际情况和客观需要,确定居民所关心的健康问题是什么,哪些是他们迫切想解决的问题,然后确定应优先解决的健康问题,寻求解决问题的方法,并根据居民的经济水平以及社区自己所拥有的资源,发展和应用适宜的技术为居民提供经济有效的卫生服务;另外,通过社区诊断,制订适合自己社区特点的社区卫生项目,在执行项目过程中加强监测和评价,这样就符合社区本身的需求。坚持以需求为导向的原则,就要一切从实际出发,自下而上,克服长官意志和专家说了算的传统思维模式。从关心老百姓的需求着手,应用社会市场学去开辟服务的领域。

（四）多部门合作

在社会和经济高速发展的今天,许多相互关联的因素如环境污染、不良生活行为习惯等都与社会经济文化因素相互关联,共同影响着人们的健康。例如,要降低社区内孕产妇死亡率,除需要社区内卫生人员做好产前检查,教会孕产妇自我保健知识外,家庭的经济收入、卫生服务制度、夫妻双方的文化程度、卫生设施的远近都与孕产妇死亡有密切的关系。世界卫生组织把影响人的出生、成长、工作、生活和老化的周围条件,以及塑造日常生活状况更广泛的力量和系统称为健康的社会决定因素。简单来讲,即那些与社会经济文化因素有关的健康决定因素,如住房、食物、教育、交通、安全、社会支持和行为等。健康的社会决定因素是影响健康最为主要的因素。解决这些问题涉及各个不同的部门,如仅靠卫生行政部门一家是无能为力的。再者,社区内许多部门如民政、教育、体育、商业等都在从事与健康有关的工作。但可利用的资源是有限的,只有通过建立有效的合作程序,明确各自的职责,避免重复,才能产生更高的效率和更优的效果。因此,解决社区的任何一个健康问题都需要打破部门的界限,社区内民政、教育、计划生育、环卫、体育、文化、公安等部门要增进了解,明确职责,齐心协力,优势互补,共同促进社区卫生和人群健康工作。卫生行政部门在社区卫生的责任体系中,承担组织和管理功能,对社区卫生服务中心和各站点的设置标准、技术规范、人员配备等进行业务指导和监督。民政部国家卫生健康委等部门于 2021 年颁发的《民政部　国家卫生健康委　国家中医药局　国家疾控局关于加强村（居）民委员会公共卫生委员会建设的指导意见》（民发〔2021〕112 号）就加强村（居）民委员会公共卫生委员会建设提出了指导意见，这对在基层通过多部门合作落实社区公共卫生服务起到了政策性的推动作用。

（五）人人参与

尽管社区公共卫生主要由专业人员来推进和落实，但正如上面所说的，社区人群健康的重要内涵是支持社区确定他们自己的健康需求，帮助群众解决自己的健康问题。因此，动员全社区的参与是社区公共卫生服务的关键环节。要群众参与首先要让群众自己明白与他们切身利益密切相关的健康问题，行使自己的权利去改善环境，控制与健康有关的因素以确保健康地生活和促进健康。人人参与不仅是要老百姓开展与自己健康有关的事情，还应让他们参与到确定社区的健康问题、制订社区预防服务计划和评价等决策活动中来。这样既能有效地提高服务的水平和扩大服务的覆盖面，同时又能激发个人和社区对促进和改善健康的责任感，以及提高社区居民促进健康和自我保健的能力，起到"授人以渔"之良性循环的效果。这里的人人，并不是说每一项活动都要人人参与，而是强调所开展的社区公共卫生服务，要让服务对象真正了解该服务对他的好处，并积极承担起他针对这一健康干预的健康第一责任人的职责，主动管理好自己的健康。除此之外，有些公益性的健康干预活动，动员社区居民参与进来，他们也会在参与的过程中体会其对自身健康的获得感以及为他人健康做贡献的幸福感。

第二节　国家基本公共卫生服务

国家基本公共卫生服务是指由政府根据特定时期危害国家和公民的主要健康问题的优先次序及当时国家可供给能力（筹资和服务能力）综合选择确定，并组织提供的非营利的卫生服务。开展服务项目所需资金主要由政府承担，城乡居民可直接受益，且不需要付费。也就是说，凡是中华人民共和国的公民，城市或农村、户籍或非户籍的常住人口，都能享受到国家基本公共卫生服务。因此，实施国家基本公共卫生服务项目是促进基本公共卫生服务逐步均等化的重要内容，也是我国公共卫生制度建设的重要组成部分。

国家制订的《国家基本公共卫生服务规范》可作为为居民免费提供基本公共卫生服务的参考依据，也可作为各级卫生行政部门开展基本公共卫生服务绩效考核的依据。《国家基本公共卫生服务规范》自 2009 年颁布以来，根据我国的实际情况也在不断更新，最新的一版是 2017 年颁布的第三版，服务项目包括居民健康档案管理、健康教育、预防接种、0～6 岁儿童健康管理、孕产妇健康管理、老年人健康管理、高血压患者健康管理、2 型糖尿病患者健康管理、严重精神障碍患者管理、肺结核患者健康管理、中医药健康管理、传染病及突发公共卫生事件报告和处理，以及卫生计生监督协管共 13 类服务内容。2019 年，在第三版的基础上又颁布了《新划入基本公共卫生服务工作规范（2019 年版）》，主要包括地方病防治、职业病防治、重大疾病与健康危害因素监测、人禽流感和严重急性呼吸综合征防控项目、鼠疫防治、国家卫生应急队伍运维保障管理、农村妇女"两癌"检查项目、基本避孕服务项目、贫困地区儿童营养改善项目、贫困地区新生儿疾病筛查项目、增补叶酸预防神经管缺陷项目、国家免费孕前优生健康检查项目、地中海贫血防控项目、食品安全标准跟踪评价项目、健康素养促进项目、国家随机监督抽查项目、老年健康与医养结合服务管理、人口监测项目、卫生健康项目监督管理等19项工作。强调其中地方病防治、职业病防治和重大疾病及健康危害因素监测等3项工作为每年确保完成的工作,其余16项工作由各省份结合本地实际实施,且相关工作不限于基层医疗卫生机构开展。

国家基本公共卫生服务项目执行主体是社区卫生服务中心(站)、乡镇卫生院和村卫生室等城乡基层医疗卫生机构。社区卫生服务站、村卫生室分别接受社区卫生服务中心和乡镇卫生院的业务管理,并合理承担基本公共卫生服务任务。城乡基层医疗卫生机构开展国家基本公共卫生服务接受当地疾病预防控制、妇幼保健、卫生监督等专业公共卫生机构的业务指导。因此,国家基本公共卫生服务主要是在社区实施的公共卫生服务项目。《新划入基本公共卫生服务工作规范(2019年版)》的原重大公共卫生服务和计划生育项目中的妇幼卫生、老年健康服务、医养结合、卫生应急、孕前检查等内容,按原管理途径管理,不限于基层医疗卫生机构提供。国家卫生健康委每年还根据当前公共卫生情况,下发通知要求做好基层公共卫生重点工作。

下面简单介绍《国家基本公共卫生服务规范(第三版)》国家基本公共卫生服务。

一、居民健康档案管理服务

建立辖区内常住居民,包括居住半年以上的户籍及非户籍居民的健康档案,并以0～6岁儿童、孕产妇、老年人、慢性疾病患者、严重精神障碍和肺结核患者等人群为重点。

二、健康教育服务

对辖区内常住居民开展针对性的健康教育。内容包括:① 宣传普及《中国公民健康素养——基本知识与技能(2015年版)》。配合有关部门开展公民健康素养促进行动。② 对青少年、妇女、老年人、残疾人、0～6岁儿童家长等人群进行健康教育。③ 开展合理膳食、控制体重、适当运动、心理平衡、改善睡眠、限盐、控烟、限酒、科学就医、合理用药、戒毒等健康生活方式和可干预危险因素的健康教育。④ 开展心脑血管、呼吸系统、内分泌系统、肿瘤、精神疾病等重点慢性非传染性疾病和结核病、肝炎、艾滋病等重点传染性疾病的健康教育。⑤ 开展食品卫生、职业卫生、放射卫生、环境卫生、饮水卫生、学校卫生和计划生育等公共卫生问题的健康教育。⑥ 开展突发公共卫生事件应急处置、防灾减灾、家庭急救等健康教育。⑦ 宣传普及医疗卫生法律法规及相关政策。

三、预防接种服务

根据国家免疫规划疫苗免疫程序,对辖区内适龄儿童进行常规接种。在部分省份对重点人群接种出血热疫苗。在重点地区对高危人群实施炭疽疫苗、钩体疫苗应急接种。根据传染病控制需要,开展乙型肝炎、麻疹、脊髓灰质炎等疫苗强化免疫、群体性接种工作和应急接种工作。负责预防接种的管理以及疑似预防接种异常反应的处理。

四、0～6岁儿童健康管理服务

对辖区内常住的0～6岁儿童开展相关的新生儿家庭访视;新生儿满月健康管理;婴

幼儿健康管理;学龄前儿童健康管理;以及对健康管理中发现的有营养不良、贫血、单纯性肥胖等情况的儿童,分析其原因,给出指导或转诊的建议;对心理行为发育偏异、口腔发育异常(唇腭裂、诞生牙)、龋齿、视力低常或听力异常儿童等情况及时转诊并追踪随访转诊后结果。在后面的有关文件中强调,在开展儿童健康管理过程中,要规范开展0~6岁儿童眼保健和视力检查有关工作,加强儿童肥胖筛查和健康指导。

五、孕产妇健康管理服务

对辖区内常住的孕产妇开展妊娠早期健康管理、妊娠中期健康管理、妊娠晚期健康管理、产后访视以及产后42 d健康检查。

六、老年人健康管理服务

对辖区内65岁及以上常住居民每年提供1次健康管理服务,包括生活方式和健康状况评估、体格检查、辅助检查和健康指导。

七、高血压患者健康管理服务

在对辖区内35岁及以上常住居民进行高血压筛查的基础上,对辖区内35岁及以上原发性高血压患者每年要提供至少4次面对面的随访;根据原发性高血压患者的情况对患者进行分类干预;对原发性高血压患者,结合随访每年进行1次较全面的健康检查。

八、2型糖尿病患者健康管理服务

服务对象为辖区内35岁及以上常住居民中2型糖尿病患者。对工作中发现的2型糖尿病高危人群建议其每年至少测量1次空腹血糖,并接受医务人员的健康指导;对确诊的2型糖尿病患者,每年提供4次免费空腹血糖检测,至少进行4次面对面随访;对确诊的2型糖尿病患者结合其情况进行分类干预;并结合随访每年进行1次较全面的健康体检。

九、严重精神障碍患者管理服务

对辖区内常住居民中诊断明确、在家居住的严重精神障碍患者进行信息管理;随访评估;分类干预;以及在患者病情许可的情况下,征得监护人与患者本人同意后,结合随访每年进行1次健康检查(严重精神障碍是指临床表现有幻觉、妄想、严重思维障碍、行为紊乱等精神病性症状,且患者社会生活能力严重受损的一组精神疾病。主要包括精神分裂症、分裂情感性障碍、偏执性精神病、双相情感障碍、癫痫所致精神障碍、精神发育迟滞伴发精神障碍)。

十、肺结核患者健康管理

对辖区内前来就诊的居民或患者进行肺结核病筛查,发现肺结核可疑症状者及时推介转诊到定点医疗机构;对辖区内确诊的常住肺结核患者开展第一次入户随访,以及随后的督导服药和随访管理;结合实际情况进行分类干预;患者停止抗结核治疗后,进行结案评估。

十一、中医药健康管理服务

1. 老年人中医药健康管理服务　　对辖区内65岁及以上常住居民每年提供1次中

医药健康管理服务,内容包括中医体质辨识和中医药保健指导。

2. 0~36个月儿童中医药健康管理服务 对辖区内常住的0~36个月常住儿童,在儿童6、12、18、24、30、36月龄时,对儿童家长进行儿童中医药健康指导。内容包括:① 向家长提供儿童中医饮食调养、起居活动指导。② 在儿童6、12月龄时给家长传授摩腹和捏脊方法;在18、24月龄时向家长传授按揉迎香穴、足三里穴的方法;在30、36月龄时向家长传授按揉四神聪穴的方法。

十二、传染病及突发公共卫生事件报告和处理服务

1. 传染病疫情和突发公共卫生事件风险管理 在疾病预防控制机构和其他专业机构指导下,协助开展传染病疫情和突发公共卫生事件风险排查、收集和提供风险信息,参与风险评估和制(修)订应急预案(突发公共卫生事件是指突然发生,造成或者可能造成社会公众健康严重损害的重大传染病疫情、群体性不明原因疾病、重大食物和职业中毒以及其他严重影响公众健康的事件)。

2. 传染病和突发公共卫生事件的发现、登记 规范填写门诊日志、入/出院登记本、X线检查和实验室检测结果登记本。首诊医生在诊疗过程中发现传染病患者及疑似患者后,按要求填写《中华人民共和国传染病报告卡》;如发现或怀疑为突发公共卫生事件时,按要求填写《突发公共卫生事件相关信息报告卡》。

3. 传染病和突发公共卫生事件相关信息报告

(1) 报告程序与方式:具备网络直报条件的机构,在规定时间内进行传染病和(或)突发公共卫生事件相关信息的网络直报;不具备网络直报条件的,按相关要求通过电话、传真等方式进行报告,同时向辖区县级疾病预防控制机构报送《中华人民共和国传染病报告卡》和(或)《突发公共卫生事件相关信息报告卡》。

(2) 报告时限:发现甲类传染病和乙类传染病中的肺炭疽、严重急性呼吸综合征、埃博拉出血热、人感染禽流感、寨卡病毒病、黄热病、拉沙热、裂谷热、西尼罗病毒等新发输入传染病患者或疑似患者,或发现其他传染病、不明原因疾病暴发和突发公共卫生事件相关信息时,应按有关要求于2 h内报告。发现其他乙、丙类传染病患者、疑似患者和规定报告的传染病病原携带者,应于24 h内报告。

(3) 订正报告和补报:发现报告错误,或报告病例转归或诊断情况发生变化时,应及时对《中华人民共和国传染病报告卡》和(或)《突发公共卫生事件相关信息报告卡》等进行订正;对漏报的传染病病例和突发公共卫生事件,应及时进行补报。

4. 传染病和突发公共卫生事件的处理

(1) 患者医疗救治和管理:按照有关规范要求,对传染病患者、疑似患者采取隔离、医学观察等措施,对突发公共卫生事件伤者进行急救,及时转诊,书写医学记录及其他有关资料并妥善保管。

(2) 传染病密切接触者和健康危害暴露人员的管理:协助开展传染病接触者或其他健康危害暴露人员的追踪、查找,对集中或居家医学观察者提供必要的基本医疗和预防服务。

(3) 流行病学调查:协助对本辖区患者、疑似患者和突发公共卫生事件开展流行病学调查,收集和提供患者、密切接触者和其他健康危害暴露人员的相关信息。

(4) 疫点疫区处理:做好医疗机构内现场控制、消毒隔离、个人防护、医疗垃圾和污水

的处理工作。协助对被污染的场所进行卫生处理,开展杀虫、灭鼠等工作。

(5)应急接种和预防性服药:协助开展应急接种、预防性服药、应急药品和防护用品分发等工作,并提供指导。

(6)宣传教育:根据辖区传染病和突发公共卫生事件的性质和特点,开展相关知识技能和法律法规的宣传教育。

5. 协助上级专业防治机构　做好结核病和艾滋病患者的宣传、指导服务以及非住院患者的治疗管理工作,相关技术要求参照有关规定。

十三、卫生计生监督协管服务

卫生计生监督协管是指社区卫生服务中心(站)及乡镇卫生院、村卫生室等基层医疗卫生机构,协助区(县)卫生计生监督机构,在辖区内依法开展食品安全信息报告、饮用水卫生安全巡查、学校卫生服务、非法行医和非法采供血巡查、计划生育信息报告、职业卫生和放射卫生巡查等服务。一般由基层医疗卫生机构的卫生计生监督协管员负责,并接受卫生计生监督机构的业务指导。具体服务有:

1. 食源性疾病及相关信息报告　发现或怀疑有食源性疾病、食品污染等对人体健康造成危害或可能造成危害的线索和事件,及时报告。

2. 职业卫生咨询指导　在医疗服务过程中,发现从事接触或可能接触职业危害因素的服务对象,并对其开展针对性的职业病防治咨询、指导,对发现的可疑职业病患者向职业病诊断机构报告。

3. 饮用水卫生安全巡查　协助卫生计生监督执法机构对农村集中式供水、城市二次供水和学校供水进行巡查,协助开展饮用水水质抽检服务,发现异常情况及时报告;协助有关专业机构对供水单位从业人员开展业务培训。

4. 学校卫生服务　协助卫生计生监督执法机构定期对学校传染病防控开展巡访,发现问题隐患及时报告;指导学校设立卫生宣传栏,协助开展学生健康教育。协助有关专业机构对校医(保健教师)开展业务培训。

5. 非法行医和非法采供血信息报告　协助定期对辖区内非法行医、非法采供血开展巡访,发现相关信息及时向卫生计生监督执法机构报告。

6. 计划生育相关信息报告　协助卫生计生监督执法机构定期对辖区内计划生育机构计划生育工作进行巡查,协助对辖区内与计划生育相关的活动开展巡访,发现相关信息及时报告[注:在《国家基本公共服务标准(2021年版)》里,又把"卫生计生监督协管服务"改回"卫生监督协管服务"并补充回"职业卫生和放射卫生巡查"的内容]。

第三节　公共卫生监测

循证公共卫生包括公共卫生监测、危险因素鉴别、干预评价、实施四个环节,其中公共卫生监测是发现人群健康问题主要手段,所以又称为公共卫生行动的指路灯或公共卫生的"眼睛"。在突发公共卫生事件的预警和应急响应中,敏锐发现和及时上报基于临床观察的可疑病例情况,是早期发现并快速处置突发公共卫生事件的重要关口。因此,临床医生尤其是工作在社区的全科医生,往往是感知公共卫生事件发生的第一人。为此,我国在公共卫生监测所布置的哨点,主要都是设在医院里。在前面介绍的国家基本公共卫生服务中,居民健康档案管理、传染病及突发公共卫生事件报告和处理,以及重大疾病与健康危害因素监测、食品安全标准跟踪评价项目、人口监测项目等,都和公共卫生监测有关。因此,作为一名临床医生,需要了解公共卫生监测的一些基本概念。

一、公共卫生监测的概念

公共卫生监测(public health surveillance)是连续地、系统地收集疾病或其他卫生事件的资料,经过分析、解释后及时将信息反馈给相关人员(如决策者、卫生行政部门工作者和群众等),并且利用监测信息的过程。公共卫生监测是制订、实施和评价疾病和公共卫生事件预防控制策略与措施的重要信息来源。因此,它是公共卫生实践的一个重要组成部分,包括疾病监测和与健康相关问题的监测。通过公共卫生监测系统发现人群中的疾病或健康问题,及时将监测信息反馈给有关部门和人员,为制订有效的应对策略和措施提供科学依据;通过比较某项干预措施前后的监测资料,评价该措施的实际效果。随着疾病谱和医学模式的转变,监测内容不断扩大,由原来主要针对传染病的监测扩大到了包括慢性非传染性疾病、行为危险因素、出生缺陷、环境和职业危害、药物不良反应、营养和食品安全和突发公共卫生事件监测等公共卫生的各个方面。

二、公共卫生监测的要素

(1) 连续、系统地收集疾病或其他卫生事件资料,发现其分布特征和发展趋势。
(2) 对原始监测资料进行整理、分析、解释,将其转化成有价值的信息。
(3) 及时将信息反馈给所有应该知道的人,利用这些信息来制订或者调整防治策略和措施。

三、公共卫生监测的目的

1. 确定主要的公共卫生问题,掌握其分布和趋势 公共卫生监测通过系统、连续地收集疾病或者其他卫生事件的资料,可以确定当前主要的公共卫生问题,了解疾病或者其他卫生事件的分布和流行趋势。

2. 查明原因,采取干预措施 有时监测数据不能提供足够的资料来证实流行病学假设,但它为研究者提供了进行深入研究的线索和研究对象。

3. 评价干预措施效果 监测能够提供疾病和其他卫生事件的动态趋势,通过比较采取干预措施前后的情况,可以评价干预措施的效果。

4. 预测疾病流行 观察疾病发病率的趋势,结合高危人群的其他信息,可以预测疾病流行趋势,为合理分配卫生资源,采取有效的预防控制疾病措施提供科学依据。

5. 制订公共卫生策略和措施 通过监测可以了解疾病(健康)发生的规律,为制订疾病预防及健康促进策略和措施提供依据。在全球消灭天花的过程中,公共卫生监测发挥了重要作用。

四、公共卫生监测的种类

根据监测范围可将公共卫生监测分为疾病监测和与健康相关问题的监测。

(一)疾病监测

1. **传染病监测**　　公共卫生监测起源于传染病监测。传染病是各国法定报告的一类疾病,传染病监测是疾病防制的常规工作之一。世界卫生组织规定的国际监测传染病为流行性感冒、脊髓灰质炎、疟疾、流行性斑疹伤寒和回归热五种。我国根据国情增加了登革热,共规定有 6 种国际监测传染病。根据《中华人民共和国传染病防治法》,我国规定报告的传染病有 40 种,其中甲类 2 种、乙类 27 种、丙类 11 种。

2. **非传染病监测**　　包括恶性肿瘤、心脑血管疾病、职业病、糖尿病、伤害、出生缺陷等多种疾病。目前,我国部分地区开展了对恶性肿瘤、心血管疾病、出生缺陷、伤害等非传染病的监测。

3. **疾病监测的方式**

(1) 被动监测与主动监测:下级监测单位按照常规上报监测资料,而上级监测单位被动接受,称为被动监测(passive surveillance)。我国法定传染病报告属于此类监测。上级监测单位专门组织调查或者要求下级监测单位严格按照规定收集资料,称为主动监测(active surveillance)。传染病漏报调查以及对性病门诊就诊者、暗娼、吸毒者等艾滋病高危行为人群的监测属于主动监测。主动监测的准确性明显高于被动监测。例如,传染病漏报调查可以评估各级医疗单位法定传染病的报告质量,并对报告的传染病发病率起校正作用。但是,主动监测的费用比较高。

(2) 常规报告与哨点监测:国家法定传染病报告系统,由法定报告人上报传染病病例,这属于常规报告。对能够反映总人群中某种疾病流行状况的有代表性特定人群(哨点人群)进行监测,了解疾病的流行趋势,这属于哨点监测(sentinel surveillance)。

(3) 以病例为基础的监测与以事件为基础的监测:以病例为基础的监测(case-based surveillance)是指监测目标疾病的发病和死亡情况,收集每一例病例的信息。例如,麻疹监测、严重急性呼吸综合征监测等,可以通过医院、实验室监测和死亡登记获得所需的病例。以事件为基础的监测(event-based surveillance)是指收集与疾病有关的事件的信息,以事件为单位报告,对疾病进行监测,如突发公共卫生事件监测、中小学生缺课监测等。

(4) 以人群为基础的监测、以医院为基础的监测与以实验室为基础的监测:以人群为基础的监测(population-based surveillance)是以社会人群为对象进行监测,如法定传染病报告和全国疾病监测点监测。以医院为基础的监测(hospital-based surveillance)是以医院为现场进行监测,如我国的出生缺陷监测、医院内感染监测等。以实验室为基础的监测(laboratory-based surveillance)主要是采取实验室检测手段对病原体或其他致病原因开展监测,如我国的流行性感冒监测等。

(二)与健康相关问题的监测

随着疾病谱和医学模式的改变,现代生物-心理-社会医学模式提出了遗传因素、环境因素和社会因素对疾病和健康的综合作用。由此,监测的范围也逐渐扩大,涵盖了与健康相关的问题,包括行为危险因素监测、出生缺陷监测、环境监测、药物不良反应监测、营养和食品安全监测、突发公共卫生事件监测和计划生育监测等。

健康相关危险因素监测系统包括了营养与食品安全监测和环境与健康监测。前者通过监测,评估营养与食品安全的危险性;后者是对水质、环境污染及其健康危害和健康相关产品进行监测、评价和预警。

（傅　华）

【思考题】

（1）社区是指某一区域还是某一人群,为什么?

（2）为什么健康既要强调其组成,也要强调其作用?

（3）国家基本公共卫生服务项目确定的原则是什么? 基本公共卫生服务应该免费还是收费,为什么?

（4）为什么要进行公共卫生监测? 确定公共卫生监测的内容是什么?

第六章

食品安全与食源性疾病

教 学 目 的

- **掌握**：食品安全、食源性疾病和食物中毒的概念。
- **熟悉**：常见食物中毒的诊断和处理。
- **了解**：食源性疾病的特征、分类和管理要求。

　　食品安全(food safety)是对食品按其原定用途进行制作和食用时，不含使消费者健康受到损害的一种担保。食品安全是一个大的、综合的概念，它涉及食品卫生、食品质量、食品营养等相关方面的内容以及食品(食物)种植、养殖、加工、包装、储藏、运输、销售、消费等环节。这里的不良反应包括偶然摄入所导致的急性毒性和长期少量摄入所导致的慢性毒性，如致癌和致畸等。随着毒理学、免疫学、分子生物学和超微量分析等学科研究手段的提高，有些曾被认为是绝对安全、无污染的食品，后来又发现其中含有某些有毒有害物质，长期食用可对人体产生慢性毒害或危及其后代的健康。食用安全的食品可增进健康，同时也是一个基本的人权问题。安全食品有益于身体健康和生产力，并能为促进社会发展和缓解贫穷提供一个有效的平台。目前，全球食品的生产、加工、流通、制作方式的改变使食品安全保障面临新的挑战。一个国家生产的食品可以被运往世界各地出售、消费。与过去相比，人们对食品种类的需求越来越广，非时令食品的消费量剧增，不在家进餐的机会增多。为学校、托管机构的儿童以及医院和家庭护理站的老人等特殊人群提供的膳食多由少数人制作，这是食源性疾病暴发的主要根源。这些均造成了对食品安全的威胁。然而，随着社会老龄化的加快，免疫系统受损等脆弱人群的数量增加，不安全食品对他们健康的威胁则更为严重。

第一节　食源性疾病

　　如果食用不安全食品，食品中的各种致病因子通过摄食方式进入人体内，从而引起的具有感染或中毒性质的一类疾病，则称为食源性疾病(foodborne diseases)。国家卫生健康委对食源性疾病定义为"人体通过摄食食品中致病因素引起的感染性、中毒性等疾病"。世界卫生组织指出，发达国家每年约有三分之一的人发生食源性疾病，这一问题在发展中国家更为严重。穷人对疾病的危害最为敏感，如食源性和水源性腹泻在不发达国家仍是发病和死亡的主要原因，每年约有220万人因其丧生，其中绝大多数为儿童。因此，食品安全和食源性疾病问题已经成为当今全球公共卫生和影响人群健康的一个重点问题。

一、食源性疾病的基本特征

食源性疾病的发生发展有三个基本特征。

1. 经口途径　　食物(水)是传播病原物质的媒介,经口摄入后导致患病。

2. 致病因子多样性　　其致病因子既可是食物受到生物性、化学性、放射性污染,也可是食物本身所含有的毒素。

3. 临床特征　　主要引起感染性或中毒性疾病。

二、食源性疾病的分类

食源性疾病既包括急性中毒和慢性中毒,也包括食源性肠道传染病(如伤寒)和寄生虫病。

食源性疾病按发病机制分类分为食源性感染和食源性中毒。我们通常讲的食物中毒属食源性疾病的范畴,是食源性疾病中最为常见的疾病,但只包括由于摄入含有生物性、化学性有毒有害物质的食品而出现的非传染性的急性、亚急性疾病。

三、食源性疾病的管理

(一)卫生部门在食源性疾病管理的职责

根据食品安全相关法律法规的规定,卫生行政部门在食源性疾病方面承担的主要职责有:

(1)国家建立食品安全风险监测制度,对食源性疾病进行监测,由国家卫生健康委和省级卫生行政部门负责制定国家监测计划和地方监测方案。

(2)医疗机构发现其接收的患者属于食源性疾病患者、食物中毒患者,或者疑似食源性疾病患者、疑似食物中毒患者的,应当及时向辖区卫生计生行政部门报告。

(3)各级卫生行政部门应当对报告的食源性疾病信息核实分析。

(4)各级卫生行政部门向相关部门通报食源性疾病监测发现的食品安全隐患。

(5)各级卫生行政部门组织疾控机构依法开展食品安全事故流行病学调查。

(6)卫生行政部门开展预防食源性疾病相关预警工作。

(二)食源性疾病管理的主要内容

1. 食源性疾病的报告

(1)报告目录:医疗机构根据国家卫生健康委负责颁布的食源性疾病病例报告名录(见附录3),若发现食源性疾病病例或疑似病例应当向辖区卫生行政部门委托的疾病预防控制机构报告。疾病预防控制机构定期主动向医疗机构收集相关信息。医疗机构应当设置专业部门或专人负责报告工作。

(2)报告时限:发现散发的食源性疾病,应当每日报告;怀疑为聚集性或严重危害健康的食源性疾病,应当在首诊病例后的两小时内报告。

(3)报告方式:医疗机构和疾病预防控制机构通过全国食源性疾病监测与报告网络报告食源性疾病病例或疑似病例信息,或者通过传染病、突发公共卫生事件或其他疾病监测报告网络报告。紧急情况或不具备网络报告条件的,可通过电话报告。

2. 食源性疾病的监测　　是指对可能源于食品的疾病及其致病因素的调查和检测，识别和明确食品污染来源，从而进行人群健康影响评价的过程。监测形式包括特定病原体监测、症候群监测和报告/投诉系统等。根据国家的要求，地方各级卫生行政部门按照国家食源性疾病监测计划和地方食源性疾病监测方案，组织疾病预防控制机构和哨点医院（哨点医院是指根据食源性疾病监测工作的需要而指定的医院，该医院将按照统一的要求开展特定疾病的监测，并报告工作进展情况和结果），对特定的食源性疾病病种以及特定的食源性疾病影响因素开展监测。承担食源性疾病监测任务的哨点医院和地方各级疾病预防控制机构按照国家食源性疾病监测计划的要求，通过全国食源性疾病监测与报告网络报告监测结果。

3. 关于食源性疾病信息的通报与预警　　各级卫生行政部门对报告和分析发现的食源性疾病，应当通报同级食品安全监管部门。对报告的聚集性或严重危害生命的食源性疾病，应当及时通报，必要时，应当报告同级人民政府和上级卫生行政部门。

4. 食源性疾病信息管理　　国家卫生健康委负责规划和构建全国食源性疾病监测与报告网络，作为收集、汇总、分析、储存食源性疾病信息的主要手段，并与传染病、突发公共卫生事件报告系统和地方区域性公共卫生信息平台互联互通；地方各级卫生行政部门建立和应用地方食源性疾病溯源平台，及时对地方食源性疾病信息进行分析管理，并建立信息互通互联工作机制。

5. 医疗救治　　医疗机构应当对食源性疾病或者疑似食源性疾病病例提供医疗救治，按照有关规定做好病历记录。协助食源性疾病调查、核实工作，提供相关信息。按照相关诊断标准和治疗要求，采取相应措施，逐步提高食源性疾病临床诊断、实验室诊断和医疗救治能力。

6. 关于食源性疾病监督管理　　医疗机构、疾病预防控制机构和地方各级卫生行政部门必须按照规定如实报告食源性疾病信息，不得隐瞒、缓报、谎报或者授意他人隐瞒、缓报、谎报。各级卫生行政部门按照国家统一规划，建设本地区食源性疾病监测网络和食源性疾病报告系统，负责本行政区域的食源性疾病管理监督、指导、培训、考核、评价等工作。

第二节　食物中毒

食物中毒（food poisoning）是指摄入含有生物性、化学性有毒有害物质的食品或把有毒有害物质当作食品摄入后所出现的非传染性的急性、亚急性疾病。食物中毒属食源性疾病的范畴，但不包括因暴饮暴食引起的急性胃肠炎、食源性肠道传染病（如伤寒）和寄生虫病（如旋毛虫病）；也不包括因一次大量或长期少量多次摄入某些有毒、有害物质而引起的以慢性毒害为主要特征（如致癌、致畸、致突变）的疾病。

一、食物中毒的分类和特点

食物中毒通常是由于食用了被致病菌或毒素污染的食品，被有毒化学品污染的食品，或食品本身含有有毒成分。一般按病原物分为以下几类。

（一）细菌性食物中毒

细菌性食物中毒指食用被致病菌或毒素污染的食品引起的食物中毒，是食物中毒中的常见类型，发病率通常较高，但病死率较低，发病有明显的季节性，5～10 月份最多。

（二）真菌及其毒素食物中毒

真菌及其毒素食物中毒指食用被真菌及其毒素污染的食物引起的食物中毒。一般烹调加热方法不能破坏食品中的真菌毒素，发病率较高，死亡率也较高，发病有明显的季节性和地区性，如霉变甘蔗中毒常见于初春的北方。

（三）动物性食物中毒

动物性食物中毒指食用动物性有毒食品引起的食物中毒，发病率及死亡率均较高。引起动物性食物中毒的食品主要有两种：① 将天然含有有毒成分的动物当作食物，如河鲀中毒；② 在一定条件下产生大量有毒成分的动物性食品。

（四）有毒植物中毒

有毒植物中毒指食用植物性有毒食品引起的食物中毒，如毒蕈、四季豆、木薯等引起的食物中毒。发病特点因引起中毒的食物而异，最常见的为毒蕈中毒，春秋暖湿季节及丘陵地区多见，病死率较高。

（五）化学性食物中毒

化学性食物中毒指食用化学性有毒食物引起的食物中毒，如有机磷农药、鼠药、某些金属或类金属化合物、亚硝酸盐等引起的食物中毒。发病无明显的季节性和地区性，病死率较高。

食物中毒发生的病因各不相同，但发病具有以下共同特点：① 季节性，食物中毒的季节性与食物中毒的种类有关，细菌性食物中毒多发生在夏季，化学性食物中毒全年均可发生。② 爆发性，发病潜伏期短，来势急剧，短时间内可能有多人发病，发病曲线呈突然上升趋势。③ 相似性，患者有食用同一食物史，临床表现基本相似，以恶心、呕吐、腹痛、腹泻为主要症状。④ 非传染性，流行波及范围与污染食物供应范围相一致，停止污染食物供应后，流行即告中止，人与人之间无直接传染。

二、细菌性食物中毒

（一）概述

细菌性食物中毒是最常见的食物中毒。根据我国食源性疾病监测网的资料，细菌性食物中毒发病数从高至低的致病菌依次为沙门菌属、变形杆菌、葡萄球菌肠毒素、副溶血弧菌、其他细菌或细菌毒素。

1. 中毒原因　　① 食物在加工、运输、储藏、销售等过程中被致病菌污染。② 被致病菌污染的食物在较高温度下存放，食品中充足的水分、适宜的 pH 及营养条件使食物中的致病菌大量生长繁殖或产生毒素。③ 被污染的食物未经高温彻底杀灭细菌，或熟食又受到食品从业人员带菌者的污染。

2. 流行病学特点　　① 发病季节性明显，以 5～10 月份较多。② 常见的细菌性食物中毒病程短、恢复快、病死率低。但李斯特菌、小肠结肠炎耶尔森菌、肉毒梭菌、椰毒假单胞菌引起的食物中毒病程长、病情重、恢复慢。③ 引起细菌性食物中毒的主要食品为肉及肉制品，禽、鱼、乳、蛋也占一定比例。

3. **发病机制** 细菌性食物中毒发病机制可分为感染型、毒素型和混合型三种,不同中毒机制的临床表现通常不同。① 感染型:病原菌随食物进入肠道,在肠道内继续生长繁殖,靠其侵袭力附着在肠黏膜或侵入黏膜下层,引起肠黏膜的充血、白细胞浸润、水肿、渗出等病理变化。② 毒素型:细菌外毒素刺激肠壁上皮细胞,激活其腺苷酸环化酶(adenylate cyclase),在活性腺苷酸环化酶的催化下,胞质中的腺苷三磷酸脱去两分子磷酸,成为环磷酸腺苷(cAMP),cAMP 浓度增高可促进胞质内蛋白质磷酸化过程并激活细胞有关酶系统,改变细胞分泌功能,使氯离子的分泌亢进,并抑制肠壁上皮细胞对钠离子和水的吸收,导致腹泻。③ 混合型:副溶血弧菌等病原菌进入肠道,除侵入黏膜引起肠黏膜的炎症反应外,还可以产生肠毒素引起急性胃肠道症状。

4. **临床表现** 一般有不同程度的胃肠道症状,感染型食物中毒通常伴有发热,而毒素型食物中毒很少有发热,中毒潜伏期的长短与毒素类型有关。

5. **诊断标准** ① 流行病学调查资料:根据中毒者发病急、短时间内同时发病及发病范围局限在食用同一种有毒食物的人等特点,确定引起中毒的食品并查明引起中毒的具体病原体。② 患者的潜伏期和特有的中毒表现符合食物中毒的特征。③ 实验室检查:对中毒食品或与中毒食品有关的物品或患者的样品进行实验室检查。细菌学及血清学检查包括对可疑食物、患者呕吐物及粪便进行细菌学培养、分离鉴定菌型,血清凝集试验等。

6. **鉴别诊断** ① 非细菌性食物中毒:食用毒蕈、河鲀、发芽马铃薯、苍耳子、苦杏仁等引起食物中毒者,潜伏期较短,仅数分钟或 1~2 h,一般无发热、腹痛、腹泻,症状以频繁呕吐为主,并伴有明显的神经精神症状。汞、砷中毒者有咽痛、充血、呕吐物中含血,经化学分析可确定病因。② 霍乱及副霍乱:为无痛性腹泻,大多数患者先泻后吐,无发热,粪便呈米泔水样。潜伏期较长,约 1 周。粪便图片荧光素标记抗体染色镜下检查及培养找到霍乱弧菌或爱尔托弧菌可确定诊断。③ 急性细菌性痢疾:多为散发,偶见食物中毒型暴发。一般呕吐较少,常有发热、里急后重,粪便多混有脓血,下腹部及左下腹明显压痛,粪便镜检有红细胞和白细胞,粪便培养痢疾杆菌阳性。④ 病毒性胃肠炎:轮状病毒、诺如病毒等急性胃肠炎,潜伏期 24~72 h,主要表现为发热、恶心、呕吐、腹胀、腹痛、腹泻,粪便呈水样或蛋花汤样,吐泻严重者可发生水、电解质及酸碱平衡紊乱,粪便电镜检查可找到病毒颗粒。

7. **预防与急救措施** ① 加强对食品的卫生监督、食品加工过程的规范化管理、食品行业相关人员的定期体检、个人的良好卫生习惯。② 及时抢救患者,包括催吐、洗胃及时排出毒物。暴发流行时应将患者分类,轻者在原单位集中观察治疗,重者就近送往医院。同时应收集资料,进行流行病学调查及细菌学的检验。

(二) 沙门菌食物中毒

1. **病原** 沙门菌属(*Salmonella*)是肠杆菌科中的一个重要菌属,为革兰氏阴性杆菌,需氧或兼性厌氧,绝大部分具有鞭毛,能运动。沙门菌属在外界的生活能力较强,在水、土壤及肉食品中能存活较长时间;不耐热,55℃ 1 h 或 100℃数分钟即被杀死。

2. **流行病学特点** ① 季节:全年皆可发生,多见于夏秋季,5~10 月份发病数可达全年发病总数的 80%。② 食品种类:引起沙门菌食物中毒的食品主要为动物性食品,特别是畜肉类及其制品,其次为禽肉、蛋类、乳类,由植物性食物引起者很少。

3. 临床表现 沙门菌食物中毒潜伏期短,一般为 4~48 h。中毒开始表现为头痛、恶心、食欲缺乏,继而出现呕吐、腹泻、腹痛。腹泻一日可数次至十余次,主要为水样便,少数带有黏液或血。发热,体温 38~40℃。轻者 3~4 d 症状消失,重者可出现神经系统症状以及少尿、无尿、呼吸困难等症状,如不及时抢救可导致死亡。

4. 预防与治疗 ① 加强对肉类食品卫生监督和卫生检验,防止肉类食品在储藏、运输、加工、销售等环节的污染,避免交叉感染。② 加热以彻底杀灭病原菌是防止沙门菌食物中毒的关键措施。③ 对症治疗,及时纠正水、电解质紊乱。

(三) 副溶血性弧菌食物中毒

1. 病原 副溶血性弧菌(*Vibrio parahaemolyticus*)为革兰氏阴性杆菌,呈弧状、杆状、丝状等多种形态,无芽孢,主要存在于近岸海水、海底沉积物和鱼、贝类海产品中。副溶血性弧菌在 30~37℃、pH7.4~8.2、含盐 3%~4% 培养基和食物中生长良好,无盐条件下不生长,故也称为嗜盐菌。不耐热,56℃ 5 min 或 90℃ 1 min 即被杀死。

2. 流行病学特点 ① 地区分布:沿海地区为副溶血性弧菌食物中毒的高发地区,随着海产品的市场流通,内地也有副溶血性弧菌食物中毒的发生。② 季节及易感性:7~9 月为副溶血性弧菌食物中毒的高发季节。男女老幼皆可发病,青壮年为主,病后免疫力不强,可重复感染。③ 食品种类:主要是海产品,其中以墨鱼、带鱼、虾、蟹、贝类等最为多见。

3. 临床表现 副溶血性弧菌食物中毒潜伏期为 2~40 h,多为 14~20 h。发病初期为腹部不适,尤其是上腹部疼痛或胃痉挛。粪便为水样、血水样、黏液或脓血便,里急后重不明显。病程 3~4 d,恢复期短,预后良好。少数患者抢救不及时可出现脱水或意识障碍。

4. 预防与治疗 ① 低温储藏各种食品,尤其是海产品及各种熟制品。② 加热以彻底杀灭病原菌,鱼、虾、蟹、贝类等海产品应煮透。③ 对症治疗,及时纠正水、电解质紊乱。

(四) 葡萄球菌肠毒素食物中毒

1. 病原 葡萄球菌(*Staphylococcus*)系微球菌科,为革兰氏阳性兼性厌氧菌。30~37℃、pH7.4 为最适生长环境,对外界抵抗力强,耐热,70℃ 1 h 方能灭活。50% 以上的金黄色葡萄球菌可产生肠毒素,多数肠毒素在 100℃ 30 min 不被灭活,并能抵抗胃肠道中蛋白酶的水解作用。引起食物中毒的肠毒素是一组对热稳定的低分子量可溶性蛋白质,按其抗原性分为 A、B、C_1、C_2、C_3、D、E、F 共 8 个血清型,均能引起食物中毒,以 A 型、D 型较为多见,B 型、C 型次之,F 型为引起中毒性休克的毒素。

2. 流行病学特点 ① 季节:全年皆可发生,多见于夏秋季。② 食品种类:引起中毒的食品种类较多,主要是乳及乳制品、肉类、剩饭等。③ 金黄色葡萄球菌广泛分布于自然界、人和动物的鼻腔、咽、消化道,只有摄入达到中毒剂量的金黄色葡萄球菌肠毒素才会中毒。肠毒素的形成与温度、食品受污染的程度和食品的种类及性状有密切关系,食物存放的温度越高,产生肠毒素需要的时间越短;食物受金黄色葡萄球菌污染程度越严重,繁殖越快亦越容易形成毒素;食物含蛋白质或油脂多,受金黄色葡萄球菌污染后易形成毒素。

3. 临床表现 金黄色葡萄球菌食物中毒潜伏期短,一般为 2~5 h。起病急骤,有恶心、呕吐、中上腹部疼痛和腹泻。呕吐物可呈胆汁性或含血黏液,剧烈呕吐可导致脱水。体温大多正常或略高。一般数小时或 1~2 d 症状消失,儿童对肠毒素敏感,症状较成人严重。

4. 预防与治疗 ① 防止金黄色葡萄球菌污染食物,对乳和乳制品进行消毒和低温保存,从业人员定期健康检查。② 防止肠毒素形成,食物应冷藏,放置时间不应超过 24 h。③ 对症治疗,及时纠正脱水、电解质紊乱。

(五) 变形杆菌食物中毒

1. 病原 变形杆菌属($Proteus$)属于肠杆菌科,为革兰氏阴性杆菌。引起食物中毒的变形杆菌主要是普通变形杆菌($P. vulgaris$)和奇异变形杆菌($P. mirabilis$),它们分别有100多个血清型。变形杆菌在自然界分布广泛,健康人肠道带菌率为 $1.3\% \sim 10.4\%$。人和食品中变形杆菌带菌率因季节而异,夏秋季较高,冬春季下降。变形杆菌不耐热,加热55℃ 1 h即可被杀灭。

2. 流行病学特点 ① 季节:全年皆可发生,大多发生在 5~10 月份,7~9 月份最多见。② 食品种类:引起中毒的食品主要是动物性食品,特别是熟肉以及内脏的熟制品。此外,凉拌菜、剩饭、水产品等也有变形杆菌食物中毒的报道。③ 变形杆菌广泛分布于自然界,亦可寄生于人和动物的肠道,食品受其污染的机会较多。受污染的食品在较高温度下存放较长时间,细菌大量生长繁殖,食用前未加热或加热不彻底,食后即可引起食物中毒。

3. 临床表现 变形杆菌食物中毒潜伏期为 12~16 h。主要表现为恶心、呕吐、发冷、发热、头晕、头痛、脐周阵发性剧烈绞痛。腹泻,水样便,伴有黏液,恶臭,一日数次。体温一般 37.8~40℃,病程较短,多为 1~3 d,多数在 24 h 内恢复,预后良好。

4. 预防与治疗 ① 加强食品卫生管理,避免污染。② 食品须冷藏,食用前彻底加热。③ 对症治疗。

三、真菌毒素和霉变食品中毒

霉菌在谷物或其他食品中生长繁殖,产生有毒的代谢产物,人或动物食用了此类食物引起中毒。常见的有赤霉病麦中毒、霉甘蔗中毒等。

1. 赤霉病麦中毒 小麦、玉米等谷物被镰刀菌感染引起谷物的赤霉病。赤霉病麦引起中毒的有毒成分为赤霉病麦毒素,如雪腐镰刀菌烯醇、镰刀菌烯酮-X、T-2 毒素等。这一类毒素属于单端孢霉烯族化合物,是镰刀菌产生的真菌代谢产物。赤霉病麦毒素对热稳定,一般烹调方法不能将其去除。中毒多发生于麦收以后食用受病害的新麦,也有因误食库存的赤霉病麦或霉玉米而引起中毒。中毒潜伏期为数十分钟至半小时,主要症状为恶心、呕吐、腹痛、腹泻、头痛、头昏、嗜睡、流涎、乏力,少数患者有发热、畏寒。症状一般一天左右可自行消失,缓慢者持续一周左右,预后良好,呕吐严重者需要进行补液。个别重病例有呼吸、脉搏、体温及血压波动,四肢酸软、步态不稳、形似醉酒,故有的地方称为"醉谷病"。

2. 霉甘蔗中毒 甘蔗节菱孢霉产生的毒素为 3-硝基丙酸,是一种神经毒,主要损害中枢神经系统。新鲜甘蔗节菱孢霉的侵染率极低,仅为 $0.7\% \sim 1.5\%$,经过 3 个月储藏后,其污染率可达 $34\% \sim 56\%$。食用了保存不当而霉变的甘蔗可引起急性食物中毒。中毒多发生于我国北方地区的初春季节,潜伏期短,最短仅十几分钟。症状最初表现为消化道功能紊乱,如恶心、呕吐、腹痛、腹泻、黑便,随后出现神经系统症状,如头昏、头痛、复视等;重者可出现阵发性抽搐,抽搐时四肢强直、屈曲内旋、手呈鸡爪状,眼球向上偏向凝视、瞳孔散大,继而昏迷。患者可死于呼吸衰竭,幸存者则留下严重后遗症,导致终身残疾。霉甘蔗中毒目前尚无特殊治疗,在发生中毒后应尽快洗胃、灌肠以排出毒物,并对症治疗。

四、有毒动植物中毒

有毒动植物中毒是指一些动植物本身含有某种天然有毒成分,或由于储藏条件不当形成某种有毒物质被人食用后引起的中毒。自然界中有毒的动植物种类很多,所含的有毒成分复杂,常见的有河鲀中毒、鱼类引起的组胺中毒、麻痹性贝类中毒、毒蕈中毒、含氰苷植物中毒、发芽马铃薯中毒、四季豆中毒、生豆浆中毒等。

1. 河鲀(globefish)中毒　　河鲀又称连巴鱼、气泡鱼、吹肚鱼等。河鲀的种类很多,主要产于沿海江河口,是一种味道鲜美但含有剧毒的鱼类。河鲀的外形特征是身体浑圆,头胸部大,腹尾部小,背上有鲜艳的斑纹或色彩,体表无鳞,口腔内有明显的两对门牙。河鲀主要含有河鲀毒素(tetrodotoxin, TTX),河鲀毒素是一种神经毒素,进入人体后作用于周围神经及脑干中枢致神经呈麻痹状态。河鲀毒素毒性稳定,加热、日晒、盐渍均不能将其破坏。中毒潜伏期短,为 10 min～3 h,早期症状是口、唇、舌、指尖发麻,眼睑下垂,不久即出现消化道症状,主要有胃部不适、恶心呕吐、腹痛腹泻、口渴、便血,进而出现口唇和舌尖及肢端麻木、四肢无力或肌肉麻痹、共济失调等神经系统症状。重症者出现瘫痪、言语不清、发绀、呼吸困难、神志不清、休克,最后因呼吸、循环衰竭而死亡。目前无特效解毒药,一般以排出毒物和对症处理为主。

2. 鱼类引起的组胺(histamine)中毒　　青皮红肉的鱼类(如鲣鱼、鲐鱼、鲹鱼、秋刀鱼、沙丁鱼、竹荚鱼、金枪鱼等)肌肉中含血红蛋白较多,因此组氨酸含量也较高,当受到富含组氨酸脱羧酶的细菌(如莫根变形杆菌、组胺无色杆菌、大肠埃希菌、链球菌、葡萄球菌等)污染后,可使鱼肉中的游离组氨酸脱羧基而形成组胺。组胺中毒是一种过敏性食物中毒,主要症状为面部、胸部或全身潮红,头痛、头晕、胸闷、呼吸促迫。部分患者出现结膜充血、口唇肿,或口、舌、四肢发麻,以及恶心、呕吐、腹痛、腹泻、荨麻疹等。有的可出现支气管哮喘、呼吸困难、血压下降。病程大多为 1～2 d,预后良好。

3. 麻痹性贝类(paralysis shellfish)中毒　　是一种因进食含有毒素的贝类动物而引起的食物中毒,这是由于某些贝类如蚬、螺、扇贝、毛蚶及带子等,摄取了有毒的海洋浮游生物(主要是双边毛藻)后,毒素便会在体内蓄积。贝类的含毒量随着对毒藻摄取量的多少而增减。当有红潮(即毒藻大量繁殖时的现象)发生时,贝类体内的毒素含量较高;毒藻数量减少,贝类体内的含毒量亦会减少。毒素对贝类本身不会造成影响,有毒的贝类无论是外表、气味或味道均与正常贝类无异;而毒素也不会因烹煮或加热而分解。有毒贝类中毒后,潜伏期短,数分钟出现症状,一般包括恶心、呕吐,口、舌及四肢末端刺痛和麻痹,头痛、头晕。这些症状可维持数小时至数天,严重者可因呼吸系统麻痹而致死亡。目前的治疗措施主要是催吐、洗胃、导泻、去除毒素及对症治疗。

4. 毒蕈(poisonous mushroom)中毒　　蕈类通常称为蘑菇,属于真菌植物,有些蕈类含有毒素,误食即引起中毒。全世界已知的毒蕈百余种,目前在我国已发现 80 余种。各种毒蕈所含的毒素不同,引起中毒的临床表现也各异。按各种毒蕈中毒的主要表现,大致分为以下四型。

(1)胃肠炎型:由误食毒红菇、红网牛肝菌及墨汁鬼伞等毒蕈引起。潜伏期为

1～6 h。发病时表现为剧烈腹泻、腹痛等。引起此型中毒的毒素尚未明确,经过适当的对症处理,中毒者即可迅速康复。

(2) 神经精神型:由误食毒蝇伞、豹斑毒伞等毒蕈引起。其毒素为类似乙酰胆碱的毒蕈碱(muscarine)。潜伏期为1～6 h。发病时临床表现除胃肠炎症状外,尚有副交感神经兴奋症状,如多汗、流涎、流泪、脉搏缓慢、瞳孔缩小等。用阿托品类药物治疗效果较好。少数病情严重者可有谵妄、幻觉、呼吸抑制等,不及时救治可引起死亡。由误食牛肝蕈引起中毒者,除胃肠炎症状外,多有幻觉(矮小幻视)、谵妄等症状。部分病例有迫害妄想等类似精神分裂症的表现,经过适当治疗可康复。

(3) 溶血型:因误食鹿花蕈等引起,其毒素为鹿花蕈素。潜伏期为6～12 h。发病时除胃肠炎症状外,有溶血表现,并可伴随贫血、肝大、脾大等。此型中毒对中枢神经系统亦常有影响,有头痛等症状,给予肾上腺皮质激素及输血等治疗多可康复。

(4) 中毒性肝炎型:因误食毒伞、白毒伞、鳞柄毒伞等引起。其所含毒素包括毒伞毒素和鬼笔毒素两大类共11种。鬼笔毒素作用快,主要作用于肝脏。毒伞毒素作用较迟缓,但毒性比鬼笔毒素大20倍,能直接作用于细胞核,有可能抑制RNA聚合酶,并能显著减少肝糖原而导致肝细胞迅速坏死。此型中毒病情凶险,如无积极治疗死亡率甚高。临床表现可分为六期:① 潜伏期,食后15～30 h,一般无任何症状。② 胃肠炎期,可有吐泻,但多不严重,常在一天内自愈。③ 假愈期,此时患者多无症状,或仅感乏力、不思饮食等,实际上肝脏损害已经开始。轻度中毒患者肝损害不严重,可由此进入恢复期。④ 内脏损害期,此期内肝、脑、心、肾等器官皆有损害,但以肝脏的损害最为严重。可有黄疸、转氨酶升高、肝大、出血倾向等表现。死亡病例的肝脏多显著缩小,切面呈槟榔状,肝细胞大片坏死,肝细胞索支架塌陷,肝小叶结构破坏,肝窦扩张,星状细胞增生或有肝细胞脂肪性变等。少数病例有心律失常、少尿、尿闭等。⑤ 精神症状期,部分患者烦躁不安或淡漠嗜睡,甚至昏迷惊厥,最终因呼吸、循环中枢抑制或肝昏迷而死亡。⑥ 恢复期,经过积极治疗的病例一般在2～3周后进入恢复期,各项症状体征逐渐消失而痊愈。

此外,有少数病例呈暴发型经过,潜伏期后1～2 d突然死亡,可能由中毒性心肌炎或中毒性脑炎等所致。

五、化学性食物中毒

化学性食物中毒是指食用了被有毒有害化学物质污染的食品,或被误认为是食品及食品添加剂或营养强化剂的有毒有害化学物质。这些化学物质随食物进入体内,对机体组织器官发生异常作用,破坏了正常生理功能,引起功能性或器质性病理改变造成急性中毒。

(一) 亚硝酸盐中毒

亚硝酸盐(nitrite)中毒是指由于食用硝酸盐或亚硝酸盐含量较高的腌制肉制品、泡菜及变质的蔬菜引起中毒,或者误将工业用亚硝酸钠作为食盐食用而引起中毒,也可见于饮用含有硝酸盐或亚硝酸盐的"苦井"水、蒸锅水后。亚硝酸盐能使血液中正常携氧的低铁血红蛋白氧化成高铁血红蛋白,因而失去携氧能力而引起组织缺氧。临床表现有头痛、头晕、乏力、胸闷、气短、心悸、恶心、呕吐、腹痛、腹泻、腹胀,全身皮肤及黏膜呈现不同程度青紫色。严重者出现烦躁不安、精神萎靡、反应迟钝、意识丧失、惊厥、昏迷、呼吸衰竭甚至死亡。急救措施包括催吐、洗胃、导泻、静脉输液、利尿、纠正酸中毒、应用特效解毒剂亚甲蓝(美兰)、吸氧及其他对症处理。

(二)砷中毒

砷(arsenic)为重金属毒物,蕴含在岩层中,渗入地下水和煤层。正常人体组织中含有微量的砷,金属砷不溶于水,没有毒性。通常说的砷中毒,是指砷化物,主要是三氧化二砷(砒霜)中毒。急性砷中毒的临床表现有消化道症状:恶心、呕吐、腹痛、腹泻、水样大便并混有血液,可引起失水和循环衰竭。中枢神经系统症状:烦躁不安、谵妄、四肢肌肉痉挛、意识模糊、昏迷,最后因呼吸中枢麻痹而死亡。急性中毒可并发急性肾衰竭、多发性神经炎、中毒性肝炎和心肌炎。慢性砷中毒,除有神经衰弱症状外,多见皮肤黏膜病变和多发性神经炎,胃肠道症状较轻。砷中毒的治疗主要是控制溶血,及早进行血透及换血疗法,合理应用解毒药物。急性砷中毒解毒药物有二巯丙磺钠、二巯丙醇、青霉胺。

(三)有机磷中毒

有机磷是农业生产应用最广泛的一类高效杀虫剂,按其毒性大小可分为四类:① 剧毒类,甲拌磷、对硫磷、内吸磷等。② 高毒类,敌敌畏、三硫磷、甲胺磷等。③ 中度毒类,乐果、美曲磷脂等。④ 低毒类,马拉硫磷、氯硫磷等。有机磷是一种神经毒物,经消化道、呼吸道及皮肤进入人体后,其磷酸根与体内胆碱酯酶活性部分紧密结合,形成磷酰化胆碱酯酶,使其丧失水解乙酰胆碱的能力,导致乙酰胆碱积聚,引起胆碱能神经和部分中枢神经功能的过度兴奋,继而转入抑制和衰竭,产生中毒症状。有机磷中毒的原因和途径,多为误服或自杀。喷洒过农药的蔬菜和水果,如未经充分清洗,虽然剂量较小,也可造成轻度中毒;农药污染了衣服或皮肤,经皮肤吸收中毒。

有机磷中毒的临床症状因中毒程度不同而异,如喷洒药物引起的中毒常在 $4 \sim 12$ h 发病。表现为头昏、眩晕、无力、站立不稳、躁动不安、口水增多、恶心、呕吐、腹泻、大汗乃至瞳孔缩小、视物不清、昏迷、大小便失禁等。合并肌肉震颤者,患者常诉全身肌肉紧束,有"穿橡皮衣"感。由头面部(眼睑、颊肌)开始,逐渐向上肢和全身发展,甚至全身抽搐。合并呼吸系统症状者有咳嗽、咳痰、口鼻泡沫状分泌物溢出、皮肤青紫、呼吸困难以至呼吸衰竭。中毒者的死因主要有呼吸中枢抑制、呼吸肌瘫痪、肺水肿和周围循环衰竭。

发现有机磷农药中毒应使中毒者立即与农药脱离接触,离开现场,脱去污染的衣服,清洗受到污染的皮肤、毛发和指(趾)甲缝。经口中毒者,应催吐、洗胃。洗胃液以 2% 碳酸氢钠(小苏打)最为适宜。应注意美曲磷脂遇碱性溶液可衍生为毒性更大的敌敌畏,所以美曲磷脂中毒禁用碱性洗胃液。使用对抗药和特效解毒药,常用药物有阿托品、山莨菪碱、解磷定等。昏迷、抽搐患者必须由专人护理,让患者平卧,头朝一侧以利于口腔内分泌物排出,保持呼吸道畅通。

第三节　食品添加剂和非法添加物

一、食品添加剂

(一)食品添加剂的定义

世界各国对食品添加剂的定义不尽相同,根据 2015 年施行的《中华人民共和国食品安全法》,食品添加剂是指为改善食品品质和色、香、味,以及为防腐和加工工艺的需要而加入食品中的人工合成或者天然物质,包括营养强化剂。食品产品中添加和使用食品添加剂是现代食品加工生产的需要,对于防止食品腐败变质,保证食品供应,繁荣食品市场,满足人们对食品营养、质量以及色、香、味的追求,起到了重要作用。因此,现代食品工业不能没有食品添加剂。

《食品安全国家标准 食品添加剂使用标准》(GB 2760 - 2014)规定了我国食品添加剂的定义、范畴、允许使用的食品添加剂品种、使用范围、使用量和使用原则等,要求食品添加剂的使用不应掩盖食品本身或者加工过程中的质量缺陷,或以掺杂、掺假、伪造为目的使用食品添加剂。

(二) 食品添加剂的种类

中国目前许可使用的食品添加剂有 2 000 多种。我们通常对其按照原料来源或功能特点进行分类。

按原料来源分为天然食品添加剂和人工化学合成食品添加剂。后者如化学合成的防腐剂苯甲酸钠、甜味剂糖精钠等和人工合成的天然同等香料、天然同等色素等。

按功能特点分类:联合国粮食及农业组织/世界卫生组织联合食品添加剂专业委员会将食品添加剂按不同功能分为 40 类;《食品安全国家标准 食品添加剂使用标准》(GB 2760 - 2014)中将其分为 22 类,包括酸度调节剂、抗结剂、消泡剂、抗氧化剂、漂白剂、膨松剂、着色剂、护色剂、乳化剂、酶制剂、增味剂、面粉处理剂、被膜剂、水分保持剂、防腐剂、稳定剂和凝固剂、甜味剂、增稠剂、食品用香料、胶基糖果中的基础剂物质、食品工业用加工助剂和其他。

(三) 食品添加剂使用

由于食品添加剂是法律允许适量添加到食品中的物质,其安全性和有效性是使用中最重要的两个方面。为保障其安全合理使用,国内外大多通过建立法规、标准来进行规范。通常要求食品添加剂必须经过食品毒理学安全性评价,证明其在使用限量内长期食用对人体健康安全无害。《食品安全国家标准 食品添加剂使用标准》(GB 2760 - 2014)中不仅规定了食品添加剂的允许使用品种、使用范围、最大使用量(食品添加剂使用时所允许的最大添加量)、最大残留量(食品添加剂或其分解产物在最终食品中的允许残留水平),而且还制定了使用原则、使用规定等。其中使用原则有四个方面:

(1) 使用的食品添加剂应当符合相应的质量规格要求。

(2) 在下列情况下可使用食品添加剂:① 保持或提高食品本身的营养价值;② 作为某些特殊膳食用食品的必要配料或成分;③ 提高食品的质量和稳定性,改进其感官特性;④ 便于食品的生产、加工、包装、运输或者储藏。

(3) 食品添加剂使用时应符合以下基本要求:① 不应对人体产生任何健康危害;② 不应掩盖食品腐败变质;③ 不应掩盖食品本身或加工过程中的质量缺陷或以掺杂、掺假、伪造为目的而使用食品添加剂;④ 不应降低食品本身的营养价值;⑤ 在达到预期目的前提下尽可能降低在食品中的使用量。

(4) 带入原则:在下列情况下食品添加剂可以通过食品配料(含食品添加剂)带入食品中。① 根据《食品安全国家标准 食品添加剂使用标准》(GB 2760 - 2014),食品配料中允许使用该食品添加剂;② 食品配料中该添加剂的用量不应超过允许的最大使用量;

③ 应在正常生产工艺条件下使用这些配料,并且食品中该添加剂的含量不应超过由配料带入的水平;④ 由配料带入食品中的该添加剂的含量应明显低于直接将其添加到该食品中通常所需的水平。

(四)食品添加剂的监管

根据《中华人民共和国食品安全法》第五条规定,国务院设立食品安全委员会,其职责由国务院规定。国务院食品安全监督管理部门依照本法和国务院规定的职责,对食品生产经营活动实施监督管理。国务院卫生行政部门依照本法和国务院规定的职责,组织开展食品安全风险监测和风险评估,会同国务院食品安全监督管理部门制定并公布食品安全国家标准。国务院其他有关部门依照本法和国务院规定的职责,承担有关食品安全工作。从总体上看,我国行政监管部门的职责和权力已相对集中,改变了过去由多个部门分段监管造成的职责不清和监管不力的局面。

目前,我国现有的 2 300 多种食品添加剂均有相应的检测方法,对食品添加剂在食品中残留量的检测管理与发达国家基本一致。

对食品中食品添加剂残留的检测而言,我国做法与相关国际组织和发达国家的通常做法相同:对于规定了具体使用限量和范围的食品添加剂,都制定了相应的检测方法的标准;对于来自天然植物或按生产工艺需要适量使用的食品添加剂,如天然色素、增稠剂等,食品中本身就可能存在,食品安全风险较低,无须区别添加或天然存在的情况,通常不制定检测方法。

根据《中华人民共和国食品安全法》规定,食品添加剂应当在技术上确有必要且经过风险评估证明安全可靠,方可列入允许使用范围。例如,面粉增白剂过氧化苯甲酰、过氧化钙等已无技术上的必要性,因此原卫生部联合工业和信息化部等七部门联合发布公告,撤销将过氧化苯甲酰和过氧化钙作为食品添加剂。

二、食品非法添加物

凡是未被批准作为食品添加剂而向食品中添加的非食用物质都属于食品非法添加物。在食品中添加食品非法添加物是严重威胁人民群众饮食安全的犯罪行为,同时也是阻碍我国食品行业健康发展、破坏市场经济秩序的违法犯罪行为。

长期以来,一些单位混淆了食品添加剂的界限,从事违法犯罪活动,向食品中添加的非食用物质(如孔雀石绿、苏丹红、三聚氰胺等)都称为添加剂。近年来,国家开展了违法添加物和滥用食品添加剂整顿工作,卫生部门会同相关部门建立了违法添加"黑名单"制度,中国已陆续公布了六批《食品中可能违法添加的非食用物质和易滥用的食品添加剂名单》,分别有 48 种和 22 种之多。常见的食品非法添加物主要有苏丹红、瘦肉精、三聚氰胺等。

按照《中华人民共和国食品安全法》及其实施条例的规定,食品生产经营者应当依照法律、法规和食品安全标准从事生产经营活动,建立健全的食品安全管理制度,采取有效措施,保证食品安全。食品生产企业应当建立并执行原料验收、生产过程安全管理等制度,对原料采购、原料验收、投料等原料控制事项制定并实施控制要求。食品企业不采购、使用非食用物质,坚持企业诚信和自律,是防范违法添加的前提和基础。同时,各食品安全监管部门按照职责分工,对食品生产、流通和餐饮消费等环节加强监管,督促落实企业主体责任,及时发现和查处违法使用食品非法添加物行为,移送公安司法机关加大刑事打击力度,是防范违法添加非食用物质的有效手段。

(彭伟霞)

【思考题】

(1) 1988 年春季,上海市市民食用受到甲型肝炎病毒污染的毛蚶,引起甲型肝炎大流行,共造成超过 30 万人感染和 31 人死亡。请问这是否属于食物中毒,为什么?

(2) 什么是食源性疾病? 食源性疾病的基本特征有哪些?

(3) 在奶粉中加入的三聚氰胺是否可称为食品添加剂,为什么? 请简述食品添加剂的使用原则。

附录 3

食源性疾病病例报告名录

序 号	食 源 性 疾 病	备 注
细菌性感染疾病		
1	霍乱	
2	细菌性和阿米巴痢疾	
3	伤寒和副伤寒	
4	布鲁氏菌病	
5	非伤寒沙门氏菌病	
6	致泻大肠埃希氏菌病	包括产毒素性大肠埃希菌(ETEC)、侵袭性大肠埃希菌(EIEC)、致病性大肠埃希菌(EPEC)、出血性大肠埃希菌(EHEC)、聚集性大肠埃希菌(EAggEC)等致泻大肠埃希菌
7	志贺氏菌病	
8	肉毒梭菌病	
9	葡萄球菌肠毒素中毒	
10	副溶血性弧菌病	
11	椰毒假单胞菌酵米面亚种病	
12	蜡样芽孢杆菌病	
13	空肠弯曲菌病	
14	单增李斯特菌病	
15	阪崎肠杆菌病	
16	其他_____	需注明具体病例名称

（续表）

序　号	食　源　性　疾　病	备　　　　注
病毒性感染疾病		
17	病毒性肝炎	
18	诺如病毒病	
19	其他_____	需注明具体病例名称
寄生虫性感染疾病		
20	包虫病	
21	管圆线虫病	
22	旋毛虫病	
23	其他_____	需注明具体病例名称
有毒动植物所致疾病		
24	毒蘑菇中毒	
25	菜豆中毒	
26	桐油中毒	
27	龙葵素中毒	
28	河鲀毒素中毒	
29	麻痹性贝类毒素中毒	
30	其他_____	需注明具体病例名称
化学性中毒		
31	有机磷农药中毒	
32	氨基甲酸酯农药中毒	
33	甲醇中毒	
34	亚硝酸盐中毒	
35	克伦特罗中毒	
36	毒鼠强中毒	
37	钡盐中毒	
38	其他_____	需注明具体病例名称
其他类别		
39	其他感染性腹泻	（法定报告传染病）
40	急性溶血性尿毒综合征	
41	异常病例_____	需注明具体病例名称
42	不明原因食源性疾病	

第七章

医院安全管理

教 学 目 的

- **掌握**：医院安全管理和患者安全的概念，以及我国患者安全的目标。
- **熟悉**：患者安全问题的原因分析及防范措施，以及医务人员安全及其防范措施。
- **了解**：医院常见的有害因素及其来源，医源性安全事件和医院工作场所暴力。

医院安全管理（hospital safety management）是指通过对医院有效和科学的管理，保证医务人员在提供医疗服务和患者及其家属在接受服务的过程中，不受医院内存在的不良因素的影响和伤害。世界卫生组织报告指出，医院安全管理是将医院内的健康风险降低到尽可能低的最低程度。由于医疗工作本身的复杂性和个体特异性的存在，完全的零风险不存在。2021 年，世界卫生组织发布的《全球患者安全行动计划（2021－2030）》指出，无人在医疗保健中受到伤害，无论何时何地，每个患者都能得到安全和可靠的治疗，被尊重的照顾。这是医疗服务的使命。

针对我国医院安全现况，国家卫生健康委作为主管部门曾前后三次发文，关注医院安全管理，要求：① 医院安全管理要切实加强领导，落实责任；② 提高医疗质量，保障医疗安全；③ 加强医疗机构社会治安综合治理，维护正常医疗秩序；④ 积极推进建立医患纠纷第三方调解机制；⑤ 正确引导社会舆论，树立医疗行业良好形象。这是医院安全管理的纲领性指引。

医院安全管理的关键是预防和减少患者及医务人员在诊疗过程中的不良事件。医院的安全管理包括一般安全管理和医疗安全管理，其中医疗安全管理是医院管理的核心内容。

第一节　医院常见的有害因素及其来源

医院中的各类有害因素众多，而且往往一种因素与多类因素有关，该因素又可存在于多种场所，界限不甚明了。

一、医院专业因素

医院专业因素（hospital professional factors）也称医源性因素（iatrogenic factors），主要是指医务人员在专业操作过程中的不当或过失行为，给患者造成的不安全感或不安全的后果。医院专业因素是临床上造成患者医疗不安全的主要因素，不安全后果也较为严重。

1. **技术性有害因素**　　是指影响患者安全的各种技术原因，包括医务人员医疗技术水平低、经验不足或处置失当与滥用而对患者安全构成威胁的因素。例如,医务人员由于诊疗操作不当,造成患者身心伤害;或者医务人员由于临床信息把握不足,造成漏诊、误诊;或者医务人员由于适应证判断不准确,错误开展手术等。可见,技术水平是临床医疗中的一个重大的不安全因素。

2. 药物性有害因素　　是指由于使用药物引起不良反应的因素,包括用药不当、药物配伍不当、用药过失或无效用药等。药物的不良反应是众所周知的,如果药物剂量过大、配伍禁忌药物同时应用、连续应用超限量药物等,都可能导致患者伤害,有些伤害是不可逆性的,严重者会危及患者生命。我国 20 世纪 70 年代出现的"四环素牙",便是当时认识不足,四环素使用不当所导致的。

二、医院环境因素

医院环境因素(hospital environment factors)是医院建筑卫生、卫生工程、消毒隔离、环境卫生、营养卫生、作业劳动卫生等诸多环境卫生学因素对患者和医务人员健康和安全的潜在威胁。由于医院是人群,特别是免疫力低下人群的集中场所,如果医院缺乏环境卫生防护,极易在院内造成交叉感染。

1. 医院感染　　涉及面广,危害性大,造成的后果也比较严重。
2. 射线损伤　　各种放射装置防护不当、使用不当或超期使用导致射线对患者和医务人员健康的损害。
3. 设施安全　　由于医院设施不符合安全管理要求而给患者和医务人员的健康带来危害。例如,医院的护栏过低导致患者从高层坠落,小儿科病床装置欠缺而使患儿从床上滚落,过道采光不足和地板湿滑导致患者跌倒等。
4. 环境污染　　医院规划、选址、布局、结构不符合规范,医院本身存在的空气、用水、噪声等污染,医院污物处理不当等,均可能造成患者或者医务人员的健康损害。
5. 食品安全　　医院膳食不合理或者食品受到污染等。

三、医院管理因素

医院管理因素(hospital management factors)是指医院的各项组织管理措施不到位或不落实、运行机制不顺畅等原因造成患者或医务人员安全受到威胁的因素。

四、医院社会因素

医院社会因素(hospital social factors)是指可能引发患者和医务人员健康危害的医院相关的外界社会因素。长期以来对卫生投入的不足,导致医院的基础设施落后、医疗设备不齐、医院环境恶劣等,会增加医院内有害因素的发生;卫生资源总量不足、结构失衡、配置不当等,会致使许多医院和医务人员常年处于超负荷运转状态,从而容易诱发不安全因素;媒体导向错误与过度渲染、加重了医患关系紧张、患者对医务人员的不信任等,促使医务人员采取过度治疗或保守性诊疗等措施,导致患者的利益受到侵害;医院工作场所暴力事件的发生防范与打击不力等,严重干扰医院的正常工作和影响医务人员的身心健康,同时也影响其他患者的正常诊疗。大型医院落实安全检查措施,以防止刀具等凶器进入医疗服务场所,以保护医护人员安全,使他们免受伤害。

第二节　患者安全及其防范措施

一、患者安全的概念

患者安全(patient safety)是指将卫生保健相关的不必要伤害风险降低到可以接受的最低水平。它能够将不良事件的发生率和影响最小化,同时最大化地从不良事件中汲取经验。

医疗差错常常会导致与患者安全有关的医疗不良事件,主要包括以下几方面:① 医源性感染;② 用药(血)安全问题,如给错药、输错血,药物不良反应、过敏反应及毒性反应,无皮肤试验结果进行注射,输液外渗及坏死等;③ 手术安全问题,如麻醉意外、患者错误、部位错误、术式错误;④ 医疗器械使用不恰当或不安全的注射方法导致的伤害;⑤ 各种并发症,如长期卧床、患者压疮、深静脉血栓形成、失用性肌肉萎缩;⑥ 意外伤害,如跌倒、坠床、烫伤、误伤;⑦ 环境及食品污染;⑧ 患方行为问题,如不遵医嘱行为、自杀。

二、患者安全主要存在的问题

根据国家卫生健康委医政司报告,我国当前的患者安全主要存在六个方面的问题:① 医务人员毕业后的继续教育和培训滞后,个别医务人员责任心不强,忽视患者安全,导致医疗事故或差错的发生;② 在医疗服务过程中,有些医院不规范执业,过度服务,片面追求经济效益,给患者生命安全带来了危害;③ 对高新技术的广泛应用缺乏规范化管理,加之医疗技术本身的高风险性,给患者造成了不必要的伤害;④ 患者的知情同意权、选择权、隐私权和参与权等权利没有得到充分的尊重和保证;⑤ 对医疗质量和患者安全缺乏有效的信息管理和监管评价体系;⑥ 不合理用药的状况特别严重,尤其是滥用抗菌药物的现象。另外,在注射安全、血液安全等方面也存在许多的隐患。

三、我国患者安全的目标

针对上述问题,我国确定了如下的患者安全目标:
(1) 严格执行查对制度,提高医务人员对患者身份识别的准确性。
(2) 提高用药安全。
(3) 严格执行在特殊情况下医务人员之间有效沟通的程序,做到正确执行医嘱。
(4) 严格防止手术患者、手术部位及术式发生错误。
(5) 严格执行手卫生,落实医院感染控制的基本要求。
(6) 建立临床实验室"危急值"报告制度。
(7) 防范与减少患者跌倒事件发生。
(8) 防范与减少患者压疮发生。
(9) 主动报告医疗安全(不良)事件。
(10) 鼓励患者参与医疗安全。

四、患者安全问题的原因分析及防范措施

许多研究已经证实,由医疗保健服务导致患者安全不良事件发生的原因并不是有人

故意伤害患者,而是由于当今医疗保健系统的复杂性。每位患者的治疗结果取决于一系列的因素,而非一位卫生专业人员的能力所能控制的。在提供医疗保健服务中,有各种不同类型的卫生专业人员(医师、护士、药剂师以及其他的卫生专业人员)参与其中。因此,这个系统必须通过专家的设计来帮助所有的卫生专业人员及时完整地了解信息,才能确保为患者提供安全的服务。在经济欠发达地区,医院存在的不安全因素更多,如人员配备不足、结构不合理、过度拥挤、缺乏医疗保健产品和设施、卫生消毒条件差等,使得患者安全问题更为严峻。因此,防范患者安全问题的措施必须考虑以下方面:

(一) 人体工效学与患者安全

人体工效学是研究人-工具-环境之间关系以及达到最优化的一门学科。它能帮助了解人们在不同环境下如何表现,从而确定系统如何出现故障和造成故障的原因,以及人与人之间出现交流障碍和导致这些障碍的原因,了解如何通过改善人相关的因素以减少不良事件和错误的发生。所以,人体工效学也是一门最基本的安全科学。研究表明,大部分与患者伤害有关的不良事件的主要原因就是没有运用人体工效学原理。因此,在医疗保健系统内,通过应用人体工效学的原理,研究医疗保健服务提供者如何与周围环境互动(包括人机交互作用和人人交互作用),从而设计出能够让医疗保健服务提供者正确工作更加简单的流程,执行标准化的操作。帮助确保使用安全的药品处方和调剂方法,实现良好的团队沟通,以及有效地与其他卫生专业人员及患者分享信息,最终把错误减少到最低程度。例如,通过软件设计,硬件、工具以及恰当的工作场所布置,使药品处方和药品调剂、药剂制备、信息交接、患者转送、有关单据电子化等任务流程简单化和标准化,或绘制直观化的图表以避免依赖记忆,确保提供更加安全的医疗保健服务。又如,通过正确认识服务提供者的疲劳、压力、不良沟通、知识技能不足等与工作中发生错误有直接关系的因素,采用系列的个人核对单来自我评估,确保自己是否能安全工作。

(二) 用系统思维来保证患者安全

在任何一所医疗保健机构,其内部也是一个复杂的系统,这个系统由组织、部门、科室以及各类的服务场所组成。同时也形成患者、照料者、专业人员、后勤人员、管理者和社区成员等人与人之间,各种医疗保健和非医疗保健服务之间,以及基础设施、技术设备和药品供应之间复杂的关系。医疗保健机构这种复杂性、相互依赖性和可变性等特点,要求医生在分析患者安全问题的原因时,除了考虑个人的责任外,更应该深挖系统的内部缺陷。应用系统思维的方法,从各级层面找出系统的原因,提高系统设计水平,才能有效地防止错误再次发生。医疗保健系统各个层面的因素包括:

1. **人的因素**　　包括患者和医疗保健服务提供者等。

2. **任务因素**　　医疗保健服务提供者所执行的任务,包括任务本身以及其他相关的因素,如工作流程、时间压力、工作控制和工作负荷等。

3. **技术设备和工具因素**　　技术设备因素指组织内部技术设备的数量和质量,以及这些技术设备的可获得性、可使用性、可及性和所处的位置;工具和技术设备的设计(包括与其他设备的结合)、用户培训、有无发生故障或停运的倾向、发生问题后的响应性以及其他设计特点等。

4. **团队因素**　　医疗保健系统内许多服务是由多学科综合团队来提供的。团队的沟通、角色的安排及团队管理等因素在保证患者安全方面起着越来越重要的作用。

5. **环境因素**　　包括灯光、噪声、物理空间和布置等与专业人员工作有关的因素。

6. **组织因素**　　包括组织的结构、文化和政策等相关的因素。例如,领导力因素、有关的政策和制度、医院的文化、管理的级别和监管人员的控制范围等。

詹姆斯·里森(James Reason)用"瑞士奶酪模型"来解释在这医疗保健系统内部不同层级的故障是如何最终导致不良事件发生的。像一块由很多层面空洞组成的奶酪一样,某个层级的故障(如奶酪的某一层面的空洞)通常不足以导致一次事故(整块奶酪穿孔);只有许多层级发生许多故障并叠加起来,导致事故"有机可乘"时,才会发生不良事件。为了防范不良事件的发生,Reason 建议应用系统思维的方法,采用以连续保护层的形式设置多个防卫层(理解、觉察、警报和警告、系统恢复、安全屏障、抑制、消除、疏散、逃离和抢救),从而防范底层出现的故障。

应用系统思维的方法,我们必须纠正普遍存在的"指责文化"。在这种文化氛围里,当出现不良事件时,往往将责任归咎于直接涉及该事件的某个人或某些人,并给予惩罚。其实,导致一次不良事件的发生,诚然有个人的责任,但更多的是系统的问题。查尔斯·佩罗(Charles Perrow)的研究发现,60%~80%的操作性措施是由系统问题造成的。如果仅批评个人而不从系统上找问题,很可能无助于问题的解决和以后的防范。Reason 的"人为错误双面原理"指出,几乎所有人类行为都受到个人无法直接控制的因素制约和支配;人们无法轻易地避免他们不打算进行的行为。在严重事故中直接涉及的大部分人员,他们本身都不希望事故发生,只是在做当时看来正确的事情,但却导致了他们"可能不知道他们行为将带来的"严重后果。错误有多重原因,包括个人原因、任务相关原因、技术设备和环境原因以及组织原因。所以,"指责文化"的盛行只会掩盖安全问题,使人们出现一些小问题时不敢报告,最后酿成大的事故。当然,批评"指责文化"并不是推卸个人的责任,而是要正确理解"违规"和"过失"的直接不同点,制定和执行平等、透明和可预测的责任机制,建立和维持安全的文化氛围,使医疗保健服务系统成为一个在危险条件下但能够以几乎完全"没有故障"的方式运营的组织,即高可靠性组织。

高可靠性组织(high reliability organization,HRO)是在高度复杂和不可预测的工作环境下,能够实现持续安全有效的运营。它具有如下的特点:① 关注可能的存在的问题,由于高可靠性组织的高风险和易犯错误的特性,他们承认出现问题的可能性,并做出相应的预案来处理。② 给予现场处置的灵活性,现存的很多安全威胁是意想不到的,要给予现场人员有主动解决这些威胁的灵活性,使其在产生伤害前能被有效控制。③ 对现场操作有高度的敏感性,关注一线工作人员所面临的问题。④ 安全文化,宜建立对可避免的不安全事件零容忍的文化。在这样的氛围内,个人能够专注潜在危险或实际故障的识别与根除,而不担心来自上级的批评。

(三)加强临床风险管理

系统思维的方法要求我们应用临床风险管理(clinical risk management)的原则,发现可能使患者受到伤害的风险,并采取措施预防和控制风险。例如,建立临床实验室危急值报告制度,以及时发现风险并及时加以控制。所谓的危急值(critical value),是指当临床上出现这种检测结果时,说明患者可能正处于有生命危险的边缘状态,此时如能给予及时、有效的处理,患者生命可能得以挽救;否则可能会出现不良后果,所以这是一个表示危及生命的检测结果。在临床救治中,危急值的数值不但直接指导着临床用药,而且关系到患者的生命安危。临床实验室应根据所在医院就医患者情况,制定出适合本单位的危急值报告制度,重点对象是急诊科、手术室、各类重症监护病房等部门的急危重症患者。对危急值的报告要建立双报告制度,即当患者出现危急值先电话或手机口头报告给送检人,同时要通过系统进行常规报告。

（四）制定并严格执行各种安全相关制度

要严格执行各种安全相关制度,严格执行这些最基础的制度,对于保障患者的健康和生命安全具有重要的意义。例如,为提高医务人员对患者识别的准确性,必须严格执行三查七对制度(三查:操作前查、操作中查、操作后查;七对:查对床号、查对姓名、查对药名、查对浓度、查对剂量、查对用法、查对时间)。进一步完善与落实各项诊疗活动的查对制度,在抽血、给药或输血时,应至少同时使用两种患者识别的方法;在实施任何介入或其他有创高危诊疗活动前,责任者都要用主动与患者(或家属)沟通的方式,作为最后确认的手段,以确保正确的患者、实施正确的操作;完善关键流程识别措施;建立使用"腕带"作为识别标示制度等。

（五）通过从错误中学习来防范不良事件的发生

虽然发生不良事件时不要指责犯错的人员,但出现了错误并导致了不良事件的发生后,要学会从错误中学习,了解系统如何出现故障和造成故障的原因,以及为何出错,以便能够从错误中吸取教训,预防错误。

（六）成为一名高效的团队合作者

医疗保健系统的复杂性要求提供的服务是多学科团队式的。因此,医师要了解多学科团队的优势,以及多学科团队在改善服务质量和降低错误方面的效果。高效团队的特征是团队成员(包括患者)互相交流并综合他们的观察结果、专业知识和决策责任,保证在正确的时间做正确的事情,以实现优化服务提供的质量。

（七）通过有效交流来发挥患者和照料者在防范错误中的作用

在很多情况下,患者本人及其照料者在确保医疗保健的安全方面能发挥关键的作用,成为患者安全防范的第二道防线。当专业人员与患者或照料者之间能进行良好的交流,并且当患者及其照料者完全熟悉他们用药情况时,患者及其照料者在发现异常时可以提醒专业人员,向团队发出警告,从而制止错误的发生。另外,有效的沟通还能改善服务质量。为提高医疗保健服务的水平,还要采用质量改进的方法,循环使用"计划-执行-学习-行动"这四个步骤,来持续改善服务的质量。

第三节　医务人员安全及其防范措施

一、医务人员安全问题分类

在患者受到安全隐患威胁的同时,医务人员在诊疗过程中受到的医源性安全事件(iatrogenic security incidents)和医院工作场所暴力(hospital workplace violence)也越来越多,应高度关注,做好防范。

（一）医源性安全事件

1. 物理伤害(physical injury)　　锐器伤是医务人员特别是护理人员最常见的职业伤

害,有调查表明,护理人员每年针刺伤发生率约为 80%。我国针刺伤的发病率为 70%~85%。医务人员锐器伤的一个最严重的后果是增加了感染人类免疫缺陷病毒、丙型肝炎病毒、乙型肝炎病毒等的概率。

搬运重物、患者等引起医务人员脊柱、关节损伤的报道屡见不鲜。有文献报道,有 12%的护士因下背部损伤而过早离开工作岗位,应用计算机引起的腕管综合征也较多见。美国调查表明,护士站立时间过长,下肢静脉曲张的发病率高于其他人群。

卫生部(现国家卫生健康委)曾经对部分医院进行监测,发现医务人员受到的辐射居各行业之首。放射性诊断检查、治疗,血管造影、核医学扫描等技术的运用所产生的电离辐射,具有长久累积而损害组织的效应。

2. 化学伤害(chemical injury)　对医务人员造成化学伤害的因素主要有细胞毒性药物和化学消毒剂两类。肿瘤科护理人员职业接触具有细胞毒性的化疗药物,其妊娠并发症发病率较其他护理人群高,在妊娠结局中,足月产且新生儿健康的占比比较低,自然流产、死胎、先天畸形的发病率较高。医务人员在工作中接触各种化学消毒剂,如甲醛、环氧乙烷、戊二醛、过氧乙酸等常用的挥发性消毒剂,轻者刺激皮肤引起接触性皮炎、鼻炎、哮喘,重者中毒或致癌。其日常防护要引起重视。

3. 生物伤害(biological injury)　医务人员在提供卫生服务时,接触患者的分泌物、排泄物、血液等均有可能受相关生物因素的感染,接诊传染病患者时还可能感染通过呼吸道传播某些疾病。

(二)医院工作场所暴力

世界卫生组织将医院工作场所暴力定义为,卫生从业人员在其工作场所受到辱骂、威胁或袭击,从而造成对其安全、幸福和健康明确或潜在的侵害。医院工作场所暴力分为心理暴力和身体暴力,心理暴力包括口头辱骂、威胁和言语的性骚扰;身体暴力包括打、踢、拍、扎、推、咬、枪击等暴力行为。

遭受医院暴力的高危人群是医生、护士,暴力的主要地点在急诊病房和护士站,暴力的主要危险因素有医患纠纷、社会人员酗酒滋事和精神障碍等。医疗场所暴力现象使医生对具有风险性的手术等诊疗措施心存顾忌,更多地考虑如何规避风险,导致一些本来可以大胆探索的医疗禁区无人敢进。针对护士的暴力已经严重影响了护理人员的士气,直接威胁护理人员的人身安全,而这已经成为护士离开护理岗位的第一大原因。暴力事件还使工作情绪受挫,心情紧张,使工作中的差错增加,最终也将影响患者的权益。

二、医务人员安全防范措施

(一)医源性安全事件的防范措施

1. 加强医务人员职业安全教育　我国医务人员职业自我防范意识比较差,职业自我防范知识的知晓率比较低。目前,对医学生的职业安全教育和训练基本上是空白,医务人员岗前培训中涉及职业安全防范的教育也非常有限。因此,建议建立一种全程职业安全教育机制,使得在医学生阶段和职业生涯的每一年,都应该有适当的时间接受职业安全教育和训练,提高整体防护能力。

2. 加强标准化的个人防护　标准化的个人防护是指当认定患者血液、体液、分泌物、排泄物均具有传染性时,须按照标准化的步骤进行隔离。不论是否有明显的血迹污染或是否接触非完整的皮肤与黏膜,接触上述物质者,必须采取防护措施,根据传播途径采取空气、飞沫、接触隔离。这些措施不仅能有效保护患者,也是医务人员重要的防护措施。标准化个人防护包括正确洗手、正确合理选择口罩、严格医疗操作程序等。

3. 做好医务人员职业安全管理　　要建立医务人员职业安全档案,提供专门培训,动态观察医务人员的职业暴露情况并及时采取针对性的措施;加强防护的基础设施建设,合理规划医院的布局结构,减少职业接触与交叉污染。例如,严重急性呼吸综合征疾病流行早期,医院基本防护用品缺乏,使得医务人员早期的感染率高;收治严重急性呼吸综合征患者的病房为负压病房时能有效预防医务人员感染。落实职业安全防护责任,强化各级部门的责任意识。

(二) 医院工作场所暴力事件的防范措施

1. 改善医患关系　　医院工作场所的暴力事件的频频发生,与最近几年来医患关系紧张有密切的关系。随着药品零差率等政策在社区实施,社区全科医生所面对的医患关系要优于三级医院医生。社区医患冲突的诱因主要是等候时间和药物品种有限,全科(家庭)医生通过签约服务与延伸处方已经得到明显改善;但由于人口老龄人患者众多与有限医生数量的矛盾持续存在。加强医患沟通,增强医务人员的人文关怀,是解决工作场所暴力的重要措施。

2. 改善卫生场所的环境设计　　如设计良好的候诊环境、安装紧急情况的警报和监测系统、提高就诊环境的照明度、尽量避免医务人员单独工作、限制非医务人员接近工作区、加强医院场所的安保系统等,使得医院工作场所的暴力事件能最大限度地减少发生的可能性和能够获得及时的解救。

3. 培训　　开展"医院场所暴力的预防训练项目",使所有的医疗场所工作人员都有机会接受培训,以便医务人员正确地识别和解决此类问题。

4. 引入第三方调解机制　　解决医患纠纷宜引入第三方调解机制,建立由司法部门管辖的独立的第三方——医患纠纷人民调解委员会。引入医患纠纷第三方调解机制,探索建立医患纠纷赔偿风险分担机制,以体现社会公正,真正保护医患双方的权益。

5. 社会支持性环境　　强化政府的职能和媒体的公正宣传是解决医院工作场所暴力事件的重要外部措施。政府应该对医院暴力事件加大打击力度,公共安全部门在医院暴力事件出现时应该及时出警,对于暴力事件的发生具有很好的威慑作用。公共舆论宣传部门要及时对事件进行客观、公正的报道,以避免做出"新闻判决"。引入志愿者调解机制,将医患冲突消除于萌芽状态,防止暴力事件发生。

(戴俊明)

【思考题】

(1) 为什么说医院安全管理无法做到"零风险"?

(2) 什么是人体工效学? 为什么人体工效学与医院安全管理有关?

(3) 保证患者安全为什么要用系统思维模式?

(4) 什么是"瑞士奶酪模型"? 如何用它来分析不良事件的发生?

(5) 你认为医患沟通对改善医院安全管理有什么作用? 为什么?

第八章

突发公共卫生事件应对

教 学 目 的

● **掌握**：突发公共卫生事件的应对与处理。
● **熟悉**：突发公共卫生事件的概念、特点、分类与分级。
● **了解**：群体性不明原因疾病应对、急性化学中毒应对及电离辐射损伤应对。

第一节 概 述

一、突发公共卫生事件的概念

中国 2003 年 5 月 7 日颁布施行的《突发公共卫生事件应急条例》明确了突发公共卫生事件的概念：指突然发生，造成或者可能造成社会公众健康严重损害的重大传染病疫情、群体性不明原因疾病、重大食物和职业中毒以及其他严重影响公众健康的事件。该定义明确规定了突发公共卫生事件的特点和范畴。

二、突发公共卫生事件的特点

1. 突发性　　指突然发生，出乎意料，事先没有预兆，留给人们思考并做出应对的余地较小，要求人们必须在极短的时间内做出分析和判断。

2. 普遍性　　指突发公共卫生事件影响的并非仅仅少数几个人的健康，而是影响到广泛的社会群体，有如"多米诺骨牌"效应。

3. 严重性　　指突发公共卫生事件影响严重，常导致大量伤亡和妨碍居民的身心健康。

4. 复杂性　　指突发公共卫生事件超出了一般社会卫生危机的发展规律，并呈现出易变特性，有的甚至呈"跳跃式"发展。对事件的处理必须统筹兼顾，科学决策，在政府领导下综合协调处理。

三、突发公共卫生事件的分类

根据《突发公共卫生事件应急条例》，突发公共卫生事件分为四类。

1. 重大传染病疫情　　指传染病的暴发（在一个局部地区短期内突然出现多例同一种传染病患者）和流行（一个地区某种传染病发病率显著超过该病历年的一般发病率水平），包括鼠疫、肺炭疽和霍乱的暴发，动物间鼠疫、布氏菌病和炭疽等的流行，乙丙类传染病暴发或多例死亡,罕见或已消灭的传染病、新传染病的疑似病例等。

2. 群体性不明原因疾病　　指一定时间内(通常是指 2 周内),在某个相对集中的区域(如同一个医疗机构、自然村、社区、建筑工地、学校等集体单位)内同时或者相继出现 3 例及以上相同临床表现,经县级及以上医院组织专家会诊,不能诊断或解释病因,有重症病例或死亡病例发生的疾病。

3. 重大食物中毒和职业中毒　　指中毒人数超过 30 人或出现死亡 1 例以上的饮用水和食物中毒,短期内发生 3 人以上或出现死亡 1 例以上的职业中毒。

4. 其他严重影响公众健康的事件　　指医源性感染暴发,药品或免疫接种引起的群体性反应或死亡事件,严重威胁或危害公众健康的水、环境、食品污染和放射性、有毒有害化学性物质丢失、泄漏等事件,生物、化学、核辐射等恐怖袭击事件,有毒有害化学品生物毒素等引起的集体性急性中毒事件,有潜在威胁的传染病动物宿主,媒介生物发生异常,和学生因意外事故自杀或他杀出现 1 例以上的死亡,以及上级卫生行政部门临时规定的其他重大公共卫生事件。

四、突发公共卫生事件的分级

根据突发公共卫生事件导致人员伤亡和健康危害的情况,分为四级。

1. 特别重大事件(Ⅰ级)

(1) 一次事件出现特别重大人员伤亡,且危重人员多,或者核事故和突发放射事件、化学品泄漏事故导致大量人员伤亡,事件发生地省级人民政府或有关部门请求国家在医疗卫生救援工作上给予支持的突发公共事件。

(2) 跨省(区、市)的有特别严重人员伤亡的突发公共事件。

(3) 国务院及其有关部门确定的其他需要开展医疗卫生救援工作的特别重大突发公共事件。

2. 重大事件(Ⅱ级)

(1) 一次事件出现重大人员伤亡,其中,死亡和危重病例超过 5 例的突发公共事件。

(2) 跨市(地)的有严重人员伤亡的突发公共事件。

(3) 省级人民政府及其有关部门确定的其他需要开展医疗卫生救援工作的重大突发公共事件。

3. 较大事件(Ⅲ级)

(1) 一次事件出现较大人员伤亡,其中,死亡和危重病例超过 3 例的突发公共事件。

(2) 市(地)级人民政府及其有关部门确定的其他需要开展医疗卫生救援工作的较大突发公共事件。

4. 一般事件(Ⅳ级)

(1) 一次事件出现一定数量人员伤亡,其中,死亡和危重病例超过 1 例的突发公共事件。

(2) 县级人民政府及其有关部门确定的其他需要开展医疗卫生救援工作的一般突发公共事件。

五、突发公共卫生事件的主要危害

突发公共卫生事件的危害主要表现为直接危害和间接危害两类。

1. **直接危害** 指事件直接导致的即时性损害,一方面指直接对公众的身体健康和生命造成损害,每次严重的突发公共卫生事件都造成众多的人群疾患、伤残或死亡。另一方面指造成严重的直接经济损失。例如,2008 年四川汶川大地震,受伤人数为 374 643 人,死亡人数为(含失踪人数)87 150 人;造成直接经济损失约为 8 451 亿元人民币。

2. **间接危害** 一般指事件的继发性损害或危害,主要有以下几方面。

(1)造成公众心理伤害:突发公共卫生事件对于全社会所有人的心理都是一种强烈的刺激,易引发公众恐惧、焦虑、神经症和忧虑等精神神经症状。例如,2019 年暴发的新冠病毒感染疫情使很多民众产生焦虑、抑郁等心理问题。

(2)造成间接经济损失:如新冠病毒感染疫情导致的经济活动量下降以及疫情不稳定造成交易成本上升而造成的经济损失。据 2020 年亚洲开发银行的报告估计,由于新冠病毒感染疫情影响,全球经济可能遭受 5.8 万亿至 8.8 万亿美元的损失,相当于全球国内生产总值的 6.4%～9.7%。

(3)造成社会和政治影响:突发公共卫生事件的频繁发生或处理不当,可能对国家和地区的形象产生很大的不良影响,也可使医疗卫生等有关单位和政府有关部门产生严重的公共信任危机。例如,2020 年新冠病毒感染疫情期间,美国曾爆发多起游行示威活动,抗议美国政府的疫情防控措施。严重突发公共卫生事件处理不当可能影响地区或国家的稳定,因此有些发达国家将军事安全、信息安全和公共卫生安全一并列为新时期国家安全体系。

六、突发公共卫生事件的应对与处理

(一)应急准备

突发公共卫生事件应急准备包括应急预案的制定、人力的准备和物力的准备。

1. **应急预案的制定** 是为有效预防、及时控制和消除突发公共卫生事件及其危害,指导和规范各类突发公共卫生事件的应急处理。我国《突发公共卫生事件应急条例》第十一条规定了全国突发事件应急预案的主要内容。我国《国家突发公共事件总体应急预案》于 2006 年 1 月 8 日实施,其最大限度地减少突发公共卫生事件对公众健康造成的危害,保障公众健康与生命安全。当突发公共卫生事件发生或即将发生时,根据应急预案中的组织机构、应急响应程序、有关部门职责分工等,可科学、高效应对和处置突发公共卫生事件。

2. **人力准备** 人力资源的管理高效有序与否往往是突发公共卫生事件得到快速有效处理的决定性因素。人力准备的关键是通过系统培训,建立一支应对突发公共卫生事件的专业人才队伍,包括领导决策层、卫生管理层和技术操作层人员。

3. **物力准备** 包括专用仪器设备的准备,如现场实验室仪器设备、检测仪器设备、采样工具等;专用药品试剂的准备,如消毒药品、治疗药品、诊断药品和试剂等;一般器材的准备,如专业人员自身防护器材、消毒杀菌的药品与器械、通信设备和交通工具等。发生突发公共卫生事件时,应根据应急处理工作需要调用储备物资。卫生应急储备物资使用后要及时补充。

(二)现场应急处理

1. **现场应急处理的方法和措施**

(1)现场指挥与组织:发生突发公共卫生事件后,属地卫生行政部门组织专家对突发事件进行综合评估并初步判断事件的类型,向地方人民政府提出是否启动应急预案的建议。应急预案启动后,相关部门和人员要服从突发公共卫生事件应急处理指挥部的统一指挥,即刻到岗开展工作。

（2）现场监测与报告：突发公共卫生事件的日常监测非常重要,以确保监测与预警系统的正常运行,及时发现潜在隐患,并依照相关程序和时限及时报告,确保信息畅通。

（3）调查与控制：突发公共卫生事件发生后,地方卫生行政主管部门应立即组织应急处理机构如卫生监督机构、疾病预防控制中心等对突发公共卫生事件进行现场调查、监测,提交评价报告并采取相应控制措施。

（4）救援与救治：突发公共卫生事件发生后,应急处理指挥部及当地医疗机构应立即对事件所致的患者提供现场救援与医疗救护。

2. 现场应急处理的一般程序

（1）及时报告：发生突发公共卫生事件的单位以及收治患者的医疗机构,应及时向疾病预防控制中心和卫生监督机构报告。报告内容包括：① 事件发生的时间、地点等；② 事件的影响人数、发病人数、死亡人数等；③ 事件发生的可能原因、初步分析结果、已采取的应急措施及尚存在的疑难问题等；④ 事件报告的时间、报告人及联系电话等。

（2）现场急救：应及时转诊或就地救治传染病患者（需隔离）、中毒患者及伤病员,或进行医学观察等。同时,疾病预防控制中心根据情况向医疗单位提出抢救治疗的意见和建议。

（3）现场控制：发生突发公共卫生事件的单位及调查人员有责任对保护和控制现场。包括：① 隔离传染源,对接触者进行检疫、留验,疏散相关人员等。② 封锁现场,进行现场卫生消毒、杀虫,采样和留样,销毁有毒食品等。③ 改善卫生条件和环境质量,供给清洁卫生的饮用水,通风换气,防泄漏等。

（4）现场调查：对突发公共卫生事件的发病情况、分布特征等开展流行病学调查,以便提出有针对性的预防控制措施。一般采用现场访问、采样检验等方式,同时对传染病患者、疑似患者及其密切接触者进行追踪调查,尽快查明事件发生的原因,确定事件性质。

（5）现场预防：通过开展健康教育和卫生防病知识宣传,提高公众自我保护意识和能力,同时采取应急接种和预防服药等措施,保护公众健康。

（6）书面报告：在处理突发公共卫生事件过程或结束时,要及时书写阶段性或总结性调查报告,向卫生行政部门和上级疾病预防控制中心反映事件处理情况,便于指导下一步工作和经验总结。

（三）信息发布与公众引导

1. 信息发布　突发公共卫生事件发生后,按照《中华人民共和国传染病防治法》《突发公共卫生事件应急条例》《突发公共卫生事件与传染病疫情监测信息报告管理办法》《卫生部关于法定传染病疫情和突发公共卫生事件信息发布方案（试行）》,根据不同级别突发公共卫生事件信息发布的要求,遵循及时主动、准确把握、实事求是、注重效果的原则,及时向社会通报和公布法定传染病疫情和突发公共卫生事件信息,同时宣传政府各部门所采取的预防控制传染病和处置突发公共卫生事件的有关措施,引导舆论,满足公众的知情需求,妥善处置突发公共卫生事件。

2. 公众引导　突发公共卫生事件发生后,卫生行政部门和有关单位要积极主动配合新闻宣传主管部门和新闻媒体，加强正面宣传和舆论引导，大力宣传国家、政府对人民群众身体健康和生命财产安全的高度负责态度，及时宣传各级地方政府和有关部门妥善处置突发公共卫生事件所开展的工作，准确宣传处置突发公共卫生事件的有关科普知识，引导群众正确认识和科学应对突发公共卫生事件。充分发挥有关社会团体在普及卫生应急知识和卫生科普知识方面的作用。

（四）善后处理

1. 后期评估　　突发公共卫生事件处理结束后，各级卫生行政部门应在本级人民政府的领导下对突发公共卫生事件的处理情况进行评估，包括事件概况、现场调查处理概况、患者救治情况、所采取措施的效果评价、应急处理过程中存在的问题和取得的经验及改进建议。

2. 奖励　　做县级以上人民政府人事部门和卫生行政部门要联合对参加突发公共卫生事件应急处理做出贡献的先进集体和个人进行表彰；民政部门要按照有关规定对在突发公共卫生事件应急处理工作中英勇献身的人员追认为烈士。例如，为表彰在抗击 2019 新冠病毒感染疫情中做出突出贡献的集体和个人，党中央、国务院、中央军委决定，授予 500 个集体"全国抗击新冠肺炎疫情先进集体"称号，授予 1 499 名同志"全国抗击新冠肺炎疫情先进个人"称号。

3. 责任　　依据《突发公共卫生事件应急条例》及有关法律法规，对在突发公共卫生事件的预防、报告、调查、处理和控制过程中玩忽职守、失职、渎职等人员追究责任。

4. 抚恤和补助　　地方各级人民政府要按照国家有关规定，对因参与应急处理工作的致病、致残、死亡人员给予相应的补助和抚恤；对参加应急处理一线工作的专业技术人员根据标准给予补助。

5. 征用物资、劳务的补偿　　突发公共卫生事件应急工作结束后，地方各级人民政府应对应急处理期间紧急调集、征用有关单位、企业、个人的物资和劳务进行合理评估，给予补偿。

第二节　群体性不明原因疾病应对

一、群体性不明原因疾病特点和事件分级

2007 年，卫生部依据《中华人民共和国传染病防治法》《突发公共卫生事件应急条例》《国家突发公共事件总体应急预案》《国家突发公共卫生事件应急预案》等法律法规和预案，制定了《群体性不明原因疾病应急处置方案（试行）》并于 2007 年 1 月 16 日颁布实施。本方案适用在中华人民共和国境内发生的，造成或者可能造成社会公众身心健康严重损害的群体性不明原因疾病事件的应急处置工作。

2004～2009 年，中国共计有 27 个省、自治区、直辖市报告群体性不明原因疾病事件 137 起（不含港澳台地区）。群体性不明原因疾病定义详见第八章　突发公共卫生事件应对的突发公共卫生事件分类相关内容，此处不再叙述。

（一）群体性不明原因疾病的特点

群体性不明原因疾病具有临床表现相似性、发病人群聚集性、流行病学关联性、健康

损害严重性的特点。这类疾病可能是传染病(包括新发传染病)、中毒或其他未知因素引起的疾病。

（二）群体性不明原因疾病的分级

1. Ⅰ级 特别重大群体性不明原因疾病事件：在一定时间内,发生涉及两个及以上省份的群体性不明原因疾病,并有扩散趋势;或由国家卫生行政部门认定的相应级别的群体性不明原因疾病事件。

2. Ⅱ级 重大群体性不明原因疾病事件：一定时间内,在一个省多个县(市)发生群体性不明原因疾病;或由省级卫生行政部门认定的相应级别的群体性不明原因疾病事件。

3. Ⅲ级 较大群体性不明原因疾病事件：一定时间内,在一个省的一个县(市)行政区域内发生群体性不明原因疾病;或由地市级卫生行政部门认定的相应级别的群体性不明原因疾病事件。

二、应急处理工作原则

（一）统一领导、分级响应的原则

（1）发生群体性不明原因疾病事件时,事发地的县级、市(地)级、省级人民政府及其有关部门按照分级响应的原则,启动相应工作方案,做出相应级别的应急反应,并按事件发展的进程,随时进行调整。

（2）特别重大群体性不明原因疾病事件的应急处置工作由国务院或国家卫生行政部门等有关部门组织实施,开展相应的医疗卫生应急、信息发布、宣传教育、科研攻关、国际交流与合作、应急物资与设备的调集、后勤保障及督导检查等工作。事发地省级人民政府应按照国务院或国家有关部门的统一部署,结合本地区实际情况,组织协调市(地)、县(市)人民政府开展群体性不明原因疾病事件的应急处置工作。

（3）特别重大级别以下的群体性不明原因疾病事件的应急处置工作由地方各级人民政府负责组织实施。超出本级应急处置能力时,地方各级人民政府要及时报请上级人民政府和有关部门提供指导和支持。

（二）及时报告的原则

报告单位和责任报告人应在发现群体性不明原因疾病2 h内以电话或传真等方式向属地卫生行政部门或其指定的专业机构报告,具备网络直报条件的机构应立即进行网络直报。

（三）调查与控制并举的原则

对群体性不明原因疾病事件的现场处置,应坚持调查和控制并举的原则。在事件的不同阶段,根据事件的变化调整调查和控制的侧重点。若流行病学病因(主要指传染源或污染来源、传播途径或暴露方式、易感人群或高危人群)不明,应以调查为重点,尽快查清事件的原因。对有些群体性不明原因疾病,特别是新发传染病暴发时,很难在短时间内查明病原的,应尽快查明传播途径及主要危险因素(流行病学病因),立即采取针对性的控制措施,以控制疫情蔓延。

（四）分工合作、联防联控原则

各级业务机构对于群体性不明原因疾病事件的调查、处置实行区域联手、分工合作。在事件性质尚不明确时,疾病预防控制机构负责进行事件的流行病学调查,提出疾病预防控制措施,开展实验室检测;卫生监督机构负责收集有关证据,追究违法者法律责任;医疗机构负责积极救治患者;有关部门(如农业部门、食品药品监督管理部门、安全生产监督管理部门等)应在各级人民政府的领导和各级卫生行政部门的指导下,各司其职,积极配合有关业务机构开展现场的应急处置工作;同时,对于涉及跨区域的群体性不明原因疾病事件,要加强区域合作。一旦事件性质明确,各相关部门应按职责分工开展各自职责范围内的工作。

（五）信息互通、及时发布原则

各级业务机构对于群体性不明原因疾病事件的报告、调查、处置的相关信息应建立信息交换渠道。在调查处置过程中,发现属非本机构职能范围的,应及时将调查信息移交相应的责任机构;按规定权限,及时公布事件有关信息,并通过专家利用媒体向公众宣传防病知识,传达政府对群众的关心,正确引导群众积极参与疾病预防和控制工作。在调查处置结束后,应将调查结果相互通报。

三、应急处置的组织体系及职责

（一）应急指挥机构

为了有效处置群体性不明原因疾病事件,国家卫生行政部门按照《国家突发公共卫生事件应急预案》等的规定,在国务院统一领导下,负责组织、协调全国群体性不明原因疾病事件的应急处置工作,并根据实际需要,提出成立全国群体性不明原因疾病事件应急指挥部。

地方各级人民政府卫生行政部门依照职责和《群体性不明原因疾病应急处置方案》的规定,在本级人民政府统一领导下,负责组织、协调本行政区域内群体性不明原因疾病事件的应急处置工作,并根据实际需要决定是否成立地方应急指挥部。地方各级人民政府及有关部门和单位要按照属地管理的原则,切实做好本行政区域内群体性不明原因疾病事件的应急处置工作。

（二）专家组的组成和职责

1. 专家组的组成　　专家组由传染病学、临床医学、流行病学、食品卫生、职业卫生、免疫规划、卫生管理、健康教育、医学检验等相关领域具有高级职称的专家组成。

2. 专家组的主要职责

（1）对群体性不明原因疾病的调查和采取的控制措施提出建议。

（2）对确定群体性不明原因疾病原因和事件相应的级别提出建议。

（3）对群体性不明原因疾病事件的发展趋势进行评估和预测。

（4）对群体性不明原因疾病事件应急反应的终止、后期评估提出建议。

（5）承担群体性不明原因疾病事件应急指挥部交办的其他工作。

3. 专家会商　　卫生行政部门接到群体性不明原因疾病报告并核实后,迅速组织专家组赴事发地现场会商。会商的主要内容是,在查看病例及其临床资料的基础上,核实前期流行病学调查资料等内容,重点讨论报告病例是否属不明原因疾病(病例的临床表现与报告情况是否相符、诊断是否正确、治疗方法是否适当);病例之间是否有关联性,事件的危害性。专家会商后应撰写会商报告,主要包括:

（1）报告病例的三间分布、病情进展及临床治疗情况。

（2）确诊病例、临床诊断病例、疑似病例、密切接触者、一般接触者、监测病例的定义。

（3）患者救治方案,治愈与出院标准。

（4）事件的初步判断，包括事件的性质、可能的病因、传播（污染）途径、潜伏期及趋势分析。

（5）对控制措施和事件分级的建议，疫点、疫区的划定。

（三）医疗卫生专业机构的职责和分工

1. 医疗机构　　主要负责病例（疫情）的诊断和报告，并开展临床救治。有条件的医疗机构应及时进行网络直报，并上报所在辖区的疾病预防控制中心。同时，医疗机构应主动配合疾病预防控制中心开展事件的流行病学和卫生学调查、实验室检测样本的采集等工作，落实医院内的各项疾病预防控制措施；并按照可能的病因假设采取针对性的治疗措施，积极抢救危重病例，尽可能减少并发症，降低病死率；一旦有明确的实验室检测结果，医疗机构应及时调整治疗方案，做好病例尤其是危重病例的救治工作。

2. 疾病预防控制机构　　主要负责进行群体性不明原因疾病事件的流行病学和卫生学调查、实验室检测样本的采集和检测，同时要提出具体的疾病预防控制措施（如消毒、隔离、医学观察等），并指导相关单位加以落实。

3. 卫生监督机构　　主要协助卫生行政部门对事件发生地区的食品卫生、环境卫生以及医疗卫生机构的疫情报告、医疗救治、传染病防治等进行卫生监督和执法稽查。

四、监测与报告

（一）监测

1. 监测网络和体系　　国家将群体性不明原因疾病监测工作纳入全国疾病监测网络。各级医疗机构、疾病预防控制机构、卫生监督机构以及社区卫生服务中心（站）、村卫生室组成监测网络，开展群体性不明原因疾病的日常监测工作。

2. 监测资料的收集、整理和分析

（1）疾病预防控制机构对各种已有及上报的监测资料进行收集、整理和分析，并根据需要扩大监测的内容和方式，如缺勤报告监测、社区监测、药店监测、电话咨询监测、症状监测等，以互相印证，提高监测的敏感性，以早期发现群体性不明原因疾病。

（2）医疗机构医务人员接诊不明原因疾病患者，具有相似临床症状，并在发病时间、地点、人群上有关联性的要及时报告。

（二）报告

1. 责任单位和责任报告人　　县级以上各级人民政府卫生行政部门指定的突发公共卫生事件监测机构、各级各类医疗机构为群体性不明原因疾病事件的责任报告单位；执行职务的各级各类医疗卫生机构的医疗卫生人员、个体开业医生为责任报告人。此外，任何单位和个人均可向国务院卫生行政部门和地方各级人民政府及其有关部门报告或举报群体性不明原因疾病事件。

2. 报告内容　　各级卫生行政部门指定的责任报告单位，在接到群体性不明原因疾病报告后，要详细询问事件名称，事件类别，发生时间、地点，涉及的地域范围、人数，主要症状与体征，可能的原因，已经采取的措施，事件的发展趋势，下步工作计划等。并按事件发生、发展和控制的过程，收集相关信息，做好初次报告、进程报告、结案报告。

（1）初次报告：报告内容包括事件名称、初步判定的事件类别和性质、发生地点、波及范围、发生时间、涉及发病人数、死亡人数、主要的临床症状、可能原因、已采取的措施、报告单位、报告人员及通信方式等。

（2）进程报告：应报告事件的发展趋势与变化、处置进程、事件的诊断和原因或可能因素、势态评估、控制措施等内容。同时，对初次报告的内容进行补充和修正。

（3）结案报告：在确认群体性不明原因疾病事件终止后2周内，对事件的发生和处理情况进行总结，分析其原因和影响因素，并提出今后对类似事件的防范和处置建议。结案报告包括事件接报、事件概况、背景资料（包括地理、气候、人文等）、描述流行病学分析、病因假设及验证、讨论、结论和建议等事件发生发展的全过程。

3. 报告时限与程序　　发现群体性不明原因疾病的责任报告单位和报告人，应在2h内以电话或传真等方式向属地卫生行政部门或其指定的专业机构报告，具备网络直报条件的机构在核实应立即进行网络直报。接到群体性不明原因疾病报告的专业机构对信息进行审核，确定真实性，2 h内进行网络直报，同时以电话或传真等方式报告同级卫生行政部门。

4. 通报制度　　群体性不明原因疾病发生地的上级卫生行政部门应根据防控工作的需要，将疫情及时通报相邻地区的卫生行政部门。

五、现场调查与病因分析

群体性不明原因疾病发生后，首先应根据已经掌握的情况，尽快组织力量开展调查，分析，查找病因。在查清流行病学病因后，应立即实行有针对性的控制措施。若怀疑为中毒事件时，在采取适当救治措施的同时，要尽快查明中毒原因，给予特异、针对性的治疗，并注意保护高危人群。若病因在短时间内难以查清，应根据查明的传播途径及主要危险因素制定有针对性的预防控制措施。

（一）群体性不明原因疾病的核实与判断

1. 核实　　卫生行政部门接到报告后应立即派出专业人员（包括流行病学、临床、检验等专业人员）对不明原因疾病进行初步核实。

2. 判断　　根据核实结果进行综合分析，初步判断群体性不明原因疾病是否存在，若确认存在，应对群体性不明原因疾病的性质、规模、种类、严重程度、高危人群、发展阶段和趋势进行初步判断，并制定初步的调查方案和控制措施。

（二）病例调查及分析

1. 病例搜索　　根据病例定义的内容，在一定的时间、范围内搜索类似病例并开展个案调查、入户调查和社区调查。

2. 初步分析　　统计病例的发病数、死亡数、病死率、病程等指标，描述病例的三间分布及特征，进行关联性分析。

（三）提出病因假设

1. 寻找病因线索　　从临床、流行病学基本资料入手，首先考虑常见病、多发病，再考虑少见病、罕见病，最后考虑新出现的疾病。如果初步判定是化学中毒，首先考虑常见的毒物，再考虑少见毒物。根据临床表现、病情进展、常规检验结果以及基本的流行病学调查，初步判定是感染性疾病还是非感染性疾病。

2. 建立病因假设　　从背景资料（现场环境、生活习惯、方式、嗜好、当地动物发病情况以及其他可能影响疾病发生、发展、变化的因素）和流行病学特征入手，归纳疾病分布特征,形成病因假设:通过三间分布,提出病因假设,包括致病因子、危险因素及其来源、传播方式(或载体)、高危人群等。

(四) 验证病因

1. 流行病学病因验证　　根据病因假设,通过病例对照研究、队列研究等分析性流行病学方法进行假设验证。

2. 实验室证据　　收集样本(血、咽拭子、痰、大便、尿、脑脊液、尸解组织等),通过实验室检测验证假设。

3. 干预(控制)措施效果评价　　针对病原学病因假设进行临床试验性治疗;根据流行病学病因假设,提出初步的控制措施,包括消除传染源或污染源、减少暴露或防止进一步暴露、保护易感或高危人群。通过对所采取的初步干预(控制)措施的效果评价也可验证病因假设,并为进一步改进和完善控制措施提供依据。

如果通过验证假设无法成立,则必须重新考虑或修订假设,根据新的线索制定新的方案,有的群体性不明原因疾病可能需要反复多次的验证,方能找到明确原因。

(五) 判断和预测

综合分析调查结果,对群体性不明原因疾病的病因、目前所处阶段、影响范围、患者救治和干预(控制)措施的效果等方面进行描述和分析,得出初步结论,同时对患者的预后、群体性不明原因疾病发展趋势及其影响进行分析和预测,并对下一步工作提出建议。

六、现场控制措施

应急处置中的预防控制措施需要根据疾病的传染源或危害源、传播或危害途径以及疾病的特征来确定。不明原因疾病的诊断需要在调查过程中逐渐明确疾病发生的原因。因此,在采取控制措施上,需要根据疾病的性质,决定应该采取的控制策略和措施,并随着调查的深入,不断修正、补充和完善控制策略与措施,遵循边控制、边调查、边完善的原则,力求最大限度地降低不明原因疾病的危害。

(一) 无传染性的不明原因疾病

(1) 积极救治患者,减少死亡。

(2) 对共同暴露者进行医学观察,一旦发现符合本次事件病例定义的患者,立即开展临床救治。

(3) 移除可疑致病源。如怀疑为食物中毒,应立即封存可疑食物和制作原料;职业中毒应立即关闭作业场所;怀疑为过敏性、放射性的,应立即采取措施移除或隔开可疑的过敏原、放射源。

(4) 尽快疏散可能继续受致病源威胁的群众。

(5) 对易感者采取有针对性保护措施时,应优先考虑高危人群。

(6) 开展健康教育,提高居民自我保护意识,群策群力、群防群控。

(二) 有传染性的不明原因疾病

(1) 现场处置人员进入疫区时,应采取保护性预防措施。

(2) 隔离治疗患者。按照呼吸道传染病、肠道传染病、虫媒传染病隔离病房要求,对患者进行隔离治疗。重症患者立即就地治疗,症状好转后转送隔离医院。患者在转运中要注意采取有效的防护措施。治疗前注意采集有关标本。患者达到出院标准方可出院。

（3）如果有暴发或者扩散的可能，符合封锁标准的，要向当地政府提出封锁建议，封锁的范围根据流行病学调查结果来确定。发生在学校、工厂等人群密集区域的，如有必要应建议停课、停工、停业。

（4）对患者家属和密切接触者进行医学观察，观察期限根据流行病学调查的潜伏期和最后接触日期决定。

（5）严格实施消毒，按照《中华人民共和国传染病防治法》要求处理人、畜尸体，并按照《传染病病人或疑似传染病病人尸体解剖查验规定》进行尸检并采集相关样本。对可能被污染的物品、场所、环境、动植物等进行消毒、杀虫、灭鼠等卫生学处理。疫区内重点部位要开展经常性消毒。

（6）疫区内家禽、家畜应实行圈养。如有必要，报经当地政府同意后，对可能染疫的野生动物、家禽家畜进行控制或捕杀。

（7）开展健康教育，提高居民自我保护意识，做到群防群治。

（8）现场处理结束时要对疫源地进行终末消毒，妥善处理医疗废物和临时隔离点的物品。

根据对控制措施效果评价，以及疾病原因的进一步调查结果，及时改进、补充和完善各项控制措施。

七、临床救治原则

（一）疑似传染病的救治

在群体性不明原因疾病处置中，鉴于传染病对人群和社会危害较大，因此，在感染性疾病尚未明确是否具有传染性之前，应按传染病进行救治。

救治原则：隔离患者，病原治疗，一般治疗与病情观察，对症治疗。

（二）疑似非传染性疾病的救治

1. 疑似食物中毒

（1）停止可疑中毒食品。

（2）用药前采集患者血液、尿液、吐泻物标本，以备送检。

（3）积极救治患者：加速体内毒物清除，对症治疗，特殊治疗。

2. 疑似职业中毒

（1）迅速脱离现场：迅速将患者移离中毒现场至上风向的空气新鲜场所安静休息，避免移动，注意保暖，必要时给予吸氧。密切观察 24～72 h。医护人员根据患者病情迅速将病员分类，做出相应的标志，以保证医务人员抢救。

（2）防止毒物继续吸收：脱去被毒物污染的衣物，用流动的清水及时反复清洗皮肤毛发 15 min 以上，对于可能经皮肤吸收中毒或引起化学性烧伤的毒物更要充分冲洗，并可考虑选择适当中和剂中和处理，眼睛溅入毒物要优先彻底冲洗。

（3）对症支持治疗：保持呼吸道通畅，密切观察患者意识状态、生命体征变化，发现异常立即处理。保护各脏器功能，维持电解质、酸碱平衡等对症支持治疗。

八、防护措施

（一）防护原则

在处置群体性不明原因疾病的早期，需要根据疾病的临床特点、流行病学特征及实验室检测结果,鉴别有无传染性、确定危害程度和范围等,对可能的原因进行判断,以便采取相应的防护措施。对于原因尚难判断的情况,由现场的疾控专家根据其可能的危害水平,决定防护等级。如危害因素不明或其浓度、存在方式不详,应按照类似事件最严重性质的要求进行防护。防护服应为衣裤连体,具有高效的液体阻隔(防化学物)性能、过滤效率高、防静电性能好等。一旦明确病原学,应按相应的防护级别进行防护。

(二)防护服的分类与防护要点

1. 防护服的分类 防护服由上衣、裤、帽等组成,按其防护性能可分为四级。

(1)A级防护:能对周围环境中的气体与液体提供最完善保护。

(2)B级防护:适用于环境中的有毒气体(或蒸气)或其他物质对皮肤危害不严重时。

(3)C级防护:适用于低浓度污染环境或现场支持作业区域。

(4)D级防护:适用于现场支持性作业人员。

2. 防护要点

(1)疑似传染病疫情现场和患者救治中的应急处置防护

1)配备符合我国《医用一次性防护服技术要求》(GB 19082-2009)要求的防护服,并满足穿着舒适、对颗粒物有一定隔离效率,符合防水性、透湿量、抗静电性、阻燃性等要求。

2)配备达到N95标准的口罩。

3)工作中可能接触各种危害因素的现场调查处理人员、实验室工作人员、医院传染科医护人员等,必须采取眼部保护措施,戴防护眼镜、双层橡胶手套、穿防护鞋靴。

(2)疑似放射性尘埃导致疾病的应急处置防护:多数情况下使用一次性医用防护服即可,也可选用其他防护服。根据放射性污染源的种类和存在方式以及污染浓度,对各种防护服的防护参数有不同的具体要求。此类防护服要求帽子、上衣和裤子连体,袖口和裤脚口应采用弹性收口。如群体性不明原因疾病现场存在气割等产生的有害光线时,工作人员应配备相应功能的防护眼镜或面罩。

(3)疑似化学物泄漏和中毒导致疾病的应急处置防护:根据可能的毒源类型和环境状况,选用不同的防护装备。化学物泄漏和化学中毒事件现场分成热区、温区或冷区。不同区域所需的防护各异,一个区域内使用的防护服不适合在另一区域内使用。在对生命及健康可能有即刻危险的环境(即在30 min内可对人体产生不可修复或不可逆转损害的区域),以及到发生化学事故的中心地带参加救援的人员均需要按A级(窒息性或刺激性气态毒物等)或B级(非挥发性有毒固体或液体)防护要求进行防护。

第三节　急性化学中毒应对

一、急性化学中毒的概念与特点

(一)急性化学中毒的概念

急性化学中毒(acute chemical poisoning)是指一次或24 h内大剂量化学物作用于人体,引起功能或器官性病变,导致暂时性或持久性损害,甚至危及生命的过程。化学中毒事故(chemical poisoning accident)是指在化学品、易燃易爆危险品生产、使用、储存和运输过程中,由于操作不当、交通肇事或人为破坏而造成大量有害化学物质释放引发泄漏、爆炸、燃烧等突发事件,短期内严重危害人体健康或污染环境,造成众多人员急性中毒、伤残或死亡等较大社会危害的事故。例如,1984 年 12 月 3 日印度博帕尔镇联合化工厂异氰酸甲酯大量泄漏,约 20 万人受害,2 500 人丧生。2003 年中国重庆市开县川东北气矿突发井喷,殃及 28 个村庄,243 人死亡,4 000 多人受伤,9.3 万人受灾。

（二）急性化学中毒事故的原因与分类

1. 急性化学中毒事故的原因

（1）生产性因素：如工厂与居民生活区混杂,生产设施落后且缺乏维护检修导致化学品的泄漏、爆炸或生产、储存、运输过程中违章所致的严重事故等。

（2）自然因素：如因地震、火山爆发、洪水破坏化工企业设施,引发燃烧、爆炸,使有毒有害的化学物品外泄。

（3）战争因素：如战争破坏工农业设施,致使大量有毒有害的化工原料、产品外泄、燃烧、爆炸,造成灾害性化学事故。

（4）恐怖活动因素：恐怖组织使用有毒化学物质,易燃易爆化学品及生物毒素进行化学恐怖活动。

2. 急性化学中毒事故的分类　　根据事故波及范围及危害程度,从救援角度出发,可将化学中毒事故分为三种类型：

（1）一般性化学中毒事故：由于工艺设备落后或违反操作规程,一般中毒 10 人或死亡 3 人以下,化学污染局限在事故现场发生地点,只需要组织自救就能迅速控制的化学事故。

（2）灾害性化学事故：指中毒 11～100 人或死亡 4～30 人,化学污染扩散到附近地区,无法控制在事故现场,需要组织社会性救援。

（3）重大灾害性事故：中毒大于 100 人或死亡大于 30 人以上,财产遭受重大损失,影响生产和妨碍居民正常生活,事故呈进一步扩展态势,化学污染跨越辖区范围,污染程度严重,需要组织大规模社会性救援。

（三）急性化学中毒的特点

1. 突发性强　　往往瞬间发生,出乎预料,且发生时间、地点、毒源常常不确定,预防难度大。

2. 危害面广　　由于化学毒物短时间内大量形成,扩散迅速,若为窒息性气体可短时间内引发现场工作人员或近距离暴露居民群体性中毒、死亡,并通过扩散严重污染空气、地面道路、水源和工厂生产设施,造成严重健康和经济损失。全面的安全防范措施则可避免或减少中毒事故的损失。

3. 救援难度大　　由于化学中毒事故现场往往秩序混乱,毒源不清,伤情复杂,极大增加了现场救援难度。

4. 处置专业性强　　不同的化学中毒事故处置方法各异,救援人员须有熟练的专业处置技术。

二、急性化学中毒的临床表现

化学毒物侵入机体,与体液、组织发生相互作用,可造成人体组织、器官直接或继发性损害。

1. 神经系统损害　　在短期内大量接触以中枢神经系统和周围神经系统为主要靶器

官的化学毒物可导致神经系统的损害,其临床表现可因毒物的理化特性、毒性、接触时间、接触浓度和个体敏感性等因素而各有差异,常表现为中毒性类神经症(神经衰弱症候群、自主神经功能失调),中毒性周围神经病(多发性神经炎型、神经炎型及颅神经型)和中毒性脑病,如四乙基铅、有机汞、有机磷、一氧化碳、三氯乙烯等的中毒。

2. 呼吸系统损害　　轻度中毒立即引起急性鼻炎、咽喉炎、气管炎与轻度肺水肿,可有无症状期(潜伏期);中度及重度中毒表现为频繁咳嗽,咳大量泡沫样痰,胸闷,气喘,并有发绀,胸部听到大量细小或中等的水泡音,X线片可见弥漫性点状或片状阴影,患者在得不到及时抢救的情况下,多死于急性呼吸窘迫综合征;极重度病例往往多由于声门水肿造成窒息而致立即死亡,如硝酸、盐酸、二氧化硫、氯气等的中毒。

3. 循环系统损害　　可因人接触的某些有毒化学物如砷、锑、钡、有机汞等,直接作用于心血管;也可因其他脏器损害、全身代谢障碍、水和电解质紊乱、缺氧、高温、寒冷等间接作用于心血管,如CO、砷化氢、硝基苯、苯胺等的中毒。重症患者可发生心律失常、心力衰竭,甚至发生心脏突发停搏导致猝死,如急性硫化氢及有机磷中毒。

4. 消化系统损害　　主要表现为口腔炎,如汞、碲等的中毒;急性胃肠炎,导致电解质紊乱、酸中毒和多脏器损害,如三氧化二锑、三氧化二砷、磷化氢及铊等的中毒;中毒性肝炎,如四氯化碳、三硝基甲苯、氯乙烯、二氯乙烷等的中毒。

5. 血液系统损害　　主要表现为高铁血红蛋白血症,如苯的氨基、硝基化合物等的中毒;溶血性贫血,如砷化氢、苯肼、苯胺、铅等的中毒;造血功能障碍,如苯等的中毒;其他还可能出现白血病等。

6. 泌尿系统损害　　主要表现为肾衰竭,如汞、镉、砷、铊、磷、有机氯等的中毒,在急性中毒时,尿量少于 400 mL/24 h,排除尿路阻塞存在时,即应考虑为急性肾衰竭;出血性膀胱炎,如邻甲苯胺、氨基偶氮甲苯盐酸盐等的中毒。

7. 心理危害　　化学中毒事故过后,许多人会产生焦虑、抑郁、神经衰弱等神经精神症状,常被诊断为创伤后应激障碍(post-traumatic stress disorder,PTSD)。创伤后应激障碍是指突发性、威胁性或灾难性生活事件导致个体延迟出现和长期持续存在的精神障碍。其临床表现以再度体验创伤为特征,并伴有情绪的易激惹和回避行为,是一种创伤后心理失衡状态。患者通常会经历诸如发噩梦和头脑中不时记忆闪回,并有睡眠困难,感觉与人分离和疏远。这些症状若足够严重并持续时间够久,将会严重损害个人的日常生活。

8. 其他损害　　眼睛的刺激症状,表现为急性眼结膜、角膜充血红肿、流泪,严重者可出现眼角膜腐蚀脱落等,如刺激性气体。皮肤的化学灼伤、烧伤、糜烂、溃疡等,如氢氟酸等。急性中毒损伤人体免疫功能以及化学毒物持久性污染环境,暴露人群的健康效应多以慢性、潜在性危害为主要表现,包括致畸、致癌、致突变等,如联苯胺、氯乙烯、烷化剂、镉等的中毒。

三、急性化学中毒的诊断原则

(一) 诊断原则

急性化学中毒是接触化学物所致的急性损害,因此诊断的关键是掌握接触毒物(病因)及急性中毒损害(疾病)因果关系。诊断依据以下三方面。

1. 病因　　根据接触史、现场流行病学调查、实验室生物材料检测等,明确接触毒物品种、现场条件及侵入途径、吸收的估计剂量等,如同时接触一种以上毒物或其他危害因素,应考虑联合作用的影响。

2. 疾病　　从临床表现、辅助检查等,明确疾病性质(剂量-效应关系)及严重程度。

3. 鉴别　　排除其他原因所引起的类似疾病。

根据病因、疾病的资料,综合分析,得出诊断结果。

（二）诊断及分级标准

根据我国《职业性急性化学物中毒诊断》标准,急性化学中毒分为三级:

1. 轻度中毒　　出现接触毒物所致相应靶器官(系统)轻度中毒损害的临床表现者。

2. 中度中毒　　中毒严重程度介于轻、重度中毒之间者。

3. 重度中毒　　出现下列情况之一可诊断为重度中毒:出现吸收毒物所致相应靶器官(系统)功能衰竭者;出现吸收毒物所致多器官(系统)功能损害者;急性中毒留有较重的后遗症者。

四、急性化学中毒的抢救原则

在化学中毒事故发生后的最短时间内,现场抢救是抢救工作中第一个重要环节。对于伤亡人员的基本处理原则是抢救危重、防止继发损伤、简单处置、尽快转移。良好的现场抢救可为进一步治疗赢得时间,创造良好的条件,可降低伤亡率,减少并发症、后遗症。要做到现场抢救妥善、快速、有效、成功,其关键是抢救者有应急能力,受过合格的训练,并有必需的设备。

（一）现场抢救要点

（1）将患者迅速抬离事故现场,至安全地带。

（2）采取紧急措施,维持生命体征。对于中毒所致的心跳、呼吸骤停或即将停止的患者,应紧急实施现场心肺复苏术。对已知毒物可尽快运用特效解毒剂。

（3）眼部污染应及时、充分以清水冲洗。

（4）脱去污染衣着,立即以大量清水彻底冲洗污染皮肤,尤其对毛发、指甲等处残留毒物应予以彻底清洗。

（5）经紧急处理后,立即送医院,途中继续做好必要的抢救,并记录病情。

（二）病因治疗要点

（1）防止毒物继续吸收。

（2）排除体内已吸收毒物或其代谢产物如应用金属络合剂、血液净化疗法等。

（3）特效解毒剂:针对毒物引起机体病理生理改变,逆转其毒作用,达到解毒目的。

（三）对症治疗要点

（1）消除或减轻毒物损害主要系统(器官)所致的病理变化。

（2）非特异性拮抗药物的应用。

（3）维护机体内环境平衡。

（4）减轻患者痛苦。

（四）支持治疗要点

（1）提高机体对疾病的抵抗力。

（2）心理治疗。

（3）康复治疗。

（五）预防性治疗与其他要点

（1）预防可能发生的各种病变。

（2）妥善处理治疗矛盾。

（3）中医中药。

（4）良好护理。

第四节　电离辐射损伤应对

一、电离辐射事故的放射防护

电离辐射事故（radiological accidents）是电离辐射源失控引起的异常事件,直接或间接产生对生命、健康或财产的危害。人体一次或一定时间（数日）内遭受体外大剂量强透力射线或比较均匀的全身照射仪器的损伤称为急性电离辐射损伤。引起急性电离辐射损伤的下限辐射剂量一般为 1 Gy（Gray,戈瑞）。我国在 1988～1998 年的 11 年间,29 个省、自治区、直辖市发生了 332 起放射事故,其中 100 起事故受照人数达 966 人。

（一）对电离辐射事故进行干预应遵循的防护原则

（1）为避免发生非随机效应,必须采取防护措施,限制个人的受照剂量,使之低于可引起非随机效应的剂量阈值。非随机性效应是指严重程度随剂量而变化的生物效应（如眼晶体的白内障、皮肤的良性损伤等）,这种效应可能存在着剂量阈值。

（2）应该限制随机效应的总发生率,使其达到可合理做到的尽可能低值。随机性效应是指发生概率（而非严重程度）与剂量的大小有关的生物效应,一般认为不存在剂量的阈值。主要的随机性效应是遗传效应和致癌效应。

（3）采取任何一种防护对策时,应根据其利益、风险和代价进行最优化的判断和权衡,避免采取得不偿失的应急措施,给社会带来不必要的损失。

（二）对电离辐射事故评价

电离辐射事故时所产生的剂量范围可能很大,既可发生随机效应,也可产生非随机效应。评价非随机效应,最适宜的量是器官或组织的吸收剂量。评价随机效应,表示个人危险度的量是受照器官或组织的有效剂量。电离辐射事故时,不仅要评价受照个人的剂量水平,也要评价在人群中导致有害健康的总效应。集体有效剂量当量可用来评估人群随机效应的发生率。

二、工作人员应急照射的剂量控制

应急照射（emergency exposure）是异常照射的一种,指在发生事故之时或之后,为了抢救遇险人员,防止事态扩大,或其他应急情况而有计划地接受的过量照射。

（1）应急照射必须事先经过周密计划,由本单位领导及防护负责人批准。参加应急的人员是受过专门培训或熟悉情况的专职人员,一生中只限一次。

（2）应急人员在一次应急事件中的受照剂量不得超过下列剂量当量水平:全身

0.25 Sv(希沃特);四肢：1.0 Sv;眼晶体：0.15 Sv;其他单个器官或组织：0.5 Sv。

（3）为了抢救生命或在极其特殊的情况下,有必要接受高于上述剂量时,应由上级主管部门根据本标准所列电离辐射的生物学效应,权衡利弊做出决定。

（4）应急人员在参与抢救工作时,应采取安全可靠的防护措施。尽可能减少内、外照射和表面污染。

（5）接受应急照射前,可事先使用抗放射药物。

（6）对接受应急照射的人员给予医学观察,并将其受照剂量和观察结果详细记入健康档案。

三、电离辐射事故照射人员的一般医学处理原则

（1）首先应尽快消除有害因素的来源,同时将事故受照人员撤离现场。检查受照人员受危害的程度。并积极采取救护措施,同时向上级部门报告。

（2）根据电离辐射事故的性质、受照的不同剂量水平、不同病程,迅速采取相应对策和治疗措施。在抢救中应首先处理危及生命的外伤、出血和休克等,对估计受照剂量较大者应选用抗放射药物。

（3）对疑有体表污染的人员,首先应进行体表污染的监测,并迅速进行去污染处理,防止污染的扩散。

（4）对电离辐射事故受照人员逐个登记并建立档案,除进行及时诊断和治疗外,尚应根据其受照情况和损伤程度进行相应的随访观察,以便及时发现可能出现的远期效应,达到早期诊断和治疗的目的。

四、放射性污染的控制

（1）首先控制污染,保护好事故现场,阻断一切扩散污染的可能途径,如暂时关闭通风系统或控制载带放射性核素的液体外溢,或用物体吸附或遮盖密封,防止污染再扩散。

（2）隔离污染区,禁止无关人员和车辆随意出入现场。或用路障,或用明显线条标记出污染的边界区域及其污染程度。由隔离区进入清洁区,要通过缓冲区,确保清洁区不受放射性污染。

（3）进入污染区必须穿戴个人防护用具,通过缓冲区进入污染区。

（4）任何表面受到放射性污染后,应及时采取综合去污措施,尽可能清洗到本底水平。

（5）个人去污时用肥皂、温水和软毛刷认真擦洗。

（6）受过严重放射性污染的车辆或设备,其表面虽然经除污达到了许可水平,但是,当检修、拆卸内部结构时,仍要谨慎,防止结构内部污染的扩散,要进行监测和控制。

五、应急对策

1. **隐蔽**　　人员隐蔽于室内。关闭门窗和通风系统可减少因吸入放射性核素污染所致的剂量。

2. **个人防护方法**　　空气中有放射性核素污染的情况下,可用简易法进行呼吸道防护,如用手帕、毛巾、纸等捂住口鼻。体表防护可用日常服装,包括帽子、头巾、雨衣、手套

和靴子等。

3. 服用稳定性碘　　碘化钾或碘酸钾可以减少放射性碘同位素进入甲状腺。服碘时间对防护效果有明显影响,在摄入放射性碘前或摄入后立即给药效果最好;24 h后给药已基本无效。

4. 撤离　　最有效的防护对策,可使人们避免或减少来自各种途径的照射。但也是各种对策中难度最大的一种,特别是在事故早期,如果进行不当,可能付出较大的代价,所以对此应采取周密的计划。在事先制订应急计划时,必须考虑多方面的因素。例如,事故大小和特点,撤离人员的多少及其具体情况,可利用的道路、运输工具和所需时间,可利用的收容中心、地点、设施、气象条件等。

5. 避迁　　与撤离的区别主要是采取行动的时间长短不同,如果照射量率没有高到需要及时撤离,但长时间照射的累积剂量又较大,此时就可能需要有控制地将人群从受污染地区避迁。这种对策可避免人们遭受已沉降的放射性核素的持续照射。

6. 控制食物和水,使用储存的粮食和饲料　　放射性核素释放到环境时,就会直接或间接地转移到食物和水中。受污染的食物(牛奶、水果、蔬菜、谷物等),可采用加工、洗消、去皮等方法除污染,也可在低温下保存,使短寿命的放射性核素自行蜕变,以达到可食用的水平。

7. 控制出入　　采取此对策可减少放射性核素由污染区向外扩散,并避免进入污染区而受照射。其主要困难在于长时间控制出入后,人们会急着要离开或返回自己家中,以便照料生产或由封锁区运出货物、产品等。

8. 人员除污染　　应对已受到或可疑受到污染的人员除污染。其方法简单,但不要因为人员除污染而延误撤离或避迁。

9. 地区除污染　　即对受放射性物质污染的地区消除污染。道路和建筑物表面可用水冲或真空抽吸法。设备可用水和适当的清洗剂清洗,耕种的农田和牧场可去掉表层土移往储存点埋藏,也可深耕而使受污染的表层移向深层。

10. 医学处理　　只有发生的事故严重,早期对策无效,对工作人员和公众造成危害时,才需要进行医学处理。

(贾英男)

【思考题】

(1) 突发公共卫生事件具有哪些特点?

(2) 医疗机构和临床医生在发现和处理突发公共卫生事件中如何发挥作用?

(3) 作为临床医生,如果您怀疑接诊的患者是甲类或不明原因传染者,该如何处理? 医院应采取什么控制措施? 医护人员需要做好哪些防护工作?

(4) 如果你参加了某急性化学中毒事故救治,如何进行现场急救?

本篇主要参考文献

傅华.临床预防服务.2 版.上海：复旦大学出版社,2014.

傅华.预防医学.7 版.北京：人民卫生出版社,2018.

国家卫生与计划生育委员会.国家基本公共卫生服务规范(第三版),2017.

美国运动医学学会(ACSM).ACSM 运动测试与运动处方指南.10 版.王正珍主译.北京：北京体育大学出版社,2010.

世界卫生组织(WHO).关于身体活动有益健康的全球建议.日内瓦：WHO,2015.

世界卫生组织(WHO).通过饮食和身体活动在工作场所预防非传染病.日内瓦：WHO,2008.

世界卫生组织(WHO)烟草或健康合作中心.中国临床戒烟指南.北京：人民卫生出版社,2007.

世界卫生组织(WHO).饮食、身体活动与健康全球战略.日内瓦：WHO,2004.

孙长颢.营养与食品卫生学.7 版.北京：人民卫生出版社,2012.

吴林海,钱和.中国食品安全发展报告(2012).北京：北京大学出版社,2012.

杨功焕,胡鞍钢.控烟与中国未来：中外专家中国烟草使用与烟草控制联合评估报告.北京：经济日报出版社,2011.

赵文华,李可基.中国成人身体活动指南.北京：人民卫生出版社,2011.

中华人民共和国卫生部.中国吸烟危害健康报告.北京：人民卫生出版社,2012.

AGENCY FOR HEALTHCARE RESEARCH AND QUALITY (US). The Guide to Clinical Preventive Services, 2014.

HALLAL PC, ANDERSEN LB, BULL FC, et al. Global physical activity levels：surveillance progress, pitfalls, and prospects. Lancet, 2012, 380：247-257.

SHAW IS. Food safety：the science of keeping food safe. New Jersey：Wiley-Blackwell, 2012.

WEBB PM, BAIN CJ. Essential Epidemiology. Cambridge：Cambridge University Press, 2005.

WHO. Definition, diagnosis and classification of diabetes mellitus and its complications：report of a World Health Organisation Collaborations, 1999.

WHO. Intervention on diet and physical activity：what works. 日内瓦：WHO, 2009.

WHO. Patient safety curriculum guide：multi-professional edition. 日内瓦：WTO, 2011.

WHO. WHO report on global tobacco epidemic. 日内瓦：WHO, 2008.

第八篇

职业病防治

职业病学是研究职业有害因素对人体的损害的一门学科,可包括人体各个系统的组织器官,广泛涉及呼吸、心血管、消化、肾脏、血液、神经等学科,甚至涉及眼科、耳鼻咽喉科、皮肤科、普外科、骨科、影像科等,因此职业病属于临床医学范畴;同时,由于职业病的病因明确,控制、预防与临床诊治同样是职业病学科的重要目标与任务,职业病学与职业卫生学密切相关,因此它又属预防医学范畴;而临床上目前主要研究的是法定或称为狭义的职业病,受《中华人民共和国职业病防治法》《职业病诊断与鉴定管理办法》《职业病分类和目录》等法律、法规的约束,从某种意义上来说又是一门法学。以上三个层次充分说明了职业病学的复杂。

本篇主要介绍职业病及法定职业病的概念、职业病防治的相关法律、法规,并对上海市常见的职业病做了比较详细的介绍。

希望通过上述学习,参加住院医师规范化培训的学员能够掌握职业病的概念及常见职业病的临床表现及诊断、处理原则,能够对劳动者的职业病诊断申请有正确认识,尤其能够对急性职业病这一所有临床医生均可能遇到的疾病在职业病诊断方面所需掌握的政策有基本了解。

第一章

职业病防治概述

教学目的

- **掌握**：① 狭义职业病概念及其与其他疾病的重要区别；② 掌握职业病诊断原则。
- **熟悉**：职业病分类和目录及职业病管理。
- **了解**：职业危害因素、职业病致病特点和职业病治疗原则。

一、职业病的概念

职业病（occupational diseases）是指企业、事业单位和个体经济组织等用人单位的劳动者在职业活动中，因接触粉尘、放射性物质和其他有毒、有害因素而引起的疾病。

在生产劳动中，接触生产中使用或产生的有毒化学物质、粉尘、异常的气象条件、高低气压、噪声、微波、X线、γ线、细菌、病毒、长期强迫体位操作、局部组织器官持续受压等，均可引起职业病，一般将这类职业病称为广义的职业病，包括现代白领长时间伏案工作而引发的颈椎病、肩周炎等与工作有关疾病。对其中某些危害性较大，诊断标准明确，结合国情，由政府有关部门审定公布的职业病，称为狭义职业病，或称法定(规定)职业病。

要构成《中华人民共和国职业病防治法》中所规定的职业病，必须具备四个条件：① 患病主体是企业、事业单位或个体经济组织的劳动者；② 必须是在从事职业活动的过程中产生的；③ 必须是因接触有毒、有害物质、粉尘、放射性物质等职业病危害因素引起的；④ 必须是国家公布的职业病分类和目录所列的职业病。四个条件缺一不可。

职业有害因素对人体的损害可包括人体各个系统的组织器官，广泛涉及呼吸、心血管、消化、肾脏、血液、神经等学科，甚至涉及眼、耳鼻咽喉、皮肤、普外科、骨科、影像等，因此职业病属于临床医学范畴。但职业病的病因明确，因此控制、预防与临床诊治同样是职业病学科的重要目标与任务，职业病学与职业卫生学密切相关，因此它又属预防医学范畴。

二、职业危害因素

职业危害是指劳动者在从事职业活动中，接触生产性粉尘、有害化学物质、物理因素、放射性物质、生物因素对劳动者身体健康所造成的伤害。

职业危害因素通常可分为四大类。

1. 粉尘类　　如矽尘、石棉尘、水泥尘、有机粉尘等。
2. 化学物质类　　如铅、汞、苯、氯、一氧化碳、有机磷农药等。
3. 物理因素　　如高温、低温，异常气压如高气压、低气压，噪声，电离辐射，非电离辐射(高频、微波、超声波、激光、红外线、紫外线等)。

4. 生物因素　　如炭疽杆菌、布氏杆菌、森林脑炎病毒等。

职业危害因素与职业病发病之间有剂量-反应关系,即当接触一定浓度或强度的有害因素,并经过一定时间后才能引起机体不良反应或疾病。因此,职业危害因素在相同接触人群中应当有相当数量的人发病。但也有例外,如某些人对某些职业危害特别敏感,如二异氰酸甲苯酯对某些人群易发生职业性哮喘,三氯乙烯对某些人群易发生药疹样皮炎等。

职业危害因素的确定是通过现场职业卫生调查及必要的实验检测确定的。了解生产过程、生产设备、生产工艺主要有毒有害原材料、产品、中间产品及废弃物的种类等,同时可以采用实验检测的方法加以确定。

三、职业病分类和目录

由于职业病危害因素种类很多,导致职业病范围很广,不可能把所有职业病都纳入法定职业病范围。根据我国的经济发展水平,并参考国际上通行的做法,1957 年由我国卫生部公布的《职业病范围和职业病患者处理办法的规定》中规定了 14 种职业病为法定职业病。1987 年,由卫生部、劳动部、财政部和全国总工会联合修订颁发的《职业病范围和职业病患者处理办法的规定》中,列出职业病共 9 类 99 种。2002 年根据《中华人民共和国职业病防治法》规定,职业病的分类和目录由国务院卫生行政部门会同国务院劳动保障行政部门规定、调整并公布,我国发布了《职业病目录》,这一目录规定的职业病有尘肺、职业性放射性疾病、职业中毒、物理因素所致职业病、生物因素所致职业病、职业性皮肤病、职业性眼病、职业性耳鼻喉口腔疾病、职业性肿瘤和其他职业病共 10 类 115 种疾病。2013 年,国家卫生计生委、人力资源社会保障部、安全监管总局、全国总工会 4 部门组织对职业病的分类和目录进行了调整,联合印发了《职业病分类和目录》来替代 2002 年版的《职业病目录》,将职业病分为职业性尘肺病及其他呼吸系统疾病、职业性皮肤病、职业性眼病、职业性耳鼻喉口腔疾病、职业性化学中毒、物理因素所致职业病、职业性放射性疾病、职业性传染病、职业性肿瘤、其他职业病 10 类 132 种。随着社会进步,经济发展和科技创新,我国职业病分类和目录将会进一步调整。

1. 职业性尘肺病及其他呼吸系统疾病

(1)尘肺病:矽肺、煤工尘肺、石墨尘肺、炭黑尘肺、石棉肺、滑石尘肺、水泥尘肺、云母尘肺、陶工尘肺、铝尘肺、电焊工尘肺、铸工尘肺以及根据《尘肺病诊断标准》《尘肺病理诊断标准》可以诊断的其他尘肺,共 13 种。

(2)其他呼吸系统疾病:过敏性肺炎、棉尘病、哮喘、金属及其化合物粉尘肺沉着病(锡、铁、锑、钡及其化合物等)、刺激性化学物所致慢性阻塞性肺疾病及硬金属肺病,共 6 种。

2. 职业性皮肤病　　接触性皮炎、光接触性皮炎、电光性皮炎、黑变病、痤疮、溃疡、化学性皮肤灼伤、白斑以及根据《职业性皮肤病的诊断标准(总则)》可以诊断的其他职业性皮肤病,共 9 种。

3. 职业性眼病　　化学性眼部灼伤、电光性眼炎、白内障(含辐射性白内障、三硝基甲苯白内障),共 3 种。

4. 职业性耳鼻喉口腔疾病　　噪声聋、铬鼻病、牙酸蚀病、爆震聋,共 4 种。

5. 职业性化学中毒　　铅中毒、汞中毒,锰中毒,镉中毒,铍病,铊中毒,钡中毒,钒中毒,磷中毒,砷中毒,铀中毒,砷化氢中毒,氯气中毒,二氧化硫中毒,光气中毒,氨中毒,偏二甲基肼中毒,氮氧化物中毒,一氧化碳中毒,二硫化碳中毒,硫化氢中毒,磷化氢、磷化锌、磷化铝中毒,氟及其无机化合物中毒,氰及腈类化合物中毒,四乙基铅中毒,有机锡中毒,羰基镍中毒,苯中毒,甲苯中毒,二甲苯中毒,正己烷中毒,汽油中毒,一甲胺中毒,有机氟聚合物单体及其热裂解物中毒,二氯乙烷中毒,四氯化碳中毒,氯乙烯中毒,三氯乙烯中毒,氯丙烯中毒,氯丁二烯中毒,苯的氨基及硝基化合物(不包括三硝基甲苯)中毒,三硝基甲苯中毒,甲醇中毒,酚中毒,五氯酚(钠)中毒,甲醛中毒,硫酸二甲酯中毒,丙烯酰胺中毒,二甲基甲酰胺中毒,有机磷中毒,氨基甲酸酯类中毒,杀虫脒中毒,溴甲烷中毒,拟除虫菊酯类中毒,铟及其化合物中毒,溴丙烷中毒,碘甲烷中毒,氯乙酸中毒,环氧乙烷中毒以及上述条目未提及的与职业有害因素接触之间存在直接因果联系的其他化学中毒,共60种。

6. 物理因素所致职业病　　中暑、减压病、高原病、航空病、手臂振动病、激光所致眼(角膜、晶状体、视网膜)损伤、冻伤,共7种。

7. 职业性放射性疾病　　外照射急性放射病、外照射亚急性放射病、外照射慢性放射病、内照射放射病、放射性皮肤疾病、放射性肿瘤(含矿工高氡暴露所致肺癌)、放射性骨损伤、放射性甲状腺疾病、放射性性腺疾病、放射复合伤、根据《职业性放射性疾病诊断标准(总则)》可以诊断的其他放射性损伤,共11种。

8. 职业性传染病　　炭疽、森林脑炎、布鲁氏菌病、艾滋病(限于医疗卫生人员及人民警察)、莱姆病,共5种。

9. 职业性肿瘤　　石棉所致肺癌、间皮瘤,联苯胺所致膀胱癌,苯所致白血病,氯甲醚、双氯甲醚所致肺癌,砷及其化合物所致肺癌、皮肤癌,氯乙烯所致肝血管肉瘤,焦炉逸散物所致肺癌,六价铬化合物所致肺癌,毛沸石所致肺癌、胸膜间皮瘤,煤焦油、煤焦油沥青、石油沥青所致皮肤癌,β-萘胺所致膀胱癌,共11种。

10. 其他职业病　　金属烟热,滑囊炎(限于井下工人),股静脉血栓综合征、股动脉闭塞症或淋巴管闭塞症(限于刮研作业人员),共3种。

目前,尚有些与职业有关的疾病未列入规定的职业病名单内,如视屏终端的颈、肩、腕综合征以及腰肌劳损等。

四、职业病的致病特点

1. 不同毒物对其作用靶器官有选择性　　可以是单一的或多器官损害,为神经毒物、血液毒物、实质脏器毒物、刺激性毒物或窒息性毒物等。其靶器官选择性的不同取决于毒物本身的理化性质与毒理学特征。

2. 病变的程度一般遵循剂量-反应关系　　即毒物进入体内的量越多,其毒性效应对人体损害越大;从人群来观察,劳动环境中有害物质浓度越高、接触时间越长,其发病率越高。

3. 毒物的理化特征与致病关系　　接触物的理化特性直接影响疾病的发生部位及病变性质。例如,吸入矽尘的颗粒大小、分散度与是否发生尘肺有密切关系。

4. 发病具有群体性　　由于劳动环境相似,在同一环境下,常常数人同时发病,调查同一环境中的发病情况,有助于病因诊断。

5. 劳动环境中的气温、劳动方式、劳动强度等方面都会对致病产生影响　　高温可增加有毒物质的挥发度,使皮肤毛细血管扩张,增加了全身中毒的危险性;而劳动强度大时,又能使呼吸循环加快,增加了毒物由呼吸道吸收的机会,同时又可增加氧消耗,加重缺氧。

6. 个体因素对职业危害因素的致病有影响 如个体之间对职业性有害因素的耐受性可以有差别,过敏性体质者接触某些化学物质发生职业性哮喘的概率增加等。

五、常见靶器官损伤

1. 神经系统 神经毒物对中枢神经或周围神经的直接损伤。常见的神经毒物主要有铅、四乙基铅、汞、有机汞、有机锡、钡、锰、砷、三烷基锡、二氯乙烷、毒鼠强(四亚甲基二砜四胺)、汽油、二硫化碳、甲醇、正己烷、丙烯酰胺、有机磷农药等。常见临床表现有神经症、周围神经病、中毒性脑病及脑水肿、弥漫性大脑损害等。

2. 呼吸系统 由刺激性毒物、粉尘等对呼吸道的化学性刺激与损伤,职业致敏物引起气道过敏,毒物所致神经介质分泌失调、气道分泌物增多等所致损伤。主要有粉尘、金属烟雾烟尘、有机溶剂、有机农药、刺激性气体等。常见的临床表现有喉头刺激性痉挛、水肿、窒息、急性鼻咽炎、气管炎、支气管炎、化学性肺炎、中毒性肺水肿、急性呼吸窘迫综合征、哮喘,外源性变应性肺泡炎、呼吸道癌、肺纤维化、肺气肿、肺心病甚至呼吸衰竭。

3. 造血系统 由血液毒物所致,常见的损害有:① 抑制骨髓造血,如苯中毒。② 溶血性贫血,如砷化氢、硫酸铜中毒等。③ 变性血红蛋白血症,如苯的氨基和硝基化合物、亚硝酸盐、三硝基甲苯中毒等。④ 白血病,如苯中毒等。

4. 实质脏器(肝、肾、心肌等) 常见于某些金属、类金属中毒,如铅、锑、钡、铀、汞、砷、磷中毒等;烃类如四氯化碳、氯仿、三氯乙烯、氯乙烯、二氯乙烷、汽油中毒等;芳香族氨基硝基化合物如苯胺、硝基苯、三硝基甲苯中毒等;农药如有机砷、有机磷、有机氟中毒等。

5. 皮肤 可出现化学灼伤(酸、碱中毒),接触性皮炎(镍、锑中毒),光敏性皮炎(沥青中毒),痤疮毛囊炎(矿物油中毒),溃疡(铬、铁中毒),皮肤角化(砷中毒),黑变病(焦油、沥青中毒)等。

6. 眼 表现为刺激性炎症(结膜炎、角膜炎),化学灼伤,色素沉着,过敏性结膜炎,眼球震颤(汞中毒),视神经病变(甲醇、二硫化碳中毒),白内障(三硝基甲苯中毒),视网膜血管异常(二硫化碳中毒)等。

7. 耳 常见于长期接触噪声导致的听力损伤,主要表现为耳鸣、双耳听力下降,还可以出现头痛、头晕等症状。

六、职业病的诊断原则

职业病诊断应当依据国家职业病诊断标准,结合职业病危害因素接触史、工作场所职业病危害因素检测与评价、临床表现和医学检查结果等资料,与其他病因所引起的类似疾病相鉴别,必要时还应做职业流行病学调查和一定时间的随访,进行综合分析,最后做出诊断。

上述是职业病诊断的总的原则,对每一个具体职业病的诊断有其具体的原则,在职业病诊断国家标准中都有具体的规定,应按照国家标准执行。

职业病诊断分型:根据职业危害因素浓度(强度)高低和发病快慢,职业病可分为急性、亚急性和慢性三型。

1. **急性职业病**　　指在短时间内大量接触的职业病危害因素作用于机体而引起的疾病，如接触一氧化碳而发生的急性一氧化碳中毒。

2. **亚急性职业病**　　介于急性与慢性之间，在较短时间内接触较大剂量的危害因素而造成的机体亚急性发病，如在较短时间内接触多量苯后引起再生障碍性贫血。

3. **慢性职业病**　　指长期接触低剂量危害因素，使机体发生的慢性疾病，如接触铅引起的慢性铅中毒。

七、职业病防治原则

职业病的发病原因明确，完全可以通过预防避免其发病，因此我国职业病防治工作应坚持预防为主、防治结合的方针。最主要的预防措施是消除或控制职业性有害因素发生源；控制作业工人的接触水平，使其经常保持在卫生标准允许水平以下；提高工人的健康水平，采取有效个人防护措施；对接触者实行就业前及定期健康检查，以及早发现职业性损害，减少职业病发生。

职业中毒的治疗原则：① 终止毒物接触；② 清除未被吸收的毒物；③ 促进已吸收的毒物排泄；④ 应用特效解毒剂；⑤ 对症处理。

针对每一个具体职业病的治疗有其具体的原则，在职业病诊断国家标准中都有具体的说明，可参照执行。

八、职业病管理

2001 年 10 月 27 日，第九届全国人民代表大会常务委员会第二十四次会议通过《中华人民共和国职业病防治法》（以下简称《职业病防治法》），并于 2002 年 5 月 1 日正式实施。其目的是预防控制消除职业病，保护劳动者的健康与权益，促进经济发展，使职业病管理形成法制化与规范化。根据 2011 年 12 月 31 日第十一届全国人民代表大会常务委员会第二十四次会议《关于修改〈中华人民共和国职业病防治法〉的决定》进行了修正并实施。目前版本根据 2018 年 12 月 29 日第十三届全国人民代表大会常务委员会第七次会议《关于修改〈中华人民共和国劳动法〉等七部法律的决定》第四次修正。

1. **职业性健康监护**　　《职业病防治法》规定，有害作业单位必须按照国务院卫生行政部门的规定开展对职业病危害因素的检测及职业健康监护，应当采取有效治理措施改善劳动条件，使有害作业场所有害因素符合国家卫生标准；用人单位应建立健康监护档案制度，对从事有害因素作业人员进行上岗前、在岗期间和离岗时的职业健康检查，以发现不适合从事本生产的职业禁忌证，以及作为职工入厂时的基础健康档案；可以早期发现毒物过度吸收或中毒患者，早期给予处理与治疗，防患于未然；确定离岗时的健康状况。

2. **职业病的诊断与鉴定管理**　　依据《职业病防治法》和《职业病诊断与鉴定管理办法》的有关规定，职业病的诊断应当由取得《医疗机构执业许可证》的医疗卫生机构承担，卫生行政部门应当加强对职业病诊断工作的规范管理。当事人对诊断有异议的可向地方或省、自治区、直辖市人民政府卫生行政部门提出鉴定或再鉴定。

在进行职业病诊断时应当提供：

（1）劳动者职业史及职业病危害接触史。

（2）职业健康检查结果。

（3）工作场所历年职业病危害因素检测结果。

（4）职业性放射性疾病诊断还需要个人剂量监测档案等资料。

（5）诊断机构要求提供的其他必需的有关材料。

用人单位和有关机构应当按照诊断机构的要求,如实提供必要的资料。劳动者依法要求进行职业病诊断的,职业病诊断机构应当接诊,并告知劳动者职业病诊断的程序和所需材料。

3. 职业病报告制度　　我国规定用人单位和医疗卫生机构发现职业病患者或者疑似职业病患者时,应及时填写《职业病报告卡》或《疑似职业病报告卡》,向所在地卫生行政部门报告。确诊为职业病的,用人单位还应当向所在地劳动保障行政部门报告。卫生行政部门和劳动保障行政部门接到报告后,应当依法做出处理。

4. 职业病处理　　职业病处理包括两方面,即对患者的治疗及依法落实职业病待遇。职工被确定患有职业病后,用人单位应按国家有关规定安排职业病患者进行治疗、康复和定期检查,不适宜继续从事原工作的应调离原岗位。职业病患者诊疗、康复费用,伤残以及丧失劳动能力的职业病患者的社会保障,按国家有关工伤社会保险的规定执行。疑似职业病患者在诊断或医学观察期间的费用由用人单位承担,并且在此期间不得解除或终止劳动合同。

（张雪涛　邹和建　倪为民）

【思考题】

（1）简述职业危害因素的分类。

（2）简述职业病的诊断原则。

（3）简述职业中毒的治疗原则。

第二章

职业病防治法律法规

职业健康工作的根本目标就是保障劳动者的身体健康和生命安全，是"健康中国"建设的重要基础和组成部分。劳动者的健康直接关系到一个国家的生产力发展水平和发展质量。改革开放 40 多年来，我国经济发展迅速，但由于经济发展不平衡，高新技术和传统产业交错所带来的职业病危害也日益凸显。职业病问题已成为威胁我国劳动力资源可持续发展、制约社会经济发展的因素之一。目前工作场所接触各类有害因素引发的职业健康问题依然严重，新的职业病危害因素不断出现，职业危害和工作压力导致的生理、心理等问题已成为亟待应对的职业健康挑战，因此高度重视职业病防治，保护劳动者健康已成为各级政府的职责。新中国成立后的前 50 年，由于我国职业病防治立法不够完善，相关规定中有关保护劳动者健康的措施不力，致使劳动者的健康权益及其他权益不能得到充分保障，但经过几十年努力，我国职业病防治的法治化建设得到加强，已初步形成了包括职业病防治法律法规规章、职业卫生标准等在内的较完备的法律体系、职业卫生监督体系、职业卫生技术服务体系和职业病救治体系。

一、《中华人民共和国职业病防治法》

为适应经济飞速发展过程中对职业病防治的需求，更好地保护劳动者权益，《中华人民共和国职业病防治法》（以下简称《职业病防治法》）于 2001 年 10 月 27 日公布，2002 年 5 月 1 日起实施。这是我国 21 世纪颁布的第一部卫生单行法律。它以保护广大劳动者健康及其相关权益为宗旨，规定了我国预防、控制和消除职业病危害、防治职业病等方面的相关法律制度。这既把新中国成立以来职业病防治工作经验上升到法律层面，把防治工作纳入了法治轨道，让工作方法有章可循，也确定了特定历史时期职业病防治工作的重点目标和重点范围。

2011 年 12 月 31 日第十一届全国人民代表大会常务委员会第二十四次会议对该法进行了第一次修正。2016 年 7 月 2 日第十二届全国人民代表大会常务委员会第二十一次会议对该法进行了第二次修正。2017 年 11 月 4 日第十二届全国人民代表大会常务委员会第三十次会议对该法进行了第三次修正。2018 年 12 月 29 日第十三届全国人民代表大会常务委员会第七次会议对该法进行了第四次修正。

2011年修订的《职业病防治法》第四十八条规定,用人单位应当如实提供职业病诊断、鉴定所需的劳动者职业史和职业病危害接触史、工作场所职业病危害因素检测结果等资料;安全生产监督管理部门应当监督检查和督促用人单位提供上述资料;劳动者和有关机构也应当提供与职业病诊断、鉴定有关的资料。职业病诊断、鉴定机构需要了解工作场所职业病危害因素情况时,可以对工作场所进行现场调查,也可以向安全生产监督管理部门提出,安全生产监督管理部门应当在十日内组织现场调查。用人单位不得拒绝、阻挠。

2016年修订的《职业病防治法》第九条规定,国家实行职业卫生监督制度。国务院安全生产监督管理部门、卫生行政部门、劳动保障行政部门依照本法和国务院确定的职责,负责全国职业病防治的监督管理工作。国务院有关部门在各自的职责范围内负责职业病防治的有关监督管理工作。县级以上地方人民政府有关部门在各自的职责范围内负责职业病防治的有关监督管理工作。县级以上人民政府安全生产监督管理部门、卫生行政部门、劳动保障行政部门(以下统称职业卫生监督管理部门)应当加强沟通,密切配合,按照各自职责分工,依法行使职权,承担责任。

2017年修订的《职业病防治法》第三十五条规定,职业健康检查应当由取得《医疗机构执业许可证》的医疗卫生机构承担。卫生行政部门应当加强对职业健康检查工作的规范管理,具体管理办法由国务院卫生行政部门制定。

2018年修订的《职业病防治法》第九条规定,国务院卫生行政部门、劳动保障行政部门依照本法和国务院确定的职责,负责全国职业病防治的监督管理工作。国务院有关部门在各自的职责范围内负责职业病防治的有关监督管理工作,安全生产监督管理部门不再负责职业病防治工作,原由安全生产监督管理部门担任的监督管理工作改由卫生行政部门负责。第四十三条规定,职业病诊断应当由取得《医疗机构执业许可证》的医疗卫生机构承担。卫生行政部门应当加强对职业病诊断工作的规范管理,具体管理办法由国务院卫生行政部门制定。

2018年新修订的《职业病防治法》具有下列特点。

1. 改变监督管理主体　　将原来监督管理中的安全生产监督管理部门,改为卫生行政部门、劳动保障行政部门,以下统称职业卫生监督管理部门。卫生行政部门、劳动保障行政部门依据各自职责,负责职业病防治的监督管理工作。有关部门在各自的职责范围内负责职业病防治的有关监督管理工作。国家实行职业卫生监督制度。

2. 明确工会的职业病防治监督职能　　工会组织依法对职业病防治工作进行监督,维护劳动者的合法权益。用人单位制定或者修改有关职业病防治规章制度,应当听取工会组织的意见。工会组织有权依法代表劳动者与用人单位签订劳动安全卫生专项集体合同。

3. 强化用人单位职业病防治职责　　建立用人单位负责、行政机关监管、行业自律、职工参与和社会监督的机制,实行分类管理、综合治理。用人单位的主要负责人对本单位的职业病防治工作全面负责。

4. 明确和取消相关技术支撑机构的资质认可　　取消了职业健康检查机构的资质认可后,又取消了职业病诊断机构的资质认可,明确职业病诊断应当由取得《医疗机构执业许可证》的医疗卫生机构承担,并提出了承担职业病诊断的医疗卫生机构应当具备的条件。2018年修订的《职业病防治法》只保留了职业卫生技术服务机构的资质认可,明确职业病危害因素检测、评价由依法设立的取得资质认可的职业卫生技术服务机构进行。

5. 明确劳动者的职业病诊断规定　　劳动者可在用人单位所在地、本人户籍所在地或者经常居住地依法承担职业病诊断的医疗卫生机构进行职业病诊断。明确由卫生行政部门监督检查和督促用人单位为申请职业病诊断、鉴定的劳动者提供职业史、职业病危害接触史、工作场所职业病危害因素检测结果等相关资料。在职业病诊断、鉴定过程中，用人单位不提供工作场所职业病危害因素检测结果等相关资料的，诊断、鉴定机构也可结合劳动者的临床表现、辅助检查结果和劳动者的职业史、职业病危害接触史并参考劳动者的自述及卫生行政部门提供的日常监督检查等信息做出职业病诊断、鉴定结论。劳动者对用人单位提供的工作场所职业病危害因素检测结果等资料有异议或因用人单位解散、破产无法提供相关资料的，诊断、鉴定机构可提请卫生行政部门进行调查。职业病诊断、鉴定过程中，在确认劳动者职业史、工种、工作岗位或在岗时间有争议的，可以向当地劳动人事争议仲裁机构申请仲裁，劳动人事争议仲裁委员会应当于受理之日起三十日内做出裁决，劳动者对仲裁不服的，还可依法向人民法院提起诉讼。

6. 明确职业病病人保障规定　　职业病病人的诊疗、康复费用，伤残以及丧失劳动能力的职业病病人的社会保障，按照国家有关工伤保险的规定执行。劳动者被诊断患有职业病，但用人单位没有依法参加工伤保险的，其医疗和生活保障由该用人单位承担。用人单位已经不存在或者无法确认劳动关系的职业病病人，可以向地方人民政府医疗保障、民政部门申请医疗救助和生活等方面的救助。

2018 年修订的《职业病防治法》坚持预防、控制和消除职业病危害，保护劳动者健康及其相关权益，保障劳动力资源的可持续发展，促进社会经济发展的立法宗旨。规定了国家职业病防治工作总体运行制度，即政府指导与监管、用人单位实施与保障、劳动者权益维护和自律、社会监督与参与以及职业卫生服务技术保障等。明确了我国职业病防治的基本法律制度是职业卫生监督制度；用人单位职业病防治责任制度；按职业病目录和职业卫生标准管理制度；劳动者职业卫生权利保护制度；职业病病人保障制度；职业卫生技术服务、职业病事故应急救援、职业危害事故调查处理、职业病事故责任追究制度；鼓励科学防治，淘汰落后的职业危害严重的技术、工艺和材料以及职业卫生监督和技术服务及其队伍管理制度等。2018 年修订的《职业病防治法》明确对医疗机构放射性职业病危害控制的监督管理，由卫生行政部门依照本法的规定实施。

《职业病防治法》共七章 88 条，分为总则、前期预防、劳动过程中的防护与管理、职业病诊断与职业病病人保障、监督检查、法律责任、附则。

1. 第一章总则　　共 13 条。该章明确了《职业病防治法》的立法宗旨、法律所适用的范围（中华人民共和国领域内的职业病防治活动）；职业病防治策略（职业病防治工作坚持预防为主、防治结合的方针，建立用人单位负责、行政机关监管、行业自律、职工参与和社会监督的机制，实行分类管理、综合治理）；劳动者依法享有的职业卫生保护的权利；用人单位应当建立、健全职业病防治责任制，加强对职业病防治的管理，提高职业病防治水平，对本单位产生的职业病危害承担责任；用人单位的主要负责人对本单位的职业病防治工作全面负责。用人单位必须依法参加工伤保险。国家鼓励和支持有利于职业病防治和保护劳动者健康的新技术、新工艺、新设备、新材料的研制、开发、推广、应用。国家实行职业卫生监督制度。国务院卫生行政部门、劳动保障行政部门依照本法和国务院确定的职责，负责全国职业病防治的监督管理工作。国务院有关部门、县级以上地方人民政府卫生行政部门、劳动保障行政部门和县级以上地方人民政府有关部门在各自的职责范围内负责职业病防治的有关监督管理工作。县级以上人民政府职业卫生监督管理部门应当加强沟通，密切配合，按照各自职责分工，依法行使职权，承担责任。应当加强对职业病防治的宣传教育，普及职业病防治的知识。任何单位和个人有权对违反本法的行为进行检举和控告。

2. 第二章前期预防　　共6条。该章明确规定用人单位应当依照法律、法规要求，从源头上控制和消除职业病危害。产生职业病危害的用人单位的设立除应当符合法律、法规规定的设立条件外，其工作场所还应当符合职业卫生要求。如果用人单位有《职业病危害因素分类目录》所列的职业病危害项目时，应当及时、如实向卫生行政部门申报，并接受监督。新建、扩建、改建建设项目和技术改造、技术引进项目(以下统称建设项目)可能产生职业病危害的，建设单位在可行性论证阶段应当进行职业病危害预评价。医疗机构建设项目可能产生放射性职业病危害的，建设单位应当向卫生行政部门提交放射性职业病危害预评价报告。卫生行政部门应当自收到预评价报告之日起三十日内，作出审核决定并书面通知建设单位。未提交预评价报告或者预评价报告未经卫生行政部门审核同意的，不得开工建设。职业病危害预评价报告应当对建设项目可能产生的职业病危害因素及其对工作场所和劳动者健康的影响作出评价，确定危害类别和职业病防护措施。建设项目职业病危害分类管理办法由国务院卫生行政部门制定。建设项目的职业病防护设施所需费用应当纳入建设项目工程预算，并与主体工程同时设计，同时施工，同时投入生产和使用。建设项目的职业病防护设施设计应当符合国家职业卫生标准和卫生要求；其中，医疗机构放射性职业病危害严重的建设项目的防护设施设计，应当经卫生行政部门审查同意后，方可施工。建设项目在竣工验收前，建设单位应当进行职业病危害控制效果评价。医疗机构可能产生放射性职业病危害的建设项目竣工验收时，其放射性职业病防护设施经卫生行政部门验收合格后，方可投入使用；其他建设项目的职业病防护设施应当由建设单位负责依法组织验收，验收合格后，方可投入生产和使用。卫生行政部门应当加强对建设单位组织的验收活动和验收结果的监督核查。国家对从事放射性、高毒、高危粉尘等作业实行特殊管理。具体管理办法由国务院制定。

3. 第三章劳动过程中的防护与管理　　共23条。该章明确了用人单位应当采取的职业病防治管理措施；必须采用有效的职业病防护设施，并为劳动者提供个人使用的职业病防护用品；应当优先采用有利于防治职业病和保护劳动者健康的新技术、新工艺、新材料，逐步替代职业病危害严重的技术、工艺、材料；产生职业病危害的用人单位，应当在醒目位置设置公告栏，公布有关职业病防治的规章制度、操作规程、职业病危害事故应急救援措施和工作场所职业病危害因素检测结果等。在可能发生急性职业损伤的有毒、有害工作场所，用人单位应当设置报警装置，配置现场急救用品、冲洗设备、应急撤离通道和必要的泄险区。该章还对职业病危害因素日常监测、可能产生职业病危害的设备、化学品、放射性同位素和含有放射性物质的材料的警示标识和说明书提出了明确要求；对职业病危害作业转移、用人单位对劳动者的职业病危害的告知义务及职业卫生培训、急性职业病危害事故的应急救援和控制责任、为劳动者建立职业健康监护档案和劳动者享有的职业卫生保护权益等问题都作出了明确的法律规定。

该章还对劳动者依法享有的职业卫生健康权利给予了明确规定,这些权利包括: ① 接受职业卫生教育、培训;② 获得健康检查、职业病诊疗、康复等职业卫生服务;③ 了解职业病危害因素、危害后果和应当采取的职业病防护措施;④ 要求用人单位提供职业病防护设施和防护用品,改善操作条件;⑤ 拒绝违章指挥和强令进行没有职业病防护措施的作业;⑥ 对违反职业病防治法律、法规以及危及生命健康的行为提出批评、检举和控告;⑦ 对职业病防治工作提出建议。按照"谁造成职业病危害,谁负责治理"的原则,用人单位的职业病防治责任有: ① 建立健全职业病防治责任制;② 履行保护劳动者健康的义务;③ 建立健全职业卫生管理制度和操作规程;④ 落实职业病病人保障;⑤ 保证职业病防治经费投入;⑥ 及时消除职业病事故隐患;⑦ 制定职业病事故应急救援预案;⑧ 及时报告职业病及职业病事故;⑨ 落实职业卫生监督的整改措施等。

4. 第四章职业病诊断与职业病病人保障　共 19 条。该章明确规定职业病诊断应当由取得《医疗机构执业许可证》的医疗卫生机构承担。卫生行政部门应当加强对职业病诊断工作的规范管理,具体管理办法由国务院卫生行政部门制定。劳动者可以在用人单位所在地、本人户籍所在地或者经常居住地依法承担职业病诊断的医疗卫生机构进行职业病诊断。职业病的诊断,应当综合分析职业史、职业病危害接触史、现场职业病危害调查与评价、临床表现及辅助检查等资料,按照职业病诊断标准进行诊断。职业病诊断证明书由参与诊断的取得职业病诊断资格的执业医师签署,并由职业病诊断机构审核盖章。用人单位和诊断机构发现职业病或疑似职业病病人时,要及时向有关部门报告。对职业病诊断有异议的,当事人可向作出诊断的诊断机构所在地地方政府卫生行政部门申请鉴定。职业病诊断鉴定委员会由相关专业的专家组成,各省、自治区、直辖市人民政府卫生行政部门应当设立相关的专家库,需要对职业病争议进行诊断鉴定时,可由当事人或者当事人委托有关卫生行政部门从专家库中以随机的方式确定参加诊断鉴定委员会的专家。职业病诊断鉴定费用由用人单位承担。职业病病人依法享受国家规定的职业病待遇,如及时的职业病治疗、康复和定期检查;不适宜继续从事原工作的职业病病人,应当调离原岗位,并妥善安置;从事接触职业病危害作业的劳动者,应享受适当岗位津贴等。职业病病人的诊疗、康复费用,伤残以及丧失劳动能力的职业病病人的社会保障,除应按照国家有关工伤保险的规定执行外,当事人还可依照有关民事法律,有权向用人单位提出赔偿要求。职业病病人变动工作单位,其享有的职业病待遇不变。本章还对用人单位不提供职业病诊断鉴定所需资料以及在确认劳动者职业史、职业病危害接触史时,当事人对劳动关系、工种、工作岗位或者在岗时间有争议等情况作出了明确规定。

5. 第五章监督检查　共 7 条。依照国家实行职业卫生监督制度的规定,县级以上人民政府职业卫生监督管理部门依照职业病防治法律、法规、国家职业卫生标准和卫生要求,依据职责划分,对职业病防治工作进行监督检查。卫生行政部门履行监督检查职责时,有权采取下列措施: ① 进入被检查单位和职业病危害现场,了解情况,调查取证;② 查阅或者复制与违反职业病防治法律、法规行为有关的资料和采集样品;③ 责令违反职业病防治法律、法规的单位和个人停止违法行为。发生职业病危害事故或者有证据证明危害状态可能导致职业病危害事故发生时,卫生行政部门可以采取临时控制措施,在职业病危害事故或者危害状态得到有效控制后,应当及时解除控制措施。采取的临时控制措施包括: ① 责令暂停导致职业病危害事故的作业;② 封存造成职业病危害事故或者导致职业病危害事故发生的材料和设备;③组织控制职业病危害事故现场。该章还对职业卫生监督执法人员的资格认证以及依法执行公务作了明确的规定。例如,①给不符合法定条件的建设项目发放有关证明文件、资质证明文件或给予批准;②发现用人单位存在职业病危害,并可能造成职业病危害事故,不及时采取控制措施;③对已经取得有关证明文件的,不履行监督检查职责;④其他违反本法的行为,都将承担相应的法律责任。

6. 第六章法律责任　　共16条。该章明确了违反本法行为应追究的法律责任。法律责任包括:①行政责任,即对用人单位和职业卫生技术服务机构、职业病诊断机构及其主管或直接责任人的行政处罚和行政处分。行政处罚主要有警告及责令限期改正;罚款,没收违法所得;提请有关政府责令其停建或关闭,责令停止产生职业病危害作业;取消职业卫生服务或职业病诊断资格;没收非法收受的财物等。②刑事责任,即对违反本法造成严重后果,构成犯罪的,依法追究刑事责任。③民事责任,即职业病病人除依法享有工伤保险外,依照民法,有权向用人单位提出赔偿要求。

为使《职业病防治法》规范有效地贯彻实施,《职业病防治法》正式颁布实施后,国家卫生行政部门和安全生产监督管理部门相继发布了一系列与《职业病防治法》相关的配套规章,其中包括《国家职业卫生标准管理办法》《建设项目职业病危害分类管理办法》《职业健康检查管理办法》《职业病诊断与鉴定管理办法》《职业卫生技术服务机构管理办法》《职业病分类和目录》和《职业病危害因素分类目录》等。

二、《职业健康检查管理办法》

为规范职业健康检查和职业健康监护档案管理,加强职业卫生健康监护工作,保护劳动者健康,依据《职业病防治法》,2002年3月28日卫生部以第23号令颁布了《职业健康监护管理办法》,并于2002年5月1日起施行。为了加强职业健康监护、规范职业健康检查,根据职业病防治工作的需要,国家卫生和计划生育委员会按照《职业病防治法》和承担的职责任务,将《职业健康监护管理办法》修订为《职业健康检查管理办法》,并于2015年3月26日公布,2015年5月1日实施,同时,2002年3月28日卫生部颁布的《职业健康监护管理办法》同时废止,根据2019年2月28日《国家卫生健康委关于修改〈职业健康检查管理办法〉等4件部门规章 的决定》(国家卫生健康委员会令第4号)修订。

《职业健康检查管理办法》共六章29条,分为总则、职业健康检查机构、职业健康检查规范、监督管理、法律责任和附则。

1. 第一章总则　　共3条。该章明确了制定本办法的法律依据、职业健康检查的定义、国家卫生健康委负责全国范围内职业健康检查工作的监督管理。县级以上地方卫生健康主管部门负责本辖区职业健康检查工作的监督管理。

2. 第二章职业健康检查机构　　共7条。该章明确规定开展职业健康检查的医疗卫生机构,应当在开展之日起15个工作日内向省级卫生健康主管部门备案,并对备案的职业健康检查信息的真实性、准确性、合法性承担全部法律责任,同时明确了职业健康检查机构应当具备条件、承担的职责和主检医生的条件。

职业健康检查机构应当具备以下条件:①持有《医疗机构执业许可证》,涉及放射检查项目的还应当持有《放射诊疗许可证》;②具有相应的职业健康检查场所、候检场所和检验室,建筑总面积不少于400平方米,每个独立的检查室使用面积不少于6平方米;

③ 具有与备案开展的职业健康检查类别和项目相适应的执业医师、护士等医疗卫生技术人员；④ 至少具有 1 名取得职业病诊断资格的执业医师；⑤ 具有与备案开展的职业健康检查类别和项目相适应的仪器、设备,具有相应职业卫生生物监测能力;开展外出职业健康检查,应当具有相应的职业健康检查仪器、设备、专用车辆等条件;⑥ 建立职业健康检查质量管理制度;⑦ 具有与职业健康检查信息报告相应的条件。

职业健康检查机构承担以下职责：① 在备案开展的职业健康检查类别和项目范围内,依法开展职业健康检查工作,并出具职业健康检查报告;② 履行疑似职业病的告知和报告义务;③ 报告职业健康检查信息;④ 定期向卫生健康主管部门报告职业健康检查工作情况,包括外出职业健康检查工作情况;⑤ 开展职业病防治知识宣传教育;⑥ 承担卫生健康主管部门交办的其他工作。

职业健康检查机构的主检医师应当具备以下条件：① 具有执业医师证书;② 具有中级以上专业技术职务任职资格;③ 具有职业病诊断资格;④ 从事职业健康检查相关工作三年以上,熟悉职业卫生和职业病诊断相关标准。主检医师负责确定职业健康检查项目和周期,对职业健康检查过程进行质量控制,审核职业健康检查报告。

省级卫生健康主管部门应当指定机构负责本辖区内职业健康检查机构的质量控制管理工作。职业健康检查质量控制规范由中国疾病预防控制中心制定。

3. 第三章职业健康检查规范　　共 10 条。该章明确规定职业健康检查机构应当在备案的检查类别和项目范围内开展相应的职业健康检查。职业健康检查分为以下六类：① 接触粉尘类;② 接触化学因素类;③ 接触物理因素类;④ 接触生物因素类;⑤ 接触放射因素类;⑥ 其他类(特殊作业等)。

职业健康检查机构开展职业健康检查应当与用人单位签订委托协议书,由用人单位统一组织劳动者进行职业健康检查;也可以由劳动者持单位介绍信进行职业健康检查。职业健康检查机构应当依据相关技术规范,结合用人单位提交的资料,明确用人单位应当检查的项目和周期。在职业健康检查中,用人单位应当如实提供以下职业健康检查所需的相关资料,并承担检查费用。相关资料包括：① 用人单位的基本情况;② 工作场所职业病危害因素种类及其接触人员名册、岗位(或工种)、接触时间;③ 工作场所职业病危害因素定期检测等相关资料。

职业健康检查的项目、周期按照《职业健康监护技术规范》(GBZ 188 - 2014)执行,放射工作人员职业健康检查按照《放射工作人员职业健康监护技术规范》(GBZ 235 - 2011)等规定执行。

职业健康检查机构应当在职业健康检查结束之日起 30 个工作日内将职业健康检查结果,包括劳动者个人职业健康检查报告和用人单位职业健康检查总结报告,书面告知用人单位,用人单位应当将劳动者个人职业健康检查结果及职业健康检查机构的建议等情况书面告知劳动者。职业健康检查机构发现疑似职业病病人时,应当告知劳动者本人并及时通知用人单位,同时向所在地卫生健康主管部门报告。发现职业禁忌的,应当及时告知用人单位和劳动者。

职业健康检查机构应当建立职业健康检查档案。职业健康检查档案保存时间应当自劳动者最后一次职业健康检查结束之日起不少于 15 年。职业健康检查档案应当包括下列材料：① 职业健康检查委托协议书;② 用人单位提供的相关资料;③ 出具的职业健康检查结果总结报告和告知材料;④ 其他有关材料。

4. 第四章监督管理　　共3条。该章明确规定县级以上地方卫生健康主管部门应当加强对本辖区职业健康检查机构的监督管理。监督检查主要内容包括:① 相关法律法规、标准的执行情况;② 按照备案的类别和项目开展职业健康检查工作的情况;③ 外出职业健康检查工作情况;④ 职业健康检查质量控制情况;⑤ 职业健康检查结果、疑似职业病的报告与告知以及职业健康检查信息报告情况;⑥ 职业健康检查档案管理情况等。

省级卫生健康主管部门应当对本辖区内的职业健康检查机构进行定期或者不定期抽查;设区的市级卫生健康主管部门每年应当至少组织一次对本辖区内职业健康检查机构的监督检查;县级卫生健康主管部门负责日常监督检查。县级以上地方卫生健康主管部门监督检查时,有权查阅或者复制有关资料,职业健康检查机构应当予以配合。

5. 第五章法律责任　　共5条。该章明确规定无《医疗机构执业许可证》擅自开展职业健康检查的,由县级以上地方卫生健康主管部门依据《医疗机构管理条例》第四十四条责令其停止执业活动,没收非法所得和药品、器械,并可以根据情节处以罚款。

职业健康检查机构有下列行为之一的,由县级以上地方卫生健康主管部门责令改正,给予警告,可以并处罚款:① 未按规定备案开展职业健康检查的;② 未按规定告知疑似职业病的;③ 出具虚假证明文件的。

职业健康检查机构未按照规定报告疑似职业病的,由县级以上地方卫生健康主管部门依据《职业病防治法》第七十四条的规定进行处理。

职业健康检查机构有下列行为之一的,由县级以上地方卫生健康主管部门给予警告,责令限期改正;逾期不改的,处以三万元以下罚款:① 未指定主检医师或者指定的主检医师未取得职业病诊断资格的;② 未按要求建立职业健康检查档案的;③ 未履行职业健康检查信息报告义务的;④ 未按照相关职业健康监护技术规范规定开展工作的;⑤ 违反本办法其他有关规定的。

职业健康检查机构未按规定参加实验室比对或者职业健康检查质量考核工作,或者参加质量考核不合格未按要求整改仍开展职业健康检查工作的,由县级以上地方卫生健康主管部门给予警告,责令限期改正;逾期不改的,处以三万元以下罚款。

用人单位应当组织从事接触职业病危害作业的劳动者进行上岗前、在岗期间、离岗时、离岗后和应急职业健康检查。用人单位不得安排未经上岗前职业健康检查的劳动者从事接触职业病危害因素的作业;不得安排有职业禁忌的劳动者从事其所禁忌的作业;不得安排未成年工从事接触职业病危害作业;不得安排妊娠期、哺乳期女职工从事对本人和胎儿、婴儿有危害的作业。定期职业健康检查时,发现劳动者有职业禁忌或者与其所从事的职业相关的健康损害,应及时调离原工作岗位,并妥善安置。对需要复查和医学观察的劳动者,应当按照职业健康检查机构要求的时间,安排其复查和医学观察。对未进行离岗时职业健康检查的劳动者,不得解除或终止与其订立的劳动合同。用人单位发生分立、合并、解散、破产等情形的,应当对从事接触职业病危害作业的劳动者进行健康检查,并按照国家有关规定妥善安置职业病病人。用人单位对遭受或者可能遭受急性职业病危害的劳动者,应当及时安排应急健康检查和医学观察。

职业健康检查机构发现疑似职业病病人应当按规定向所在地卫生行政部门报告,并通知用人单位和劳动者,用人单位对疑似职业病病人也应按规定向所在地卫生行政部门报告,并按职业健康检查机构的要求安排其进行进一步的职业病诊断或者医学观察。

职业健康检查应当依据劳动者所接触的职业病危害因素类别,按《职业健康监护技术规范》(GBZ 188 - 2014)的规定进行。职业健康检查机构应在体检工作结束之后起 30 工作日内向用人单位出具书面检查报告。用人单位应将检查结果如实告知劳动者。职业健康检查机构发现劳动者健康损害或者需要复查的,除及时通知用人单位外,还应当及时告知本人。

劳动者职业健康检查和医学观察的费用应当由用人单位承担。

根据《职业病防治法》的规定,用人单位应当为劳动者建立职业健康监护档案,并按照规定的期限妥善保存。职业健康监护档案应当包括劳动者的职业史、职业病危害接触史、职业健康检查结果和职业病诊疗等有关个人健康资料,其中,职业健康检查报告是职业健康监护档案的重要组成部分。职业健康监护档案是劳动者健康变化、健康状况与职业病危害因素关系的客观记录,是职业病诊断鉴定的重要依据之一,也是法院审理健康权益案件的物证。因此,职业健康监护档案的内容应当完整简要,能连续、动态观察劳动者健康状况、能为诊断职业病及职业卫生执法提供证据。劳动者有权查阅、复印其本人职业健康监护档案,在离开用人单位时,有权索取本人健康监护档案复印件,用人单位应当如实、无偿提供,并在所提供的复印件上签章。

三、《职业病诊断与鉴定管理办法》

为了规范职业病诊断与鉴定工作,加强职业病诊断与鉴定管理,根据《职业病防治法》,卫生部于 2002 年 3 月 28 日发布了《职业病诊断与鉴定管理办法》,并于 2002 年 5 月 1 日起施行。2013 年 1 月 9 日公布了第一次修订的《职业病诊断与鉴定管理办法》,并于 2013 年 4 月 10 日起施行。国家卫生健康委于 2021 年 1 月 4 日公布了第二次修订的《职业病诊断与鉴定管理办法》,并自公布之日起施行。

《职业病诊断与鉴定管理办法》共七章 63 条,分为总则、诊断机构、诊断、鉴定、监督管理、法律责任和附则。

1. 第一章总则　　共 6 条。该章明确规定职业病诊断和鉴定应当遵循"科学、公正、及时、便捷"的原则。国家卫生健康委负责全国范围内职业病诊断与鉴定的监督管理工作,县级以上地方卫生健康主管部门依据职责负责本行政区域内职业病诊断与鉴定的监督管理工作。

用人单位应当依法履行职业病诊断、鉴定的相关义务:① 及时安排职业病病人、疑似职业病病人进行诊治;② 如实提供职业病诊断、鉴定所需的资料;③ 承担职业病诊断、鉴定的费用和疑似职业病病人在诊断、医学观察期间的费用;④ 报告职业病和疑似职业病;⑤《职业病防治法》规定的其他相关义务。

2. 第二章诊断机构　　共 12 条。该章明确规定医疗卫生机构开展职业病诊断工作,应当在开展之日起十五个工作日内向省级卫生健康主管部门备案。省级卫生健康主管部门应当自收到完整备案材料之日起十五个工作日内向社会公布备案的医疗卫生机构名单、地址、诊断项目(即《职业病分类和目录》中的职业病类别和病种)等相关信息。

开展职业病诊断的医疗卫生机构应当具备下列条件:① 持有《医疗机构执业许可证》;② 具有相应的诊疗科目及与备案开展的诊断项目相适应的职业病诊断医师及相关

医疗卫生技术人员;③ 具有与备案开展的诊断项目相适应的场所和仪器、设备;④ 具有健全的职业病诊断质量管理制度。

职业病诊断机构的职责是:① 在备案的诊断项目范围内开展职业病诊断;② 及时向所在地卫生健康主管部门报告职业病;③ 按照卫生健康主管部门要求报告职业病诊断工作情况;④ 承担《职业病防治法》中规定的其他职责。

职业病诊断机构依法独立行使诊断权,并对其做出的职业病诊断结论负责。

从事职业病诊断的医师应当具备下列条件,并取得省级卫生健康主管部门颁发的职业病诊断资格证书:① 具有医师执业证书;② 具有中级以上卫生专业技术职务任职资格;③ 熟悉职业病防治法律法规和职业病诊断标准;④ 从事职业病诊断、鉴定相关工作三年以上;⑤ 按规定参加职业病诊断医师相应专业的培训,并考核合格。

职业病诊断医师应当依法在职业病诊断机构备案的诊断项目范围内从事职业病诊断工作,不得从事超出其职业病诊断资格范围的职业病诊断工作;职业病诊断医师应当按照有关规定参加职业卫生、放射卫生、职业医学等领域的继续医学教育。

3. 第三章诊断　　共15条。劳动者可以在用人单位所在地、本人户籍所在地或者经常居住地的职业病诊断机构进行职业病诊断。职业病的诊断机构不分级别,符合规定的任何一个职业病诊断机构出具的职业病诊断证明书均具同等效力。

职业病诊断应当按照《职业病防治法》、本办法的有关规定及《职业病分类和目录》、国家职业病诊断标准,依据劳动者的职业史、职业病危害接触史和工作场所职业病危害因素情况、临床表现以及辅助检查结果等,进行综合分析。材料齐全的情况下,职业病诊断机构应当在收齐材料之日起三十日内作出诊断结论。没有证据否定职业病危害因素与病人临床表现之间的必然联系的,应当诊断为职业病。

职业病诊断需要以下资料:① 劳动者职业史和职业病危害接触史(包括在岗时间、工种、岗位、接触的职业病危害因素名称等);② 劳动者职业健康检查结果;③ 工作场所职业病危害因素检测结果;④ 职业性放射性疾病诊断还需要个人剂量监测档案等资料。

劳动者依法要求进行职业病诊断的,职业病诊断机构不得拒绝劳动者进行职业病诊断的要求,并告知劳动者职业病诊断的程序和所需材料。劳动者应当填写《职业病诊断就诊登记表》,并提供本人掌握的职业病诊断有关资料。职业病诊断机构进行职业病诊断时,应当书面通知劳动者所在的用人单位提供职业病诊断所需相关资料,用人单位应当在接到通知后的十日内如实提供。用人单位未在规定时间内提供职业病诊断所需要资料的,职业病诊断机构可以依法提请卫生健康主管部门督促用人单位提供。

劳动者对用人单位提供的工作场所职业病危害因素检测结果等资料有异议,或者因劳动者的用人单位解散、破产,无用人单位提供上述资料的,职业病诊断机构应当依法提请用人单位所在地卫生健康主管部门进行调查。卫生健康主管部门应当自接到申请之日起三十日内对存在异议的资料或者工作场所职业病危害因素情况作出判定。职业病诊断机构在卫生健康主管部门作出调查结论或者判定前应当中止职业病诊断。

职业病诊断机构需要了解工作场所职业病危害因素情况时,可以对工作场所进行现场调查,也可以依法提请卫生健康主管部门组织现场调查。卫生健康主管部门应当在接到申请之日起三十日内完成现场调查。

职业病诊断机构作出职业病诊断结论后,应当出具职业病诊断证明书。职业病诊断证明书应当由参与诊断的取得职业病诊断资格的执业医师签署。职业病诊断机构应当对职业病诊断医师签署的职业病诊断证明书进行审核,确认诊断的依据与结论符合有关法律法规、标准的要求,并在职业病诊断证明书上盖章。职业病诊断证明书应当于出具之日起十五日内由职业病诊断机构送达劳动者、用人单位及用人单位所在地县级卫生健康主管部门。

职业病诊断机构应当建立职业病诊断档案并永久保存,档案应当包括:① 职业病诊断证明书;② 职业病诊断记录;③ 用人单位、劳动者和相关部门、机构提交的有关资料;④ 临床检查与实验室检验等资料。

职业病诊断机构发现职业病病人或者疑似职业病病人时,应当及时向所在地县级卫生健康主管部门报告。职业病诊断机构应当在作出职业病诊断之日起十五日内通过职业病及健康危害因素监测信息系统进行信息报告,并确保报告信息的完整、真实和准确。

4. 第四章鉴定　　共17条。当事人对职业病诊断机构作出的职业病诊断有异议的,可以在接到职业病诊断证明书之日起三十日内,向作出诊断的职业病诊断机构所在地设区的市级卫生健康主管部门申请鉴定。职业病诊断争议由设区的市级以上地方卫生健康主管部门根据当事人的申请组织职业病诊断鉴定委员会进行鉴定。

职业病鉴定实行两级鉴定制,设区的市级职业病诊断鉴定委员会负责职业病诊断争议的首次鉴定。当事人对设区的市级职业病鉴定结论不服的,可以在接到诊断鉴定书之日起十五日内,向原鉴定组织所在地省级卫生健康主管部门申请再鉴定,省级鉴定为最终鉴定。

职业病鉴定办事机构的职责:① 接受当事人申请;② 组织当事人或者接受当事人委托抽取职业病诊断鉴定专家;③ 组织职业病诊断鉴定会议,负责会议记录、职业病诊断鉴定相关文书的收发及其他事务性工作;④ 建立并管理职业病诊断鉴定档案;⑤ 报告职业病诊断鉴定相关信息;⑥ 承担卫生健康主管部门委托的有关职业病诊断鉴定的工作。

省级卫生健康主管部门应当设立职业病诊断鉴定专家库(以下简称专家库),并根据实际工作需要及时调整其成员。专家库可以按照专业类别进行分组。专家库应当以取得职业病诊断资格的不同专业类别的医师为主要成员,吸收临床相关学科、职业卫生、放射卫生、法律等相关专业的专家组成。专家应当具备下列条件:① 具有良好的业务素质和职业道德;② 具有相关专业的高级专业技术职务任职资格;③ 熟悉职业病防治法律法规和职业病诊断标准;④ 身体健康,能够胜任职业病诊断鉴定工作。

鉴定委员会人数为五人以上单数,其中相关专业职业病诊断医师应当为本次鉴定专家人数的半数以上。疑难病例应当增加鉴定委员会人数,充分听取意见。鉴定委员会设主任委员一名,由鉴定委员会成员推举产生。职业病诊断鉴定会议由鉴定委员会主任委员主持。参加职业病诊断鉴定的专家有下列情形之一的,应当回避:① 是职业病诊断鉴定当事人或者当事人近亲属的;② 已参加当事人职业病诊断或者首次鉴定的;③ 与职业病诊断鉴定当事人有利害关系的;④ 与职业病诊断鉴定当事人有其他关系,可能影响鉴定公正的。

当事人申请职业病诊断鉴定时,应当提供以下资料:① 职业病诊断鉴定申请书;② 职业病诊断证明书;③ 申请省级鉴定的还应当提交市级职业病诊断鉴定书。

职业病鉴定办事机构应当自收到申请资料之日起五个工作日内完成资料审核,对资料齐全的发给受理通知书;资料不全的,应当当场或者在五个工作日内一次性告知当事人补充。资料补充齐全的,应当受理申请并组织鉴定。职业病鉴定办事机构收到当事人鉴定申请之后,根据需要可以向原职业病诊断机构或者组织首次鉴定的办事机构调阅有关的诊断、鉴定资料。原职业病诊断机构或者组织首次鉴定的办事机构应当在接到通知之日起十日内提交。职业病鉴定办事机构应当在受理鉴定申请之日起四十日内组织鉴定、形成鉴定结论,并出具职业病诊断鉴定书。根据职业病诊断鉴定工作需要,职业病鉴定办事机构可以向有关单位调取与职业病诊断、鉴定有关的资料,有关单位应当如实、及时提供。

鉴定委员会应当听取当事人的陈述和申辩,必要时可以组织进行医学检查,医学检查应当在三十日内完成。需要了解被鉴定人的工作场所职业病危害因素情况时,职业病鉴定办事机构根据鉴定委员会的意见可以组织对工作场所进行现场调查,或者依法提请卫生健康主管部门组织现场调查。现场调查应当在三十日内完成。医学检查和现场调查时间不计算在职业病鉴定规定的期限内。

鉴定委员会应当认真审阅鉴定资料,依照有关规定和职业病诊断标准,经充分合议后,根据专业知识独立进行鉴定。在事实清楚的基础上,进行综合分析,作出鉴定结论,并制作职业病诊断鉴定书。鉴定结论应当经鉴定委员会半数以上成员通过。职业病诊断鉴定书应当包括以下内容:① 劳动者、用人单位的基本信息及鉴定事由;② 鉴定结论及其依据,鉴定为职业病的,应当注明职业病名称、程度(期别);③ 鉴定时间。诊断鉴定书加盖职业病鉴定委员会印章。

首次鉴定的职业病诊断鉴定书一式五份,劳动者、用人单位、用人单位所在地市级卫生健康主管部门、原诊断机构各一份,职业病鉴定办事机构存档一份;省级鉴定的职业病诊断鉴定书一式六份,劳动者、用人单位、用人单位所在地省级卫生健康主管部门、原诊断机构、首次职业病鉴定办事机构各一份,省级职业病鉴定办事机构存档一份。

职业病鉴定办事机构出具职业病诊断鉴定书后,应当于出具之日起十日内送达当事人,并在出具职业病诊断鉴定书后的十日内将职业病诊断鉴定书等有关信息告知原职业病诊断机构或者首次职业病鉴定办事机构,并通过职业病及健康危害因素监测信息系统报告职业病鉴定相关信息。

职业病鉴定办事机构应当如实记录职业病诊断鉴定过程,内容应当包括:① 鉴定委员会的专家组成;② 鉴定时间;③ 鉴定所用资料;④ 鉴定专家的发言及其鉴定意见;⑤ 表决情况;⑥ 经鉴定专家签字的鉴定结论。有当事人陈述和申辩的,应当如实记录。鉴定结束后,鉴定记录应当随同职业病诊断鉴定书一并由职业病鉴定办事机构存档,永久保存。

职业病诊断、鉴定的费用由用人单位承担。

5. 第五章监督管理　　共3条。该章规定县级以上地方卫生健康主管部门应当定期对职业病诊断机构进行监督检查,检查内容包括:① 法律法规、标准的执行情况;② 规章制度建立情况;③ 备案的职业病诊断信息真实性情况;④ 按照备案的诊断项目开展职业病诊断工作情况;⑤ 开展职业病诊断质量控制、参加质量控制评估及整改情况;⑥ 人员、岗位职责落实和培训情况;⑦ 职业病报告情况。

6. 第六章法律责任　　共8条。该章规定医疗卫生机构未按照规定备案开展职业病诊断的,由县级以上地方卫生健康主管部门责令改正,给予警告,可以并处三万元以下罚款。职业病诊断机构有下列行为之一的,其作出的职业病诊断无效,由县级以上地方卫生健康主管部门按照《职业病防治法》的第八十条的规定进行处理:① 超出诊疗项目登记范围从事职业病诊断的;② 不按照《职业病防治法》规定履行法定职责的;③ 出具虚假证明文件的。

职业病诊断机构未按照规定报告职业病、疑似职业病的,由县级以上地方卫生健康主管部门按照《职业病防治法》第七十四条的规定进行处理。职业病诊断机构违反本办法规定,有下列情形之一的,由县级以上地方卫生健康主管部门责令限期改正;逾期不改的,给予警告,并可以根据情节轻重处以三万元以下罚款:① 未建立职业病诊断管理制度的;② 未按照规定向劳动者公开职业病诊断程序的;③ 泄露劳动者涉及个人隐私的有关信息、资料的;④ 未按照规定参加质量控制评估,或者质量控制评估不合格且未按要求整改的;⑤ 拒不配合卫生健康主管部门监督检查的。

职业病诊断鉴定委员会组成人员收受职业病诊断争议当事人的财物或者其他好处的,由省级卫生健康主管部门按照《职业病防治法》第八十一条的规定进行处理。县级以上地方卫生健康主管部门及其工作人员未依法履行职责,按照《职业病防治法》第八十三条第二款规定进行处理。

用人单位有下列行为之一的,由县级以上地方卫生健康主管部门按照《职业病防治法》第七十二条规定进行处理:① 未按照规定安排职业病病人、疑似职业病病人进行诊治的;② 拒不提供职业病诊断、鉴定所需资料的;③ 未按照规定承担职业病诊断、鉴定费用。用人单位未按照规定报告职业病、疑似职业病的,由县级以上地方卫生健康主管部门按照《职业病防治法》第七十四条规定进行处理。

四、职业卫生学现场调查

职业病是指企业、事业单位和个体经济组织等用人单位的劳动者在职业活动中,因接触粉尘、放射性物质和其他有毒、有害因素而引起的疾病。《职业病防治法》第四十六条规定,职业病诊断,应当综合分析下列因素:病人的职业史、职业病危害接触史和工作场所职业病危害因素情况、临床表现及辅助检查结果等。没有证据否定职业病危害因素与病人临床表现之间的必然联系的,应当诊断为职业病。因此,职业病诊断不同于一般医学诊断,是在医学诊断的基础上判断疾病的发生是否与劳动者从事的职业有关,是一种归因诊断。

生产过程、劳动过程和生产环境中存在的各种职业病危害因素,在一定条件下,可对作业者的身心健康产生不良影响。职业卫生学现场调查是识别和评价职业病危害因素及实施职业卫生服务和管理的重要手段。对职业病危害因素的识别和评价,首先需通过对生产工艺过程、劳动过程和作业环境进行调查,以准确了解有害因素的性质、品种、用量、来源等及职业人群的接触状况。

职业有害因素是否对接触者的健康造成损害及损害程度,则取决于作用条件,包括接触机会、接触方式、接触时间和接触强度等。因此,对职业病危害因素的水平及其可能对健康造成的损害程度,则必须通过环境监测、生物监测和健康监护等进行综合分析和评估。因此,职业卫生学现场调查结果可为职业病诊断鉴定、为及时采取相应的防治措施、制定和修订法律法规和卫生标准以及指导今后的预防工作提供可靠依据,为用人单位职业卫生管理提供基本资料,为卫生行政管理部门及有关部门对用人单位的监督管理提供依据,为保护劳动者健康提供必要的信息。

（一）调查目的

职业卫生学现场调查是职业病诊断鉴定中的不可或缺的重要步骤,即对生产过程、劳动过程和生产环境中存在的职业病危害因素进行识别和评价,以确切了解职业病危害因素的性质、品种、来源、强度、劳动者的接触情况及造成的健康影响。

职业卫生学现场调查的目的是了解用人单位的基本情况、职业卫生管理情况、职业病危害因素基本情况、职业卫生防护情况、劳动者健康状况及职业病危害的程度等。

（二）调查方法与步骤

职业卫生学现场调查常通过"听、看、问、测、查、算"的方式进行。

1. 听　　听取介绍。听取用人单位职业卫生管理人员介绍,了解用人单位基本情况和病人职业接触情况。用人单位基本情况包括项目建设情况、工艺流程、生产工艺和劳动过程的原料、辅料、中间产品及副产品;生产工艺与设备;化学品理化特征与毒性特征;现有防护措施的使用情况、工人的接触方式、同工种工人职业病发病情况等。病人职业接触情况包括病人的职业史及接触史、工种、岗位、工龄、工作时间、工作性质和接触方式、个人防护使用情况等。

2. 看　　实地观察。现场观察工作环境、生产工艺与设备、防护措施;查看原料产品化学品安全数据说明书(MSDS)、病人所在车间、岗位历年职业病危害因素监测结果、职业健康检查资料、同岗位人员职业健康损害和职业病发病等资料。

3. 问　　口头询问。询问病人发病大致经过、接触毒物的种类、接触方式和接触时间、中毒的人数、中毒程度、症状和体征、死亡人数和已采取的措施等。

4. 测　　环境监测。根据调查需要进行监测。为了查明工人接触毒物的程度,应对车间空气中毒物的浓度进行测定,对于不明产品、原料产品还需要样品采样实验室送检,检测毒物成分含量、现场噪声、粉尘水平检测等。

5. 查　　健康检查。组织同工种工人进行职业健康检查。

6. 算　　资料分析。对调查所取得的资料进行计算分析和综合评价。

（三）调查内容

1. 职业卫生基本情况调查

（1）被调查单位基本情况:如单位名称、地址、建厂日期、产品种类、有害作业的分布、职业病危害因素接触人数、职业卫生管理状况等。

（2）主要产品和生产工艺流程:应详细了解生产工艺过程及原辅料的使用情况。包括原辅料名称和年使用量、中间产物、产品名称和年产量、所采取的生产工艺、绘制生产工艺流程图。

（3）职业病危害因素及其接触情况:生产车间岗位职业病危害因素名称、作业方式、接触时间、接触人数。已开展职业病危害因素浓度日常检测的查看检测结果。

（4）职业卫生防护设施及使用情况:车间通风防尘、防毒、消声、减振等职业卫生防护设施的安装、使用、维修管理及其防护效果等。

（5）个人防护用品及其使用情况:为劳动者配备的个人防护用品名称、型号、发放频率、佩戴使用、更换管理等。

（6）职业健康监护开展情况：了解近年用人单位职业健康监护开展情况，主要包括职业健康检查的岗位名称、人数、体检项目、体检结果、同工种异常人数以及对体检异常者的处理情况。

（7）职业病发病情况：调查用人单位职业中毒和工人职业病的发病情况，包括职业病病人的一般情况、职业危害因素接触史、职业病诊断结果、目前病情及治疗情况等。

2. 职业史和职业病危害因素接触史调查　　调查病人职业史以及从事有毒有害作业岗位名称、工种、专业工龄、作业方式、工作时间等，按时间先后顺序列出所接触职业病危害因素的经历，包括接触职业病危害因素的起止时间、单位、工种、岗位、所接触职业病危害因素的品种及其浓度（强度）、实际接触时间、防护设施、个人防护等情况。

3. 劳动者职业健康检查情况　　调查劳动者历年职业健康检查情况，主要包括职业健康检查的岗位、体检类型、接触职业病危害因素名称、体检时间、体检项目、体检结果、处理意见等；同工种工人职业健康检查情况。

4. 职业病发病情况调查　　调查劳动者既往职业病发病情况，包括已诊断职业病病名、目前病情及治疗情况等；同工种工人职业病发病情况。

5. 其他　　与职业病诊断有关的资料和调查，如职业性放射性疾病诊断还需要个人剂量监测档案等资料。

（四）调查结论

根据现场调查情况，做出综合判断，出具调查初步结论。

（五）撰写调查报告

调查结束完成调查报告的撰写，调查报告内容应包括：

（1）用人单位基本情况、工艺流程介绍、产品产量、作业方式、防护设施等。

（2）病人职业接触史、既往史、发病经过、历年健康检查情况包括上岗前、在岗期间的职业健康检查结果。

（3）作业场所职业病危害因素检测情况。

（4）同工种工人职业健康检查、职业病发病情况。

（5）急性职业中毒事故调查报告还应包括急性中毒发生经过、引起急性中毒的毒物名称、现场毒物浓度、中毒人数、病情程度、中毒救治、中毒原因分析、结论、应急处置和现场控制措施建议。

（6）注明调查时间、地点，用人单位介绍人的姓名和职务、调查人员签名。

（周元陵）

【思考题】

（1）简述 2018 年修订的《职业病防治法》的特点。

（2）职业健康检查包括哪几类？

（3）简述开展职业病诊断的医疗卫生机构应当具备的条件。

（4）简述从事职业病诊断的医师应当具备的条件。

（5）简述职业病诊断鉴定委员会专家必须回避的情况。

（6）简述职业病诊断中职业卫生学调查的方法与步骤。

铅 中 毒

一、理化性质

铅(lead)，Pb，为灰白色质软的重金属，原子量 207.19，相对密度 11.34 g/cm³，熔点 327.5℃，沸点 1 740℃，不溶于水，可溶于热浓硝酸、硫酸、盐酸等，加热至 400～500℃有大量蒸气逸出，并在空气中迅速氧化为各种铅氧化物。常见的铅氧化物有氧化亚铅(黑粉)、氧化铅(PbO)(黄丹和密陀僧)、二氧化铅(PbO_2)、三氧化二铅(樟丹)和四氧化三铅(红铅、红丹或铅丹)，铅的无极化合物有碱式碳酸铅(铅白)、碱式硫酸铅、硫酸铅、铬酸铅、乙酸铅等。

二、接触机会

铅的职业接触有：① 铅矿开采、金属冶炼、熔铅；② 蓄电池制造业；③ 印刷业，如浇版、铸字；④ 化工机械，如制造铅丝、铅管等；⑤ 造船业，如熔铅、电焊；⑥ 电缆制造等均接触铅。铅化合物的接触机会更多，如颜料行业(铅白、红铅、氧化铅等)；熟料工业(碱式硫酸铅、碱式亚磷酸铅)、橡胶工业(氧化铅、硫化铅等)；军火工业(汽油防爆剂——四乙基铅)等。

日常生活中接触铅的机会也很多，如用含铅的锡锅制酒、锡壶烫酒饮酒等；滥用含铅的中药配方治病(癫痫、哮喘、牛皮癣)，如多使用红铅、铅霜、氧化铅、樟丹等，还有民间养生服用包括铅在内的多种重金属的情况发生。误食含铅化合物或儿童误食含铅油漆玩具等均可引起中毒。

三、铅中毒的作用机制

职业接触铅及其化合物主要以铅尘、铅烟或蒸气的形式经呼吸道进入人体，其次是生活性接触经消化道吸收。一般不能透过完整的皮肤吸收。但有机铅如四乙基铅则易经皮肤吸收。进入血液的铅 90% 以上与红细胞结合，红细胞内的铅 50% 左右与血红蛋白结合，另外的部分因与低分子蛋白和红细胞膜结合易扩散，与血浆内铅保持动态平衡，并通过血浆分布于各组织，初期以肝、肾含量最高，数周后以不溶性的磷酸铅的形式沉积于骨、毛发和牙齿等,当血铅降低时又以可溶性的磷酸氢铅进入血液中。吸收进入体内的铅主要经肾由尿排出(75%以上);经消化道进入的铅大部分由粪便排出;经呼吸道吸入的铅,部分可经呼吸道纤毛作用排出,其余部分被吞入消化道,随粪便排出。体内的铅亦可经汗腺、乳汁、唾液和月经等排出,但是较少。血铅的生物半衰期约为 19 d,软组织铅的生物半衰期约为21 d,骨铅的生物半衰期约为 20 年。

铅毒性的强弱与铅化合物的溶解度、铅烟尘颗粒的大小、侵入途径及形态等有密切关系,同时还受机体因素(年龄、生理、营养状况)及遗传因素的影响。铅对人体引起中毒的量因铅化合物不同而有差异,一般口服中毒量为 2~3 g,致死量为 50 g。在铅中毒机制研究中,卟啉代谢障碍是其重要的和较早的变化之一,铅可抑制 5-氨基酮戊酸脱水酶、氨基乙酰丙酸合成酶和血红素合成酶,因此可减少血红蛋白合成,因此,尿中 δ-氨基-γ-酮戊酸、粪卟啉及血液中游离红细胞原卟啉或锌原卟啉增加,其可作为铅中毒重要的临床辅助诊断指标。

四、临床表现

(一) 急性铅中毒

工业生产中发生急性铅中毒的概率较小,但可见到职业性亚急性中毒,其临床表现与急性中毒十分相似。急性中毒主要因消化道吸收而引起,多见于服用含铅中草药偏方引起。常有潜伏期,短者 4~6 h,一般 2~3 d,最长者 1~2 周。中毒后,出现口内有金属味、恶心、呕吐、腹胀、食欲缺乏、便秘(多见)或腹泻、阵发性腹部剧烈绞痛(铅绞痛),以及头痛、头晕、乏力、全身酸痛、血压升高、出汗、尿少、苍白面容(铅容)等全身症状。严重时可合并多脏器功能损伤,引起中毒性脑病、中毒性肝病和中毒性肾病等。中毒性脑病多见于儿童,可有痉挛、抽搐,甚至因谵妄、高热、昏迷和循环衰竭而死亡。实验室检查铅中毒指标明显异常。

(二) 慢性铅中毒

通常呈慢性、隐匿过程,早期症状不明显,随病情进展,累及以下各系统。

1. **神经系统**　　中枢神经系统早期症状不明显,主要表现为头痛、头晕、乏力、失眠、多梦、健忘等神经症表现;儿童对铅较敏感,可发生脑功能轻微障碍综合征,表现以多动为主,学习成绩较差。重症患者可发生铅毒性脑病,早期表现以智能减退为主,反应迟钝、注意力不集中、抑郁、易激动、定向力减退等,进而表现为剧烈的头痛、恶心、呕吐、视力减退或失明、失语、高热、抽搐、精神障碍、昏迷等,可有脑水肿、颅内压增高的表现。重症铅中毒还可发生中毒性周围神经病,以运动功能受累为主,表现为伸肌无力,常伴有关节肌肉疼痛及肢体远端对称性感觉障碍及局部自主神经功能障碍,出现手套样、袜套样改变。严重时可发生肌肉麻痹,亦称"铅麻痹",多见于桡神经支配的手指和手腕伸肌肌无力,使腕下垂,亦称"垂腕症",或腓神经支配的腓骨肌,伸趾总肌肉、伸跗趾肌肌无力,使足下垂,亦称"垂足症"。

2. **消化系统**　　可有食欲缺乏、口内金属味、恶心、腹胀、腹隐痛、腹泻或便秘。腹绞痛是铅中毒最突出的症状之一,见于中等及较重病例,发作前多以腹胀和顽固性便秘为先兆,特点是突发性剧烈绞痛;持续数分钟至数小时;部位常在脐周;多伴呕吐、面色苍白、烦躁冷汗、体位屈曲;一般止痛药不易缓解;无固定压痛点,按腹可稍缓解;肠鸣音减弱。少数患者因口腔卫生不良,牙龈边缘可有约 1 mm 硫化铅造成的蓝灰色"铅线"。

3. 造血系统　　贫血是铅中毒最常见的症状之一。多为轻度低色素性正常红细胞性贫血,可有网织红细胞、点彩红细胞和多嗜性红细胞增多。

4. 肾脏表现　　慢性铅中毒主要损伤近曲肾小管,造成肾小管重吸收功能降低。严重者可导致肾小管萎缩、间质纤维化甚至肾小球硬化,最终引起慢性肾功能不全,可见血肌酐、尿素氮、尿中 β_2 微球蛋白增高,而肾小球滤过率及内生肌酐清除率明显降低。

5. 其他　　女性对铅更敏感,特别是孕妇和哺乳期妇女,可引起不孕、流产、早产、畸胎和死胎等;亦可引起男性精子活力减低、精子数量减少及畸形精子增多等;铅还能通过胎盘进入胎儿体内,并通过乳汁引起婴儿中毒。

五、诊断和鉴别诊断

(一) 急性和亚急性铅中毒

根据急性或亚急性铅中毒的临床表现和实验室检查结果,结合职业接触高浓度铅尘、铅烟的职业史或口服铅或铅化合物的病史,排除其他内科疾病,可以诊断急性或亚急性铅中毒。

急性中毒合并腹绞痛需要与急性胆囊炎、胆道蛔虫病、急性胃炎、急性胰腺炎、急性阑尾炎等急腹症鉴别。非职业性铅中毒需要追问服用含铅化合物的病史,结合临床表现和实验室检查,排除内科其他疾病后方可诊断。

(二) 慢性铅中毒

1. 诊断原则　　根据确切的铅及其化合物的职业接触史,以神经、消化、造血系统损害为主的临床表现和有关实验室检查结果为主要依据,结合现场职业卫生学调查资料进行综合分析,排除其他原因引起的类似疾病后,方可诊断。

2. 实验室检查　　实验室检查有助于提示诊断,常用的指标有:① 尿铅,是反映长期铅接触水平的指标之一,也是观察驱铅效果的最好指标,但波动性较大,影响因素较多。国内近年调查尿铅的生物接触限值即铅接触者不发生中毒的尿铅最高值为 0.34 μmol/L (0.07 mg/L);诊断值为 0.58 μmol/L (0.12 mg/L)。② 血铅,反映近期铅接触指标,与其他指标相关性较好,且与中毒程度密切相关。血铅生物接触限值为 1.9 μmol/L (400 μg/L);诊断值为 2.9 μmol/L(600 μg/L)。③ 血原卟啉与锌卟啉,均为铅性贫血的敏感指标,故也作为筛选铅中毒的首选指标。但锌卟啉在实际诊断中应用很少,故在最新的铅中毒诊断标准中仅将血原卟啉作为铅中毒的诊断分级指标。锌卟啉诊断值为 3.56 μmol/L (2 000 μg/L);血原卟啉则为 2.91 mol/L(13 μg/gHb)。④ 尿δ-氨基-γ-酮戊酸,敏感性相对较差,只宜与其他指标合用,诊断值为 61 mol/L(8 000 μg/L)。

3. 诊断分级

(1) 轻度中毒:血铅 $\geqslant$ 2.9 μmol/L(0.6 mg/L、600 μg/L)或尿铅 $\geqslant$ 0.58 μmol/L (0.12 mg/L、120 μg/L)且具有下列表现之一者,可诊断轻度中毒。① 尿δ-氨基-γ-酮戊酸$\geqslant$61.0 μmol/L(8 mg/L、8 000 μg/L)者;② 红细胞锌卟啉 2.91 μmol/L (13.0 μg/gHb);③ 有腹部隐痛、腹胀便秘等症状。此外,如行诊断性驱铅试验后,尿铅$\geqslant$3.86 μmol/L (0.8 mg/L、800 μg/L)或 4.82 μmol/24 h(1 000 μg/24 h)者,亦可诊断为轻度铅中毒。

（2）中度中毒：在轻度中毒基础之上且具有下列一项表现者。① 腹绞痛；② 贫血；③ 轻度中毒性周围神经病。

（3）重度中毒：具有下列一项表现者。① 铅麻痹；② 中毒性脑病。

慢性铅中毒应与缺铁性贫血、其他原因所致的周围神经病、脑血管意外、血紫质病等鉴别。出现腹绞痛时应与内、外科引起的急腹症的疾病相鉴别。

（三）儿童铅中毒

根据 2006 年卫生部颁布的《儿童高铅血症和铅中毒预防指南》《儿童高铅血症和铅中毒分级和处理原则（试行）》，连续两次测定静脉血铅水平在 $100\sim199~\mu g/L$ 即为高铅血症；血铅水平达到 $200\sim249~\mu g/L$ 可诊断为轻度铅中毒；血铅水平为 $250\sim449~\mu g/L$ 可诊断为中度中毒；血铅水平等于或高于 $450~\mu g/L$ 即为重度中毒。

六、治疗

（一）急性铅中毒

1. 终止毒物吸收　　生活中经消化道急性中毒者，立即停止含铅化合物的摄入，一次大量经口服入者立即洗胃、导泻并保护胃黏膜。职业性经呼吸道吸入急性铅中毒者应立即脱离中毒现场，换洗衣服，清洗皮肤。

2. 驱铅治疗　　铅中毒患者一旦确诊，应积极进行驱铅治疗。使用金属络合剂：成人可将依地酸二钠钙（$CaNa_2$-EDTA）1 g 加入 25% 葡萄糖溶液 60 mL 内缓慢静脉注射或加入 5% 葡萄糖溶液 500 mL 静脉滴注，每日 1 次，连用 $3\sim4$ d 为 1 个疗程，对有肾损害者应酌情减量。也可用二巯丁二钠（Na-DMA）$1\sim2$ g 静脉注射，每日 1 次，连用数日，至急性症状缓解为止。

3. 对症支持治疗　　腹痛剧烈时可静脉注射葡萄糖酸钙 $10\sim20$ mL，或肌内注射阿托品、654-2 等缓解，但当出现麻痹性肠梗阻、腹胀、顽固性便秘时应慎用，驱铅治疗常更有效。另外，还应注意保护肝、肾、心肌功能，营养神经，纠正贫血、脑水肿。

4. 儿童铅中毒性脑病　　可用地塞米松 $10\sim40$ mg 静脉注射或静脉滴注，每日 1 次，连用 $3\sim5$ d。维持内环境稳定，并给予对症营养支持治疗。

（二）慢性铅中毒

1. 脱离接触　　慢性铅中毒诊断一旦确诊，应暂时脱离接触，适当休息，注意营养。慢性轻度、中度铅中毒治愈后可恢复原工作，重度中毒者必须调离铅作业岗位。

2. 驱铅治疗　　将依地酸二钠钙 1.0 g 加入 25% 葡萄糖溶液 60 mL 内缓慢静脉注射或加入 5% 葡萄糖溶液 500 mL 静脉滴注，每日 1 次；也可用二巯基丁二钠 1 g 静脉注射，每日 2 次，或口服二巯丁二酸 0.25 g，每日 $2\sim3$ 次。一般连用 3 d，停 4 d 为 1 个疗程，根据病情酌情用 $3\sim5$ 个疗程。如多次排铅，应补充微量元素，如铜、锌、铁等。

3. 对症支持治疗　　同急性铅中毒。

七、预防

彻底改善工作环境，减少作业环境中铅尘、铅烟浓度，加强个人防护，减少工人接触铅的水平是防治职业性铅接触的关键。铅作业工人应接受全面的健康监护，进行上岗前、在岗期间和离岗时的职业性健康体检,及时发现职业禁忌证,如贫血、卟啉病、多发性周围神经病等。

(匡兴亚)

【思考题】

(1) 铅进入人体的途径、代谢分布情况和中毒机制。

(2) 铅中毒的临床表现、诊断分级和治疗方案。

(3) 了解儿童铅中毒的诊断分级。

第四章

苯 中 毒

教学目的
- **掌握**：职业性苯中毒的诊断原则及诊断分级。
- **熟悉**：职业性苯中毒的临床表现。
- **了解**：职业性苯中毒的发病机制及治疗。

职业性急性苯中毒是劳动者在职业活动中，短期内吸入大剂量苯蒸气所引起的以中枢神经系统抑制为主要表现的全身性疾病；职业性慢性苯中毒是指劳动者在职业活动中较长时期接触苯蒸气引起的以造血系统损害为主要表现的全身性疾病。

一、理化性质

苯（benzene，C_6H_6），属芳香烃类化合物，为无色透明、具有芳香味的油状液体；分子量 78.11，沸点 80.1 ℃，易挥发和燃烧、爆炸，爆炸极限为 1.4%～8%；微溶于水，易溶于乙醇、乙醚、汽油、丙酮和二硫化碳等有机溶剂。苯环结构较稳定，与其他化合物发生反应时，仅是苯环中的氢原子被其他基团所取代。

二、接触机会

苯由煤焦油提炼或石油裂解而来，在苯的制造过程中可接触苯。化工生产中，苯的用途极广，是合成多种化学物质的基本原料，如生产酚、氯苯、硝基苯、香料、磺胺、合成纤维（锦纶），合成橡胶（丁苯橡胶），合成塑料（聚苯乙烯），合成染料（苯胺）等，这些物质生产过程中可接触苯。苯还用作油、脂、橡胶、树脂、油漆、喷漆和氯丁橡胶等溶剂及稀薄剂，这些化学物质的生产或应用过程如油漆、喷漆、制鞋（上胶、配底）、生产箱包等，均有机会接触苯。

三、发病机制

（一）苯的吸收和代谢

1. 吸收　　在生产及使用中，主要以蒸气形式经呼吸道吸入，吸入量与接触时间、浓度有关。皮肤吸收较少；消化道吸收能力虽强，但对生产性中毒意义不大。

2. 分布　　短期高浓度一次性吸入，主要分布于脑和肾上腺；慢性长期低浓度吸入，主要分布在脂肪含量较多的组织，特别是骨髓和脑。血液中的苯主要分布在红细胞膜上，血浆中的苯则与乳糜微粒体和脂蛋白结合；红细胞中的苯比血浆高 2 倍。

3. 代谢　　经呼吸道吸入人体的苯中,40％～60％以原形态经肺呼出。约10％以原形在体内蓄积,部分逐渐氧化经肾排出。另10％氧化成黏糠酸,使苯环打开,大部分分解为水和二氧化碳,经肾和肺排出。约30％苯在肝脏内经混合功能氧化酶代谢形成环氧化苯。生成的环氧化苯20％～30％转化为酚,另外一部分在环氧化物水化酶作用下生成苯氢二醇,再转化为邻苯二酚;少量酚可进一步代谢为氢醌。

(二) 中毒机制

引起苯的骨髓毒性作用的具体物质目前还不完全清楚,动物实验发现,苯原形在体内蓄积,并不能造成对骨髓功能抑制,提示苯的骨髓毒性并非苯本身造成的。目前认为苯的毒性作用仍主要与其代谢产物酚类有关:当苯的氧化速度超过与硫酸根和葡萄糖醛酸结合的速度时,可使酚类转化物,尤其是氢醌和邻苯二酚在体内蓄积,可以直接抑制血细胞DNA合成和造血细胞的核分裂,对骨髓中核分裂最为活跃的原始细胞具有更明显的毒作用,对多种造血干细胞如多向性髓系祖细胞、粒单系集落形成单位、粒系集落形成单位、单核系集落形成单位、早期红系集落形成单位、晚期红系集落形成单位均有抑制作用,导致干细胞分裂减少,并且破坏贴壁细胞形成,致使干细胞自我复制所需支架出现缺陷,造血微环境发生改变,而干扰造血细胞生成。另外,其还可导致细胞染色体畸变。

四、临床表现

(一) 急性中毒

一般见于生产环境中意外事故如爆炸、燃烧等,或在通风不良的条件下进行苯作业而又缺乏有效的个人防护等。临床症状的轻重与空气中苯蒸气浓度和接触时间有关,一般可分为轻度和重度中毒两种类型。

1. 轻度中毒　　患者感到头晕、头痛、眩晕、酩酊感、神志恍惚、步伐不稳,有时可有嗜睡、手足麻木、视物模糊,并有消化系统症状如恶心、呕吐等;黏膜仅有轻度刺激症状如流泪、咽痛或咳嗽等。

2. 重度中毒　　患者除有以上症状外,还可出现震颤、谵妄、昏迷、强直性抽搐等表现,个别可发生猝死。

轻度中毒患者一般白细胞数正常或轻度增高,但数日内即恢复正常;重度中毒患者,急性期粒细胞可增高,以后可降低并有中毒性颗粒。这些血液系统改变经治疗后,短期内可逐渐恢复。此外,急性中毒时,血清转氨酶可轻度增加;尿酚明显增高。

轻度中毒患者,一般经脱离现场和对症处理,在短期内即可逐渐好转,无任何后遗症。少数较重的患者走路蹒跚、失眠以及头昏等后遗症可持续几个星期,仅个别人会遗有神经衰弱等后遗症状。

(二) 慢性中毒

慢性苯中毒的症状是逐渐发生的。中毒程度因工作环境、健康状况及对毒物敏感性等而有所不同,且与性别、年龄等也有一定关系,故工种、工龄相同的人,中毒严重度并不一致。

慢性中毒主要为中枢神经系统和造血系统表现,临床上常见为神经衰弱综合征,如头昏、头痛、乏力、失眠、多梦、记忆力减退等;可有心悸、心动过速或过缓、易感冒等症状,部分患者刷牙时易牙龈出血、月经量增多,或皮肤软组织受压后出现瘀点、瘀斑甚至有自发性出血。

实验室检查以外周血白细胞减少最为常见,主要是中性粒细胞减少,粒细胞胞质可出现中毒颗粒、空泡、核固缩、核溶解、核畸形及碱性磷酸酶增加等变化;血小板减少可单独出现,也可与白细胞变化共同存在,血小板形态及功能均受影响,患者可有出血倾向;贫血往往出现稍晚,贫血除红细胞生成障碍外,还与苯中毒时骨髓无效造血及轻度溶血有关;红细胞的血红蛋白组成也可发生变化,如胎儿血红蛋白增加等;严重病例可发生再生障碍性贫血,表现为全血细胞减少。

长期接触高浓度苯,还可诱发骨髓增生异常综合征(myelodysplastic syndrome, MDS)和白血病(leukemia);苯引起的白血病多为急性,粒细胞性多见,其次为红白血病及淋巴细胞性,单核细胞性则较少。

慢性苯中毒的骨髓象,轻症大多正常,预后亦较好,典型的表现为再生不良型,以粒系统变化为主,也可累及红系及巨核系统;有时虽见全血细胞减少,但骨髓可表现为局灶性增生,可见一个或数个系统增生活跃,有的尚有巨幼红细胞增生、骨髓内溶血等现象,此时应高度警惕是否属骨髓增生异常综合征和白血病前期表现。

在临床工作中可见部分连续作业工龄少于 3 个月的劳动者,因每日苯接触时间长、苯浓度高,出现周围血一系或多系细胞计数减少,甚至表现为再生障碍性贫血,但此类再生障碍性贫血经积极治疗后,预后相对较好。这类患者发病潜伏期与典型的慢性中毒有所区别,在发病时间上属于“亚急性”,但其临床表现与“慢性苯中毒”相似,故更符合“亚慢性”中毒。目前,尚未将此类患者从慢性苯中毒中划分出来,但应引起重视并积累相应的临床资料。

长期皮肤接触苯者,可有皮肤干燥、皲裂、皮炎及毛囊炎等。

五、诊断与鉴别诊断

我国 2022 年 9 月 1 日正式施行的《职业性苯中毒诊断标准》(GBZ 68 - 2022)是现行职业性苯中毒诊断的依据,对《职业性苯中毒的诊断》(GBZ 68 - 2013)进行了较大的修订。

《职业性苯中毒诊断标准》(GBZ 68 - 2022)主要的修订内容包括修改了慢性苯中毒诊断分级标准中的血细胞计数的界限值,量化了接触苯的职业史时间,删除了慢性重度苯中毒诊断分级标准中的白血病,补充说明了血细胞形态学检查、骨髓象的重要性。

《职业性苯中毒诊断标准》(GBZ 68 - 2022):

(一)诊断原则

1. 急性苯中毒　　根据短期内吸入大量苯蒸气的职业接触史,出现以意识障碍为主的临床表现,结合现场职业卫生学调查,参考实验室检测指标,进行综合分析,并排除其他疾病引起的中枢神经系统等损害,方可诊断。

2. 慢性苯中毒　　根据 3 个月及以上密切接触苯的职业史,出现以造血系统损害为主的临床表现,结合现场职业卫生学调查,参考实验室检测指标,进行综合分析,并排除其他病因引起的血象、骨髓象等改变,方可诊断。

(二)诊断分级

1. 急性苯中毒

(1)轻度中毒:短期内吸入大量苯蒸气后出现头晕、头痛、恶心、呕吐、黏膜刺激症状,伴有轻度意识障碍[见《职业性急性化学物中毒性神经系统疾病的诊断标准》(GBZ 76 - 2002)]。

（2）重度中毒：短期内吸入大量苯蒸气后出现下列临床表现之一者。① 中、重度意识障碍[见《职业性急性化学物中毒性神经系统疾病的诊断标准》(GBZ 76 - 2002)]；② 呼吸循环衰竭；③ 猝死[见《职业性化学源性猝死诊断标准》(GBZ 78 - 2010)]。

2. 慢性苯中毒

（1）轻度中毒：有 3 个月及以上密切接触苯的职业史，可伴有头晕、头痛、乏力、失眠、记忆力减退、反复感染等临床表现。在 3 个月内每 2 周复查 1 次外周血细胞分析，具备下列条件之一者：① 白细胞计数 4 次及以上低于 $3.5×10^9$/L[见《血细胞分析参考区间》(WS/T 405 - 2012)]；② 中性粒细胞计数 4 次及以上低于 $1.8×10^9$/L[见《血细胞分析参考区间》(WS/T 405 - 2012)]；③ 血小板计数 4 次及以上低于 $80×10^9$/L。

（2）中度中毒：多有慢性轻度中毒症状，可伴有反复感染和（或）出血的临床表现。具备下列条件之一者：① 白细胞计数低于 $3.5×10^9$/L 或中性粒细胞计数低于 $1.8×10^9$/L，伴血小板计数低于 $80×10^9$/L；② 白细胞计数低于 $2.5×10^9$/L 或中性粒细胞计数低于 $1.3×10^9$/L；③ 血小板计数低于 $60×10^9$/L。

（3）重度中毒：多有慢性中度中毒的症状，具备下列条件之一者。① 全血细胞减少症；② 再生障碍性贫血；③ 骨髓增生异常综合征。

《职业性苯中毒诊断标准》(GBZ 68 - 2022)虽然删除了"白血病"，并不是说苯接触不引起白血病，而是考虑白血病属于细胞增殖性疾病，不属于"中毒"范畴，职业性苯接触所致白血病的诊断参见《职业性肿瘤的诊断》(GBZ 94 - 2017)。

六、治疗

（一）急性中毒

治疗原则与一般麻醉性气体中毒的急救相同：将患者移至空气新鲜场所，保持呼吸道通畅，并给予精神安慰；脱去污染衣物，洗净污染皮肤；避免体力负荷及加重心肺负担；给予吸氧并维持呼吸道通畅，并酌情投用呼吸兴奋剂；慎用肾上腺素，注意及时处理心室纤颤；注意防治脑水肿并给予其他对症支持治疗。

苯中毒无特效解毒剂，可适当使用葡萄糖醛酸、谷胱甘肽、维生素 C 等药物。

（二）慢性中毒

其治疗要点为：

（1）脱离苯接触，给予全面对症支持治疗。

（2）治疗主要针对改善神经衰弱症状以及升高白细胞及血小板数等。常用的治疗药物为维生素 B_6、维生素 B_4、利血生、鲨肝醇、5 -核苷酸钠、脱氧核苷酸、维生素 B_{12}、肌苷、复合磷酸酯酶等。

（3）血液系统改变的处理如白细胞减少、血小板减少、再生障碍性贫血、骨髓增生异常综合征、白血病治疗原则和方法与血液科处理相同，但苯导致的再生障碍性贫血的治疗效果及预后要优于非苯所致的再生障碍性贫血。

七、预防

预防苯中毒的发生，应该采取综合措施，主要措施如下：

（1）以低毒或无毒溶剂代替苯，如喷漆作业中改用无苯稀释剂，印刷业以汽油代替苯作溶剂,制药工业用乙醇代替苯作萃取剂等。

（2）改进生产工艺和改进操作方法,如静电喷漆、自动化淋漆或浸漆等。

（3）防止设备事故：苯的粗制、精馏以及以苯作为原料生产其他化工产品时,应注意设备、管道的维修保养,防止出现跑、冒、滴、漏现象。定期进行作业场所苯浓度的检测。

（4）加强防护：生产场所应该加强通风,操作工人应该佩戴合格的防毒口罩或面罩,不徒手接触苯或含苯溶剂,并应进行就业前体检和定期健康监护检查,以及时发现异常。

（郑舒聪 万伟国 邹和建）

【思考题】

（1）苯作业工人出现头晕、易感冒、白细胞减少等症状和实验室检查指标异常时,从哪些方面可以判断是否与苯作业有关?

（2）试述苯对造血系统损害的作用机制。

（3）职业性苯中毒是如何分级的?

第五章

窒息性气体中毒

教 学 目 的

- **掌握**：常见窒息性气体中毒的临床特点。
- **熟悉**：窒息性气体的分类及窒息性气体中毒的诊断要点。
- **了解**：窒息性气体中毒的治疗要点。

一、概述

窒息性气体是以气态形式侵入机体并直接妨碍氧的供给、摄取、运输、利用，从而造成机体缺氧的毒物。

（一）窒息性气体的分类

1. **单纯性窒息性气体**　这类气体本身毒性很低或属惰性气体。它们在空气中的含量增加使空气中氧含量比例明显降低，肺内氧分压及动脉血氧分压降低，导致机体缺氧、窒息。常见的气体如氮气、甲烷、二氧化碳、乙烯和水蒸气等。

2. **血液窒息性气体**　氧气主要通过与血液中血红蛋白的结合进行运输。这类气体可阻碍血红蛋白与氧气结合，或阻止携氧的血红蛋白向组织释放氧气，从而引起机体供氧障碍导致窒息。常见的气体如一氧化碳以及苯胺、硝基苯等苯的氨基硝基化合物蒸气等。

3. **细胞窒息性气体**　这类毒物主要抑制细胞内的呼吸酶，使酶失活，从而阻碍细胞对氧的利用，使生物氧化过程不能进行，导致机体细胞内"窒息"。常见的气体如硫化氢、氰化氢等。

（二）窒息性气体毒性作用

窒息性气体的主要致病环节是机体缺氧，由于脑是全身耗氧量最大的组织，故对缺氧最为敏感，也是窒息性气体毒性作用的主要靶器官。持续缺氧的恶果是脑水肿，腺苷三磷酸生成障碍、钠泵运转不良、细胞内水钠潴留、血管内皮细胞肿胀，造成局部血管堵塞，使脑组织液流量减少，从而加重脑缺氧。缺氧及再灌注过程又可生成大量氧自由基，引起细胞脂质过氧化反应，损伤细胞成分。

（三）窒息性气体中毒的诊断要点

1. **临床特点**　全身缺氧及脑水肿是窒息性气体中毒最主要的临床表现。轻度缺氧时表现为注意力不集中、智力减退、定向力障碍等；随着缺氧加重，可出现烦躁不安、头痛、头晕、乏力、耳鸣、呕吐、嗜睡甚至昏迷；严重时出现颅内压升高症状如头痛、呕吐、血压升高、球结膜水肿、心率减慢、呼吸减慢、抽搐、昏迷等，眼底检查可见视网膜及视盘水肿。

2. 明确的职业接触史

(1) 对突如其来的昏迷患者,明确其有无窒息性气体接触史对早期诊断尤其重要。任何能造成吸入气中氧含量下降的环境,均可能引起缺氧性窒息。任何含碳物质不完全燃烧时均可产生一氧化碳;含氮物质不完全燃烧时均可产生氰化氢;故发生于存在明火或有内燃机工作的通风不良空间,应高度警惕急性一氧化碳中毒和氰化氢中毒。此外,石油钻探炼制、矿石冶炼和含硫化合物生产制造易发生甲烷气及硫化氢中毒;任何有机物的处理、发酵、腐败过程,均有产生大量硫化氢的可能;枯井、储菜窖、谷仓等环境中,由于存在植物呼吸过程,故除消耗氧气外,尚会释出二氧化碳,可使机体在缺氧同时,亦发生二氧化碳中毒。

(2) 根据不同类别的窒息性气体,结合各自具体毒性分析及某些实验室指标,从中可获得一些具有鉴别意义的线索。例如,单纯性窒息性气体可依据中毒环境氧含量、动脉血的氧分压、氧饱和度等;血液性窒息性气体中毒后动脉血氧分压变化不大,而氧饱和度明显下降,具有重要提示意义;细胞窒息性气体中毒后动脉血氧分压和氧饱和度无明显异常,但动静脉氧分压差可见缩小等,这些均可为窒息性气体中毒及其类别的诊断提供诊断线索。

(四) 窒息性气体中毒的救治要点

窒息性气体中毒除细胞性窒息性气体中毒外大多无特殊解毒剂,在具体处理上除需要迅速脱离毒物的继续接触外,关键是脑水肿及其他缺氧性损伤的防治。

1. 缺氧窒息处理　　导致机体缺氧是所有窒息性气体的最终致病环节,而脑组织对缺氧最为敏感,且无任何氧储备;因此尽快提高血氧张力,使动脉血氧分压达 8 kPa 以上,是治疗窒息性气体中毒的关键所在。除鼻导管、面罩、机械通气加压给氧等方式外,有条件者应尽早高压氧治疗。

2. 急性脑水肿的处理　　保持呼吸道畅通,适度低温冬眠,过度通气降低动脉血 CO_2 分压,以使小血管收缩,有助改善缺氧区的灌注。边缓慢输液边合理脱水联合应用高渗脱水剂及糖皮质激素,维持液体出入大致平衡。

3. 维持脑循环,改善脑灌注　　维持正常血容量和使用扩血管药物,低分子右旋糖酐 500 mL 每 4～6 h 重复 1 次,以扩充血容量,降低血黏度;使用纳洛酮阻断 β-内啡肽等。

4. 保护脑细胞,恢复脑功能　　给予 2,6-二磷酸果糖(FDP)、腺苷三磷酸能量合剂、促进脑代谢药物(如胞磷胆碱、吡硫醇、吡拉西坦、肌苷、脑蛋白水解物等)。

5. 抗生物氧化剂,清除氧自由基　　已成为近年窒息性气体中毒治疗进展的重要措施。常用的自由基清除剂如巴比妥类、维生素 E、维生素 C、辅酶 Q_{10}、超氧化物歧化酶(SOD)、异丙嗪、还原型谷胱甘肽、乌司他丁、依达拉奉等。

6. 钙通道阻滞剂　　缺氧情况下脑细胞内钙超载,造成微血管收缩,广泛性微血栓形成,生物膜和 DNA 破坏,脑细胞死亡。目前,临床上常用的钙通道阻滞剂有维拉帕米、尼莫地平、利多氟嗪等。

二、分述

(一) 一氧化碳

1. 毒性特点

(1) 一氧化碳(CO)常温常压下为气体,无色、无味、无臭、无刺激性。微溶于水,易燃易爆,是化工生产、采矿、冶炼、交通运输、建材烧制等行业最常见的急性中毒病因。由于任何含碳物质的不完全燃烧均可产生 CO,故在日常生活中也十分常见。

(2) CO 经呼吸道侵入体内,可透过肺泡迅速弥散入血,其量主要取决于吸入气中 CO 含量和血中碳氧血红蛋白(HbCO)饱和度。吸入体内的 CO 不在体内蓄积或代谢,多以原形从肺呼出,半衰期约为 5 h;提高吸入气中氧分压可明显加速 CO 排出。

(3) CO 能与氧气竞争血红蛋白(Hb),其亲和力远大于氧气,生成 HbCO 而失去携氧能力;HbCO 亦可阻碍氧合血红蛋白(HbO_2)释氧,且 HbCO 的解离远比 HbO_2 缓慢,故 HbCO 生成后可在血中存留较长时间。

2. 临床特点

(1) HbCO 色泽鲜红,查体可见面颊、前胸、大腿内侧、黏膜、皮肤、血液常呈樱桃红色。

(2) 轻度中毒时全身疲软、乏力十分明显,往往自知中毒而无力自救,重度中毒则以深度昏迷为主要表现,病程常迁延,且常易合并筋膜间隙综合征、肌红蛋白尿甚至急性肾衰竭;急性期处理不当易引发迟发性脑病。

(3) 急性 CO 中毒迟发脑病是在中毒意识恢复正常后,经 2~3 周(最短 2 d,最长 30 d)"假愈期",又突然发生的神经、精神障碍。其主要表现为精神异常(如痴呆、行为异常、记忆障碍等),锥体外系损害(如帕金森病表现),锥体系损害(如肢体痉挛性瘫痪、运动性失语、假性延髓性麻痹等),间脑综合征(如睡眠障碍、霍纳综合征等)。

(4) 实验室检查

1) HbCO 检测:有很强特异性,与临床病情相关性较好。以停止接触后 1 h 内检测为可靠,可反映真实接触情况及病情严重程度。血中 HbCO 10%~30% 为轻度中毒,30%~50% 为中度中毒,>50% 为重度中毒。

2) 脑 CT 检查:较重患者大脑皮质、苍白球或内囊部常出现大致对称的密度减低区,对临床诊断有重要帮助。迟发性脑病也有类似变化,但常出现在临床症状发生后 2 周,无助于早期诊断。

3) 其他:脑电图检查可显示异常,表现为低波、慢波增多,出现特殊三相波"假性阵发性棘慢波"等。心电图可显示 ST 段及 T 波改变,提示有心肌缺血缺氧状况存在。

3. 救治要点 ① 脱离接触,立即移至新鲜空气处;② 尽早给氧,紧急情况可采取"内给氧",即静脉缓慢注射 0.3% 过氧化氢溶液 50 mL(50% 葡萄糖稀释);③ 有条件尽快采用高压氧治疗;④ 输注高渗葡萄糖是防止脑细胞不可逆性损伤的关键措施;⑤ 昏迷患者输注纳洛酮;⑥ 迟发性脑病防治,避免和消除一切可能诱发迟发脑病的因素,如过度脱水、利尿及氧滥用等;早期抗自由基、改善微循环、扩张脑血管措施及维持内环境稳定等。

(二) 氰化氢

1. 毒性特点

(1) 氰化氢(HCN)常温常压下为液体,但易蒸发,其蒸气略带苦杏仁味,可吸附于衣物,易溶于水,水溶液称氢氰酸;HCN 蒸气在空气中含量达 5.6%~12.8% 时可燃烧、爆炸。任何含氮有机物干馏或不完全燃烧均可有 HCN 生成;某些植物果仁(如杏仁)中也含有氢氰酸。

(2) HCN 属高毒类物质,低浓度 HCN(20~40 mg/m³)暴露,可在接触数小时后才出现轻微症状;短时间内吸入高浓度(>200 mg/m³)时,可在数秒钟内发生"闪电型中毒",

几乎无任何先兆而突然昏倒，2～3 min 呼吸停止而死亡。

（3）HCN 蒸气主要经由呼吸道侵入体内，液态 HCN 或 HCN 水溶液也可经皮肤或消化道吸收入体内。HCN 进入血液后迅速解离出氰根（CN^-），大部分在酶的催化下与体内的硫结合，生成毒性低且较稳定的硫氰酸盐从尿排出。仅有少量 HCN 在肝内经氧化、结合、转化等方式解毒。极少量可以原形从呼气、尿或粪中排出。少量 HCN 进入体内可被迅速解毒，不会引起症状；由于体内可利用的硫不多，较大量 HCN 侵入后，常因较少 CN^- 未能被结合而进入组织细胞发挥毒性。

（4）体内未被结合的 CN^- 主要是与细胞内氧化型细胞色素氧化酶（Fe^{3+}）结合，而阻断此酶的电子传递过程，使生物氧化不能进行，细胞丧失利用氧的能力，导致细胞内窒息。

2. 临床特点

（1）毒性剧烈，发病迅速，高浓度吸入可立即昏迷甚至死亡。

（2）动脉血氧含量正常，静脉血氧饱和度明显偏高，故中毒患者静脉血、肤色、尸斑常呈鲜红色。

（3）中毒早期或轻度中毒时仅有缺氧一般表现，但常伴眼及上呼吸道刺激症状，口中有金属或苦杏仁味，呼出气及衣物亦有苦杏仁味，呼吸极度困难为 HCN 中毒的典型表现，但肺内并无阳性体征；意识丧失、全身阵发性强直痉挛、反射消失、体温下降为生命垂危的征兆，心跳呼吸可随时停止。

（4）实验室检查：① 血浆或全血氰离子浓度测定，正常血浆 CN^- 浓度 <1 $\mu g/L$（0.038 $\mu mol/L$），急性中毒时常 >50 $\mu g/L$（1.92 $\mu mol/L$）。吸烟者明显高于不吸烟者，正常全血 CN^- 浓度 <200 $\mu g/L$，急性中毒时常 >1 mg/L。CN^- 浓度应在中毒后 4～8 h 测定，否则因被迅速代谢而出现假阴性结果。② 血浆硫氰酸盐和尿中硫氰酸盐测定，血浆硫氰酸盐正常参考值 <12 mg/L（206.58 $\mu mol/L$），急性中毒时大多 >50 mg/L（861 $\mu mol/L$）。尿硫氰酸盐正常参考值吸烟者 <258 $\mu mol/24$ h（<15 mg/L），不吸烟者 <172 $\mu mol/24$ h（<10 mg/L）；急性中毒可增高数倍以上。③ 动、静脉氧分压差，急性中毒时，动、静脉血氧分压差及血氧含量差明显减小，严重时动、静脉血氧含量差仅为 1%（正常 4%～5%），清楚显示氰化物中毒患者静脉血动脉化的特征。④ 血浆乳酸浓度测定，急性氰化物中毒由于迅速导致有氧代谢中断，故可很快检出代谢性酸中毒及血浆乳酸浓度增高。乳酸酸中毒可作为判断氰化物中毒病情严重程度的有用指标。血浆乳酸浓度正常值为 0.44～1.78 mmol/L，>4 mmol/L 时可诊断为乳酸酸中毒。

3. 救治要点

（1）立即救离现场并脱去衣物，用肥皂及温水冲洗被污染的皮肤。

（2）认真检测心肺功能及生命体征，必要时行心肺复苏救治措施。

（3）早期给氧及糖皮质激素。

（4）解毒药物：高铁血红蛋白形成剂和供硫剂。高铁血红蛋白形成剂有 10% 4-二甲基氨基苯酚（4-DMAP）2 mL 肌内注射，或亚硝酸异戊酯（1～2 支）压碎后吸入，或静脉缓慢注射 3% 亚硝酸钠 10 mL；而后同一针头静脉注射供硫剂，药物主要有 25%～50% 硫代硫酸钠 20～40 mL，还有其他含硫化合物如还原型谷胱甘肽、胱氨酸、半胱氨酸等。

（5）使用纳洛酮，可防止 HCN 中毒引起的 β-内啡肽抑制儿茶酚胺类递质活性导致的心搏量下降、休克等不良反应。

(三) 硫化氢

1. 毒性特点

(1) 硫化氢(H_2S)常温常压下为气体,无色,但有强烈臭蛋样气味;可溶于水生成氢硫酸;易燃易爆($4.3\%\sim45.5\%$);对铁等金属具有强腐蚀性,故不易提防;由于任何含硫物质的发酵腐败均能生成 H_2S 气体,故在日常生活中也十分常见。

(2) H_2S 为剧毒气体。空气中 H_2S 浓度为 $1.4 \, mg/m^3$ 时即能嗅到臭味;$30\sim40 \, mg/m^3$ 可引起局部刺激及全身症状;$300 \, mg/m^3$ 接触 $1 \, h$,刺激症状强烈,可引起神经系统抑制症状;$760 \, mg/m^3$ 接触 $15\sim60 \, min$,可引起肺炎;$1\,400 \, mg/m^3$ 可立即昏迷,或呼吸麻痹而死亡。

(3) 呼吸道是 H_2S 的主要侵入途径,且大部分在 $24 \, h$ 之内以硫酸盐形式从尿排出,无蓄积作用;仅少量 H_2S 以原形随呼气排出。

(4) H_2S 的毒性作用主要有三点:① 强烈刺激性,溶于呼吸道黏膜表面水分中,生成氢硫酸、硫化钠等,有较强的刺激性,引起肺泡、肺毛细血管通透性增加。② 细胞窒息作用,H_2S 与氧化型细胞色素氧化酶(含 Fe^{3+})有很强亲和力,易与之结合使酶失活,呈现出与 HCN 相似的毒性。③ 中枢神经抑制作用,高浓度 H_2S 通过对末梢神经、颈动脉窦及主动脉体化学感受器的强烈刺激和对呼吸循环中枢的直接抑制作用,可迅速引起呼吸停止。

2. 临床特点

(1) H_2S 的毒性作用以中枢神经抑制最为明显,浓度极高时常表现为"电击"样呼吸骤停,其他毒性反被掩盖。

(2) 吸入较高浓度 H_2S 时可引起急性中毒性脑水肿,患者可立即昏迷,并出现全身肌肉痉挛或强直性抽搐。

(3) 稍低浓度的 H_2S 接触较长时间可见刺激作用,如眼鼻刺激、化学性肺炎或肺水肿等。

(4) 急性 H_2S 中毒所致心肌损伤已引起广泛重视。病变呈迟发性,中毒早期仅有心肌酶谱改变;心电图改变及弥漫性心肌损伤症状常在中毒后 1 周左右出现,个别可延迟至 $8 \, d$。

(5) 重症患者常有多脏器功能衰竭。

(6) 呼出气和衣物带有明显臭蛋样气味。

(7) 实验室检查:① 血和尿中硫酸盐增多;② 心电图可见酷似心肌梗死样改变,T波倒置,ST 段可呈弓背样抬高,心律失常;③ 脑电图改变,主要为弥漫性 θ、δ 慢波,肢体抽搐发作者伴有慢波、阵发性尖波、棘波及尖慢或棘慢波综合出现。

3. 救治要点　　是在进行积极的氧疗、防治细胞窒息的基础上,以抗休克、防治脑水肿和肺水肿等对症支持措施为主(具体详见本章概述中的窒息性气体中毒的救治要点及 HCN 中毒的救治要点)。

(四) 氮气

1. 毒性特点

(1) 氮气(N_2)常温常压下为气体,无色无嗅;微溶于水;属惰性气体,是空气的主要成分(占 $78\%\sim79\%$)。常压下吸入体内的 N_2 并无毒性,不被机体代谢或转化,亦无蓄积性,很快经呼气排出；在高温下可与氧反应生成氧化亚氮（NO）、二氧化氮（NO_2），与氢反应生成氨，并可与活泼金属反应；在合适情况下还可与卤素、硫等反应，生成具有高度爆炸性的化合物，如三氟化氮、三氯化氮、硫化氮等。

（2）N_2 的危害主要因吸入浓度过高，如在使用 N_2 吹洗置换有害气体后的密闭容器中工作，N_2 管道、容器泄漏，采矿或开凿隧道爆破时，空气中 N_2 含量剧增；潜水作业时血中溶解氮随水下环境压增高而增加，引起氮麻痹等；潜水员从高压环境过快地转入常压环境时，溶解血中的 N_2 迅速气化形成 N_2 气泡，造成微血管阻塞，引起减压病冻伤。

（3）N_2 具有一定脂溶性，氮分压增高时更易溶于富含类脂物质的神经组织，导致神经细胞膜兴奋障碍，产生麻醉作用，影响脑功能。

（4）N_2 最常见的致病原因是吸入高浓度 N_2，N_2 量大时可相对减少吸入气中氧含量，从而造成机体缺氧窒息。正常情况下，空气中氧含量 20%～21%，如氧含量＜16%，即可引起机体缺氧症状；当氧含量降至 8%，可出现呼吸增快，发绀；降至 4%，则数秒钟内失去知觉，呼吸停止，发生惊厥、昏迷甚至死亡。

2. 临床特点

（1）轻者主要为缺氧反应，不少患者有兴奋表现；重者为急性脑水肿症状，如头痛、恶心、呕吐、呼吸困难、意识障碍、抽搐痉挛等。

（2）实验室检查血气分析显示 PaO_2 降低，二氧化碳结合力下降。

3. 救治要点　　可按窒息性气体中毒概述中缺氧窒息和急性脑水肿进行处理。

（张雪涛　李思惠）

【思考题】

（1）简述窒息性气体的主要分类及各自毒性作用机制。

（2）窒息性气体中毒的诊断要点有哪些？

（3）请说出窒息性气体中毒的靶器官及其救治要点。

第六章

刺激性气体中毒

教学目的

- **掌握**：刺激性气体中毒的临床表现、诊断、治疗。
- **熟悉**：刺激性气体的概念、刺激性气体的种类及职业接触机会。
- **了解**：刺激性气体的毒性作用和发病机制。

一、概述

刺激性气体(irritant gas)是指以气体、烟雾等形式侵入机体，对人的眼睛、皮肤，特别是对呼吸道黏膜具有刺激作用，并直接导致呼吸系统结构损伤及急性功能障碍为主要表现的一大类化学物，轻者可引起上呼吸道刺激、支气管炎，重者则致喉头水肿、急性肺泡性肺水肿，甚至导致急性呼吸窘迫综合征。

刺激性气体是化学工业的重要原料和副产品，随着现代工业的发展，接触刺激性气体的职业越来越广泛，是工业生产中最常见的有害气体。因刺激性气体种类多、易扩散，在火灾、爆炸、泄漏等情况下其危害范围不仅仅是事故现场，也常污染现场周围环境，导致事故现场周围人群的群体性急性中毒，影响面广。

二、刺激性气体的种类及职业接触机会

刺激性气体的种类繁多(表 8-6-1)，其中某些物质在常态下虽非气体，但可通过蒸发、挥发等过程最终以蒸气和其他的形式作用于机体。

表 8-6-1　常见刺激性气体的品种及职业接触机会

类　别	常见刺激性气体	职业接触机会
酸类	酸雾：硝酸、盐酸、硫酸、铬酸、氯磺酸等	化工
氮的氧化物	一氧化氮、二氧化氮、五氧化二氮等	化工、冶炼、制药
氯及其化合物	氯、氯化氢、二氧化氯、光气、双光气、氯化苦、二氯化砜、四氯化硅、三氯氢硅、四氯化钛、三氯化锑、三氯化砷、三氯化磷、三氯氧磷、五氯化磷、三氯化硼等	化工、农药、电子、航天
硫的化合物	二氧化硫、三氧化硫、硫化氢等	化工、造纸、皮革
氨		化工、制冷、化肥、树脂、制药

（续表）

类　别	常见刺激性气体	职业接触机会
臭氧		消毒剂、漂白剂
酯类	硫酸二甲酯、甲酸甲酯、二异氰酸甲苯酯、氯甲酸、甲酯等	有机合成化工、化肥、医药
金属化合物	氧化镉、硒化氢、羰基镍、五氧化二钒等	化工、电子、冶金
醛类	甲醛、乙醛、丙烯醛、三氯乙醛	化工、化肥、医药、纺织
氟代烃类	八氟异丁烯、氟光气、六氟丙烯、氟聚合物的裂解残液气和热解气等	化工、化肥、医药、金属冶炼、塑料
其他	二硼氢、氯甲甲醚、四氯化碳、一甲胺、二甲胺、环氧氯丙烷等	
军用毒气	氮芥气、亚当气、路易气等	军事

三、刺激性气体的毒性作用及发病机制

（一）毒性作用

刺激性气体的毒性按其化学性质分析，主要是酸、碱和氧化剂。卤素、氮、硫的氧化物遇水可形成酸，卤化物、酯类遇水分解为酸。酸可由组织中吸出水分、凝固其蛋白质，使细胞坏死。碱可由细胞中吸出水分并皂化脂肪，使细胞发生溶解性坏死。氧化剂如氧、臭氧、二氧化氮可直接氧化很多细胞成分，也可通过自由基损伤细胞。

刺激性气体对机体毒作用的共同点是对眼、呼吸道黏膜及皮肤有不同程度的刺激作用。一般来说，刺激性气体常以局部损害为主，仅在刺激作用过强时引起全身反应，其所致黏膜及呼吸道损伤的部位与严重程度与毒物的种类、水溶性及接触的浓度、时间有密切关系不同水溶性及腐蚀性的刺激性气体具体见表8-6-2。水溶性大的刺激性气体一接触到较湿润的球结膜及上呼吸道黏膜，立即附着在局部发生刺激作用，出现流泪、流涕、咽痒、呛咳等症状，其刺激作用明显，易使人警觉，较少造成严重急性中毒，只有在意外事故下吸入高浓度时，气体深入肺泡，引起化学性肺炎或肺水肿，极高浓度下可引起声门痉挛、支气管痉挛或反射性呼吸中枢抑制，出现昏迷和休克。而水溶性小的刺激性气体在通过上呼吸道黏膜时很少溶解，刺激作用较轻，但可继续深入肺泡，常出现肺水肿。

表8-6-2　不同水溶性及腐蚀性的刺激性气体

水 溶 性 强	水 溶 性 弱	腐蚀性强
盐酸、氯磺酸、氨、硝酸、氯气、硫酸、铬酸、硫化氢、三氯化硼、硫酸二甲酯（常温下）、甲酸甲酯、氯甲酸甲酯、甲醛、乙醛、三氯乙醛、一甲胺	光气、一氧化氮、五氧化二氮、二氧化氮、臭氧、二硫化碳、异氰酸酯、氟代烃类、羰基镍、硫酸二甲酯（低温下）	氨气、硫酸二甲酯、浓酸、一甲胺

（二）发病机制

急性化学物中毒性肺水肿的基本病理改变都是肺泡上皮和肺毛细血管内皮通透性增加所致，急性呼吸衰竭常为其严重结局。

呼吸系统疾病的发病机制比较复杂，归纳起来，可能与以下环节相关：

1. 化学物对呼吸系统的直接作用

(1) 化学物对呼吸道的作用：直接刺激呼吸道黏膜，引起充血、水肿、坏死、黏液分泌亢进、炎性细胞浸润，形成气道及肺组织炎症，并可导致气道阻力增加，气道高反应性，短时间暴露可引起急性化学性支气管炎或反应性气道功能不全综合征。

(2) 化学物对肺组织作用：直接损伤Ⅰ型肺泡上皮细胞使肺泡毛细血管通透性增加导致肺泡性肺水肿，同时因Ⅱ型肺泡上皮细胞受损及肺泡表面活性物质受损，使表面活性物质合成减少，活性降低。肺毛细血管内皮细胞受损，通透性增加，导致肺间质水肿。上述肺泡结构的破坏，同时影响气体交换，通气/血流比例失调，从而导致急性呼吸衰竭。

2. 细胞因子参与化学物对呼吸道的作用　　化学性急性肺损伤特征性表现为肺毛细血管内皮细胞与肺泡上皮细胞屏障的通透性增高，肺泡与肺间质内积聚大量的水肿液，其中富含蛋白及以中性粒细胞为主的多种炎症细胞。中性粒细胞黏附在受损的血管内皮细胞表面，进一步向间质和肺泡腔移行，释放大量促炎介质，如炎症性细胞因子、过氧化物、白三烯、蛋白酶、血小板活化因子等，参与中性粒细胞介导的肺损伤。除炎症细胞外，肺泡上皮细胞以及成纤维细胞也可产生多种细胞因子，从而加剧炎症反应过程。在肺水肿消退、组织修复期，尚可因Ⅱ型肺泡上皮的增殖引起肺间质纤维化。

四、刺激性气体中毒的临床表现

呼吸系统为刺激性气体的主要靶器官，常可伴有眼、皮肤灼伤。如治疗不及时可并发心、肝、肾等多脏器系统损害。

1. 潜伏期　　是指吸入刺激性气体后至出现肺水肿的时间。由于肺水肿是吸入刺激性气体后较严重的临床表现，它的发生是化学物质作用于肺组织并引起损伤的结果，故需要一定的演进时间，临床称之为肺水肿的"诱导期"（常称潜伏期）。潜伏期的长短与下列因素有关：① 刺激性气体本身的理化性质，水溶性较强的化合物对上呼吸道刺激作用明显，易引起接触者的警惕，因而进入深部肺组织的量较少，但在高浓度大量吸入刺激性气体时，其出现急性肺水肿的潜伏期短，可于接触后数分钟至半小时出现相应的临床表现；而水溶性较弱的化合物因刺激作用较轻，不易引起接触者的重视，往往可继续深入肺泡，其出现急性肺水肿的潜伏期较长，可于接触后数小时至 24 h，甚至 48～72 h 出现相应的临床表现。② 化学物的毒性强度及作用时间有直接关系，一般而言，毒性越强或浓度越高，其潜伏期越短，肺水肿也越严重。③ 与患者的体力负荷、心肺功能、个体敏感性、联合致病因子、治疗情况等因素有关。充分利用潜伏期，积极采取措施，减轻乃至防止肺水肿的发生，对改善预后有重要意义。

2. 眼、上呼吸道的刺激症状　　主要表现为眼结膜充血、流泪、畏光、流涕、喷嚏、咽痛、咽充血、声音嘶哑、呛咳等。

3. 喉痉挛或喉水肿　　主要由吸入高浓度刺激性气体引起，喉痉挛常突然发生，表现为呼吸急促和喉鸣，可因缺氧、窒息而导致发绀甚至猝死；喉水肿发生较缓慢，持续时间亦较长。

4. 化学性气管炎、支气管炎及肺炎　　表现为剧烈咳嗽、胸闷、胸痛、气促；前两者肺部听诊为呼吸音粗糙、痰鸣音；后者则可闻及肺内散在湿啰音；体温、白细胞均可增高。

5. 化学性肺水肿　　临床上分为四期：① 刺激期，吸入刺激性气体后，在短时内发生呛咳、流涕、咽痛、胸闷、头晕、恶心、呕吐等。② 潜伏期(诱导期),取决于吸入毒物的毒性及剂量,越是危重者该期越短,一般2~6 h。患者自觉症状减轻,病情相对稳定,但肺部病变可继续发展。③ 肺水肿期,突然出现加重的呼吸困难、咳嗽、咳大量泡沫血痰、发绀、烦躁、大汗淋漓、两肺大量湿性啰音。④ 恢复期,如无严重并发症,经正确处理,肺水肿可在2~3 d控制,症状体征逐渐消失。化学性肺水肿的影像学表现多早于临床症状及体征,因此通过早期对毒物性质、接触时间及临床症状的评估,对可能存在高风险患者应尽早进行影像学检查并随访,可有助于早期诊断。经积极治疗后X线变化约在1周内消失。

6. **急性呼吸窘迫综合征**　是肺水肿发展到最为严重阶段,也是肺水肿的一种类型,其临床表现为突然发生进行性呼吸窘迫,呼吸频率>28 次/分,顽固性低氧血症,不能用提高吸入气氧浓度(FiO₂)来纠正,两肺湿啰音,胸片示双肺弥漫性浸润,气道压力≤2.4 kPa,PaO₂/FiO₂≤26.2 kPa (200 mmHg)(不管呼气末正压通气水平),除外慢性肺疾病和左心衰竭。

7. **常见并发症**　① 气道黏膜坏死脱落:多见于腐蚀性较强的气体中毒,如氨气、硫酸二甲酯中毒,气道上皮坏死组织脱落到气道腔内,可堵塞气道,导致突然发生的呼吸困难、窒息。② 肺不张:主要因气道内水肿液、脓痰或脱落的坏死黏膜堵塞小气道而致。③ 纵隔气肿及自发性气胸:常由细支气管或肺泡腐蚀破裂引起,多见于重度氨、二氧化氮、氯、硫酸二甲酯、有机氟热裂解物等中毒,一般在中毒后2~4 d发生。④ 肺部感染:刺激性气体吸入可引起组织坏死、局部肺泡引流不畅,故易引起细菌性支气管肺炎;大量使用糖皮质激素、气管切开术,也是引起继发肺部感染的常见因素。⑤ 肺纤维化:多见于二氧化氮、有机氟聚合物或热解物、失火烟雾等中毒,患者有进行性呼吸困难,胸部X线可见弥漫性网状条索状和点状阴影。⑥ 阻塞性细支气管炎:最常见于氮氧化物、有机氟热裂解气吸入后2~4周在肺水肿恢复期病情又突然加重,呈进行性呼吸困难。⑦ 中毒性心肌损害、休克:有机氟热裂解气等中毒可直接损伤心肌;重度中毒性肺水中引起的严重缺氧,也可间接损伤心肌;心肌损伤、肺水肿造成的血容量降低,则易引起休克。⑧ 反应性气道功能不全综合征:部分患者大量吸入刺激性气体后所致临床表现为哮喘样发作,伴有明显呼吸困难、咳嗽、胸闷、双肺哮鸣音等,且症状不易缓解,病程常持续3个月以上。其发病机制、临床表现与过程与支气管哮喘不全相同,因此称之为反应性气道功能不全综合征。

五、实验室检查

1. **胸部影像学检查**　目前,胸部X线检查是急性刺激性气体中毒诊断分级的重要依据。CT检查可能是早期观察病情演变的有效方法。

2. **血气分析检查**　血气分析的测定是急性刺激性气体中毒诊断病情严重程度的重要参考指标。在中、重度中毒可表现为不同程度的低氧血症或高碳酸血症,甚至可表现为呼吸性碱中毒或呼吸性或代谢性或混合性酸中毒。在轻度中毒时血气分析一般无低氧血症。

六、诊断

1. **诊断原则**　根据短期内吸入大量刺激性气体后迅速发病,结合以呼吸系统的临床症状、体征及胸部 X 线征象为主要指标,参考血气分析测定结果,排除其他原因引起的呼吸系统疾病,急性刺激性气体中毒诊断一般不困难。需要注意的是,由于急性刺激性气体中毒病情变化较为迅速,病程中变化较多,各种检查如胸部 X 线、血气分析等因检查时间、条件等不同,结果也可能和临床症状、体征不相一致,或者患者原有慢性呼吸系统疾病,吸入刺激性气体后可使中毒病情更为严重,或可诱发原有疾病,因此在最后判断分级或治疗效果时,应在整个急性期结束后根据患者过去病史,综合分析病程中的全面资料,才下结论,以能反映病情的实质及符合客观事实。

2. 诊断分级　　详见《职业性急性化学物中毒性呼吸系统疾病诊断标准》(GBZ 73 - 2009)。

(1)接触反应:短期内接触较大量化学物后出现一过性眼和上呼吸道刺激症状,肺部无阳性体征和胸部 X 线无异常,通常经过 24～72 h 医学观察,上述症状消失或明显减轻。

(2)急性中毒

1)轻度中毒。凡具有下列情况之一者:急性气管-支气管炎,呈哮喘样发作,1～2 度喉阻塞。

2)中度中毒。凡具有下列情况之一者:急性支气管炎肺炎,急性吸入性肺炎,急性间质性肺水肿,3 度喉阻塞。

3)重度中毒。凡具有下列情况之一者:肺泡性肺水肿,急性呼吸窘迫综合征,并发严重气胸、纵隔气肿,4 度喉阻塞和(或)窒息,猝死[见《职业性化学源性猝死诊断标准》(GBZ 78 - 2010)]。

七、治疗

(1)现场急救:迅速安全脱离现场、安静、保暖;彻底清洗眼、皮肤污染;严密观察病情,对症处理。

(2)保持呼吸道通畅:给予支气管解痉剂、止咳化痰药、雾化吸入、消泡剂如聚二甲基硅氧烷;清除呼吸道分泌物及脱落黏膜组织;必要时行气管插管或气管切开。

(3)合理氧疗:根据病情选择合适肺给氧方法,用最低的有效浓度的氧,在短时间内达到纠正低氧血症、提高氧输送的目的。

轻度肺水肿首先使用鼻导管吸氧,当病情较重需要较高的吸氧浓度时,可采用可调节吸氧浓度的文丘里面罩或带储氧袋的非重吸式氧气面罩。近年来,经鼻高流量氧疗(high flow nasal therapy)已在临床得到应用并取得较好疗效。无创机械通气(non-invasive mechanical ventilation, NIV)可以避免气管插管和气管切开引起的并发症,近年来得到了广泛的推广应用。尽管 NIV 在急性低氧性呼吸衰竭中的应用存在很多争议,但在改善化学性肺水肿所致低氧血症治疗效果较好,如患者神志清楚、血流动力学稳定,并能够得到严密监测和随时可行气管插管时,建议尝试 NIV 治疗。化学性肺水肿患者表现为严重呼吸困难,经高浓度吸氧仍不能改善低氧血症时,应气管插管或气管切开进行有创机械通气。

(4)非特异性的拮抗剂

1)肾上腺糖皮质激素:炎症反应是化学性肺损伤发生和发展的重要机制,针对发病主要环节予以糖皮质激素,减轻肺部和全身炎症反应,在抢救化学性肺损伤治疗中已得到全面共识，是主要治疗措施之一。糖皮质激素应尽早使用，品种、剂量及疗程等可根据病情合理应用。一般预防肺水肿可用地塞米松每天 10 mg；治疗间质性肺水肿和肺泡性肺水肿时，分别用地塞米松每天 20～30 mg 和 60～80 mg/d；给药途径为静脉注射或静滴，根据毒物品种、临床表现及胸部影像学变化，一般足量使用 3～5 天后，可较快减量。

2）自由基清除剂：维生素 E、超氧化物歧化酶、过氧化氢酶、谷胱甘肽氧化酶、N-2-巯基-丙酸基甘氨酸、N-乙酰半胱氨酸等。

（5）液体管理：高通透性肺水肿是急性化学性肺损伤的病理生理特征，肺水肿的程度与急性肺损伤/急性呼吸窘迫综合征的预后呈正相关。因此，积极液体管理对改善肺水肿具有重要的临床意义。建议在维持循环稳定，保证器官灌注的前提下，限制性的液体管理策略，维持轻度负平衡（－1 000～－500 mL），其对化学性肺水肿是有利的。可给予呋塞米，每天 40～60 mg；早期不给胶体液。

（6）控制继发感染。

（7）加强营养支持。

（孙道远）

【思考题】

（1）什么是刺激性气体？刺激性气体的种类及职业接触机会有哪些？

（2）不同刺激性气体的毒性作用是什么？

（3）简述刺激性气体中毒的潜伏期及主要临床表现。

第七章

尘 肺 病

教 学 目 的

- **掌握：** 尘肺病职业暴露、诊断及治疗。
- **熟悉：** 尘肺病影像学改变及鉴别诊断。
- **了解：** 尘肺病症状、体征及实验室检查。

一、概述

尘肺病是由在生产过程中长期吸入致病性无机矿物学粉尘而引起的以肺间质纤维化为主的疾病，属法定职业病。尘肺病是我国对劳动者健康影响最严重、患者数量最多的职业病。截至 2020 年底全国累计报告尘肺病 903 776 例，占累计职业病总数的 89.4%。现患尘肺病近 60 万余例，近 5 年平均每年新发尘肺病患者近 2 万例，然而目前的职业病报告不能反映尘肺病发病的实际情况。

根据生产性矿物粉尘的性质，尘肺病可分为：① 由含游离二氧化硅粉尘为主引起的矽肺和铸工尘肺；② 由含硅酸盐为主的粉尘引起的硅酸盐尘肺，包括石棉、水泥、滑石、云母和陶工尘肺等；③ 由煤尘及含碳为主的粉尘引起的煤肺和碳素尘肺，包括煤工尘肺、石墨尘肺、炭黑尘肺；④ 由金属粉尘引起的金属尘肺，如铝尘肺和电焊工尘肺。我国 2013年修订的《职业病分类和目录》规定，职业性尘肺病包括 12 种有具体病名的尘肺病，并附有开放性条款"根据《尘肺病诊断标准》和《尘肺病理诊断标准》可以诊断的其他尘肺"，在诊断时，必须写出具体的名称，不宜写"其他尘肺"。其中，矽肺是最为严重的一种尘肺病。

二、职业暴露

在我国，产生尘肺病的主要作业领域包括：① 采矿业中的凿岩、爆破、支柱、运输工；② 金属冶炼业中的矿石粉碎、筛分、运输工；③ 建材行业中，耐火材料、玻璃、水泥、石料的生产原料的开采、破碎、筛选、拌料工；④ 机械制造业的型砂配制、造型、开箱、清砂、喷砂工；⑤ 交通、水利、电力建设中隧道开凿、爆破工。

尘肺病有明确的剂量-效应关系，即吸入的致病粉尘只有在肺内达到一定的蓄积量才具有致病作用，同时累计接触致病粉尘越多肺部病变越严重。

三、诊断

临床症状：大部分尘肺病表现为慢性疾病病程，临床表现与暴露粉尘的性质、浓度、暴露剂量以及有无并发症有关。尘肺病早期一般无症状或症状较轻,中晚期出现明显咳嗽、咳痰及气喘。胸闷、胸痛也是尘肺病患者常见的临床症状,胸痛表现为隐痛或刺痛,可能由胸膜增厚或肺内纤维化病变的牵拉胸膜引起。合并肺部感染时,咳嗽明显加重,伴有黄色黏稠痰;咯血常见于尘肺病合并肺结核。尘肺病晚期患者常伴有消化功能减弱、消瘦等全身症状。

早期尘肺病患者体格检查一般无阳性体征,中晚期患者特别是合并肺部感染时出现病程性啰音;合并喘息性支气管炎时可听到喘鸣音;合并肺气肿、慢性肺源性心脏病时则出现桶状胸、肋间隙变宽、叩诊过清音、触觉语颤减弱、可见杵状指等症状。

X 线片表现:劳动者长期暴露致病性粉尘,肺组织纤维化达到一定程度,可在 X 线片上出现特征性的小阴影(圆形、不规则)、大阴影和胸膜斑等改变。小阴影是指肺野内直径和宽度不超过 10 mm 的阴影,可分为圆形小阴影和不规则形小阴影两类。圆形小阴影相应的病理改变主要是矽结节,还有非结节的弥漫性纤维化、煤尘斑、粉尘灶等。圆形小阴影按小阴影直径可分为 p(<1.5 mm)、q(1.5~3 mm)、r(3~10 mm)三种。小阴影的形态、大小与密度还与粉尘中游离二氧化硅含量的多少、粉尘浓度有关。游离二氧化硅含量越高,粉尘浓度越高,小阴影的密度越高,直径也较大,边界比较清楚;粉尘浓度越高,即使游离二氧化硅含量不高,也可能形成形态较大、密度较高的圆形小阴影。不规则小阴影主要病理改变是弥漫性肺间质纤维化,这些索条状纤维互相交织连接,在胸片上表现为细线状、网状、蜂窝样改变。不规则形小阴影按其宽度可分为 s(<1.5 mm)、t(1.5~3 mm)、u(3~10 mm)三种。不规则小阴影是石棉肺的主要 X 线表现,也是吸入含游离二氧化硅较低的粉尘所致的其他尘肺病的主要 X 线表现。

大阴影是指肺野内直径或宽度大于 10 mm 的阴影,一般是在小阴影聚集的基础上的部位缓慢发展起来的。开始多量小阴影聚集成簇,单个小阴影界限仍隐约可见,阴影密度不均匀,边界也不清楚,周边气肿不明显,这时称为小阴影聚集。随着病变的发展,小阴影轮廓逐渐消失融合,阴影的整体密度逐渐增高且变得均匀一致,周边肺气肿慢慢地越来越明显,最终成为密度均匀一致、边界清楚的大阴影。这种大阴影通常对称出现在两肺上中野中外带,呈"八"字形排列,多为竖向分布,其长轴多与侧胸壁平行,是尘肺病特征性的改变。大阴影也可以在单侧肺野中出现,以右侧居多。大阴影可发生于各肺区,但以上中肺野后部最常见,也可出现于心影、膈下、脊柱、纵隔旁,出现在这些部位的大阴影,在后前位胸片上往往较难以发现。

长期接触石棉粉尘不仅可以引起肺间质纤维化改变,也引起胸膜病变。石棉粉尘天然纤维状,极易穿破肺泡壁通过脏层胸膜达到壁层,刺激壁层胸膜导致纤维性变。X 线片上可见到局限性胸膜斑块、弥漫性胸膜增厚粘连和胸膜腔积液。

尘肺病诊断分期是以 X 线片中肺内小阴影的总体密集度、小阴影的分布范围、小阴影聚集以及大阴影的大小为基本参数,石棉肺的分期还要考虑胸膜斑的改变。小阴影密集度是指胸片上一定范围内小阴影的数量,密集度的判定首先是要正确地判定小阴影的形态和大小,然后标准片为准,采用四大级(0、1、2、3 级)和十二小级(在四大级的基础上把每级划分为三小级)分级的方法,首先判定每个肺区内小阴影的密集度,然后判定总体密集度。总体密集度是指全肺内密集度最高的肺区的密集度,就是总体密集度。肺区的划分:从肺尖到膈顶的垂直距离等分为三部分,用等分点的水平线把两肺分别分为上、中、下六个肺区。判定一个肺区是否应该计算为有小阴影分布的肺区,要求该肺区小阴影的密集度达到 1/0 或以上。

尘肺病 X 线片表现是诊断非常重要的依据,但不是唯一依据,因为尘肺病的 X 线影像改变没有特异性,在诊断时必须提供可靠的职业暴露史及职业卫生学和流行病学资料,必须有相关的实验室检查,进行鉴别诊断以排除其他肺部疾病。尘肺病的分期,特别是小阴影密度的判定完全根据 X 线片的表现,与症状、并发症、肺功能损害程度无关。

我国的尘肺病诊断标准只适用 X 线后前位胸片,胸部 CT 扫描是尘肺病诊断重要的辅助检查手段和补充。胸部 CT 对于早期尘肺的诊断并不优于 X 线片,可能是叠加效应减少的原因。当胶原结节病变的密度增加到一定程度时,CT 和 X 线片检查结果趋向一致同时胸部 CT 扫描有利于检出位于心后、纵隔后、脊柱或纵隔旁的大阴影,有利于肺尖或锁骨后的融合小阴影的检出,对肺气肿、肺大泡、胸膜斑的检出和发现大阴影内的空洞、钙化等影像方面是 X 线片的良好补充。HRCT 在显示肺实质细节,如微结节、纤维化上更好。

尘肺病诊断原则:根据可靠的生产性矿物性粉尘接触史,以技术质量合格的 X 射线高千伏或数字化摄影(DR)后前位胸片表现为主要依据,结合工作场所职业卫生学,尘肺流行病学调查资料和职业健康监护资料,参考临床表现和实验室检查,排除其他类似肺部疾病后,对照尘肺病诊断标准片,方可诊断。尘肺病的诊断和鉴别诊断病例具体见二维码 8-7-1。

二维码
8-7-1

四、鉴别诊断

尘肺病临床和影像学表现没有特异性,小阴影需要与血行播散性肺结核、肺转移癌、肺泡细胞癌及特发性肺纤维化等间质性肺病相鉴别,大阴影需要与肺部肿瘤、肺结核增殖灶、结节病等团块形肺部疾病相鉴别。

1. **肺结核(tuberculosis,TB)**

(1)血行播散性肺结核:急性或亚急性血行播散性肺结核两肺出现粟粒状阴影,或均匀分布或由于反复发生播散,粟粒状阴影大小不一,密度不一,分布不均匀,与Ⅰ、Ⅱ期矽肺难以鉴别。但是,血行播散性肺结核往往有明显的结核中毒症状,如发热、盗汗、消瘦、乏力等。痰浓缩涂片抗酸杆菌和痰结核分枝杆菌培养可以呈阳性。抗结核治疗肺部粟粒状阴影可以发生明显减少甚至完全消失。

(2)继发性肺结核:浸润性肺结核病变多局限于肺尖、锁骨上、下区及下叶背段,X 线片表现呈小片状渗出,或中心密度较高而边缘模糊的致密影,常伴有结核中毒症状。结核球多为 3 cm 左右密度不均的球形病灶,多见于锁骨下区,边缘清晰锐利,伴有卫星病灶。尘肺小阴影聚集或大阴影病变仍伴有肺部弥漫性的小阴影病灶,小阴影聚集或大阴影常沿纵轴排列,两侧对称,伴有灶周气肿,因此从胸片上基本能够区分出尘肺和继发性肺结核。尘肺合并肺结核必须经过诊断性抗结核治疗以协助诊断。

2. **肺癌(lung cancer)**　　周围型肺癌一般为单个肿块,伴分叶和毛刺。Ⅲ期尘肺大阴影一般双侧对称,有灶周气肿,有两肺广泛的小阴影病变。细支气管肺泡癌表现为两肺弥漫性结节阴影的肺泡癌,应与Ⅱ、Ⅲ期矽肺相鉴别。肺泡癌 X 线片表现为结节性或浸润性病变,分布不均,大小不等,不成团块或大片融合,很少有网织阴影和肺气肿,且病情和病变进展快,痰中可找到癌细胞。

3. 特发性肺纤维化(idiopathic pulmonary fibrosis,IPF)　　表现为弥漫性肺泡炎、肺泡单位结构紊乱和肺纤维化,胸部 X 线片示双肺弥漫分布、相对对称,多位于基底部、周边部或胸膜下区的网状或网状结节阴影,肺功能为限制性通气障碍,病情进行性发展。石棉肺可以出现类似影像及肺功能改变,但石棉肺常见肺实质内纤维化性条带和胸膜斑。若患者有石棉接触史,特发性肺纤维化与石棉肺的鉴别有时是很困难的。

五、治疗

尘肺是一类慢性进展性、纤维化性肺部疾病,目前国内外还没有一种药物或措施能逆转尘肺病纤维化。纤维化严重到一定程度会出现肺功能受损,并且随着疾病的进展肺功能越来越差。因此,尘肺病适用于慢性疾病管理原则,通过加强全面的健康管理,积极开展临床综合治疗,包括对症治疗、并发症/合并症治疗和康复治疗,达到减轻患者痛苦、延缓病情进展、提高生活质量和社会参与程度、增加生存收益、延长患者寿命的目的。

1. 加强全面健康管理　　尘肺病一旦确诊即应进行职业病登记,纳入健康监护体系定期健康监护,同时脱离粉尘,加强自我管理,戒烟,控制生活性粉尘的暴露。

2. 积极开展临床综合治疗

(1)咳嗽、咯痰、气喘等临床症状明显的尘肺病患者应给予止咳、化痰、平喘等对症治疗,缺氧时需要考虑控制性氧疗。

(2)预防和治疗合并症,尘肺病常见的合并症包括呼吸系统感染、气胸、肺结核、慢性阻塞性肺疾病、慢性肺心病、呼吸衰竭等,这些合并症对尘肺病的病情进展和预后康复均产生重要影响,也是患者超前死亡的直接原因。及时、正确诊断和治疗各种合并症,是抢救患者生命、改善病情、延长寿命、提高患者生命质量的重要保障。

(3)康复治疗,尘肺病康复治疗是通过采取呼吸肌训练、心理干预、健康教育、合理营养等多学科综合干预措施,以期储备和改善呼吸功能,延缓病情进展,减少临床症状,减轻患者痛苦,增强患者抗病信心,最大限度地提高患者生活质量,实现带病延年的生存目标。

(4)抗纤维化治疗,粉尘致纤维化是一个慢性的、有诸多细胞因子参与的病理生理过程。寻找治疗药物延缓或阻断纤维化的形成,不仅有现实意义,而且有理论价值。汉防己甲素是从防己科千金藤属植物粉防己块根中提取的双苄基异喹啉类生物碱,能直接或间接抑制胶原基因的转录,抑制成纤维细胞的增殖,降低胶原合成,从而达到延缓矽肺胶原纤维化进展的疗效,同时汉防己甲素对矽结节重要成分糖胺多糖、脂类的合成均有抑制作用。临床试验证明汉防己甲素对快进型矽肺的治疗效果最满意,而且团块周边的雾状阴影也最易消散。

3. 全肺灌洗　　全肺灌洗(whole lung lavage,WLL)能冲洗出呼吸道的痰液和分泌物,短期内改善临床症状,但是没有证据表明肺灌洗对改善肺功能,特别是对肺纤维化有明确的治疗效果。

4. 肺移植　　预期寿命不超过 2 年的终末期尘肺病患者可考虑肺移植。

六、预防

尘肺病是完全可以预防和控制的疾病。通过控制尘源,可以从源头上减少粉尘的产生,如采取湿式作业、排风除尘、密闭尘源、工艺改革(使用石灰石砂替代石英砂进行清砂)等。粉尘作业中要加强劳动者个体防护,进行安全卫生知识的培训等。对粉尘作业人员开展健康监护和定期的医学检查,能够早期发现高危人群,及早采取干预措施,可使高危人群不发展成尘肺患者。

目前河南"开胸验肺"、云南水富"怪病"、深圳"尘肺门"等事件引起了社会的广泛关注,人们对职业性尘肺病及其诊断、鉴定过程产生了许多疑问,说明我国职业病防治工作有许多问题有待解决,有一些需要在具体工作中按照法律确定的原则具体落实,有一些问题还有待相关法律的进一步完善。

(毛　翎)

【思考题】

(1)有哪些工种可导致尘肺病? 试述尘肺病的诊断原则。

(2)我国的尘肺病分为几种? 需要与尘肺病鉴别诊断的疾病有哪些?

(3)试述尘肺病的治疗。

第八章

噪 声 聋

教学目的

- **掌握：**《职业性噪声聋的诊断》(GBZ 49 - 2014)的诊断分级。
- **熟悉：**职业性噪声聋的诊断步骤及鉴别诊断。
- **了解：**听功能的检查方法。

一、概述

噪声聋(noise-induced deafness)是因长期接触噪声刺激所引起的双耳对称、渐进性感音神经性聋，又称慢性声损伤(chronic acoustic trauma)，为长期暴露在超过国家卫生标准限值的噪声环境中工作而引起的慢性听力损伤。若因爆破、火器发射或压力容器爆炸等其他强噪声刺激所造成的急性声损伤，参照《职业性爆震聋的诊断》(GBZ/T 238 - 2011)执行。

噪声是由不同频率和强度的声波无规律地杂乱组合而产生的使人厌烦或有害于身心健康的声音。生产性噪声系生产过程中产生的一切声音，如机械性噪声(撞击、摩擦、转动等)、流体动力性噪声(通风机、空压机等)、电磁性噪声(发电机、变压器等)。

噪声对听觉影响与噪声的特性有关，噪声强度越大，听力损伤出现越早、越严重。高频噪声较低频噪声对听力损害大，以 4 000 Hz 左右的听阈受损早、最明显。按噪声的时间分布，可分为连续声和间断声。连续声包括稳态噪声[声级波动<3 dB(A)]和非稳态噪声[声级波动≥3 dB(A)]，间断声即脉冲噪声(持续时间<0.5 s，间隔>1 s、强度波动幅度>40 dB)比同等声级的连续噪声危害重。连续噪声中非稳态(声强波动 5 dB 以上)噪声比稳态噪声危害大。噪声源场所有隔音、防震等设施可减轻噪声的影响，若有振动、有害气体等因素同时存在可增加损害程度。

二、职业接触

噪声多见于矿业开采、采选、冶炼；制品、机械、交通、电气；化工、化肥、医药；橡胶、水泥、建材；塑料、纺织、皮革、造纸等制造、加工行业。

三、噪声对听觉系统的作用机制

1. 空气传导(air conduction)过程　　空气中的声波通过外耳集音，中耳传音而传入内耳。内耳具有感音功能。镫骨足板振动激动内耳淋巴液产生波动，引起蜗窗膜朝相反的方向振动。内耳淋巴波动时即振动基底膜,导致其上之螺旋器的听毛细胞受到刺激而感音(图 8 - 8 - 1)。

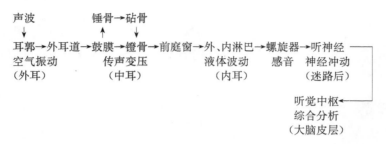

图 8 - 8 - 1 空气传导的过程

2. **噪声对听功能的影响** 主要表现为听敏度下降、听阈增高。听阈改变可分为暂时性阈移和永久性阈移。暂时性阈移(temporary threshold shift,TTS)是指短时间暴露于强噪声后引起的听力下降,在返回安静环境后听阈可很快恢复到原水平,系保护性生理反应,也称为听觉适应(auditory adaptation)。随着暴露时间延长,听力下降明显,如脱离噪声环境后经数小时或数天才完全恢复者称听觉疲劳(auditory fatigue),所造成的听力损失为暂时性阈移。若脱离噪声环境很久听力仍不能恢复者,称永久性阈移(permanent threshold shift,PTS)。急性听力损失和慢性听力损失均可引起永久性阈移,临床上分别称为爆震性聋或噪声性聋,两者表现形式相似,但进展过程不一样。

3. **噪声对听觉损伤机制复杂** ① 机械学说:高强度噪声可引起强烈的迷路内液体流动,螺旋器剪式运动的范围加大,造成不同程度的盖膜-毛细胞的机械损失及前庭窗破裂、网状层穿孔、毛细血管出血,甚至螺旋器从基底膜上剥离等。② 血管学说:强噪声可使内耳血管痉挛,损害耳蜗微循环,导致耳蜗缺血、缺氧,造成毛细胞和螺旋器的退行性变。③ 代谢学说:强噪声可引起毛细胞、支持细胞酶系统严重紊乱,导致氧和能量代谢障碍,致细胞变性、死亡等。三者之间相互联系,相互影响。噪声导致的毛细胞形态改变包括排列散乱倒伏、断裂消失或肿胀融合。毛细胞损害严重处,螺旋器的柱细胞、支持细胞、血管纹及神经末梢、节细胞均有退变。

四、临床表现

较早期出现耳鸣,多呈双耳持续性高调声。随着接触时间增加,逐渐出现渐进性听力减退,早期表现为高频区(3 000 Hz、4 000 Hz、6 000 Hz)听阈增高,对语言交流影响小,听力损失不易被觉察,随着听力损害加重,语频受累导致语言交流障碍始被发觉。长期接触强噪声者可引起大脑皮层、自主神经系统、心血管、内分泌和消化系统等听觉外效应器官的功能紊乱。

噪声聋的识别

(1)传导性聋(conductive deafness):因外耳、中耳的病变,声波传导至内耳的声能减弱,而出现的听力障碍。

(2)感音神经性聋(sensorineural deafness):内耳听毛细胞、血管纹、螺旋神经节、听神经或听觉中枢器质性病变,阻碍声波的感受与分析或影响声波传递,而出现的听力障碍。按病变部位可分为中枢性聋、神经性聋和感音性聋,临床上均被称为感音神经性聋。职业性噪声聋即为感音性聋。耳蜗以外中耳疾病的传导性聋、听神经通路及听中枢神经疾病等引起的感音神经性聋均与噪声无关。

（3）混合性聋(mixed deafness)：外耳、中耳与内耳的疾病并存,影响声波传导与感受所造成的听力障碍。

五、听功能检查

1. 纯音气导听阈测定　　职业性噪声聋听力评定以纯音听阈测试结果为依据,纯音听阈重复性测试结果各频率阈值偏差应≤10 dB。纯音听阈测听按《声学　纯音气导听阈测定　听力保护用》(GB 7583-87)及《声学　测听方法　第 1 部分：纯音气导和骨导测听法》(GB/T 16296.1-2018/ISO 8253-1：2010)执行。因关系工伤保险、伤残等级评定,要求检查结果准确、可信。

测试的给声顺序：1 000 Hz、2 000 Hz、3 000 Hz、4 000 Hz、6 000 Hz、500 Hz,最后应复查 1 000 Hz,该耳复查 1 000 Hz 的结果和(同一耳)开始测得的结果相差不超过 5 dB,就可进行另一耳的检查。若听阈级比开始测得的要好 10 dB 以上,则应按相同频率次序重复检查直至两次测试结果相差少于 5 dB。一耳测试完毕再以相同步骤测试另一耳。

听力图绘制图示：① 气导：右耳：○,左耳：×；最大输出级无反应：右耳：○↓,左耳×↓。② 骨导：右耳[,左耳]。

传导性聋：骨导各频率听阈正常,气导听阈增高；气骨导差值>10 dB；气导听阈增高以语频为主,呈上升型曲线,气骨导差以语频区明显(图8-8-2)。

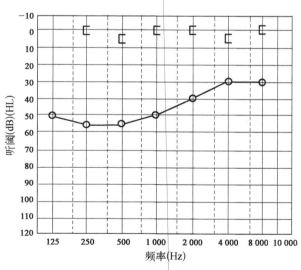

图 8-8-2　传导性聋

感音神经性聋：气导、骨导听阈呈一致性增高,高频听力损失更明显。听力曲线呈渐降型或陡降型(图8-8-3,图8-8-4)。

混合性聋：气、骨导听阈都增高,但气骨导听阈值之间存在差异。语频损失以传导性聋的表现为主,而高频损失表现为气、骨导曲线呈一致性下降(图8-8-5)。

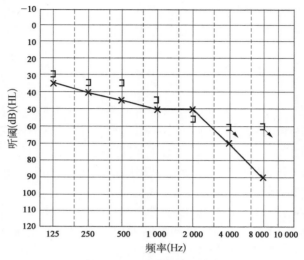

图 8-8-3 感音神经性聋

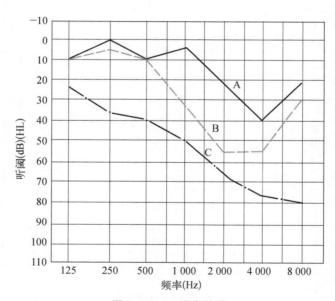

图 8-8-4 噪声性聋

A. 早期听力曲线呈"V"形(楔形曲线);B. 中期听力曲线呈"U"形(乙形曲线);C. 晚期听力曲线呈下降型

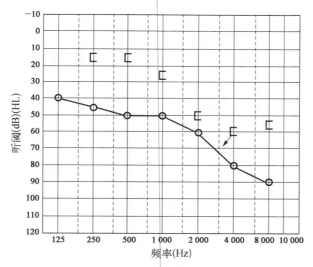

图 8-8-5 混合性聋

2. 客观检查

（1）声阻抗：检测外耳道压力变化影响下鼓膜及听骨链对探测音顺应性的改变，其可反映鼓室功能变化（图 8-8-6）。

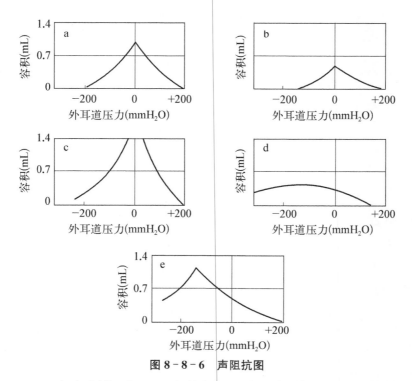

图 8-8-6 声阻抗图

a. A 型：中耳功能正常；b. As 型：低峰型（耳硬化症，中耳传音系统活动受限等）；c. Ad 型：高峰型（鼓室活动增高、听骨链中断、鼓膜萎缩等）；d. B 型：平坦型（鼓室积液、中耳粘连等）；e. C 型：鼓室负压型（咽鼓管功能障碍等）

1 kPa＝100 daPa＝102 mmH$_2$O

（2）听觉诱发电位（auditory evoked potential，AEP）：检测声波经耳蜗毛细胞换能后由听神经和听觉通路至听觉皮层的传递过程中产生的各种生物电位。该检查反映的听力减退病变部位在脑干水平及以下。其阈值相对应的纯音听阈测定频率为 1 000～4 000 Hz。听力损失越严重 AEP 阈值越高，两者呈正相关（图 8-8-7）。

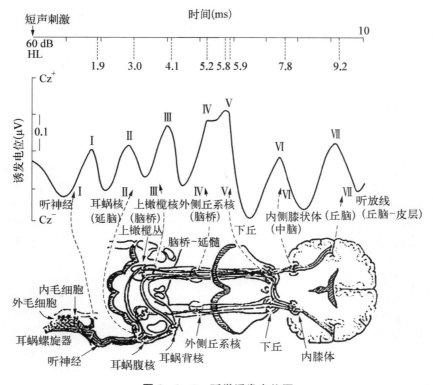

图 8-8-7 听觉诱发电位图

Ⅰ、Ⅲ、Ⅴ波潜伏期稳定。Ⅴ波反应阈一定程度上反映 1 000～4 000 Hz 行为听阈，但不能准确和代替行为听阈，较行为听阈高 15～20 dB

（3）40 Hz 听觉相关电位：较多学者认为其机制与 AEP 相同，反映丘脑以下部位病变，相对应的是纯音听阈测定频率为 1 000 Hz 及以下，测定值较纯音听阈测定值高 20 dB 左右。因而，结合 40 Hz 听觉相关电位与 AEP 检查结果综合分析，客观评估较为理想。

（4）耳声发射：耳蜗主动产生声能的过程是耳蜗正常生理功能的一部分，耳声发射即在外耳道测量到这些声能。此时声能主要产生于外毛细胞系统，是耳蜗的高灵敏、高频率选择机制的反映，主要反映 4 000 Hz 以上频率的外毛细胞功能。

耳声发射图由不同频率的声反射阈连线组成（图 8-8-8）。声反射阈大于背景噪声基线 10 dB 为正常，小于背景基线为无反应。

（5）多频稳态反应（multiple steady state responses，MSSR）：也称多频稳态电位。多频稳态反应是由多个频率持续的或者是稳态的声音刺激信号刺激下产生的反应（图 8-8-9）。较纯音听阈测定结果 500 Hz 高 15～20 dB 左右，1 000 Hz、2 000 Hz、4 000 Hz 高 10 dB 左右。该检查为客观检查客观判断，但应注意干扰因素影响。

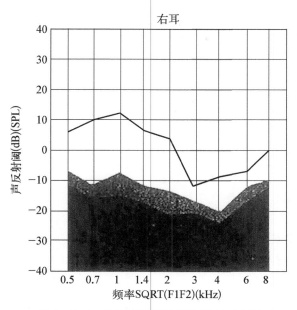

图 8 - 8 - 8　正常畸变产物耳声发射听力图

图下方阴影为背景噪声（两个不同频率 F1、F2 同时刺激而诱发），听力曲线大于背景噪声为正常

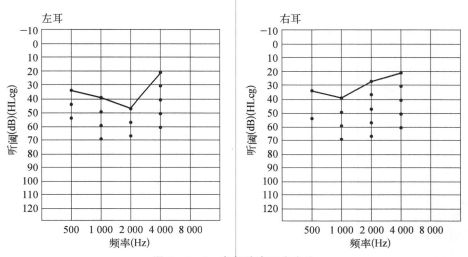

图 8 - 8 - 9　多频稳态诱发电位

总之，听力的客观检查要除外主观判断及干扰因素，是辅助纯音听阈测定结果来识别噪声聋的重要手段。客观检查结果不能作为诊断鉴定计算依据；纯音听阈测定听力损失程度应与客观检查结果阈值呈正相关，可减少职业性噪声聋的漏诊、误诊。

六、《职业性噪声聋的诊断》(GBZ 49 - 2014)

根据连续 3 年以上职业性噪声作业史，出现双耳对称性渐进性听力下降、耳鸣等症状，纯音测听为感音神经性聋，结合职业健康监护资料和现场职业卫生学调查，进行综合分析，排除其他原因所致听觉损害，方可诊断。

1. 确切职业史　　　指在超过《工作场所有害因素职业接触限值》(GBZ2.2 - 2007)所规定的工作场所噪声强度的作业，即 8 h 等效声级(A 计权)≥85 dB (A)。

2. 临床表现　　　有自觉的听力减退或耳鸣症状。但早期高频听阈损伤并不一定出现明显的听力减退或耳鸣，但在纯音听阈测定时提示高频听阈变化。一般应在脱离噪声环境 48 h 后复查。

3. 纯音听阈测定

(1) 听力计应符合《电声学　测听设备　第 1 部分：纯音听力计》(GB/T 7341.1 - 2010)的要求，并按《声学　校准测听设备的基准零级　第 7 部分：自由场与扩散场测听的基准听阈》(GB/T 4854.7 - 2008)进行校准。

(2) 纯音听力检查时若受检者在听力计最大声输出值仍无反应，以最大声输出值计算。

(3) 职业性噪声聋的听力评定以纯音听阈测试结果为依据。为排除暂时性听力阈移的影响，应将受试者脱离噪声环境 48 h 作为听阈测试的筛选时间。若筛选测听结果已达到噪声聋的水平，应进行复查，复查时间定为脱离噪声环境后一周。

(4) 纯音听阈测试检查结果应按《声学　听阈与年龄关系的统计分布》(GB/T 7582 - 2004)进行年龄性别修正。

(5) 当一侧耳为混合性聋，若骨导听阈符合职业性噪声聋的特点，可按该耳骨导听阈进行诊断评定。若骨导听阈不符合职业性噪声聋的特点，应以对侧耳的纯音听阈进行诊断评定。

(6) 若双耳为混合性聋，骨导听阈符合职业性噪声聋的特点，可按骨导听阈进行诊断评定。

(7) 语言频率听力损失大于等于高频听力损失，不应诊断为职业性噪声聋。

(8) 纯音听阈测试结果显示听力曲线为水平样或近似直线、对纯音听阈测试结果的真实性有怀疑，或纯音听阈测试不配合，或语言频率听力损失超过中度噪声聋以上，应进行客观听力检查。例如，AEP 测试、40 Hz 听觉相关电位测试、声阻抗声反射阈测试、耳声发射测试、多频稳态听觉电位等检查，以排除伪聋和夸大性听力损失的可能。

4. 用人单位　　　应提供职业接触史、历年职业健康检查结果、作业现场环境噪声监测等相关资料。

5. 现场职业卫生调查　　　应包括工作场所、生产流程、操作岗位、安全管理制度、个人防护(佩戴耳塞)、职业健康监护、同工种职业健康监护情况及职业性噪声聋发病情况、员工岗前培训、工作场所检测记录等内容。

6. 职业性噪声聋诊断步骤

(1) 耳科常规检查。

(2) 至少进行 3 次纯音听阈测试[按《声学　纯音气导听阈测定　听力保护作用》(GB/T 7583 - 87)和《声学　测听方法　第 1 部分：纯音气导和骨导测听法》(GB/T 16296.1 - 2018/ISO 8253 - 1：2010)规定进行]，两次检查间隔时间至少 3 d，而且各频率听阈偏差 ≤10 dB；诊断评定分级时应以每一频率 3 次中最小阈值进行计算。

(3) 对纯音听阈测定结果进行年龄性别修正。

(4) 进行鉴别诊断，排除其他致聋原因。

1) 伪聋、夸大性听力损失：纯音听阈测定多次检查结果偏差大、不稳定、呈平坦或近似直线，与人平时语言交流无障碍。

2) 药物中毒性聋：既往用过耳毒性药物，如氨基糖苷类抗生素(链霉素、庆大霉素、卡那霉素等)。

3) 感染性聋：风疹、腮腺炎、麻疹、梅毒、流行性脑膜炎、流行性乙脑等。

4) 家族性聋：亦为先天性聋，可发生于一侧或双侧，轻重不一。遗传性聋即出生无听觉。

5) 中耳疾病或其他：鼓膜穿孔、听骨链断裂、耳外伤、突发性聋、梅尼埃病、突发性耳聋、听神经病、听神经瘤等。

(5) 诊断分级：符合职业性噪声聋听力损失特点者，计算双耳高频平均听阈(BHFTA)，双耳高频平均听阈≥40 dB者，分别计算单耳平均听阈加权值(MTMV)，以较好耳听阈加权值进行噪声聋诊断分级。

1) 轻度噪声聋 26～40 dB。

2) 中度噪声聋 41～55 dB。

3) 重度噪声聋≥56 dB。

计算公式：

$$\underset{\text{(双耳高频平均听阈)}}{\text{BHFTA(dB)}} = \frac{HL_L + HL_R}{6}$$

式中，HL_L 表示左耳 3 000 Hz、4 000 Hz、6 000 Hz 听力级之和；HL_R 表示右耳 3 000 Hz、4 000 Hz、6 000 Hz 听力级之和。

$$\underset{\text{(单耳听阈加权值)}}{\text{MTMV(dB)}} = \frac{HL\,500\,Hz + HL\,1\,000\,Hz + HL\,2\,000\,Hz}{3}$$
$$\times 0.9 + HL\,4\,000\,Hz \times 0.1$$

式中，HL 为听力级(单位：dB)。

双耳高频平均听阈及单耳听阈加权值的计算结果按四舍五入修约至整数。

典型诊断病例资料如下：

病例1：男，44 岁，某船厂开箱工 6 年，接触噪声(图 8-8-10)。

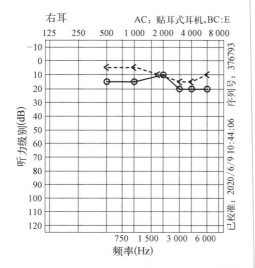
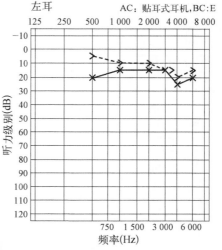

图 8-8-10 病例 1 纯音听阈测试结果

纯音听阈测试结果分析：骨、气导无明显分离，按气导值进行计算，双耳全频听阈均＜25 dB(HL)。

初步诊断：无职业性噪声聋。

病例2：男，49岁，汽配厂组合车床操作工12年，接触噪声(图8-8-11)。

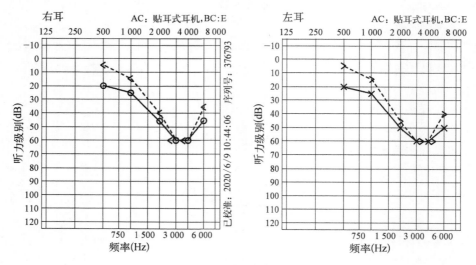

图8-8-11 病例2纯音听阈测试结果

纯音听阈测试结果分析：骨、气导无明显分离，按气导值进行计算，双耳高频平均听阈≥40 dB(HL)，较好耳语频听阈加权值30 dB(HL)。

初步诊断：职业性轻度噪声聋。

病例3：男，49岁，热轧车间复合线操作工16年，接触噪声(图8-8-12)。

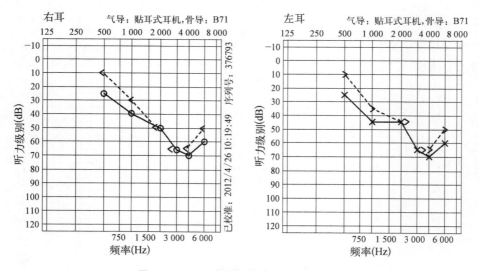

图8-8-12 病例3纯音听阈测试结果

纯音听阈测试结果分析：骨、气导无明显分离，按气导值进行计算，双耳高频平均听阈≥40 dB(HL)，较好耳语频听阈加权值41 dB(HL)。

初步诊断：职业性中度噪声聋。

病例4：男，58岁，汽配厂焊接辅助工20年，接触噪声（图8-8-13）。

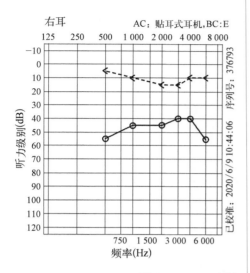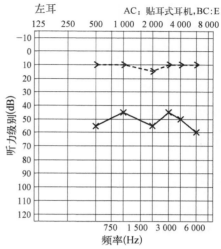

图8-8-13　病例4纯音听阈测试结果

纯音听阈测试结果分析：骨、气导明显分离。气导：双耳全频中度听阈增高；骨导：双耳听阈正常，按骨导值进行诊断分级。

初步诊断：无职业性噪声聋。

病例5：男，54岁，塑胶公司混合工17年，接触噪声（图8-8-14）。

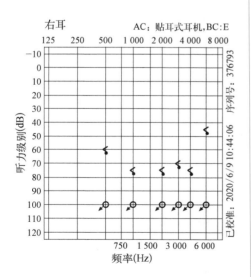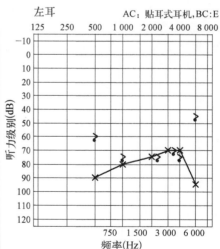

图8-8-14　病例5纯音听阈测试结果

纯音听阈测试结果分析：双耳骨、气导全频重度听阈增高。

初步诊断：无职业性噪声聋。

七、处理原则

（1）职业性噪声聋患者均应调离噪声工作场所。

（2）对噪声敏感者（上岗前职业健康检查纯音听阈测定结果各频率听力损失≤25 dB，但噪声作业一年之内，高频段 3 000 Hz、4 000 Hz、6 000 Hz 中任一耳，任一频率听阈≥65 dB）应调离噪声作业场所。

（3）对话障碍可佩戴助听器。

（4）如需劳动能力鉴定，按《劳动能力鉴定 职工工伤与职业病致残等级》（GB/T 16180 - 2014）处理。

八、防治措施

（1）目前对噪声聋无有效治疗方法。可以采用血管扩张药、神经营养药和促进代谢的生物制剂等。

（2）接触噪声作业劳动者，应按时接受职业健康检查，纯音听阈测试是必检项目，有助于发现噪声敏感者及早期听力损失。

（3）控制噪声源是最根本的预防措施。消除声源，降低声强，限制声音传播。

（4）加强个人防护措施。在噪声环境下作业人员必须正确佩戴防声耳塞或耳罩或防声帽等。

（张巡淼）

【思考题】

（1）临床诊断耳聋与职业性噪声聋有何区别？

（2）简述主观、客观听力检查对职业性噪声聋诊断的意义。

（3）简述噪声聋诊断与诊断分级程序。

第九章

职 业 性 肿 瘤

教 学 目 的

- **掌握**：我国法定职业性肿瘤的名称、诊断细则。
- **熟悉**：职业性肿瘤的特点。
- **了解**：职业性肿瘤的病因和致癌因素。

一、概述

职业性肿瘤指在工作环境中接触致癌因素，经过较长的潜伏期而罹患的某种特定肿瘤。职业性肿瘤是伴随工业发展而产生的。职业性肿瘤的认定在肿瘤病因研究中占据很重要的地位。虽然职业性肿瘤在人类总的肿瘤中所占的比例仅 2%～8%，但是在肿瘤学科及职业卫生与职业病中仍然很受重视，而且还不断有新发现和控制成效的报道。

（一）职业性肿瘤的病因

1. **遗传因素**　　如代谢酶系统异常、染色体不稳定、免疫缺陷、单核苷酸多态性、DNA 修复缺陷、基因组不稳定性及原癌基因激活和抑癌基因失活使细胞生长与分化调节失控而发生恶性转化等。

2. **环境因素**　　目前认为，绝大多数肿瘤是环境因素与细胞遗传物质相互作用引起的，环境因素与生活方式是人类癌症危险性的主要决定因素。所谓环境因素是指环境（职业、生活）污染物、膳食成分、吸烟、药物、辐射感染等；还有资料显示，改变生活的不良习惯可以改变癌症发生的危险性。环境因素一般可将其分为化学因素、物理因素（主要是辐射）和生物因素（主要是病毒）三大类。

（1）化学因素：① 烷化剂（alkylating agent），是具有直接致癌作用的化学致癌物；不需要经过体内代谢活化即可致癌，但致癌性较弱，致癌时间较长，临床被用作化疗剂、杀菌剂。② 多环芳烃（polycyclic aromatic hydrocarbons，PAH），广泛存在于汽车废气、香烟、煤烟及熏制食品中。③ 芳香胺类（aromatic amines），如联苯胺、乙萘胺、硝基联苯等，前两者为很强的致膀胱癌物质。④ 氨基偶氮染料（amino-azo dye），常用作纺织品、食品和饮料的染料或添加剂。⑤ 亚硝胺化合物（N-nitroso compound），具有很强的致癌性，自然情况下，主要存在于卷烟的烟雾及加入亚硝酸盐作保存剂的肉类、鱼类及含水量较高而盐分较低的咸菜、酸菜中。⑥ 植物毒素（phytoxin），蕨类植物中大多含有强致癌剂蕨内酰胺（pterolactam）。⑦ 金属致癌物，目前证实，砷、铍、铬、镉、镍是人类和动物的致癌剂，铅、铁、钴、钨则是可疑致癌物或协同致癌物；另有五种微量元素（硒、锌、铜、镁、钼）在大剂量时致癌,而小剂量时则抗癌。⑧ 真菌毒素(mycotoxin),均属于自然产生的致癌物,如黄曲霉素(aflatoxin),具有强大的致癌性。

(2) 物理因素:主要是电磁辐射(包括电离辐射、紫外线辐射及其他射线)和一些矿物纤维。

(3) 生物因素:20 世纪初即注意到病毒与肿瘤的关系。经典意义上的病毒,除朊病毒(prion)外,所携带的遗传物质或是 DNA,或是 RNA。因此,按照国际病毒分类规则;肿瘤相关病毒也相应分为 DNA 肿瘤病毒和 RNA 肿瘤病毒。

(二) 职业性肿瘤的致癌因素

国际癌症研究机构(International Agency for Research on Cancer,IARC)1994 年公布了对人类具有肯定致癌性的 63 种物质或环境;1998 年,IARC 根据 834 种化学物质和生产过程已有的致癌性评价资料,共认定了 75 种化学物和生产过程对人有致癌性。截至2015 年底,共有 118 种因素被确定为对人有致癌性,另有 75 种被认定为很可能对人有致癌性,288 种因素被确认为可能有致癌性。其中,国际公认的与职业有关的共计有 28 种,大致归为如下几类(具体可参阅 IARC 官方网页)。

1. 物理性因素 如电离辐射(包括 α、β、γ、η、χ 射线辐射)、紫外线等。

2. 直接烷化剂 其代表化学物为二氯甲醚和芥子气,它们有很强的致肺癌及其他呼吸道癌的作用;另外,环氧乙烷及乙醛也被肯定为人类致癌物。

3. 间接烷化剂 现已知大多数致癌物属此类型,在职业接触中较为常见者如下:① 焦油、沥青及含碳物不完全燃烧烟气中的多环芳烃,其代表物为苯并芘及 3-甲基胆蒽;② 苯;③ 以联苯胺为代表的芳香胺类;④ 以氯乙烯为代表的卤代烃类。

4. 金属和类金属 无机砷化物、不溶或难溶性的炼铬余渣、镍化物、铍和铍化合物、镉和镉化合物早已被肯定为人类致癌物。

5. 石棉及人造矿物质纤维 石棉是肯定的人类肺癌及弥漫性间皮瘤的危险病原物质,与吸烟有剧烈的交互增强作用,其致癌潜伏期长。近年发现与天然石棉粗细和长短相似的人造矿物质纤维,也有类似的危害。

另外,通过流行病学调研,目前已经肯定了一些有肿瘤高发倾向的职业,如硬木家具木工、皮革及修靴工好发鼻咽癌;橡胶硫化工好发膀胱癌等。

职业性肿瘤的种类不少,但其相对危险度有高有低,大部分职业致癌因素只局限于少数作业或职工接触。除了上述职业因素直接致癌外,还可能由于工作的间接影响而使某些肿瘤高发。例如,有的矿工因为井下进食时间不定而患溃疡病较多,长期以后可能使患胃癌风险增大;又如,卷烟厂职工可能因较易购得卷烟,吸烟多以致患肺癌风险超高;同理,酒厂职工多饮酒而患肝癌风险超高。对此,不能认为这些情况与职业有固定的内在联系,而只是由职工自己的习惯或嗜好所致。国外对这些因为工作因素间接影响所致的肿瘤,称之为工作相关肿瘤(work related cancer),宜与法定职业性肿瘤区分。在劳动卫生与职业病实践中,对于有联合协同作用使肿瘤发病率与死亡率大为增加的生活性因素应特别注意预防,如石棉接触与吸烟对肺癌就是协同关系,戒烟也能使石棉接触工人患肺癌的风险大减。

我国有针对性地进行了职业性肿瘤的流行病学调查,基于有害物质情况于 1987 年首次将职业性肿瘤纳入我国法定职业病名单中,职业性肿瘤共包括如下八类:① 石棉所致肺癌、间皮瘤;② 联苯胺所致膀胱癌;③ 苯所致白血病;④ 氯甲醚、双氯甲醚所致肺癌;⑤ 砷及其化合物所致肺癌、皮肤癌;⑥ 氯乙烯所致肝血管肉瘤;⑦ 焦炉逸散物所致肺癌;⑧ 六价铬化合物所致肺癌。2013 年,我国《职业病分类和目录》职业性肿瘤部分增加了三类职业性肿瘤:① 毛沸石所致肺癌、胸膜间皮瘤;② 煤焦油、煤焦油沥青、石油沥青所致皮肤癌;③ β-萘胺所致膀胱癌。另外,在职业性放射性疾病中包含"放射性肿瘤(含矿工高氡暴露所致肺癌)"。故我国目前实际法定职业性肿瘤有 12 类。

二、职业性肿瘤的特点

1. **职业性肿瘤与一般肿瘤的不同点**　　职业性肿瘤是指职业接触致癌因素的人群中肿瘤发病率和死亡率超高,肿瘤发病和死亡年龄提前,频发罕见肿瘤,或在个体身上有多发肿瘤。职业性肿瘤在临床表现上与非职业性肿瘤大致相同,但有一些相对的特点,这对于了解、检出与识别职业性肿瘤具有意义。

(1)病因明确:一般肿瘤的病因大多尚未阐明,而职业性肿瘤则有明确的病因可寻,即与接触职业性致癌因素有密切关系。

(2)具有剂量-反应关系:虽然肿瘤研究者认为致癌效应是无阈的,但实际大多所见仍有接触剂量(水平)与反应之间的相关关系。接触剂量高者,发病较早,潜伏期短。在职业卫生状况欠佳的情况下,职业性肿瘤的发病年龄大多大于一般常见肿瘤。

(3)职业致癌因素物理性状和接触方式:职业致癌因素的作用不仅取决于其化学性质,而且与其物理性状和接触方式有关。类似化合物的作用可因物理性状不同而有很大差异。例如,吸入不溶性的镍化合物可致癌,而可溶性的镍盐则无致癌性;职业性致癌物的接触方式也与引发癌症有密切关系,如不溶性的铬盐及镍盐,经呼吸道吸入才致癌;皮肤接触或经口摄入都无作用。

(4)职业性肿瘤的部位相对固定:是职业性肿瘤的重要特点。例如,肺(包括气管、咽喉、鼻腔等)及皮肤是职业性肿瘤的主要发生部位,这与肺和皮肤是职业接触的主要途径有关;芳香胺类所致职业性肿瘤主要发生于膀胱,这与致癌物在排泄途中滞留及析出活性致癌物有关。又如,电离辐射直接照射皮肤时易患皮肤癌,吸入尘粒者易患肺癌;辐射物沉积于骨的元素则易发生多发骨肉瘤或白血病。苯的代谢产物对造血细胞有明显毒性,故可引起白血病。总之,职业性致癌物都有固定的致癌部位,并非接触致癌因素的岗位所发生的一切肿瘤均是职业性的。例如,胃肠道癌为我国的高发癌症,但是消化道肿瘤几乎都与职业无关。又如,凡与苯接触有密切关系的岗位所发生的泌尿系统肿瘤、肝癌及脑部肿瘤都与苯接触无关。

(5)职业性肿瘤的细胞病理类型相对固定:职业性肿瘤细胞类型及临床过程有一定的特殊性,因职业性致癌因素种类不同而各具有不同特定的病理类型。例如,氯甲醚、双氯甲醚肺癌多为未分化小细胞癌;联苯胺所致肾盂、输尿管肿瘤多为上皮细胞癌,职业性煤焦油、煤焦油沥青、石油沥青所致皮肤癌多为鳞状上皮细胞癌,砷及其化合物所致肺癌多为腺癌。接触致癌物强度不同而致的癌具有不同特定的病理类型。一般认为,接触强致癌物或高浓度接触致癌物所致癌多为未分化小细胞癌,反之则多为腺癌。上述病理学特点并不是绝对的,如苯所致的白血病虽以急性髓系白血病为多见,但也可以出现其他细胞类型。所以这些特点,仅供与非职业性肿瘤做鉴别时参考。

(6) 职业性肿瘤与其他职业病的比较：两类疾病的共同点都有职业接触史但两者具有如下不同点。① 职业性肿瘤从接触到发病的潜伏期长，通常需要 15～20 年，最短者要 2～5 年，长者可达 30～40 年。所以，因果关系不容易明确。② 职业性肿瘤的发病率往往比其他职业病低，其统计分析需以十万人年计，甚至要用百万人年计。③ 一般职业病，除少数重症及有后遗症者外，大都有自限性或可被治愈；而职业性肿瘤，一旦细胞经致癌因素作用启动了癌变过程，其肿瘤性质的特点能经过生物复制而保留，且随相继的多次突变而使恶性程度聚集和增强，很少有自限性。

2. 职业性肿瘤的临床表现与一般肿瘤的不同处　　职业性肿瘤的临床表现与一般肿瘤大致相同，其不同之处可能有：① 职业性肿瘤的潜伏期比一般普通肿瘤潜伏期略短，在开始接触职业性致癌因素后 5～15 年发病；② 有些职业性肿瘤由强致癌因素引起，其恶性程度较高，如二氯甲醚肺癌以未分化细胞为主，青石棉引起弥漫性间皮瘤；③ 某些致癌因素在体内广泛作用，可引起多发性肿瘤，如砷可致皮肤癌和肺癌，若经口服则可引发肝血管肉瘤；氯乙烯可致肝血管肉瘤、肝癌、脑瘤、肺癌和淋巴瘤；④ 有些职业肿瘤常为多发性或易复发，如砷性皮肤癌，白种人的芳香胺膀胱癌。

三、职业性肿瘤的诊断原则

职业性肿瘤的临床诊断与一般肿瘤相同，经临床确定肿瘤诊断后，再进一步进行病因诊断，以确定其与职业的联系，符合有关国家法规规定的可作为法定职业病处置。

(1) 我国《职业性肿瘤的诊断》(GBZ 94 - 2014)规定的职业性肿瘤诊断原则的引导语：肿瘤的诊断明确是指在肿瘤诊断过程中应符合相应肿瘤的临床诊断标准(如职业性致癌因素所致的原发性肺癌可依据《原发性肺癌诊断》(WS 323 - 2010)进行诊断或诊断程序)，同时符合以下三个条件：① 应是原发性肿瘤；② 肿瘤的发生部位与所暴露致癌物的特定靶器官一致；③ 肿瘤的诊断须经细胞病理或组织病理检查，或内镜取材病理等确诊。《职业性放射性肿瘤判断规范》(GBZ 97 - 2017)重申了类似的原则，有明确的致癌物长期职业接触史，出现原发性肿瘤病变，结合实验室检测指标和现场职业卫生学调查，经综合分析，原发性肿瘤的发生应符合工作场所致癌物的累计接触年限要求，肿瘤的发生部位与所接触致癌物的特定靶器官一致并符合职业性肿瘤发生、发展的潜伏期要求，方可诊断。

(2) 有明确的职业性致癌物暴露史，符合工作场所致癌物的累计暴露年限要求。劳动者致癌物职业暴露史的确证可根据劳动者职业史的相关记录，或通过对工作场所中环境状况的空气采样测量结果，或一些生物监测资料，或有过量暴露的监测资料(如超过《工作场所有害因素职业接触限值　第 1 部分：化学有害因素》(GBZ 2.1 - 2019)中相关致癌物的浓度暴露限值)进行综合评价，以证明劳动者有相关致癌物的长期或反复暴露史。

(3) 肿瘤发病潜伏期符合诊断细则的相关规定。职业性肿瘤的潜伏期是指从接触于已确认的致癌物开始到确诊该致癌物所致的职业性肿瘤的间隔时间。

四、职业性肿瘤诊断细则

(一)石棉所致肺癌、间皮瘤

1. 肺癌　　① 石棉肺合并肺癌者，应诊断为石棉所致肺癌。② 不合并石棉肺的肺癌患者,在诊断时应同时满足以下三个条件:原发性肺癌诊断明确;有明确的石棉粉尘职业接触史,累计接触年限 1 年以上(含 1 年);潜伏期 15 年以上(含 15 年)。

2. 间皮瘤　① 石棉肺合并间皮瘤者,应诊断为石棉所致间皮瘤。② 不合并石棉肺的间皮瘤患者,在诊断时应同时满足以下三个条件:间皮瘤诊断明确;有明确的石棉粉尘职业接触史,累计接触年限 1 年以上(含 1 年);潜伏期 15 年以上(含 15 年)。

(二)联苯胺所致膀胱癌

诊断时应同时满足以下三个条件:原发性膀胱癌诊断明确;有明确的联苯胺职业接触史,累计接触年限 1 年以上(含 1 年);潜伏期 10 年以上(含 10 年)。

(三)苯所致白血病

(1) 慢性苯中毒病史者所患白血病,应诊断为苯所致白血病。

(2) 无慢性苯中毒病史者所患白血病,在诊断时应同时满足以下三个条件:白血病诊断明确;有明确的过量苯职业接触史,累计接触年限 6 个月以上(含 6 个月);潜伏期 2 年以上(含 2 年)。

(四)氯甲醚、双氯甲醚所致肺癌

诊断时应同时满足以下三个条件:原发性肺癌诊断明确;有明确的氯甲醚或双氯甲醚职业接触史,累计接触年限 1 年以上(含 1 年);潜伏期 4 年以上(含 4 年)。

(五)砷及其化合物所致肺癌、皮肤癌

1. 肺癌　砷及其化合物所致肺癌在诊断时应同时满足以下三个条件:原发性肺癌诊断明确;有明确的砷及其化合物职业接触史,累计接触年限 3 年以上(含 3 年);潜伏期 6 年以上(含 6 年)。

2. 皮肤癌　① 慢性砷中毒病史者所患皮肤癌应诊断为砷所致皮肤癌。② 无慢性砷中毒病史者所患皮肤癌在诊断时应同时满足以下三个条件:原发性皮肤癌诊断明确;有明确的砷及其化合物职业接触史,累计接触年限 5 年以上(含 5 年);潜伏期 5 年以上(含 5 年)。

(六)氯乙烯所致肝血管肉瘤

诊断时应同时满足以下三个条件:原发性肝血管肉瘤诊断明确;有明确的氯乙烯单体职业接触史,累计接触年限 1 年以上(含 1 年);潜伏期 1 年以上(含 1 年)。

(七)焦炉逸散物所致肺癌

诊断时应同时满足以下三个条件:原发性肺癌临床诊断明确;有明确的焦炉逸散物职业接触史,累计接触年限 1 年以上(含 1 年);潜伏期 10 年以上(含 10 年)。

(八)六价铬化合物所致肺癌

诊断时应同时满足以下三个条件:原发性肺癌临床诊断明确;有明确的六价铬化合物职业接触史,累计接触年限 1 年以上(含 1 年);潜伏期 4 年以上(含 4 年)。

(九)毛沸石所致肺癌、胸膜间皮瘤

1. 肺癌　诊断时应同时满足以下三个条件:原发性肺癌诊断明确;有明确的毛沸石粉尘职业接触史,累计接触年限 1 年以上(含 1 年);潜伏期 10 年以上(含 10 年)。

2. 胸膜间皮瘤　诊断时应同时满足以下三个条件:胸膜间皮瘤诊断明确;有明确的毛沸石粉尘职业接触史,累计接触年限 1 年以上(含 1 年);潜伏期 10 年以上(含 10 年)。

(十)煤焦油、煤焦油沥青、石油沥青所致皮肤癌

诊断时应同时满足以下三个条件：原发性皮肤癌诊断明确；有明确的煤焦油、煤焦油沥青、石油沥青职业接触史，累计接触年限 6 个月以上(含 6 个月)；潜伏期 15 年以上(含 15 年)。

(十一) β-萘胺所致膀胱癌

诊断时应同时满足以下三个条件：原发性膀胱癌诊断明确；有明确的 β-萘胺职业接触史，累计接触年限 1 年以上(含 1 年)；潜伏期 10 年以上(含 10 年)。

有关职业性放射性肿瘤诊断细则可参阅《放射性肿瘤病因判断标准》(GBZ 97 - 2009) 和《放射性皮肤癌诊断标准》(GBZ 219 - 2009)。

五、职业性肿瘤的治疗和预防

1. **职业性肿瘤的治疗**　首先应及时脱离致癌物的接触，对接触职业致癌因素的职工做定期健康监护，能够及早发现与诊断，立即治疗，其预后会较好。其余与同类一般肿瘤治疗相似。

2. **职业肿瘤的最有效对策为预防**　其主要手段如下：① 识别和划定职业性致癌因素范围；② 严格控制与管理职业性致癌因素；③ 对接触者进行定期医学监护，筛检高危人群；④ 制定法规并保证其实施；⑤ 群体性发病，特别是罕见病例频发是重要的追踪线索；⑥ 短期遗传毒理测试可提供线索或作为初筛，但不能单独地据此做出对人致癌与否的评判；⑦ 已经肯定的人职业性致癌因素，应首先采取代用品，以彻底消除与人接触的可能性；⑧ 对于用途不可取代者，则应在严格控制条件下生产；⑨ 严格控制无法取代的小部分用途，应废除使用；⑩ 生产环境中的致癌性职业因素应进行定期监测，尽最大可能使其接触强度控制在国家规定的阈限以下；⑪ 就业前体检筛出基因多态缺陷型易感者，避免明显的种族、家族与个体差异性者与致癌物质接触，是当前较为可行的一项医疗监护措施；⑫ 定期体检、早期发现、及时诊断治疗等第二级预防已证明是行之有效的措施，应明确规定作为职业性致癌因素接触者的预防制度。

(万伟国　李思惠)

【思考题】

(1) 当前，我国已列入国家《职业病分类和目录》的职业性肿瘤有哪几类？分别概括它们的诊断细则。

(2) 简述职业性肿瘤的诊断原则。

(3) 总结职业性肿瘤有效的预防对策。

第十章

职 业 性 中 暑

一、概述

(一) 职业性中暑的定义、分型

现代医学中，中暑是指暴露在高温(高湿)环境和(或)剧烈运动一定时间后，吸热—产热—散热构成的热平衡被破坏，机体局部或全身热蓄积超过体温调节的代偿限度时发生的一组疾病，可表现为从轻到重的连续过程。中暑的定义有广义与狭义之分。广义的中暑可以用来描述从轻微症状如热疹、热痉挛等到致命性热射病等一系列广泛的疾病，即热相关疾病。根据《职业性中暑的诊断》(GBZ 41 - 2019)，目前国际上将热相关疾病分为热皮疹、热水肿、热晕厥、热痉挛、热衰竭、热射病等，而中暑一般仅指热射病。

职业性中暑是指在高温作业环境下，从事职业活动中，由于热平衡和(或)水电解质代谢紊乱、有效循环血量减少而引起的以体温升高和(或)中枢神经系统功能障碍和(或)心血管功能障碍等为主要表现的急性全身性疾病。

在高温作业环境下工作一定时间后，出现头晕、头痛、乏力、口渴、多汗、心悸、注意力不集中、动作不协调等症状，体温正常或略有升高但低于 38.0℃，可伴有面色潮红、皮肤灼热等，短时间休息后症状即可消失。这称为中暑先兆，不属于中暑诊断范畴。

(二) 职业性中暑的分类

根据《职业性中暑的诊断》(GBZ 41 - 2019)，我国通常将中暑分为热痉挛、热衰竭、热射病(包括日射病)三型，且临床表现常相互伴随存在，很难截然分开。

1. **热痉挛**　　是一种短暂、间歇发作的肌肉痉挛，可能与钠盐丢失相关，常发生于初次进入高温环境工作，或运动量过大时，大量出汗且仅补水者，及时处理后，一般可在短时间内恢复。

2. **热衰竭**　　是在热应激情况下，体液、体钠丢失过多，水电解质紊乱导致的以有效循环血容量不足为特征的一组临床综合征，热衰竭如得不到及时诊治，可发展为热射病。

3. **热射病**　　常见于高温高湿环境下进行高强度训练或从事重体力劳动者，多数患者起病急,少数有数小时至 1 天左右的前驱期,表现为乏力、头痛、头晕、恶心、呕吐等。典型症状为急骤高热,皮肤干热和不同程度的意识障碍,严重者可引起多器官功能障碍,常可遗留神经系统后遗症。

日射病是指夏季露天作业,太阳辐射直接作用于头部而引起的中暑,日射病的病理和临床表现与热射病基本相同,因而将日射病归于热射病中。

(三)职业性中暑的发病机制

1. 热射病

(1)根据病因,热射病可分为经典(非劳力)型或劳力型两种,两者的潜在机制存在不同。经典型热射病的核心是热环境暴露以及散热不足,通常发生于年龄较大的成年人,他们对热刺激的调节能力较弱,尤其是慢性疾病患者,以及生活无法自理的老年人,也可见于青春期前儿童。而劳力型则主要与体力活动有关,其主要致病原因是过量产生的代谢热超过生理性热丢失,主要累及人群是运动员、体力劳动工人(如消防队员和建筑工人)、军队的士兵等,患者往往年纪轻、既往体质较好。

(2)热射病的主要发病机制是体温调节从代偿(散热多于产热)到失代偿(产热多于散热)的恶化过程,心输出量不足以处理高体温代谢的需求。随着核心体温持续升高,细胞毒性作用和炎症反应加剧,最终导致恶性循环,引发多器官功能衰竭。

(3)炎性反应:热射病时,体温过高会触发内皮细胞、白细胞和上皮细胞的应激反应,影响其正常组织抵御损伤的保护,妨碍其自身修复。热休克蛋白的分子陪伴家族和血浆、组织中炎症趋化因子、抗炎细胞因子均参与了这一过程。

随着高热持续,急性生理变化(包括循环衰竭、低氧血症和高代谢状态)和高温本身直接引发细胞毒性增加,导致机体炎症反应调节异常。热相关的炎症反应与全身炎症反应综合征类似,已有研究表明,全身炎症反应综合征由循环信使 RNA 介导,可以触发细胞因子和高迁移率组蛋白 1(HMGB1)的释放,导致白细胞和内皮细胞过度活化。与脓毒症类似,全身炎症反应综合征可导致临床症状迅速恶化,引发弥散性血管内凝血,多脏器功能衰竭和死亡。

因此,热射病是热相关全身炎症反应一种形式,并导致以脑病为主的多器官功能障碍综合征。

2. 热痉挛 是由于高温作业时大量出汗,体液、体钠大量损失,出现水和电解质的平衡失调而发生肌痉挛,目前多认为它可能与钠盐丢失相关。

3. 热衰竭 是热应激情况下,体液、体钠丢失过多,水和电解质紊乱导致的以有效循环血容量不足为特征的一组临床综合征。

二、职业性中暑的临床表现

(一)热射病

多数患者起病急,少数有数小时至一天的前驱期,表现为乏力、头痛、头晕、恶心、呕吐和多尿,并可出现肌痛。典型症状为急骤高热,体温高达 40℃ 以上,早期大量出汗,以后出现皮肤干燥、灼热而无汗;有不同程度的意识障碍,表现嗜睡、谵妄、昏迷、抽搐。由于高热致全身热损伤,重症患者肝、肾功能异常,甚至出现肌肉损伤,如血清丙氨酸转移酶、天冬氨酸转移酶、乳酸脱氢酶、血浆肌酸激酶升高,可出现蛋白尿及血尿素氮升高;肌酸磷酸激酶升高等。严重者可引起多器官功能障碍,常可遗留神经系统后遗症。

（二）热痉挛

临床表现特征为一种短暂、间歇发作的肌肉痉挛,可伴有收缩痛。肌痉挛以四肢、咀嚼肌及腹肌等经常活动肌肉为多见,尤以腓肠肌为明显。痉挛呈对称性,时而发作,时而缓解,轻者不影响工作。重者疼痛甚剧。患者神志清楚,体温多正常。热痉挛常发生于初次进入高温环境工作,或运动量过大、大量出汗且仅补水者。

（三）热衰竭

一般起病急,主要临床表现先有头昏、头痛、心悸、恶心、呕吐、出汗、面色苍白,然后出现晕厥、血压短暂下降。通常休息片刻即清醒,一般不引起循环衰竭,体温多不高。此型以老人或心血管疾病患者较多。

三、职业性中暑诊断与鉴别诊断

（一）职业性中暑的诊断原则

根据《职业性中暑的诊断》(GBZ 41－2019),根据高温作业的职业史,出现以体温升高、肌痉挛、晕厥、低血压、少尿、意识障碍为主的临床表现,结合辅助检查结果,参考工作场所职业卫生学调查资料,综合分析,排除其他原因引起的类似疾病,方可诊断。

（二）职业性中暑的诊断细则［根据《职业性中暑的诊断》(GBZ 41－2019)］

1. **热痉挛** 在高温作业环境下从事体力劳动或体力活动,大量出汗后出现短暂、间歇发作的肌痉挛,伴有收缩痛,多见于四肢肌肉、咀嚼肌及腹肌,尤以腓肠肌为著,呈对称性;体温一般正常。

2. **热衰竭** 在高温作业环境下从事体力劳动或体力活动,出现以血容量不足为特征的一组临床综合征,如多汗、皮肤湿冷、面色苍白、恶心、头晕、心率明显增加、低血压、少尿,体温常升高但不超过 40℃,可伴有眩晕、晕厥,部分患者早期仅出现体温升高。实验室检查可见血细胞比容增高、高钠血症、氮质血症。

3. **热射病(包括日射病)** 在高温作业环境下从事体力劳动或体力活动,出现以体温明显增高及意识障碍为主的临床表现,表现为皮肤干热、无汗,体温高达 40℃甚至以上,谵妄、昏迷等;可伴有全身性癫痫样发作、横纹肌溶解、多器官功能障碍综合征。

（三）职业性中暑诊断的作业场所

1. **常见发生中暑的作业** 包括高温、强辐射作业,如冶炼、炉窑等;高温、高湿作业,如印染、缫丝、深矿井作业;夏季露天作业,如夏天的建筑、施工、农田劳动、环卫等室外作业;夏季高强度作业,如体育竞赛和军事训练等。

2. **诊断职业性中暑** 应了解患者作业场所的气象条件,如气温、气湿和(或)热辐射强度。夏天露天作业场所以测定气温为主。高温作业场所指工作场所有生产性热源,其散热量大于 23 W/(m³·h)或 84 kJ/(m³·h)的车间;或当室外实际出现本地区夏季室外通风设计计算温度的气温时,其工作场所的气温高于室外 2℃或 2℃以上的作业(包括夏季通风室外计算温度≥30℃地区的露天作业,不含矿井下作业)。相对湿度在 80％以上为高气湿。热辐射主要指红外线及一部分可见光而言。太阳辐射及生产环境中的各种热炉、开放性火焰、融化的金属等热源均能放出大量的辐射热。本地区室外通风设计温度指近十年本地区气象台正式记录每年最热月份的每日 13～14 时的气温平均值,参见《工作场所有害因素职业接触限值 第2部分：物理因素》(GBZ 2.2 - 2007)。但该温度常不被普通人认识,大多使用气象台高温标准,即35℃。

3. **高温作业** 指有高气温,或有强烈的热辐射,或伴有高气湿相结合的异常气象条件、湿球黑球温度指数(WBGT 指数)超过规定限值的作业(湿球黑球温度指数指综合评价人体接触作业环境热负荷的一个基本参量),具体参见《工作场所职业病危害作业分级 第3部分：高温》(GBZ/T 229.3 - 2010)。

(四) 鉴别诊断

热射病需要与以下疾病鉴别：脑膜炎、脑炎、脑卒中、癫痫、药物中毒(如阿托品、苯丙胺类药物、可卡因等)、严重脱水、代谢综合征(如神经阻滞剂恶性综合征、致命肌紧张、5 -羟色胺综合征、甲亢风暴或嗜铬细胞瘤危象)等。

四、处理原则

1. **中暑先兆** 立即脱离高温环境,到通风阴凉处休息、平卧。予含盐清凉饮料及对症处理,并密切观察。

2. **热痉挛** 纠正水和电解质紊乱及对症治疗。

3. **热衰竭** 予物理降温和(或)药物降温,并注意监测体温,纠正水和电解质紊乱,扩充血容量、防止休克。

4. **热射病** 快速降温,持续监测体温,保护重要脏器功能,呼吸循环支持,改善微循环,纠正凝血功能紊乱,对出现肝肾衰竭、横纹肌溶解者,早期予以血液净化治疗。

需要注意的是,根据《职业性中暑的诊断》(GBZ 41 - 2019),热射病治疗的首要措施是快速降温,病死率与体温过高及持续时间密切相关。如果降温延迟,死亡率明显增加。当患者脱离高温环境后立即开始降温,并持续监测体温。降温目标：使核心体温 10~40 min迅速降至39℃以下,2 h 降至38.5℃以下。

五、职业性中暑的预防

(1) 改善工作环境,高温作业工作场所应设置空调休息室,减少接触高温的时间；改革生产工艺,提高现场通风效率或降低作业操作温度,尽可能实现自动化操作；配备专门的隔热防护装备。

(2) 对从事高温作业的劳动者进行职业健康知识培训,注重热适应训练,定期进行职业健康检查,针对存在高温作业职业禁忌证的劳动者,应调离高温作业岗位。

(3) 注意高温期间的营养、水分、钠盐等补充,口渴饮水以少量多次为宜。

(夏 青 万伟国)

【思考题】

1. 简述职业性中暑的分类及其各自的诊断细则。

2. 简述职业性中暑的处理原则。

本篇主要参考文献

黄简抒,李秀菊,李秀秀,等.职业性急性丙烯腈中毒473例临床分析.中华劳动卫生职业病杂志,2016,34(5):367-369.

李德鸿,赵金垣,李涛.中华职业医学.2版.北京:人民卫生出版社,2019.

李红梅,李侠,白金,等.2007~2018年我国报告155例铅中毒误诊分析.职业卫生与应急救援,2019,37(6):524-527.

李思惠.刺激性化学物中毒诊断与救治.北京:人民卫生出版社,2017.

梁嘉斌,麦剑平,郭嘉明,等.铅中毒实验室检查指标的应用和探讨.中国工业医学杂志,2020,33(1):81-83.

钱秀荣,陈林,刘继廷,等.江苏省2005~2016年130例职业性慢性铅中毒病例分析.职业卫生与应急救援,2018,36(1):45-46,53.

全国人民代表大会常务委员会.中华人民共和国职业病防治法.2018.

全军重症医学专业委员会.热射病规范化诊断与治疗专家共识(草案).解放军医学杂志,2015,40(1):1-7.

宋青,毛汉丁,刘树元.中暑的定义与分级诊断.解放军医学杂志,2019,44(7):541-545.

宋仁杰,李彦波,周飞虎.热射病发病机制的研究进展.解放军医学院学报,2020,41(12):1231-1235.

孙承业.实用急性中毒全书.2版.北京:人民卫生出版社,2020.

徐茜,秦宏.焦炉逸散物所致肺癌5例临床及转归分析.职业卫生与应急救援,2017,35(6):540-541.

杨萌萌,张宇,赵妍,等.热射病致多器官功能障碍综合征的研究进展.中华危重病急救医学,2017,29(2):188-192.

赵金垣.临床职业病学.3版.北京:北京大学医学出版社,2017.

中国医师协会急诊医师分会,中国急诊专科医联体,中国医师协会急救复苏和灾难医学专业委员会,等.刺激性气体中毒诊治专家共识.中华急诊医学杂志,2020,29(12):1527-1536.

中华人民共和国国家卫生和计划生育委员会,人力资源社会保障部,安全监管总局,等.职业病分类和目录,2013.

中华人民共和国国家卫生和计划生育委员会.职业性尘肺病的病理诊断(GBZ 25-2014).北京:中国标准出版社,2014.

中华人民共和国国家卫生和计划生育委员会.职业性尘肺病的诊断(GBZ 70-2015).北京:中国标准出版社,2015.

中华人民共和国国家卫生和计划生育委员会.职业性慢性铅中毒的诊断(GBZ 37-2015).北京:中国标准出版社,2015.

中华人民共和国国家卫生和计划生育委员会.职业性噪声聋的诊断(GBZ 49-2014).北京:中国标准出版社,2014.

中华人民共和国国家卫生和计划生育委员会.职业性肿瘤诊断标准(GBZ94 - 2017).北京：中国标准出版社,2017.

中华人民共和国国家卫生健康委员会.职业病诊断与鉴定管理办法.2020.

中华人民共和国国家卫生健康委员会.职业性苯中毒诊断标准(GBZ68 - 2022).北京：中国标准出版社,2022.

中华人民共和国国家卫生健康委员会.职业性中暑的诊断(GBZ41 - 2019).北京：中国标准出版社,2019.

中华人民共和国卫生部.职业性化学源性猝死诊断标准(GBZ78 - 2010).北京：中国标准出版社,2010.

中华人民共和国卫生部.职业性急性化学物中毒性呼吸系统疾病诊断标准(GBZ73 - 2009).北京：中国标准出版社,2009.

中华预防医学会劳动卫生与职业病分会职业性肺病学组.尘肺病治疗中国专家共识(2018年版).环境与职业医学,2018,35(8)：677 - 689.

朱秋鸿,黄金祥,周安寿.职业病诊断标准实施指南——第 2 卷：新增职业病诊断标准.北京：科学出版社,2018.

COURTNEY S, CLIONA M, ALAN EH, et al. Identification of gene expression predictors of occupational benzene exposure. PLOS ONE, 2018, 13(10)：e0205427.

EPSTEIN Y, YANOVICH R. Heatstroke. New England Journal of Medicine, 2019, 380(25)：2449 - 2459.

EUROPEAN CHEMICALS AGENCY. Substance Infocard：Benzene. (2023 - 4 - 14)[2023 - 7 - 4]. https：//echa. europa. eu/substance-information/-/substanceinfo/100. 000.685.

OLSON KR. Poisoning and Drug Overdose. 7th Edition. New York：Mc Graw Hill, 2018.

TIAN W, WANG TS, FANG Y, et al. Aberrant incRNA profiles are associated with chronic benzene poisoning and acute myelocytic leukemia. J Occup Environ Med, 2020, 62(7)：e308 - e317.

第九篇

老年医学概论

根据联合国定义,当一个地区 60 岁及以上老年人口达到总人口的 10%,或 65 岁及以上老年人达到总人口的 7%,即视该地区进入老龄化社会。随着社会的进步,人口老龄化发展迅猛,2000 年我国与全球同步进入老龄化社会。截至 2021 年 12 月 31 日,我国有老年人口 2.64 亿,占总人口的 18.7%,其中 65 岁及以上老年人达 1.90 亿,占总人口的 13.50%。我国人口平均预期寿命为 77.3 岁。我国老龄化现状远超过联合国定义老龄化社会的标准。庞大的老年人群,让应运而生独立的新兴老年医学学科发展面临前所未有的严峻挑战和千载难逢的发展机遇。

　　近年来随着老龄化进程的加剧,老年医学的快速发展和研究的不断深入,众多日新月异的新知识、新概念、新技术引入老年医学。2017 年,全国科学技术名词审定委员会老年医学名词审定委员分会发布了《老年医学名词》,规范了老年医学相关的基本名词概念,包括老年医学、老年基础医学、老年人疾病特点、用药、营养、护理、康复及心理关爱等诸多方面。这些进展性概念,如衰老、增龄老化性失能、成功老化、老年综合征、老年综合评估、衰弱综合征、老年人文关爱(老年伦理学)、老年慢病的管理、医养结合、护理特殊需求及安宁疗护等已逐步引入老年医学,应用于临床,指导实践,确保老年医疗的安全,最大程度提升老年人群的生活质量。受新冠病毒感染疫情影响,老年医学面临前所未有的严峻挑战和考验,进一步让我们深刻认识老年人群是最弱的弱势群体,最需要关怀与帮助,老年疾病也最复杂难治,更需要有真知识团队合作与解决实际医疗问题的真本领,当今每位医务人员必须掌握老年医学知识与特殊技能。

　　本篇内容旨在提高住院/专科规培医师及医学研究生们对迅猛发展社会老龄化的认识,普及老年医学基本概念、理念、新知识、特殊新技能和应急处理老年人群实际复杂医疗问题的实战胜任力,提前激发青年医护工作者(住/专规培医师)为实现"健康老龄化"先行,助推"健康中国 2030"实施的使命感与责任担当意识,更好适应 21 世纪社会老龄化持续加深的严峻挑战和千载难逢的机遇,为今后成为卓越医生的岗位胜任力奠定基础。

第一章

老年医学概述

教学目的

- **掌握：**① 老年医学的定义、范畴和目标；② 老年人年龄界定及老年期年龄分期；③ 衰老的定义及其与老年的相关概念；④ 增龄老化性失能的概念与临床意义；⑤ 老年医学科医师必备的特殊核心技能。
- **熟悉：**① 社会老龄化现状及老年医学发展面临的机遇与挑战；② 成功老化相关概念。
- **了解：**抗衰老、延缓衰老的概念。

第一节　社会老龄化与老年医学

一、社会老龄化现状

根据联合国定义，当一个地区≥60岁老年人口达到总人口的10％，或≥65岁老年人口达到总人口的7％，即该地区视为进入老龄化社会。

老龄化已成为21世纪不可逆转的世界性趋势，也是社会进步的表现。与"边富边老"和"先富后老"的发达国家不同，当前我国人口发展呈现少子化、老龄化、区域人口增减分化的趋势性特征，必须全面认识、正确看待我国人口发展新形势。一是我国人口规模进入负增长阶段，并将长期保持这一总体趋势。2022年，我国人口规模同比减少85万人，是1961年以来首次出现人口负增长。二是生育水平低，出生人口规模小，将长期保持少子化趋势。三是老年人口规模持续增长，特别是高龄老人规模即将进入加速增长阶段，老龄化将向深度发展。

截止到2022年底，我国60岁及以上的老年人口为2.8亿人，占全国人口的19.8％；65岁及以上人口为2.1亿人，占全国人口的14.9％。2022年，我国80岁及以上高龄老年人口3 800万人左右，2035年将增至约7 600万人，2050年达到约1.4亿人。2022年底，我国预期平均寿命77.93岁，男性预期平均寿命76.5岁，女性预期平均寿命82.9岁。高龄老人在老年人口中的占比大幅度增加，养老服务需求将大量增长。

上海市老龄化现状是上海市于1979年在全国率先进入老龄化社会，老龄化程度及绝对老年人口数均是全国之冠，且呈现为高龄老龄化。统计数据显示，2022年上海户籍人口1 505.19万人。60岁及以上老年人口553.66万人，占总人口的36.8％；65岁及以上老年人口 424.40 万人,占总人口的 28.2%;70 岁及以上老年人口 263.17 万人,占总人口的 17.5%;80 岁及以上高龄老年人口 83.15 万人,占 60 岁及以上老年人口的 15.0%,占总人口的 5.5%;100 岁及以上老年人口 3 528 人,其中男性 887 人,女性 2641 人。上海市预期平均寿命 83.18 岁,男性 80.84 岁,女性 86.88 岁。2013 年起,上海新增老年人口中 80% 以上为独生子女父母。上海深度老龄化养老服务需求将大量增长将面临更严峻的考验。

二、老年医学面临的挑战与机遇

(一)面临严峻挑战

随着社会的进步,人口老龄化的迅猛发展,我国人口老龄化现状,说明老龄化问题已成为一个刻不容缓的重大社会问题,党中央、国务院已把重视和妥善合理解决社会老龄化问题列为重要的国情问题之一,明确提出"健康老龄化"是我国应对人口老龄化的必由之路。

首先,劳动年龄人口对老年人的赡养负担加重。其次,社会保障问题突出。随着老年人口的增加和平均寿命的延长,因疾病、伤残、衰老而失去独立生活能力的老年人口显著增加,给国家、社会和家庭的压力和负担日趋增加,因此,急需科学有效地解决社会保障问题方法,其中养老、疾病、护理、康复、心理、舒缓医疗及善终等为重要且迫切需要解决的实际问题。根据新医学概念,老年疾病治疗目标不仅是单纯控制疾病和延长寿命,而是要最大限度地维持和恢复老年患者的生理功能状态,改善和提高生存质量,增加老年人生活的自信心和使他们有尊严地活着。世界卫生组织早就提出,"健康老龄化"是人类永恒的主题,实现"健康老龄化"是全社会的责任,医护人员更是责无旁贷。《老年健康蓝皮书:中国老年健康研究报告(2018)》明确提出,"健康老龄化"是我国应对人口老龄化的必由之路。这对老年医疗和社会保障制度体系等提出了更高要求,这与我国相对滞后的老年医学水平、老年医疗服务机构不足和人才匮乏形成明显的反差。这就意味着相对滞后的老年医学现状面临社会老龄化迅猛发展的前所未有的严峻挑战。

(二)千载难逢的机遇

面对庞大的老年人群尤其是高龄老人的客观实际,要实现"健康老龄化"的迫切需求,必定对各级医院、康复医院、护理院、养老院、社区医疗卫生中心等,尤其是社区全科医疗服务形成巨大的压力和严峻挑战,无论是硬件(养老机构、各类医院、床位及仪器设备等)还是软件(培养人才的机构、老年医学相关医学专业人才与社会工作者的匮乏等)都存在着明显供需不足的矛盾。而要实现"健康中国 2030"规划纲要,必须"健康老龄化"先行,对原养老、医疗、康复和社会保障制度体系等提出了更高要求,这就意味着相对滞后的老年医学现状面临社会老龄化的前所未有的严峻挑战,必须加快和深化改革的步伐,从体制机制上建立真正适应老龄化社会实际需求的新老年医学学科。这就给老年医学发展带来千载难逢的机遇,国家正在积极建立和健全"健康老龄化"的保障体系,出台了一系列政策和实施措施,尤其强化加速老年医学工作者人才培养与培训制度体系的建立与不断完善,我们必须珍惜和抓住这千载难逢的机遇,积极投入老年医学优秀人才的培养和对其他专业学科医师老年医学基本概念等新知识与技能的普及工作。"老年医学概述"旨在提高住院/专科规培医师及医学研究生们对迅猛发展社会老龄化的认识,普及老年医学基本概念、理念、新知识、特殊新技能和应急处理老年人群实际复杂医疗问题的胜任力,从而激发研究生学员为实现"健康老龄化"先行,助推"健康中国 2030"实施的使命感与责任意识,更好适应 21 世纪社会老龄化持续加深面临的严峻挑战,为今后成为卓越医生的岗位胜任力奠定基础。

现实世界老年医学的客观需求,更要求无论您是否是老年医学专科医师,您在诊治老年患者尤其是高龄、长寿患者时,必须掌握老年医学的基本概念与处理原则,包括衰老、增龄老化性失能、老年疾病特点、老年各系统疾病特点及必备的五项特殊核心技能,包括① 沟通交流的技能;② 综合评估的技能;③ 精准诊治的技能;④ 无缝转诊的技能;⑤ 安宁疗护(临终关怀)的技能。通过对住院/专科医师的培训,培养老年医学科专科医师、全科医学科及各临床专科医师能掌握全面的老年医学新知识与新技能,是我们老年医学教育工作者的历史使命,是现代老年医学真实世界的客观迫切需求,为助推"健康中国 2030"实施做实事,也是"老年医学概述"作为住院/专规培医师必须掌握的综合知识课程之一的刚需理由所在。

第二节　现代老年医学相关概念

随着社会老龄化程度不断加剧,老年医学也在快速发展,老年医学已发展为独立的专业学科,隶属内科学和全科医学,其基本知识与技能已为多学科临床医生所必须具备;众多新概念、新理论、新技能引入老年医学,并在实践中逐步促进和完善了老年医学相关领域的诊疗规范与指南。现以我国在 2017 年 9 月全国科学技术名词审定委员会公布的《老年医学名词》为蓝本对目前权威性文献中的重要和常用现代老年医学相关概念阐述如下。

一、老年学、老年社会学、老年医学

(一) 老年学与老年社会学

1. 老年学(gerontology)　由老年医学、老年生物学、老年心理学及老年社会学四大分支学科构成。老年学是研究老年期人的生理、心理特征和社会行为方式等方面的特点和变化规律以及如何增进老人身心健康的学科。

2. 老年社会学(sociology of aging)　是研究与老年人有关的政治、经济、文化、教育、娱乐、环境,以及社会制度、家庭结构和风俗习惯等相关问题的学科。侧重于研究老年人的心理、智能和行为,以及老年人社会福利、教育、保健和护理、环境保护、合法权益的保护等问题。

(二) 老年医学

1. 概念　老年医学(geriatrics)是老年学的一个分支,是一个独立专业学科,隶属内科学和全科医学,是以年龄来界定(我国 60 岁及以上的人群)的学科。老年医学是研究人体衰老的起因、发生机制和发展过程,研究影响衰老的有关因素,实施老年保健,防治老年性疾病,延长人类平均寿命和提高生活质量的综合性临床医学新兴学科。

2. 范畴　从医疗服务角度,老年医学是服务于老年人,具有独特的专业知识和专科技能,整合流行病学、预防医学、基础医学、康复医学、护理、人文、社会及心理学科等相关学科于一体的综合性临床医学学科。

3. 目标　现代老年医学是把老年患者视作一个整体进行综合评估,并给予全面全程管理的学科。目标是除了防治和控制老年相关的疾病外,更需要最大限度地维持和恢

复患者的生理功能状态,改善生活质量,尽可能让老年人有自信和尊严地活着。这是社会发展的必然,也是人口老龄化必然面临的强烈需求。

4. 老年医学科医师必备的特殊核心技能

(1)沟通交流的技能:由于老年人视听功能下降、理解力下降,或有不同程度的认知障碍,会增加沟通难度,只有掌握与老年患者沟通的特殊方法才有可能正确地进行诊断和治疗。诊治疾病过程中,与老年患者、家属/陪护人员的沟通要点:① 了解病情,因为诊疗对象是老年患者所以增加了医生病史采集和体检体征判断的难度,医生除了要有耐心还需要学会与老年人或其家属/陪护者沟通的技巧。② 交代病情,直接告知或间接告知,尤其要学会如何告知坏消息。③ 介绍与实施治疗方案,说明其必要性、治疗方法与步骤,不良反应及风险的防范措施,充分考虑老年患者意愿和家庭社会的支持程度。

(2)综合评估的技能:老年综合评估(comprehensive geriatric assessment,CGA)是老年医学服务的特殊核心技能之一,是一个多维度跨学科的诊断过程。CGA多采用评估量表的方法,因为老年综合征的发病率很高而且跨越了器官和专科的界限,所以专科诊治常不能解决问题,需要多学科团队式诊疗模式(具体详见本篇第三章 老年综合评估相关内容)。

(3)精准诊治的技能:老年医学科虽然不能完全等同于全科,但老年医学科医生必须掌握老年人相关的全科知识。不仅要熟悉单病的诊治,更要熟悉共病的诊治;不仅要掌握老年各系统疾病的特点,更要掌握老年疾病的特点;不仅要学会急症的救治,更要学会慢病的长期管理。共病及异质性在老年人群常见,因此应根据患者/家属的意愿、循证医学证据、预后、治疗的复杂性和可行性进行医疗决策。

(4)无缝转诊的技能:老年医疗服务模式按阶段可分为急性病救治、慢病管理、安宁疗护和临终关怀服务;按服务场所可分为医院、康复医院、护理院、养老院、社区医疗中心等。不同阶段或场所都有多学科团队的工作模式,因此在双向转诊的过程中患者个体化的治疗和管理方案如何不间断地贯彻始终(无缝转诊)是高质量服务的关键,目前我们在这方面的工作尚需完善。老年医学科医生要掌握无缝转诊的技能,必须在入院接诊时向前期经管医生详细了解患者的病情及诊疗方案,在出院转诊时向下级单位医生详细介绍诊疗过程及出院治疗方案,并通过建立个体化电子病历档案实现医疗连续性的目标。

(5)安宁疗护(临终关怀)的技能:安宁疗护或称临终关怀,是运用医学、护理学、社会学、心理学等多学科理论与实践知识为临终患者提供整体照护的新学科,使患者及家属在老年患者疾病终末期能够坦然地、舒适地、有尊严地走完人生的最后旅程。

为此,老年学、老年社会学与老年医学是不同概念、不同学科,切不可混为一谈。以往将老年医学学科命名为老年科或老年病科均是不恰当的。

5. 老年疾病防治的特别提示

(1)老年疾病防治同样可获益:随着老年医学的发展,规范化的长期大量大样本多中心研究的开展,循证医学的佐证对于老年疾病防治的重要性与可行性得到论证、认可和应用,使老年疾病的发生得到延缓、老年患者生活质量得到改善及老年人平均寿命得到延长的获益。例如:① 适度锻炼对生存和健康有利;② 高血压等与老化有关疾病的治疗,即使是高龄老人在靶器官损害时的防治中同样可获益;③ 急性心肌梗死、脑梗死时溶纤治疗和β-受体阻滞剂在排除禁忌证的情况下应用同样可获益;④ 免疫疗法,各类疫苗接种在流感、新冠病毒感染以及老年人各类感染的防治及危重症抢救中明显有效;⑤ 老年人补钙虽然无明显增加骨密度的作用,但可降低骨折的发生率是肯定的。

(2) 掌握"适度"慎思笃行

1) 重要性:为确保老年医疗保健的安全,在老年疾病诊疗全过程中时时处处掌握"适度"慎思笃行的原则有着极其重要的作用,因随着年龄的递增及增龄老化性失能,老年人对内外环境变化的代偿适应能力逐渐降低,而所有的风险就相应递增,任何不恰当过度或不足均可造成严重医源性损害。

2) "适度"慎思笃行内容:① 适度的限食与运动量;② 治疗适度达标的标准与控制达标的时间;③ 适度用药的种类、剂量、途径、时间与配伍;④ 多学科的综合评估,明确有必要的手术指征和无绝对禁忌证存在的基础上,选择最佳的手术(包括各项介入检查)时间、术式、范围、用药(术前、中、后)及麻醉方式的选择等。

二、寿命

1. 寿命(life span)　　是指生物个体从出生开始,经过生长、发育、成长、成熟、衰老直至死亡结束时,机体所生存的时间。因为个体之间寿命有较大的差别,所以在比较某个时期、某个地区或某个社会的人群寿命时,常采用平均寿命(average life)。

2. 健康期望寿命(health life expectancy)　　其终点是日常生活活动及自理能力的丧失。健康期望寿命指老年人能保持和维护良好的日常活动及保持正常生理功能的时间。可用日常生活自理能力、高级日常生活自理能力进行评估。

(1) 日常生活自理能力:具有洗澡、穿衣、剃须、如厕、进食、座椅、上下床、行走等自理能力。

(2) 高级日常生活自理能力:除具有日常生活自理能力外,还具有购物、做饭、财务(钱)管理、家务、使用电话、外出散步等自理能力。

3. 期望寿命(life expectancy)　　是指根据一个国家或地区的某一人群的年龄组死亡率,通过寿命表计算某一年龄的人能够存活的平均年数。其终点是死亡。据美国报道不同年龄组的期望寿命如下:65 岁人群为 18 年、75 岁人群为 11 年、85 岁人群为 6 年、90 岁人群为 4 年、100 岁人群为 2 年。

4. 长寿　　90 岁及 90 岁以上老年人为长寿老人。流行病学调查发现,长寿经验的集中点是合理的生活方式,核心内容为坚持活动,情绪乐观,生活规律,营养适中,戒烟限酒,讲究卫生。人类长寿受多因素的影响,它涉及基因网络和强效环境因素之间的相互作用。

三、衰老

(一) 定义

1. 英国牛津大学的《老年医学》对衰老的描述　　生物体进入成熟期后随着年龄的递增,机体器官逐渐丧失了它的适应能力(adaptability),也就是随着年龄的递增,机体对来自内、外环境变化所致的挑战逐步失去反应性的适应能力。外环境变化挑战包括损伤、感染、战争、自然灾害及精神刺激等,内环境变化挑战包括动脉硬化与闭塞、恶性肿瘤细胞的产生等。丧失适应能力是老年医学实践至今所得出的关键性概念。老年人自身调节机制随着年龄的递增而变得不敏感、不精确、缓慢、不能持久、不能即刻应急,到后期遭遇任何因素挑战时均无法有效应对,直至死亡。这个概念让我们更具体、更形象、更深入地理解衰老(老化)。

2. 我国对衰老的定义　　衰老是人体在生长发育成熟期后，随着增龄发生的形态结构的退行性改变和生理及心理功能等减退。衰老导致个体对内、外环境变化的适应能力和抵抗力下降和易损性增加，是人体生命周期的最后阶段，是不可逆的自然过程。衰老过程伴随着生物学、心理学和行为学的多种复杂改变。衰老关乎人类社会的未来，人口老龄化的加剧也是一个极其重要的社会问题，带来了养老、医疗和人口负担等种种问题。

衰老影响着老年疾病的发生、发展与预后，说明老年人是真正的弱势人群，他们即使有较轻的疾病或损伤，也必须得到及时的较青壮年更审慎、更严谨、更严密的照顾和治疗。这也就是老年医学的实质、精华所在。

衰老机制高深莫测，理论众多，尚无肯定统一定论，故本文不进一步阐述。

（二）特点

衰老具有积累性（cumulative）、普遍性（universality）、渐进性（progressive）、内生性（intrinsic）、危害性（hazardness）。这五个特点的英语单词首字母依次排序则为"Cupid"，恰与罗马神话中的丘比特（Cupid）爱神一致，因此有人戏称之为鉴别衰老的丘比特标准。

此外，衰老还具有可干预性（intervention）。虽然衰老是生物体随增龄而发生内生性的自发过程，是不可逆的变化，但是若在中老年期通过对健康的积极合理干预，还是能达到预防疾病、延长健康预期寿命的。

（三）衰老征象

衰老征象（aging signs）又称老征，指用于判断衰老程度外部形态的表现。例如，头发斑白、皮肤皱纹的增多、老花眼、重听、脊柱的弯曲变形、身高变矮等。

（四）衰老的相关概念

1. 衰老与老化（ageing）　　老化是指衰老的动态过程，衰老是老化的结果。老化是随年龄增长逐渐加重，而衰老未必随年龄增长成比例加重。这也就是人们经常见到的日历年龄（chronological age）和生理年龄常不一致的现象，最后，两者的含义是相同的。

2. 老化的四种模式　　自 1953 年 Havighurst 及 Albrecht 首次提出"成功老化"的观点后一直存在着争议。至 2001 年"成功老化"新定义的提出得到广泛的认可，直至 2016 年世界卫生组织"健康老龄化"定义与保健系统的建立，才真正确立"成功老化"新理念的相关理论，肯定了其对鼓励老年人及创建"健康老龄化"社会的积极意义和实际应用的重要性。根据老年人现状进行评估结果分为四种老化模式。

（1）常态老龄（usual aging）：进入老年期前后，随着年龄的增长出现生理、社会和认知功能等逐渐下降的状态。

（2）成功老化（successful aging）：成功老化老人需要同时具备以下四项指标。① 日常生活功能正常；② 认知功能正常；③ 无抑郁症状；④ 良好社会支持等四项指标。

这明确诠释了成功老化的核心理念：就是用维持功能去取代彻底治愈的传统观念，这是成功老化的出发点，为老年人正确对待自己的疾病提供了正能量，使老人们从自闭、焦虑、抑郁等痛苦中解放出来。

（3）活跃老化（active aging）：活跃老化老人需同时符合以下六项指标。① 日常生活功能正常；② 工具性日常活动正常；③ 认知功能正常；④ 无抑郁症状；⑤ 社会支持；⑥ 投入老年生产力活动。

（4）病态老化（morbid aging）：与年龄不一致的疾病和脏器明显功能障碍的状态。

我们应积极鼓励老年人走成功老化之路,争做健康老人,尽量保持生活质量,对生活充满自信,有尊严地活着。

3. 增龄老化性失能

(1) 概念:增龄老化性失能是指生物体(人体)成熟后,随着年龄的递增,各系统生理功能不受病理影响而自然地相应降低。增龄老化性失能一般在老年前期发生,男性发生较女性晚 5～10 年。重要脏器肾脏、肺相对早发于肝、心脏等。以 30 岁无疾病成年人脏器作业能力为 100%,随着年龄的递增,即使老年人无特殊疾病,到 90 岁时就自然下降至 35%～40%,这种脏器功能下降称为增龄老化性失能。

(2) 现状:增龄老化性失能可严重影响老年人的生活质量,并导致只有老年人才会罹患的疾病,也就是真正意义上的老年疾病,如白内障、前列腺肥大、骨质疏松、神经性耳聋等。我国目前尚无大样本对增龄老化性失能研究的流行病学资料。日本曾对 45 000 名 65 岁及以上老年人进行调查,其增龄老化性失能的发生率依次为记忆力下降为 19%,视力下降为 14%,步态障碍为 12.9%,神经性耳聋为 11.1%,阿尔茨海默病为 4.6%,排便困难为 4.3%,非病理性进食困难为 2.4%。老年残疾人数占我国总残疾人的 53.7%。老年疾病患者占家庭病床总人数的 85%左右。

(3) 重要性:增龄老化性失能影响着老年人疾病的发生、发展与转归,造成老年疾病临床表现不典型等复杂的老年综合征。经调查发现,影响老年生活质量最普遍最严重的是老年骨关节病。

故临床老年疾病诊疗全过程中我们要高度重视增龄老化性失能在疾病演变过程中所起的重要作用。

4. 衰弱(frailty)　　生物体进入成熟期后,机体对生理储备的降低和多系统的失调导致的内外应急状态下保持内外环境稳定能力的受限,从而增加对应急事件易感性的一种综合征。衰弱是年龄和躯体疾病积累的表达,当其达到生理系统阈值时就会导致不良的健康结果。

5. 抗衰老与延缓衰老

(1) 抗衰老:衰老是生物体在成熟期后发生的退化过程,是随增龄而加重的不可逆变化,逆规律而动的所谓"抗衰老"是不科学的。

(2) 延缓衰老:现理论与实践证明在中老年期通过对健康的积极干预,达到延缓衰老,预防疾病,延长健康期望寿命是可行的。为此,延缓衰老是保证长寿,实现世界卫生组织提出了"健康老龄化"和"积极老龄化"的目标可行的基础。延缓衰老可以明显降低老年人健康管理成本和治疗成本。

四、老年

(一) 老年人年龄界定

以世界卫生组织的标准,老年人一般指发达国家 65 岁及以上的人群,发展中国家 60 岁及以上的人群。我国目前通用标准为 60 岁及以上的人群。

(二) 老年期年龄分期

1982 年,世界卫生组织将老年的年龄标准划定如下。我国 2020 年第七次人口普查仍沿用此标准。

1. 老年前期　　　45～59 岁。
2. 老年期　　　　欧美发达国家≥65 岁；亚太地区≥60 岁。
3. 中龄老人　　　70～79 岁。
4. 高龄老人　　　80～89 岁。
5. 长寿老人　　　≥90 岁。
6. 百岁老人　　　≥100 岁。

（三）社会老龄化的标准

当一个地区或国家≥60 岁的老年人口占总人口数的 10% 及以上，或≥65 岁的老年人口占总人口的 7% 及以上，则为老龄化地区或老龄化国家，又称为老龄型社会。

（四）健康老年人的标准

1982 年，中华医学会老年医学分会提出了有关健康老年人标准的五条建议，认为健康老年人是指主要的脏器没有器质性病理改变的老年人。1995 年，依据医学模式从生物医学模式向生物-心理-社会医学模式转变的要求，中华医学会老年医学分会又对这一标准进行了补充修订为十条，该标准侧重健康和精神心理等方面，但这对健康相关危险因素，社会参与度和社会贡献以及自我满意度方面涉及不全。以上标准又过于烦琐和苛求，用此标准评估几乎没有健康老人，这将会明显挫伤老年人的积极性。伴随社会进步，疾病谱变化，流行病学研究的深入，改变了我们的认知，2013 年，中华医学会老年医学分会流行病学组正式发布了我国健康老年人的五条标准；2019 年老年流行病学专家于普林教授主编的《老年医学》，仍沿用此标准：

（1）重要脏器的增龄性改变未导致功能异常，无重大疾病，相关高危因素控制在与其年龄相适应的达标范围内，具有一定的抗病能力。

（2）认知功能基本正常，能适应环境，处事乐观积极，自我满意或自我评价好。

（3）能恰当地处理家庭和社会人际关系，积极参与家庭和社会活动。

（4）日常生活活动正常，生活自理或基本自理。

（5）营养状况良好，体重适中，保持良好生活方式。

（陆惠华）

【思考题】

（1）我国老龄化现状，是否激发你学习老年医学相关知识与技能的热情？

（2）在社会老龄化时代，人类永恒的主题是什么？

（3）简述我国衰老的定义与特点。

（4）请将下列不同年龄的人群：45 岁、59 岁、60 岁、78 岁、84 岁、89 岁、94 岁、99 岁、108 岁纳入不同的年龄分期（老年前期、老年期、高龄老人、长寿老人、百岁老人）。

（5）简述老年医学科医师必备的五大特殊核心技能。

（6）老年人无特殊疾病而出现的老花眼（屈光不正）、白内障、记忆力下降、前列腺肥大、脊柱正常弧度消失、器官功能降低等状况统称为什么概念？

（7）简述成功老化的核心理念和老化的四种模式。

（8）简述目前我国"健康老年人的标准"。

第二章

老年流行病学与老年疾病

教 学 目 的

- **掌握**：① 老年疾病的分类，何谓真正意义上的老年疾病；② 老年疾病的临床特点与应对策略。
- **熟悉**：① 老年流行病学的特点与临床意义；② 老年发病、死因及影响生活质量的疾病序列；③ 老年综合征的相关概念。
- **了解**：老年综合征的表现。

由于衰老影响着老年患者疾病的发生、发展与预后，老年疾病有着它与青壮年疾病截然不同的特点，复杂而独特临床表现，也成为老年疾病极易被漏诊、误诊、误治及难治的原因，为此，无论你是否是老年疾病专科医师，在老龄化飞速发展的 21 世纪，要做好一个医生必须熟知老年疾病的每一个特点规律和有效的应对策略，才不会顾此失彼，才会适应复杂艰巨老年医学的挑战，从而确保老年医疗的最大安全。

第一节　老年流行病学

一、概念与特点

（一）概念

老年流行病学是现代流行病学的一个重要分支，老年医学的一个带头学科。运用流行病学的理论和方法，从预防医学和群体角度来探讨老年医学领域中的诸多问题，研究老年人群中疾病的病因、特点、分布、流行特征及防治策略和措施等方面，从而达到促进老年人群健康的目的。老年流行病学研究的资料在临床实践中已越来越广泛地被作为背景资料加以借鉴应用，指导临床实践。

（二）特点

研究发现，我国老年流行病学有以下特点。

（1）环境因素与老化有关的各种情况受遗传因素的影响日趋减少，而环境因素变得日趋重要。

（2）教育水平、文化程度将直接影响预期健康寿命的长短。

（3）青壮年期的预防保健措施是否及时、合理、恰当、有效，将会在一个人生命的中后期得到回报。

这三个特点说明了环境因素、文化教育程度、青壮年期的预防保健,都会直接影响老年期的患病率、生活质量,乃至期望健康寿命。

二、老年人发病、死亡及影响生活质量疾病序列

1. 我国老年人发病率较高的前 6 位疾病　依次为高血压、冠心病、脑血管病、恶性肿瘤、糖尿病及呼吸系统疾病,均为世界卫生组织规定的慢性疾病。我国老年人脑卒中发病率明显高于急性心肌梗死,为其 5～30 倍;脑卒中、急性心肌梗死的发病率北方比南方高 5～10 倍。

2. 我国老年人死亡病因序列　依次为心脑血管疾病、恶性肿瘤、心脏疾病、呼吸系统疾病、阿尔茨海默病损伤和中毒等五大主要死因。我国人口死亡近九成为慢性疾病所致,慢性疾病导致死亡已经占到我国总死亡人数的 85%。权威杂志《柳叶刀》发表文章,在 1990～2019 年 282 类致死原因中找出了 2017 年中国人的十大死亡原因,分别是脑卒中、缺血性心脏病、癌症、呼吸系统(气管、支气管、肺)慢性阻塞性肺疾病、肝癌、交通事故、胃癌、阿尔茨海默病、肺癌、高血压性心脏病。尚无老年人确切资料的分析结果,但慢性疾病是国人死亡的重要原因。

3. 致残及影响生活质量的疾病　依次为老年骨关节病、视力减退、高血压、糖尿病等。如这些患者同时伴有心脑血管疾病(尤其是认知功能降低患者)、慢性阻塞性肺疾病,其生活质量会更差。这说明增龄老化性失能会直接影响生活质量,必须在青壮年时期采取有效的防治措施推迟和延缓增龄老化性失能的发生。

第二节　老 年 疾 病

一、老年疾病分类

(一) 老年人特有

真正意义上的老年疾病,是指只有老年人才会罹患的疾病,其发生、发展及转归与衰老密不可分。增龄老化性失能可严重影响老年人的生活质量,并导致只有老年人才会罹患的疾病。真正意义上的老年疾病可冠以"老年性",如白内障、神经性耳聋、骨质疏松、老年性痴呆、老年期抑郁症、前列腺肥大、围绝经期综合征、部分睾酮缺乏综合征等。

(二) 老年人常见

年轻人可患,但随增龄而发病率明显增高的疾病,如高血压、冠心病、脑血管意外、2 型糖尿病、慢性支气管炎等。

(三) 青中老年皆可发生

青年人和老年人患病率相差不大的疾病,如急性上呼吸道感染、溃疡、一般外伤等,但老年人症状不典型,易产生多种并发症或癌变。

二、老年疾病特点与应对策略

(一) 老年共病

1. 概念与现状　老年共病指两种或两种以上慢性疾病共存于同一老年人的现象。

据报道,60~69 岁组的老年人平均患病 7.5 种,70~79 岁组为 7.8 种,80~89 岁组为 9.7种,≥90 岁组为 11.1 种,几乎没有一个老年患者只患一种疾病。因病致残,病残交织,互为因果,给诊断、治疗带来极大的困难。共病数的多少直接影响患者的预后。

2022 年上海新冠病毒感染流行病学特点中重症、危重症及死亡患者的第一原因就是老年多种基础疾病。

2. 应对策略 三个必须① 必须强调老年患者疾病诊治的整体观念,绝非单纯治疗一种疾病;② 必须全面如实了解和掌握患者的全部真实多病的病史资料;③ 必须进行科学综合评估,权衡轻重缓急,权衡受益/风险,抓住主要矛盾,制订多学科个体化的综合治疗方案。

(二) 老年综合征

1. 概念 老年综合征(geriatric syndrome,GS)的概念不同于以往其他学科的特殊疾病或综合征。老年综合征是指随着年龄增加,老年人的器官系统功能出现退化,同时由于多种疾病或其他多种因素影响造成的同一种临床表现,从而导致老年人出现一系列非特异性的症状和体征,难以确认是哪个系统、哪个疾病所致。我们熟知的老年人疾病通常表现为急性意识紊乱、抑郁、气短、胸闷、乏力、头晕、跌倒、晕厥、排尿困难、便秘和(或)腹泻等症候群,这些症候群被称为老年综合征。它使病情复杂化和严重化、住院时间延长、医疗费用和病死率增加,同时具有较高的共病率、住院率、致残率和病死率,是影响老年人日常生活能力最重要的医疗问题,老年综合征现已成为老年医学重点关注的热点领域。

2. 范畴 老年综合征临床表现非常复杂,通常将下列内容列入老年综合征范畴。阿尔茨海默病、衰弱、肌少症、老年吞咽困难、视力障碍、听力障碍、跌倒、谵妄、尿失禁、排尿困难、便秘和(或)腹泻、压力性损伤、多重用药、心理障碍等。

3. 应对策略 综合评估是随着老年医学发展应运而生的应对复杂老年综合征的有效策略与办法。老年综合评估是指采用多学科方法评估老年人的躯体情况、功能状态、心理健康和社会环境状况等,并据此制订以维持和改善老年人健康及功能状态为目的的防治计划,最大限度地提高老年人的功能水平和生活质量(具体详见本篇第三章 老年综合评估相关内容)。

(三) 临床表现不典型的疾病

由于老年人衰老所致增龄老化性失能,加之多病共存,部分患者又无法如实确切反映病情,这必然使老年疾病的临床表现复杂而不典型。

1. 临床特点

(1) 常表现为病情重而症状轻或无症状：该有的症状没有、不该有的症状却有;该高的指标不高、不该高的指标却高;该低的指标不低、不该低的指标却低;极易造成漏诊、误诊与误治。如 40%老年心肌梗死患者可无心前区疼痛而仅有气急,甚至无任何症状而不被患者、家属乃至医师认识。有 25%的老年心肌梗死是在行心电图检查时发现了病理性Q 波而做出诊断,其中 48%为确实无临床表现的无痛型心肌梗死。无痛型心肌梗死发生率随增龄而增高,年龄 75~84 岁组的发生率可增高至 42%,女性较男性更高。无痛型心肌梗死住院死亡率可高达 64.9%,因此,无痛型老年心肌梗死更具危险性;患重症肺炎可仅表现为意识障碍谵妄,而无发热、咳嗽、咳痰,血常规白细胞亦不增高;老年甲状腺功能亢进可以阵发快速房颤及心力衰竭为首要表现却无其他任何甲状腺功能亢进毒性症状。

（2）老年疾病有着与青壮年不同的独特规律和特点：如老年综合征，这给老年患者进行鉴别诊断时带来了极大的困难，也是造成漏诊、误诊及误治医疗安全隐患的重要原因之一，也是老年疾病的最重要特点之一。

（3）老年患者的症状是由多病所致，故在诊断时不能应用成年人的理学诊断方法。如青年人出现发热、视网膜动脉栓塞、心脏杂音症状多为感染性心内膜炎。而老年人可以是阿司匹林导致慢性出血、胆固醇性视网膜动脉栓塞、严重的主动脉硬化、病毒感染等几种疾病，应警惕漏诊、误诊。

2. 应对策略　① 要高度重视和时时牢记老年人患病时其临床表现不典型的特点；② 加强和规范进行症状、体征、实验室及辅助检查的监测，及时搜集诊断依据和拓展分析思路尤为重要。

（四）发展迅速、突发易变、猝死发生率高

1. 机制

（1）老年人免疫系统老化致免疫功能降低，应急能力减退，多病共存，一旦发病，病情迅速恶化，治疗极为困难。例如，老年重症肺炎可很快继发呼吸衰竭、心力衰竭、脑病、多器官功能衰竭而死亡。这也说明为什么严重急性呼吸综合征、新冠病毒感染的老年患者死亡率最高。

（2）老年人又存在多个心脑血管意外的危险因素，故猝死发生率高。例如，老年急性心肌梗死的猝死率高达 8%。

2. 应对策略　① 必须提高警惕，加强监护，密切观察病情变化，随时进行综合评估，调整治疗方案；② 制订个体化有效防范措施；③ 加强持续与家属有效沟通。

（五）并发症多

老年患者尤其是高龄患者多种共病，极易发生多种并发症，使临床表现更复杂、更不典型、更难控制，而迅速发展为重症及不良预后，这是老年人疾病的最大特点之一，本次老年重症新冠病毒感染也有该特点。

1. 临床类型

（1）意识障碍和精神症状：老年人患急性肺炎、急性心肌梗死、消化道大出血、败血症等危重症时，主要表现为对答不切题、淡漠、谵妄、躁狂、昏迷等意识障碍，一旦危重症得到控制，以上症状便消失。此外，应注意镇静剂的使用情况，个别患者在肌内注射12.5 mg 异丙嗪后亦会发生严重意识障碍。老年人出现意识障碍时，要及时进行鉴别，明确诊断，以免延误治疗。

（2）水和电解质紊乱：老年人肌肉萎缩、细胞数减少、脂肪增多、水摄入量不足，患发热性疾病或腹泻时易发生失水性脱水及低钠性脱水。老年人体内含钾量减少，保钾能力降低，因此临床上常见低钾血症，但他们又容易因肾功能减退而并发高钾血症。电解质紊乱可致严重室性心律失常，导致心力衰竭加重、洋地黄中毒及意识障碍等。高钾血症可发生心脏骤停。故应注意老年人的皮肤弹性，加强出入量及电解质的监测，及时纠正异常。

（3）感染：老年并发感染的危险因素有高龄、共病、瘫痪、肿瘤、长期卧床、住院≥5 d、应用化疗及抗生素者更易发生多菌种感染、多重感染等。据统计，老年人各类感染的发生率依次为尿路感染、肺炎、结核、皮肤和软组织感染、带状疱疹、骨髓炎、菌血症、感染性内膜炎、胆囊炎、憩室(尤其是肠憩室)炎及腹腔脓肿。与青壮年相比，老年人感染的危险性明显增高：肺炎的发病危险为青壮年的 3 倍，肾盂肾炎为青壮年的 5～10 倍，菌血症为青壮年的 3 倍，阑尾炎为青壮年的 15～20 倍，胆囊炎为青壮年的 2～8 倍，结核病为青壮年的 10 倍，心内膜炎为青壮年的 2～3 倍，化脓性脑膜炎为青壮年的 3 倍。故要高度重视老年并发感染的有效防治，以防发展为败血症、多器官功能衰竭。

（4）血栓和栓塞：老年人常因各种疾病或手术长期卧床，易发生深静脉和肺的血栓形成或栓塞，严重者可致猝死，这也是当今老年猝死的重要原因之一。这与老年人肌肉萎缩、血流缓慢、血液黏度增高及静脉曲张等有关。临床医生应提高对该并发症的认知、警惕和重视。

血栓和栓塞防治策略首先应积极提高医护人员与家属对老年患者血栓和栓塞防治意识。要常规进行患者是否存在血栓和栓塞危险因素的评估后，及时去除危险因素、卧床或久坐老年人定时做床上的主动或被动的肢体活动（每次 15 min）和翻身（每小时 1 次）是预防血栓和栓塞并发症简易有效的方法，及时皮下注射低分子肝素也是有效和安全的防治方法。

（5）多器官功能障碍综合征老年患者因患较为危重的疾病，做各类手术及微创检查均可并发多器官功能衰竭，如慢性支气管炎的患者患重症肺部感染后很快出现呼吸衰竭，继之出现心力衰竭、脑功能不全、肾功能不全、弥散性血管内凝血等，最终导致死亡。

2. 应对策略　① 必须高度重视和警惕老年患者并发症多而复杂的特点；② 努力提升临床医生宽厚扎实的多学科理论基础和多积淀临床经验；③ 应用科学思维的方法，早期发现、早期干预并发症的发生率降到最低；④ 一旦发生及时处理损害降到最低，避免严重后果发生。

（六）受心理、精神因素影响明显

1. 现状　生物-心理-社会医学模式与衰老的关系，已越来越广泛地被学者们认可。国内外研究表明，70%～80%的老年疾病与心理、精神因素有关。进入老年期后，由于社会地位、家庭及经济收入的改变，老年人的躯体和心理都会发生变化，心理方面也面临一个再适应的问题。据报道，在综合性医院内老年患者中心理障碍的患病率可达 60%。

2. 临床特点　老年人存在焦虑、忧郁、孤独感、急躁、多疑等状况，会使一般疾病的症状加重。在老年人急性躯体疾病的过程中，有时精神方面的改变较体温、心率、呼吸、血压等的变化更为突出。此外，老年期心理障碍往往以躯体障碍的形式出现（指患者诉躯体不适，如同冠心病、心绞痛发作的症状，不断要求给予其医学检查，但虽经多方检查，未发现异常，且向其解释后仍不能打消其疑虑。有时患者存在某种躯体疾病，但其躯体障碍不能解释其症状的严重程度，经心理疏导及适当应用抗焦虑、抑郁药物后症状明显缓解），也使老年期疾病治疗更为复杂。抑郁、紧张的心理状态亦会破坏机体的免疫力，加速肿瘤患者死亡，故有学者提出"心理疾病烈于癌"的观点。

3. 应对策略　① 老年心理障碍的特点说明，开展老年心理学的研究、学习和应用非常紧迫；② 老年医学工作者应积极开展预防心理教育，开展身心关怀，争取家属的支持；③ 掌握心理疏导和合理、正确应用抗焦虑、忧郁的药物，以改善老年人的生活质量、节约卫生资源的技能。

（七）用药的特殊性

1. 临床特点

（1）老年患者一人多病，用多种药物，治疗矛盾多，且需要长期应用。

(2) 增龄、疾病及药物对老年患者的特殊影响：由于增龄老化性失能加病理性损害，老年患者对药物的吸收、分布、代谢、排泄、药物的相互作用等均发生不良影响，从而使药物的不良反应发生率增高，临床表现复杂不典型，死亡率高。对某种疾病有治疗作用的药物可加重、诱发另一种疾病。

(3) 药物不良反应及生活习惯影响病情：增龄使老年患病人数增多，用药数亦增多，药物不良反应(adverse drug reaction，ADR)会相互叠加，而且可以因此加重原有的疾病。老年患者药物不良反应发生率高，世界卫生组织指出全球死亡患者中 1/3 与药物不良反应有关，我国每年 5 000 万住院患者中，至少有 250 万人入院与药物不良反应有关，其中重症药物不良反应约 50 万。例如，应用利尿剂可引起严重的电解质紊乱，电解质紊乱可致严重室性心律失常，从而导致心力衰竭加重、洋地黄中毒。另外，其还可加重糖尿病、诱发痛风。

(4) 老年人因体力活动减少，经常处于坐位，其可掩盖心功能不全所致的气促、呼吸困难。部分患者因久坐踝部及胫骨前部而出现水肿，这种情况下其常被误认为存在心力衰竭、肾功能不全等，久坐或体力活动减少常是老年人就诊的主诉，必须认真鉴别。

2. 应对策略　　① 老年人用药的原则，个体化、慎选、小剂量开始、控制用药数量、密监测、随时修正、高度警惕药源性损害，以受益和安全为目标。② 特别提示，一旦发生药物不良反应立即停药，紧急采取相应措施；每位临床医生必须高度重视老年患者此项特点，不能教条主义地将指南硬套于老年患者，必须个体化(具体详见本篇第五章　老年多器官功能障碍综合征相关内容)。

(八) 护理具有特殊需求

1. 特殊需求　　由于生理老化、多病的病理变化及心理障碍，绝大多数老年患者合并不同程度的意识障碍及伤残，因此老年疾病护理有其特殊性、复杂性及高难度，要求个体化程度更高的护理计划。

2. 应对策略

(1) 老年疾病的护理原则：① 优质的基础生活护理与专病专科护理相结合，体现全科护理的原则。② 躯体与心理护理相结合，体现整体性老年护理。③ 疾病治疗与康复相结合。④ 老年护理的目标，增强自我照顾能力、延缓老化及功能衰退、提高生活质量、帮助老人及其亲属正确面对死亡、提高生活质量。⑤ 训练有素、操作熟练与诚挚爱心相结合的呵护。

(2) 老年护理的道德准则：① 尊重老人和友善的准则，老年人的人格、自主权及作为社会成员应有的尊严，不能因病而予以否定，不能因病而受到训斥、侮辱、嘲弄及歧视，即使是老年精神病或临终老人亦然。② 慎独精神的准则，在任何情况下都自觉地对老年人的健康负责，任何护理措施均应使老年人受益。

(九) 诊治难度高

1. 机制　　① 老年人的认知状态决定其病史可靠性；② 陪护人员反映病史的真实性难以判定；③ 老年患者病情复杂、临床表现不典型、突发易变等特点。

2. 应对策略　　① 首先要有扎实的老年医学的理论基础，牢记老年疾病的特点，掌握老年疾病某些特殊评估的方法与技能，但评估标准掌握尺度上变异度很大，如记忆症状的评估。介入性的试验尽可能避免在生命的终末期进行，即使是微创性的检查，同样要进行严格的受益/风险的评估后才能进行。② 认真规范体检显得更为重要。③ 实验室及有关辅助检查有时是确定诊断的主要依据。④ 某种程度上医师需要家属的支持和帮助远较患者重要。

以上9个老年疾病的特点,足以说明现代老年医学面临的严峻考验与挑战,真可谓使命重大,挑战空前,打铁必须自身硬,重视理论与实践相结合,夯实提升老年临床医生实战胜任力,应该充分了解掌握老年人疾病的特殊临床表现,从关爱老年弱者与双心呵护出发,在诊治老年患者全过程中予以应用。确保老年医疗临床安全,为建设"健康老龄化社会",为"健康中国"保驾护航。

(陆惠华)

【思考题】

(1) 老年疾病有着与青壮年疾病截然不同、复杂而独特临床表现,这也是老年疾病极易被漏诊、误诊、误治及难治的原因,归根结底的原因是老人发生了什么变化?

(2) 您是否重视和了解老年流行病学的特点? 老年人患病率前六位的依次排位是什么? 老年人死因前五位的依次排位是什么?

(3) 如何从老年疾病的特殊临床表现,说明现代老年医学面临的严峻考验与挑战?

(4) 今后在临床诊治老年患者时会考虑到老年疾病的特点吗? 针对老年疾病的特点,您有何应对策略以确保老年医疗安全?

第三章

老年综合评估

随着年龄的增长和衰老，老年人各种生理功能逐渐下降，常有多种慢性疾病共存，加之衰弱（frailty）的发生，老年人常有不同程度的功能丧失，影响生活质量。老年综合评估（comprehensive geriatric assessment，CGA）是依据生物-心理-社会-环境的医学模式对老年人做出健康状况和影响因素的综合评价，它已经成为老年医学实践中不可缺少的工具之一，据此提出维持或改善功能状态的处理方法，最大限度地提高或维持老年人的生活质量。

第一节 概 述

一、老年综合评估的基本概念

（一）定义

老年综合评估是指采用多学科方法评估老年人的躯体情况、功能状态、心理健康和社会环境状况等，并据此制订以维持和改善老年人健康及功能状态为目的的防治计划，最大限度地提高老年人的功能水平和生活质量。

老年综合评估的基本元素：医学问题、功能状态、精神心理状态、社会支持、生活环境和生活质量。老年综合评估是现代老年医学的核心技术之一，是筛查老年综合征的有效手段。它的整体评估耗时较长，但是对于老年人全面的健康评估和制订综合的治疗、康复、照护计划和长期随访意义重大。

（二）目标人群

1. 适应人群 老年综合评估适用于 60 岁以上、已出现生活或活动功能下降（尤其是最近恶化者）、已伴有老年综合征、老年共病、多重用药、合并有精神方面问题、合并有社会支持问题（独居、缺乏社会支持、疏于照顾）以及多次住院者，能通过老年综合评估和干预而获益的衰弱老年患者。

2. 不适合人群　对于合并有严重疾病（如疾病终末期、重症疾病等）、严重痴呆、完全失能的老年人以及健康老年人不适合完整的老年综合评估，可酌情开展部分评估工作。

（三）目的

（1）提高对老年疾病诊断的准确率，全面了解或掌握老年患者的病情变化和功能状态。

（2）及时指导医疗、康复和护理方案的制订，适时进行疗效的评价。

（3）有助于为患者选择适宜的照料环境和服务设施，有效实施老年健康管理、老年疾病诊治和老年中长期的照护服务。

（四）分类

老年综合评估可根据评估目的、场所和时间进行分类。

1. 按评估目的分类　可分诊疗评估、康复评估、护理评估和临床用药评估等。

2. 按评估场所分类　可分为医院评估、养老机构评估、社区评估和居家评估等。

3. 按评估时间分类　可分院前评估、入院评估、院中评估、出院评估和院后随访评估等。

二、老年综合评估的特点

（1）一般医学评估即传统的医学诊断，是以"疾病"为中心的一种诊疗模式，关注的是器官疾病，包括基本信息、健康史、愿望与需求，重点是疾病和用药评估。而老年综合评估是以"人"为中心的诊疗模式，它关注于具有多种复杂问题的个体，包括老年人躯体功能、精神心理、社会经济、生存环境和生活质量等方面的评估。

（2）一般医学评估往往会遗漏一些老年人常见问题（或老年综合征），如跌倒、认知功能下降、营养不良、衰弱等，这些问题常被误解为"正常衰老现象"未得到应有的处理，长期会严重损害老年人的生活能力，降低老年人的生活质量。而综合评估强调老年人的功能状态和生活质量的评估，并可以加以干预管理。

（3）一般医学评估大都在单科进行诊治，而综合评估的优势在于其是多学科团队的共同评估，为老年人提供全方位的服务。

第二节　老年综合评估的实施

老年综合评估可应用于老年人连续医疗的各个环节，包括急性和亚急性住院医疗、转诊医疗，也包括医院外的社区初级保健、康复医疗和长期照护等。

一、评估团队

老年综合评估需要一个多学科小组，通常由老年科医生、临床营养师、康复治疗师、临床药师、护师、精神卫生科医师等人员参与，除了医护人员，也可以是专职照护人员、社会工作者、志愿者、评估工作相关从业人员。老年综合评估根据评估者资质的不同、完成评估所需时间的不同、被评估对象所处环境（住院、门诊、养老机构、居家）的不同、被评估者疾病等基础状态的不同及评估目的的不同,其侧重点可有不同。

二、分级评估

《中国老年综合评估技术应用专家共识》推荐实行分级评估。对综合医院或老年病专科医院住院的老年人,为更全面获得老年综合征信息,建议采用比较全面的评估。对于综合医院或老年病专科医院的门诊老年人,或社区服务中心的老年人,建议采用速评的方法。对于养老机构或居家的老年人,我们还需要关注照护人员情况、养老现状、居家环境问题,可采用简单他评或自评相结合的评估方法。尽管老年综合评估会根据评估者和被评估者的具体状况,方式、方法有所不同,但其评估实质内容是一致的,各种方法间的信效度也是一致的。

三、评估方法和内容

(一) 方法

1. 一般医学评估方法　　在采集完整病史的基础上,通过查体、实验室检查和辅助检查,要明确诊断。

2. 评估量表或评估问卷法　　一般采用国际上比较通用的评估量表或评估问卷。

3. 功能测试　　如握力、起立行走试验等。

(二) 内容

老年综合评估的内容应根据老年患者的具体情况而定。涵盖一般医学评估、躯体功能评估、精神心理评估、社会经济状况评估、环境评估、常见老年综合征或老年照护问题的评估、生活质量的评估等。2018 年,中国老年保健医学研究会老龄健康服务与标准化分会,北京老年医院等提出的《医疗服务机构老年综合评估基本标准与服务规范(试行)》,包括以下内容。

1. 一般医学评估　　包括:① 基本信息(个人身份信息、监护人/紧急联系人信息、近一个月意外事件信息、目前生活状况、经济来源、居住情况、主要照顾者等社会信息);② 健康史(既往病史、家族疾病史、外伤史、药物过敏史、需要特别注明的健康问题);③ 愿望与需求评估(非正式医疗服务需求评估,如医疗协助、个人生活辅助、家庭服务、安全服务、心理慰藉服务、娱乐活动辅助和其他服务需求的评估;正式医疗服务需求评估,如预防、保健、医疗、康复、护理和安宁疗护等需求评估);④ 疾病及用药评估(已明确诊断的疾病、重要的手术史和其他治疗史目前使用药物的种类、名称、剂量、用药量和用法等)。

2. 老年综合功能状况的评估　　老年综合功能状况的评估是老年综合评估的重点,包括老年人躯体功能、精神心理、社会经济、生存环境和生活质量等方面的评估,具体评估的内容和方法见表 9 - 3 - 1。

3. 常见老年综合征和老年照护问题的评估　　应根据老年患者的具体情况,有选择性地进行常见老年综合征或常见老年照护问题的评估。常见的老年综合征有老年跌倒、痴呆、尿失禁、便秘、谵妄、抑郁、焦虑、衰弱、肌少症、慢性疼痛、晕厥或头晕、共病与多重用药、帕金森病、睡眠障碍、营养不良等,常见的老年照护问题有压疮、深静脉血栓、肺栓塞和临终关怀等。常见的评估内容及建议使用的评估方法见表 9 - 3 - 2。

表 9 - 3 - 1　老年综合评估主要的评估内容和方法

评估项目	评估目的	评　估　方　法
躯体功能评估	是否失能	基本日常生活能力的评估量表(Barthel 指数评估量表)
		工具性日常生活(instrumental activities of daily living, IADL)能力评估量表(Lawton IADL 指数评估量表)
	是否有视力障碍	Snellen 视力表或视力简易评估法
	是否有听力障碍	听力简易评估法
	是否有吞咽障碍	洼田饮水试验
	是否有平衡障碍	Tinetti 平衡与步态评估
精神心理评估	是否失智(痴呆)	简易认知评估工具(Mini-Cog)
		简易精神状态检查表
	是否有抑郁	老年抑郁评估量表
	是否有攻击行为	攻击行为简易评估方法
社会经济状况评估	交流沟通能力	交流沟通能力简易评估
	人物定向能力	人物定向简易评估法
	社会参与能力	社会参与能力简易评估法
	社会支持	社会支持评定简表
	经济状况评估	自给能力评估
环境评估	居家安全	居家安全评估简表
生活质量评估	生活质量评估	12 项生活质量评定量表
		健康调查表 36(SF - 36)
		世界卫生组织
		生存质量测定量表简表(WHOQOL-Bref)

表 9 - 3 - 2　常见老年综合征和老年照护问题的评估

评估内容	建　议　使　用　的　评　估　方　法
跌倒	老年跌倒风险评估量表,Morse 跌倒评估量表
痴呆	简易精神状态检查表、简易智力状况评估量表、蒙特利尔认知评估量表、神经精神问卷、临床痴呆分级量表、Hachinski 缺血指数量表
尿失禁	国际尿失禁咨询委员会尿失禁问卷表简表(ICI-Q-SF)
便秘	Wexner 便秘评分量表、便秘患者生活质量量表(PAC-QOL)
谵妄	意识模糊评估法(CAM)
抑郁	老年抑郁评估量表(GDS - 5,GDS - 15 或 GDS - 30)
焦虑	焦虑自评量表(SAS)

（续表）

评 估 内 容	建 议 使 用 的 评 估 方 法
衰弱	Fried 提出的衰弱模型、Rockwood 和 Mitniski 提出的衰弱指数、衰弱筛查量表(FRAIL 量表)、简易体能状况量表
肌少症	双能 X 射线吸收法(DXA)、生物电阻抗分析法(BIA)、步速测定、握力测定
慢性疼痛	视觉模拟法(VAS)、数字等级评定量表(NRS)
晕厥或头晕	重点进行病因的评估
共病	老年累计疾病评估量表(CIRS-G)
多重用药	老年人不适当用药 Beer 标准、老年人不适当用药目录
帕金森病	世界运动障碍学会赞助的新版统一帕金森病评定量表(UDPRS)
睡眠障碍	匹兹堡睡眠质量指数量表(PSQI)、阿森斯失眠量表(AIS)
营养不良	营养风险筛查(NRS 2002)、简易营养评定法(MNA)、微型营养评定法
压疮	压疮风险评估 Braden 量表
深静脉血栓	下肢深静脉血栓形成风险评估表、Wells 评分表
肺栓塞	Wells 评分表、Geneva 评分
临终关怀评估	姑息功能评价量表、姑息预后评分、姑息预后指数

四、实施过程和管理

老年综合评估的临床运用和实施是一个多学科的团队工作,它不仅是一个评估和诊断过程,也是一个干预的过程。

(一) 实施过程

老年综合评估实施分为收集资料→组内讨论→制订干预计划→实施干预计划→监测干预效果→修订干预计划。

(二) 管理策略

(1) 对于评估结果提示躯体活动能力良好、无焦虑和抑郁、营养状况良好、认知功能正常、非衰弱、无肌少症的老年人,可进入传统的老年慢病管理模式,或者单科会诊模式。

(2) 对于老年综合评估结果提示合并跌倒高风险、躯体活动能力明显下降、焦虑抑郁谵妄、营养不良、认知功能减退、尿便失禁、衰弱或肌少症的老年综合征高危人群,建议启动多学科团队管理模式。

(3) 对于老年综合评估结果提示高危人群,但考虑由于某种急性疾病引起老年综合征加剧,建议进一步行专科诊治以解决急性病问题。

(4) 合并老年综合征的老年人经多学科团队处理后,症状加剧,功能恶化,考虑由系统疾病状态加剧引起的,也建议转专科进一步处理急性事件。

(5) 针对综合医院门诊或社区服务中心,可采用简化版的评估量表或简单问卷。例如,通过询问患者快步走、穿衣、购物、洗澡、干家务活有无障碍,初步判定其是否存在生活活动能力障碍;通过询问体重是否减轻、计算 BMI 初步判断其营养问题;采用衰弱筛查量表 FRAIL 问卷评估衰弱;测量步速、握力和小腿围初筛肌少症;嘱患者记住 3 个单词,

1 min后再次询问,初步判断认知问题等。

（6）老年综合评估作为老年科必备的核心技术之一,应该在患者入院后、住院诊疗过程中、出院随访工作中常规开展,社区服务中心也应该常规开展老年综合评估初筛工作,中长期照护机构和居家养老的老年人可将其作为医养护一体化管理模式中重要的组成部分。

（7）制定有效的干预措施,如对于跌倒高度风险的患者可以床旁挂标识牌;加强陪护;向患者及家属进行防跌倒宣教;向患者讲解易致跌倒不良反应及注意事项;将用物放于患者方便取用的位置;环境安全;指导患者使用呼叫器;使用床栏(夜晚/全天);必要时提供尿壶和便器;协助患者上下床;协助患者行走;必要时使用保护具等。

（孟　超）

【思考题】

（1）阐述老年综合评估的定义及目的。

（2）何为躯体功能评估？ 它包括哪些内容？

（3）试述多学科团队的组成及在开展老年综合评估中的作用。

第四章

老 年 人 用 药

教学目的

- **掌握**：老年人用药的原则；老年人常用药物的不良反应与处理。
- **熟悉**：老年人药物代谢动力学和药物效应动力学特点。
- **了解**：老年人合理用药的辅助工具。

随着社会老龄化问题的日益突出，老年人的合理用药备受关注。随着年龄的增长，机体对于药物的吸收、生物转化和排泄能力都在下降；老年人由于机体衰老出现了各种健康问题，需要进行药物治疗，对药物处置能力及药物的反应性相应降低。老年人甚至同时患有数种疾病，往往需要同时使用多种药物治疗，由此产生的药物相互作用不仅影响老年人药物治疗效果，药物不良反应所带来的用药风险性随之增加。老年人既是药物的主要消耗者，又是药物不良反应的易感者。为了提高老年人药物治疗的安全性，需要了解老年药理学（gerontophar macology）特点、老年人用药原则及常用药物不良反应等知识。掌握老年人用药的特别警示，在老年医学临床实践中确保医疗安全具有不可忽视的作用。

第一节　老年人药物代谢动力学的特点

老年人药物代谢动力学（pharmacokinetics in the elderly）简称老年药动学，它描述老年机体对药物的作用（吸收、分布、代谢和排泄），反映血药浓度升降的时间、过程和特征。药动学的一切过程都有增龄性变化，可直接影响老年人的血药浓度。

一、若干基本概念

（一）生物半衰期

生物半衰期（$T_{1/2}$）是指药物从体内消除半量或药物浓度减少 50% 所需要的时间。测定生物半衰期可以了解药物在体内停留时间和蓄积程度，也能提示血药浓度达到稳态所需时间，一般经过 4 个生物半衰期药物浓度可达稳态。

（二）生物利用度

生物利用度是指药物剂型中能被机体吸收进入血液循环的药物的量和速度，一般用吸收百分率或分数来表示。不同药厂生产的同一药物，或同一药厂生产的不同批号的同一制剂，生物利用度可有较大的差异。

（三）血药浓度和血药浓度-时间曲线

老年人药物吸收速率和吸收程度常用血药浓度或血药浓度-时间曲线来表示。其中，血药浓度-时间曲线可反映一次用药后的吸收总量（吸收浓度），而血药峰浓度及达峰时间则反映药物吸收的快慢（吸收速率）。

（四）首过效应

药物由胃肠道黏膜吸收进入门静脉，第一次通过肝脏就有可能大量被代谢转化，使药物的吸收明显减少，这个过程称为肝脏的首过效应。老年人肝脏代谢能力降低，首过效应比年轻人弱，有些药物口服后血药浓度升高，生物利用度增加。

二、老年机体对药物吸收的特殊性

药物的吸收（absorption）是指药物从用药部位透入血管内进入血液循环的过程。主要有两种方式，一种为被动转运吸收，是指药物分子由高浓度一侧向低浓度一侧扩散，不需要载体和酶，也不需要消耗能量，如大部分口服药；另一种为主动转运吸收，是指药物分子由低浓度一侧向高浓度一侧转运，需要载体和酶，也需要消耗能量。

老年人胃肠黏膜萎缩、蠕动减慢、供血减少和胃酸缺乏，但对药物的吸收影响较小。如尽管胃酸缺乏能使水杨酸等弱酸性药物在胃内解离增加，胃吸收速率减慢，但同时胃排空延迟，药物停留时间延长，增加了药物的吸收时间。同样，小肠蠕动减慢，增加了药物的吸收，从而抵消了小肠供血和单位吸收面积降低所致的药物吸收减少。因此，大多数药物（被动转运吸收的药物）的吸收在老年人和成年人之间无明显差异。只有葡萄糖、维生素 B_1、钙和铁等主动转运吸收的药物才随增龄而降低，主要与老年人药物吸收所需的载体和酶活性降低有关。

三、老年机体对药物分布的特点

药物的分布（distribution）是指药物随血液循环不断透过血管壁转运到各器官组织或体液的过程。影响药物分布的因素有机体成分、药物与血浆蛋白的结合、血流量及体液 pH 的变化。老年人药物分布的特点是水溶性药物分布容积减少，脂溶性药物分布容积增加，血浆蛋白结合率高的药物浓度升高，分布容积增大。

（一）机体成分变化

老年人由于肌肉和实质器官萎缩、细胞内液减少，使机体总液体量比成年人减少 10%～15%，从而导致水溶性药物（如地高辛、吗啡）的分布容积缩小，血药浓度升高，起效可能比预期要快，药物作用和副作用增加。老年人因体力活动和激素水平降低，脂肪组织比成年人增加 10%～20%，导致脂溶性药物（如利多卡因、胺碘酮）的分布容积增大，用药后血药浓度暂时偏低，达到稳态浓度的时间比预期要晚，但久用易发生蓄积中毒，这对老年女性患者有特殊的意义。

（二）蛋白结合率

血浆蛋白与药物的结合率直接影响药物的分布容积，还可以增加药物吸收速度，延缓并减少药物的代谢和排泄。血浆蛋白结合率高，游离药物浓度降低，反之则游离药物浓度升高。酸性药物易与白蛋白结合，碱性药物则与 α_1-糖蛋白结合。肝脏蛋白合成能力随增龄而降低，老年人血浆白蛋白浓度比成年人减少 10%～20%，若应用蛋白结合率高的药物(如华法林)时,结合型药物减少,游离型药物增多,药效和毒副作用增大。血浆 α_1-糖蛋白则随增龄而升高或不变,老年人应用普萘洛尔等碱性药物时,结合型药物增多,游离型药物减少,药效可能降低,这可能部分弥补因肝功能减退对普萘洛尔灭活减少所致的血药浓度升高。

(三)血流量减少

血流量的减少可影响药物在组织、器官中的浓度。老年人心排血量降低,局部血流量减少,影响药物的分布。但这一因素与其他因素相比,不居于重要的地位。

四、老年机体药物代谢的特点

多数药物在体内都要经过不同程度的结构变化,经过氧化、还原、分解、结合等过程,这个过程称为药物的代谢(metabolism)。体内主要的代谢场所是肝脏,肝脏对药物的代谢具有重要的作用。老年人肝脏代谢药物的能力有所下降,常常导致血药浓度升高,引起不良反应,故需要适当调整药物的剂量。

(一)肝脏血流量减少

老年人肝血流量减少是药物代谢降低的一个重要因素。65 岁老年人的肝血流量仅为青年人的 40%～50%,90 岁仅为 30%。随着肝脏血流量的减少,药物的首过效应逐渐减弱,直接影响了一些药物,如洋地黄毒苷、利多卡因、普萘洛尔等在体内的代谢过程。

(二)肝药酶活性下降

药物代谢率取决于肝微粒体酶的活性(如细胞色素氧化酶 P450)的变化。随着年龄的增加,老年人体内肝微粒体酶及非微粒体酶活性均有所下降,影响了药物在体内的裂解,血液中药物的浓度可以有不同程度的升高,其中肝微粒体酶活性减弱起着主要的作用。同时,老年人对诱导和抑制药物酶作用的反应能力也降低。所以,老年人用药时应注意药物的剂量,以防发生药物的毒性反应。

由于对肝脏代谢药物的能力估计缺乏像肾功能那样的指标,肝功能正常并不代表肝脏代谢药物的能力正常,所以不能以肝功能检查来检测药物代谢能力。虽然近年来有人以安替比林的代谢来反映肝药酶活性,但影响安替比林的因素很多,其可靠性较差。一般认为血药浓度可以反映药物作用的强度,药物的半衰期可以作为预测药物作用和剂量的指标。

五、老年机体药物排泄的特点

药物的排泄(excretion)是指药物在体内以原形或其代谢产物通过排泄器官或分泌器官排出体外的过程。肾脏是大多数药物排泄的重要器官,也是增龄老化性失能变化最明显的器官。肾单位在 30 岁后随增龄而减少,肾血流量从 40 岁开始每年降低 1.5%～1.9%。肾单位和肾血流减少又导致肾小球滤过率降低,30 岁后每年降低 1%。肾小管功能在 20 多岁后开始降低,平均每年降低 0.5%。老年人由于肾小球和肾小管功能减退,经肾脏排泄的药物(如地高辛、氨基糖苷类)排泄减少,从而容易蓄积中毒。老年人骨骼肌萎缩,内生肌酐减少,即使肾功能减退,血肌酐浓度可在正常范围内,因此老年人血肌酐浓度正常并不代表肾小球滤过率正常。老年人使用经肾脏排泄药物时,必须根据估计肾小球滤过率进行调整。推荐应用基于血清肌酐水平的计算公式(CKD-EPI 公式)估算老年人的肾小球滤过率,或使用基于血肌酐和胱抑素 C 的联合公式,较单纯基于血肌酐的公式估算肾小球滤过率更加准确。

第二节　老年人药物效应动力学的特点

老年人药物效应动力学(pharmacodynamics in the elderly)简称老年药效学,它描述药物对老年机体的作用。鉴于技术和理论方面的原因,增龄对药效学的影响目前了解尚少。

一、老年人对多数药物的敏感性增加

对于此类药物,老年人应用成年人剂量可产生过量和毒性作用,而小剂量、低血药浓度可获得满意的疗效。此类药物可分为以下几种。

（一）中枢神经系统药物

老年人由于脑萎缩、脑血流量降低和高级神经功能减退,对镇静剂、中枢性镇痛药、抗抑郁药、抗精神病药、抗帕金森病药的敏感性增加,尤其在缺氧和发热时更明显。

（二）心血管药物

老年人由于冠状动脉和心肌老化、心脏储备功能降低,对负性肌力药物(如维拉帕米)的敏感性增加。心脏传导系统退行性变使之对负性传导药物(如地高辛)的敏感性增加。

（三）抗凝药物

老年人对华法林的敏感性增加,其需要量随增龄而降低,主要与药效学因素有关,白蛋白降低也可能是原因之一。老年人应用肝素后出血发生率增加,尤其是老年女性,其原因不明。因此,老年人使用抗凝药物应避免与抗血小板药合用。

（四）影响内环境的药物

老年人内环境稳定性降低,应用降压药可引起直立性低血压,使用氯丙嗪、苯二氮䓬类药物可致低温症,给予降糖药可发生低血糖症,应用抗胆碱能药可出现便秘和尿潴留,使用利尿剂容易发生电解质紊乱、低血容量及血尿酸升高等代谢改变。

二、老年人对少数药物的敏感性降低

老年人心脏 β 受体数量减少或亲和力下降,对 β 受体激动剂和阻滞剂的敏感性降低,加快或减慢心率的作用减弱。例如,给老年人静脉滴注异丙肾上腺素,将心率提高 25 次/分所需剂量为年轻人的 5 倍。老年人迷走神经对心脏控制作用减弱,应用阿托品增加心率的作用(4~5 次/分)不如成年人明显(20~25 次/分)。虽然老年人对上述药物的敏感性降低,但临床应用时不能盲目增量,增量只会增加毒副作用而不会增加疗效。

三、老年人对药物的耐受性降低

老年人对单一或少数几种药物合用有较好的耐受性,而对多药合用的耐受性明显降低,表现为毒副作用增加。因此,临床用药时应尽可能减少用药数目。老年人对上述敏感性增加的药物耐受性降低,用药时应减量,并加强监测。

四、老年人用药依从性差

用药依从性(medication compliance)是指患者对医嘱执行的程度。老年人因记忆力减退、反应迟钝、对药物不了解或一知半解,忽视了按医嘱服药的重要性,约有60%的老年人不能按医嘱服药,表现为漏服、多服或错服,从而影响药物的疗效或发生药物不良反应。因此,简化用药方案、标记醒目、交代清楚是提高依从性、获得成功治疗的关键。

第三节　老年人用药的原则

老年患者的治疗目标是提高生活质量、延长生存期和避免药物不良反应。老年人各组织器官的增龄性变化,导致药动学和药效学的相应变化,从而使老年人药物不良反应的发生率高,因而老年人用药原则与青壮年患者有所不同。

一、受益原则

首先要有明确的用药适应证,其次还要保证用药的受益风险比大于1。即便有适应证但用药的受益风险比小于1时,就不应给予药物治疗。例如,老年人心律失常,如既无器质性心脏病又无血流动力学障碍,则发生心源性猝死的可能性很小,长期使用抗心律失常药可能发生药源性心律失常,增加死亡率,故此类患者应尽可能不用或少用抗心律失常药。又如,老年人革兰氏阴性杆菌感染,应选择第三代头孢菌素或喹诺酮类抗生素,避免使用氨基糖苷类抗生素。

二、五种药物原则

老年人因多病共存,常采用多种药物治疗,这不但会加重经济负担和降低依从性,而且增加了药物之间的相互作用,导致药物不良反应的发生。老年人用药数目越多,药物不良反应发生率越高。根据老年人用药数目与药物不良反应发生率的关系,提出五种药物原则,即同时用药不能大于五种。

首先,了解药物治疗的局限性。药物是最重要的治疗措施之一,但药物不能解决患者的所有问题。目前,许多老年疾病(钙化性心脏瓣膜病等)无相应的药物治疗或药物治疗无效,甚至药物所致的不良反应对老年人的危害大于疾病本身,故此类疾病应避免药物治疗。

其次,要具体分析老年人病情变化,明确治疗目标,抓住主要矛盾进行治疗。凡是疗效不确切、耐受性差、未按医嘱服用的药物都可考虑停止使用,以减少用药数目。

尽量选择"一箭双雕"的药物,如应用β受体阻滞剂或钙拮抗剂治疗高血压和心绞痛,使用α受体阻滞剂治疗高血压和前列腺增生,可以减少用药种类。

再次,要重视非药物疗法。尽管新药层出不穷,但非药物治疗仍然是许多老年疾病的基础治疗。早期糖尿病采用饮食疗法,轻度高血压通过限钠、运动、减肥等治疗,病情可能得到控制而不需要药物治疗。即使中晚期糖尿病患者也要在饮食疗法的基础上,药物才能发挥预期疗效,否则单纯的药物治疗效果不满意。

三、小剂量和个体化原则

鉴于药动学和药效学原因,老年人使用成年人剂量可出现较高的血药浓度,使药物效应和毒副作用增加,因此需要采取小剂量原则。老年人个体差异大,有效剂量可相差数倍甚至十几倍,为了稳妥起见,只能采取小剂量及个体化原则,不要完全按药厂推荐的剂量使用。一般情况下,60～79 岁老年人采用成人剂量的 1/2～2/3,80 岁以上老年人用成人量的1/3～1/2。目前,许多药物都没有老年人剂量的调整指南,但可根据年龄、健康状态、体重、肝肾功能、治疗指数和蛋白结合率等因素进行考虑。建议采用如下剂量计算公式:

(1) 按体表面积计算:老年人药物剂量 = 成年人剂量 × [140 − 年龄(岁)] × 体表面积（m^2)/153。

(2) 按体重计算:老年人药物剂量 = 成年人剂量 × [140 − 年龄(岁)] × [体重（kg）$]^{0.7}$/1 660。

需要使用首次负荷量的药物(如利多卡因、胺碘酮等),为了确保药物迅速起效,老年人首次可用成年人剂量的下限,小剂量主要体现在维持量上。大多数药物不需要使用首次负荷量,小剂量主要体现在开始用药阶段,即“低起点,慢增量”,开始用药就从小剂量（成年人剂量的 1/5～1/4）开始,密切观察,缓慢增量,以获得最大疗效和最小副作用为准则,去探索每位老年人的最佳剂量。在增量前,最好等待 3 个半衰期。

四、暂停用药原则

在老年人用药期间,应密切观察,一旦发生任何新的症状,包括躯体、认识或情感方面的症状,应考虑药物不良反应或病情进展。这两种情况的处理截然不同,前者停药,后者加药。如减量或停药后症状好转或消失,表明是药物不良反应。暂停用药是现代老年病学中最简单、最有效的干预措施之一,值得高度重视。对骤然停药后常出现停药综合征的药物应选择不同的停药方法,需要见效就停的药物包括止痛药、退热药、安眠药等。需要缓慢停药的情况如 β 受体阻滞剂必须逐渐减量,减量过程以 2 周为宜,在 1 周内全部停药;使用糖皮质激素,必须逐渐减量停药,不宜骤停,若无不良反应时再逐渐停药。对治愈后易复发的疾病,如十二指肠溃疡、癫痫、结核、类风湿关节炎等,为巩固临床疗效,防止复发,显效后需要进行维持治疗。

五、预期效应原则

指导老年共病患者的用药是一个复杂的过程。需要了解老年人处方质量和适用性的复杂模型,而不是简单计算患者正在接受的不同药物数量。这一复杂的模型应总体评估患者治疗方案的利与弊。老年人在生命晚期开始使用或者停用药物需要评估以下指标:预期寿命、药物达效时间、患者的治疗目标及治疗能否满足需要等。如果患者的预期寿命短,治疗目标主要为延缓病情,那么需要几年时间才有获益的预防性药物则未必服用恰当。

六、营养干预原则

老年人大多是负氮平衡代谢,加之由于疾病,往往有消瘦、贫血、低蛋白血症等,从而影响药物的治疗。为更好地发挥药物的疗效,必须重视食物营养成分的选择和搭配。例如，老年糖尿病患者控制食物以保证降糖药的疗效；控制饮酒以避免老年患者摄入 B 族维生素量减少；增加食物营养，增加老年患者对化疗药物的耐受力。

第四节 老年人合理用药辅助工具

积极探索与制定老年疾病的治疗共识，是保证老年人合理用药的途径之一。除此之外，开发老年人慎用药物列表，让医师在开处方时避开这些药物，也是行之有效的方法。目前，国际上有几种老年人合理用药的辅助工具，旨在促进老年患者的合理处方。

一、Beers 标准

目前广泛应用的评估处方不当的标准以比尔斯标准（Beers 标准）为基础。1991 年，美国老年医学会（American Geriatrics Society，AGS）、临床药理学、精神药理学及药物流行病学等专家在回顾相关文献后达成共识，建立了判断老年患者潜在不适当用药的 Beers 标准，Beers 标准公布后即被国际广泛关注和引用。Beers 标准在识别老年患者潜在不适当用药、降低不合理用药比例和治疗费用等方面发挥了积极作用。2019 年，美国老年医学会发布的最新 Beers 标准，提供了更新、更实用的循证学证据，对医师及药师在选择药物方面具有指导意义，成为保障老年患者用药安全的有效工具之一。

二、老年人不适当处方筛查工具和老年人处方遗漏筛查工具

老年人不适当处方筛查工具/老年人处方遗漏筛查工具（screening tool of older persons' preions/screening tool to alert doctors to right treatment，STOPP/START）标准是由爱尔兰科克（Cork）大学附属医院组织欧洲多国专家于 2008 年研制而成，现已更新至 2014 版（第二版）。其按生理系统分类，其中 STOPP 标准由十三大类共 81 条潜在不适当用药（potentially inappropriate medication，PIM）组成，START 标准则列出了 34 条可能被忽略的药物治疗。

STOPP/START 标准不仅可以用于筛查老年人是否存在 PIM，而且增加了处方遗漏提醒有关内容。与 Beers 标准相比，虽然 STOPP/START 标准增加了处方遗漏提醒有关内容，但由于其按生理系统分类，未能细化至具体药物，且缺乏对药物协同作用的考虑。

三、药物合理指数

药物合理指数（medication appropriateness index，MAI）是由 Hanlon 等首次在 1992 年提出，1997 年又得到修改的原则性标准。通过对老年患者每个药物的使用合理性进行打分，将每个药物的分数相加，最后汇总为一个患者的得分。按照三点式量表给出"合理""不很合理""不合理"的判断。与 Beers 标准不同，药物合理指数考虑的不是具体哪个药物治疗或哪类药物的配伍问题，且没有包括患者用药的依从性以及没有指出需要用药的危险等问题。

四、中国老年人潜在不适当用药判断标准

中国老年保健医学研究会老年合理用药分会，中华医学会老年医学分会，中国药学会老年药学专业委员会等借鉴国外和中国台湾地区的老年人潜在不适当用药标准，参考国

内相关的老年人严重不良反应所涉及药物情况,将遴选出的药物分为高风险药物和低风险药物,并按照用药频度的高低分为 A 级警示和 B 级警示药物,最终形成《中国老年人潜在不适当用药判断标准(2017 年版)》。该标准为我国医师针对老年患者选择药物提供了详细的参考。

第五节　老年人常用药物的不良反应与处理

一、抗菌药物

老年人组织器官功能发生退行性病变,免疫防御功能降低,易患各种感染,抗菌药物使用概率较大。而老年人抗菌药物的体内清除减少,血药浓度增加,再加上老年患者常合并各系统器官原发疾病,使用抗菌药物时容易发生不良反应。因此,应针对不同感染部位、不同感染源合理选用抗菌药物。如条件允许,尽量根据微生物学检测及药物敏感试验结果来进行选择,可收到更好的效果。应尽量使用杀菌剂,根据患者的病理和生理情况,特别是肝肾功能情况来调整药物的剂量。同时,应注意避免造成多株、多重感染。

（一）青霉素类

该类药物主要经肾脏消除。老年人的肾功能减退使其消除半衰期延长,血浓度增高,易诱发精神病发作、癫痫及昏迷等一系列症状,称为青霉素脑病,肌酐清除率可以作为其可靠的衡量指标。如老年人需要大剂量青霉素时,可考虑其肾功能而减少剂量或延长给药间隔时间。保泰松对肾小管的主动转运有影响,可延长青霉素的半衰期。老年人处理电解质平衡能力低,给过大剂量含钠青霉素可致钠潴留;在使用羧苄西林或替卡西林时,需要注意有无低血钾现象。

（二）头孢菌素类

所有头孢菌素都会抑制肠道菌群产生维生素 K,因此具有潜在的致出血作用。具有硫甲基四氮唑侧链的头孢菌素(如头孢哌酮)在体内可干扰维生素 K 循环,阻碍凝血酶原的合成,扰乱凝血机制,从而有比较明显的出血倾向。服用阿司匹林、华法林等抗凝药物的老年患者,在给予头孢菌素类抗感染时,尤其需要密切监测凝血酶原时间的变化,以免发生出血等严重不良反应。必要时可适当补充维生素 K 加以预防。

（三）氨基糖苷类

该类药物有不可逆的耳毒性和不同程度的肾毒性,且老年人较年轻人更易发生。因此类药物主要由肾排泄,老年人体内水分少,肌酐清除率降低,使药物排泄受到一定限制。老年人的高频听力渐衰,对耳毒药物更为敏感,其不良反应以肾衰竭最为严重。65 岁以上老人应慎用此类药物,同时注意避免与呋塞米、依他尼酸、顺铂等有耳、肾毒性药物的联合应用。临床上对确需使用氨基糖苷类药物的老年疾病患者,应考虑采用每日一次的给药方案,以减小其耳、肾毒性,同时加强对肾功能的监测以尽早发现可能的肾损害。

（四）氟喹诺酮类

该类药物具有脂溶性,组织渗透力强,脑脊液中浓度高,并抑制脑内抑制性递质 γ-氨基丁酸与其受体的结合,从而增加中枢神经系统的兴奋性;老年人存在不同程度的脑萎缩或脑动脉硬化,肾清除药物的能力降低,因此老年人静脉滴注喹诺酮类药物,引起精神紊乱或中枢神经系统兴奋等的发生率较高。如已知或怀疑患者有容易发生癫痫或癫痫发作阈值降低的疾病,应慎用此类药物。某些氟喹诺酮类药物可引起心电图 QT 间期延长,少数患者可能出现心律失常,低钾血症时更容易出现,应慎用。还应避免与其他可引起 QT 间期延长的药物(如大环内酯类)合用。多数氟喹诺酮类药物都需要根据肾功能调整剂量。

二、心血管系统药物

(一)洋地黄类

老年人常用地高辛治疗充血性心力衰竭,此药 2/3 经肾排泄,1/3 经肝胆排出,而老年人肾小球滤过率减低,所需的维持量比年轻人小,应以肌酐清除率为主要用药参考指标。因地高辛治疗窗窄,毒性反应较常见,因此,老年人使用地高辛时,需要监测地高辛血药浓度。为降低地高辛中毒风险,老年人的地高辛血药浓度的治疗范围可适当降低(<2.0 ng/mL)。对大多数患者,维持量 7 d 左右就可获得稳定的血药浓度。老年人剂量为 0.125~0.25 mg/d。另外,地高辛与很多药物合用时有相互作用,从而发生血液浓度的降低或升高,导致疗效降低或中毒。例如,地高辛与治疗胃酸分泌过多的抗酸药(三硅酸镁)合用时,地高辛的吸收减少,强心作用减弱;而与排钾利尿药(氢氯噻嗪、呋塞米)合用时,会致低血钾而引起洋地黄中毒;与普萘洛尔等 β 受体阻滞剂合用,可引起房室传导阻滞而致心动过缓,因此,地高辛与这些药合用时,必须遵照医嘱,在医生的指导下调整剂量。急性心力衰竭时,可静脉注射毛花苷 C(西地兰)0.2~0.4 mg。对严重的、难治性心力衰竭,应用毛花苷 C 时应在严密监测治疗反应下逐渐增加剂量,直到取得满意疗效或出现最早的中毒反应为止。

(二)降压药物

老年人使用降压药时应注意两类副作用:① 直立性低血压;② 中枢神经抑制。老年人周围静脉张力低,对压力感受器反应不敏感,易发生直立性低血压。因此在应用有些药物时应慎重,如可乐定、甲基多巴、胍乙啶、利血平等。老年人最好慎用利血平,因其能加重老年人的抑郁症状。老年人对血管紧张素转化酶抑制剂一般耐受良好,但肾功能不良时慎用,以免引起肾衰竭或血钾过高。噻嗪类和袢利尿剂均经肾脏排泄,其在老年人体内的清除率可能降低。老年人使用利尿剂不良反应可能会增加,还常有失水和低血压。因此,老年人用利尿药时剂量应适宜,需要定期测定血清电解质,注意体位性血压的改变。

(三)抗心律失常药

对于老年人心律失常,如果无器质性心脏病又无血流动力学障碍,则发生心源性猝死的可能性很小,而长期使用抗心律失常药可能发生药源性心律失常,增加死亡率,故此类患者应尽可能不用或少用抗心律失常药。利多卡因为脂溶性药物,老年人使用后其体内分布容积较年轻人大,在血肌酐清除率相同的情况下,其半衰期较年轻人长。建议老年人使用利多卡因时,采取低滴速,必要时监测血药浓度。普鲁卡因胺与丙吡胺均经肾脏排泄,故其剂量应略减少。老年人用普罗帕酮时,其血药浓度较年轻人增高,心电图与心传导异常发生率也较高,故老年人的剂量宜减少。

(四)β 受体阻滞剂

老年人对多种 β 受体阻滞剂包括普萘洛尔、阿替洛尔、索他洛尔等药物的清除率降低,稳态血药浓度增高,老年人的 β 受体的结合力减弱,因此,β 受体阻滞剂对 β 肾上腺能受体的阻滞作用也相应减弱。老年人使用此类药物剂量一般与年轻人无差别,但给药次数尽量减少。由于β受体阻滞剂有使平滑肌痉挛、抑制心脏作用、失眠、抑郁和干扰胰岛素的敏感性、掩盖低血糖症状、引发直立性低血压等不良反应,其在老年人中的使用受到一些限制。

(五)硝酸酯类

该类药物在老年人中使用广泛。但长期使用此药可产生耐药性,间歇用药时又可出现反跳现象和零时效应。因此,对长期使用硝酸酯类药物的老年人,在停药前要逐步减量以防反跳现象。另外,可通过调整给药次数和时间,合用含巯基的 N-乙烯半胱氨酸和蛋氨酸或含巯基的血管紧张素转化酶抑制剂类药物,以及与其他非硝酸酯类扩血管药物交替使用,来避免耐药性和零时效应。

三、解热镇痛药

此类药物与任何可引起低凝血酶原血症、血小板减少、血小板聚集功能降低的药物合用,有加重凝血障碍及引起出血的危险。阿司匹林与庆大霉素等氨基糖苷类抗生素合用耳毒性加重;与胰岛素、口服降糖药合用降糖作用增强;与甲氨蝶呤合用,后者的肾脏排泄减少,血药浓度升高,毒性增强;与糖皮质激素合用或服药期间饮酒,可加重消化道黏膜的损害。阿司匹林的血药峰浓度、达峰时间、曲线下面积均随年龄而增大,阿司匹林引起的胃肠损害也与年龄相关。老年人使用对乙酰氨基酚时,其半衰期可延长;在 70~100 岁的老年人中,保泰松的血浆清除率比年轻人为低。其他解热镇痛药如布洛芬、噻洛芬酸,老年人与年轻人无差别。长期或经常服用解热镇痛类药物,可引起多种不良反应和药源性疾病,如常服去痛片可引起粒细胞减少、肾功能损害、血红蛋白变性和过敏反应等,且可产生依赖。

四、中枢神经系统药物

(一)镇静催眠药物

由于老年人合并慢性肺部疾病较多,如慢性支气管炎、阻塞性肺气肿等,故应尽量少用此类药物,以免进一步加重缺氧。老年人一般不用巴比妥类药物,可选用苯二氮䓬类,如地西泮、氯硝西泮、艾司唑仑、咪达唑仑等。应用时剂量不宜过大,时间不宜过长。长期服用可导致嗜睡、共济失调、眩晕、头痛、精神错乱等。

(二)镇痛药

随着年龄的增加,阿片类镇痛药物的镇痛时间延长,但镇痛程度却很少随剂量而变化。老年人对此类药物的中枢抑制及降压作用非常敏感。由于老年人肝肾解毒、排泄功能减退,体内半衰期延长,因此用药时应适当减量,一般用量为青壮年的 1/3~1/2。老年人呼吸功能减退,用药时应注意呼吸抑制和直立性低血压的发生。对患有老年慢性支气管炎、肺气肿、肺心病、前列腺肥大的患者应特别谨慎。

(刘宝林)

【思考题】

(1)试述老年人用药的五种药物原则。

(2)试述老年人使用抗菌药物需要遵循的原则。

第五章

老年多器官功能障碍综合征

教 学 目 的

- **掌握：** ① 老年多器官功能障碍综合征的定义及临床特征；② 老年多器官功能障碍综合征的临床分期和分型；③ 老年多器官功能障碍综合征的诊断标准。
- **熟悉：** ① 老年多器官功能障碍综合征的病因；② 影响老年多器官功能障碍综合征影响预后的因素；③ 老年多器官功能障碍综合征的治疗原则。
- **了解：** 老年多器官功能障碍综合征的发病机制及防治建议。

多器官功能障碍综合征（multiple organ dysfunction syndrome，MODS）是指在多种急性致病因素所致机体原发病变的基础上，相继引发 2 个或 2 个以上器官同时或序贯出现的可逆性功能障碍，其恶化的结局是多器官功能衰竭（multiple organ failure，MOF）。MOF 是老年危重病患者死亡的重要原因，由于老年人中的 MODS 是在衰老老化和多种慢性疾病的基础上发生的，故诊治过程中有其独特的规律。

第一节　概　　述

多器官功能障碍综合征（MODS）是 1991 年美国胸科医师协会/危重病医学会在美国芝加哥会议上对 20 世纪 70 年代提出的"序贯系统衰竭""多器官功能衰竭""多系统器官功能衰竭"等命名的进一步更正。它不是一个独立的疾病，而是多种疾病导致机体内环境失衡，器官不能维持自身的正常功能而出现一系列病理生理改变和临床表现，更强调器官功能障碍是一个连续的、动态演变的过程。这使得人们更加清楚地认识到了该综合征的连续性和可逆性，以便于早期干预，从而改善患者的预后。同时，老年多器官功能障碍综合征（multiple organ dysfunction syndrome in the elderly，MODSE）也由王士雯院士团队首次在国际上提出，并在 2003 年制定了我国第一个 MODSE 的诊断标准，其将MODSE 分为器官功能衰竭前期和器官功能衰竭期。MODSE 同成年人 MODS 在发病基础、致病原因、临床进程、病理生理和临床预后等方面，均有明显差异，是一个有别于MODS 的老年人临床综合征。

一、概念

老年多器官功能障碍综合征（MODSE）是指老年人（≥60 岁）在器官老化和患有多种慢性疾病的基础上，遭受严重创伤、休克、感染、外科大手术及缺血/再灌注等急性损伤

24 h后,同时或序贯出现2个或2个以上器官功能障碍或衰竭,即急性损伤患者多个器官功能改变不能维持内环境稳定的临床综合征。MODSE是老年患者死亡的主要原因。

MODSE需要排除的情况:多种病因作用所致多个器官功能障碍的简单相加,常见于老年多发慢性疾病的晚期改变;急性新冠病毒感染、恶性肿瘤、系统性红斑狼疮等全身性疾病终末期多器官功能受累,受损器官有与原发病一致的特征性的病理损害;器官功能障碍继而引起另一器官功能障碍的疾病,如肺源性心脏病、肺性脑病、肝肾综合征及肝性脑病等也不属于MODSE的范畴。

二、病因和发病机制

(一) 病因

各种原因均可以导致MODSE的发生,老年人因年龄增长及多器官慢性基础疾病,器官储备和代偿功能差,更易诱发多器官功能衰竭。常见的诱因包括:

(1) 严重感染:感染是MODSE的首位诱因,其中以肺部感染最多,占64%~74%。其他包括严重或持续的脏器感染(急性梗阻性化脓性胆管炎、急性传染病如急性新冠病毒感染、腹腔内脓肿、重症胰腺炎、感染性心内膜炎等)。

(2) 严重创伤:多发性长骨骨折、严重烧(烫、冻)伤、挤压综合征、过长时间应用有创机械通气。

(3) 外科大手术:心胸外科手术、颅脑手术、胃肠道手术等各专科手术。

(4) 休克:因低血容量、心源性、梗阻性等因素导致的各类休克。

(5) 缺血-再灌注损伤:急性心肌梗死溶栓后、经皮冠状动脉介入治疗后、冠状动脉旁路移植术后。

(6) 低氧血症:心肺复苏术后、急性呼吸窘迫综合征等。

(7) 大量输血、输液及应用药物不当。

(8) 急性药物或毒物中毒等。

(9) 其他:高龄、营养不良、免疫功能低下、中性粒细胞缺乏、应用糖皮质激素、恶性肿瘤、器官移植等。

(二) 发病机制

老年人发生MODS的病理生理发病机制复杂,至今未完全阐明。目前认为可能与下列学说有关。

1. 炎症反应学说　　炎症反应被认为是MODS发病的基石。全身炎症反应综合征(systemic inflammatory response syndrome, SIRS)是20世纪90年代提出的一种新概念,从一个新的角度阐明MODS的重要病理生理及发生发展过程。SIRS是指感染或非感染因素刺激宿主免疫系统,释放体液和细胞介质,发生炎症过度反应的结果。过度炎症反应也会诱导代偿性抗炎症介质的产生,其结局是造成免疫功能的紊乱。代偿性抗炎症介质过度释放,促炎症介质/抗炎症介质平衡失调,导致免疫抑制状态,成为代偿性抗炎性反应综合征(compensatory anti-inflammatory response syndrome, CARS)。SIRS/CARS平衡时表现为生理性炎症反应,机体趋于痊愈。SIRS/CARS失衡的后果是炎症反应失控,使其由防御性作用转变为自身损害性作用,不但损伤局部组织细胞,同时累及远隔器官,最终导致MODS。

2. 肺启动学说　　"肺启动学说"是王士雯院士团队提出的,认为在肺的直接启动过程中,发生 MODSE 的基础是老年人逐渐衰退的呼吸道防御功能,主要诱因是感染。在肺的间接启动过程中,形成肺启动的基础是肺组织结构和生理功能的易损害性,主要诱因是肺外器官的损伤导致的全身炎症反应。因此,MODSE 肺启动机制是预防和治疗的切入点。

3. 微循环学说　　老年人由于动脉粥样硬化、器官老化和慢性疾病的影响,循环系统的代偿能力明显减退。遭遇损伤时,在低灌注或感染等因素的作用下,大量的细胞因子及炎性介质的释放,致微血管舒缩功能紊乱,血液淤滞,血细胞聚集及微血栓形成,最终导致组织细胞缺血、缺氧。

4. 组织缺血再灌注损伤学说　　组织器官低灌注引起组织缺氧,通过无氧代谢及血流再分布引起组织细胞发生缺血缺氧性损伤,最终发生 MODS。

5. 肠源性学说　　胃肠道为最脆弱的器官,创伤、休克、应激和全身炎症反应致肠上皮细胞损伤,致肠道细菌和毒素的移位。

6. 能量代谢学说　　缺血缺氧使线粒体生化代谢障碍,能量产生受到影响,发生细胞水平能量代谢障碍。

7. 二次打击学说　　休克、创伤、感染、烧伤等直接损伤作为第一次打击启动宿主的免疫系统,致使免疫效应细胞的反应性增强。后续相对轻微的攻击,如院内感染和手术创伤作为第二次打击可引起宿主产生强烈的免疫反应,大量炎性细胞活化,炎症介质释放,炎症反应失控导致组织器官的致命性损害。

三、临床分期与临床分型

老年人高龄,多患有慢性疾病,多病共存现象普遍,各器官的储备功能下降,其临床表现也有别于一般成年人。MODSE 早期症状和体征不明显且无特征,不易被发现,所以提高对 MODSE 临床特征的认识至关重要,以利早期诊断,及时采取防治措施。

(一)临床分期

1. 器官功能衰竭前期　　器官慢性疾病基础上已有组织、功能改变,相应指标介于正常与异常之间。此期应严密监测掌握病情进展,同时应积极治疗基础疾病,并保护各器官功能,防止进入器官功能衰竭期。

2. 器官功能衰竭期　　相应器官功能衰竭,对治疗措施反应差,易进入不可逆阶段。

(二)临床分型

1. Ⅰ型(单相速发型)　　指在感染或心、脑、肾等器官慢性疾病急性发作诱因下,先发生单一器官功能障碍,继之在短时间内序贯发生多个器官功能障碍。

2. Ⅱ型(双相迟发型)　　指在单相速发型的基础上,虽经过一个短暂的病情恢复和相对稳定期,在短时间内再次序贯发生多个器官功能障碍。

3. Ⅲ型(反复型)　　指在双相迟发型基础上,反复多次发生多个器官功能障碍,此型仅见于 MODSE。

(三)临床特征与影响预后的因素

1. 临床特征

(1)常在器官功能受损基础上发生。

(2)感染和慢性疾病急性发作是常见诱因。

（3）器官功能衰竭顺序与原患慢性疾病相关。

（4）临床表现不典型，易延误诊治。

（5）病程迁延、反复发作。

（6）受累器官多且难以完全逆转，出现肾衰竭患者预后差。

（7）临床经过的多样性，可表现为Ⅰ、Ⅱ及Ⅲ型。

（8）由于老年人基础慢性疾病较多，既往用药复杂，治疗中矛盾较多。

2. 影响预后因素

（1）累及脏器个数与死亡率呈正相关。

（2）年龄：高龄患者发病率及病死率均高。

（3）脏器的代偿能力。

（4）系统免疫反应能力，或是否存在脓毒症。

（5）诊断治疗是否及时有效。

第二节　老年多器官功能障碍综合征的诊断与治疗

一、诊断标准

王士雯院士团队在 2003 年制定了我国第一个《老年多器官功能不全综合征（MODSE）诊断标准（试行草案）》将 MODSE 分为器官功能衰竭前期和器官功能衰竭期。该诊断标准从心脏、肺、肾脏、外周循环、肝脏、胃肠、神经系统、凝血功能及其他方面入手，通过制订的 3~6 个指标判断患者目前的病情，若每项异常值超过 2 条即可做出诊断（表 9-5-1）。

表 9-5-1　MODSE 的诊断标准

项　目	器官功能衰竭前期	器官功能衰竭期
心脏	新发心律失常，心肌酶正常；劳力性气促尚无明确心力衰竭体征；肺毛细血管楔压增高（13~19 mmHg，1 mmHg=0.133 kPa）	每搏量减少（射血分数≤0.40），肺毛细血管楔压增高（≥20 mmHg）；有明确的心力衰竭症状和体征
肺	动脉血二氧化碳分压 45~49 mmHg；动脉血氧饱和度<0.90；pH 7.30~7.35 或者 7.45~7.50；200 mmHg<氧合指数≤300 mmHg；不需要机械通气	动脉血二氧化碳分压≥50 mmHg；动脉血氧饱和度<0.80；动脉 pH<7.30；氧合指数≤200 mmHg；需要机械通气
肾脏	尿量 21~40 mL/h，利尿剂冲击后尿量可增加；肌酐 177.0~265.2 μmol/L，尿钠 20~40 mmol/L（或上述指标在原有基础上恶化超过 20%）；不需要透析治疗	尿量<20 mL/h，利尿剂效果差；肌酐>265.2 μmol/L，尿钠>40 mmol/L（或上述指标在原有基础上恶化超过 20%）；需要透析治疗
外周循环	尿量为 20~40 mL/h；平均动脉压 50~60 mmHg 或血压下降≥20%，但对血管活性药物治疗反应好；除外血容量不足	尿量<20 mL/h，肢体冷、有发绀；平均动脉压<50 mmHg，血压需要多种血管活性药物维持，对药物治疗反应差；除外血容量不足
肝脏	总胆红素 35~102 μmol/L；丙氨酸转氨酶升高≤正常值 2 倍；或酶胆分离	总胆红素≥103 μmol/L 或丙氨酸转氨酶升高>正常值 2 倍；肝性脑病
胃肠	明显腹胀、肠鸣音明显减弱；胆囊炎（非结石性）	腹部高度胀气，肠鸣音近乎消失；应激性溃疡出血或穿孔、坏死性肠炎，自发性胆囊穿孔

（续表）

项　目	器官功能衰竭前期	器官功能衰竭期
神经系统	明显反应迟钝;有定向障碍;格拉斯哥昏迷评分 9～12 分	严重的弥散性神经系统损伤表现;对语言呼叫无反应;对疼痛刺激无反应;格拉斯哥昏迷评分≤8 分
凝血功能	血小板计数(51～99)×10⁹/L;纤维蛋白原≥2～4 g/L;凝血酶原时间(PT)及凝血酶时间(TT)延长量<3 s;D-二聚体升高<2 倍;无明显出血征象	血小板计数≤50×10⁹/L,并进行性下降;纤维蛋白原<2 g/L;PT 及 TT 延长 3 s;D-二聚体升高≥2 倍;全身出血明显
其他	年龄≥65 岁	年龄≥65 岁

注:① 在诱因刺激下几天内出现 2 个或 2 个以上的器官功能不全或衰竭,诊断为"多器官功能障碍(衰竭前期或衰竭期)";② 如果 2 个或 2 个以上器官功能达到"器官功能衰竭前期"标准,其他器官功能正常,诊断为"多器官功能障碍(衰竭前期)";③ 如果 2 个或 2 个以上器官功能达到"器官功能衰竭期"标准,其他器官功能正常或处于"器官功能衰竭前期",诊断为"多器官功能障碍(衰竭期)";④ 上述诊断标准每项中异常值超过 2 条方可诊断 MODSE。

感染是 MODSE 的首位诱因,老年患者脓毒症和 MODS 发生率高。2018 年,国家老年疾病临床医学研究中心发表了《感染诱发的老年多器官功能障碍综合征诊治中国专家共识》。该共识参考《老年多器官功能不全综合征(MODSE)的诊断标准(试行草案,2003)》和《第三版脓毒症与感染性休克定义的国际共识》(简称"脓毒症 3.0")中的评分标准,结合老年人各器官衰老的特点,制定了感染诱发 MODSE(infection-induced multiple organ dysfunction syndrome in the elderly,i-MODSE)的老年序贯性器官功能衰竭评估评分[sequential(sepsis-related)organ failure assessment score, SOFA of elderly]标准(简称 SOFAE),见表 9-5-2。并牵头中国老年医学学会及解放军老年医学专业委员会在该共识基础上,制定了《感染诱发的老年多器官功能障碍综合征诊断与治疗中国指南 2019》。其中,评分代表病情的严重程度:将器官功能正常定为 0 分,功能受损定为 1 分,功能障碍前期定为 2 分,功能障碍期定为 3 分,功能衰竭期定为 4 分。如单个脏器评分≥2 分,则认为存在该系统器官功能障碍,必须进行恰当的干预;如该系统发生功能障碍的器官≥2 个,则诊断为 MODSE。

表 9-5-2　老年多器官功能衰竭评估评分(SOFAE)标准

系统	0 分	1 分	2 分	3 分	4 分
呼吸	血气分析 PaO_2 和 $PaCO_2$ 在正常范围*	低氧血症:血气分析 PaO_2 低于年龄校正的公式;或 PaO_2 较基础值降低 20%,持续 2 h	血气分析 PaO_2<60 mmHg 或(和)$PaCO_2$>50 mmHg;伴 ARDS 时 200 mmHg<PaO_2/FiO_2<300 mmHg	符合 2 分的标准,同时需要机械通气;伴 ARDS 时 PaO_2/FiO_2<200 mmHg	机械通气支持下 PaO_2/FiO_2<100 mmHg
循环	MAP≥70 mmHg	MAP<70 mmHg	多巴胺<5 μg/(kg·min)或多巴酚丁胺任何剂量	多巴胺 5.1～15.0 μg/(kg·min),肾上腺素或去甲肾上腺素≤0.1 μg/(kg·min)	多巴胺>15 μg/(kg·min),或肾上腺素或去甲肾上腺素>0.1 μg/(kg·min)
心脏	BNP<100 pg/mL 和(或)NT-proBNP<300 pg/mL;LVEF≥50%且超声评价未见舒张功能障碍	LVEF<50% 且 NYHA/Killip 分级Ⅰ级	LVEF<50% 且 NYHA/Killip 分级Ⅱ级	LVEF<50% 且 NYHA/Killip 分级Ⅲ级	LVEF<50% 且 NYHA/Killip 分级Ⅳ级

（续表）

系统	0分	1分	2分	3分	4分
肝脏	Tbil<20 μmol/L (1.2 mg/dL)	Tbil 20～32 μmol/L (1.2～1.9 mg/dL)	Tbil 33～101 μmol/L (2.0～5.9 mg/dL)	Tbil 102～204 μmol/L(6.0～11.9 mg/dL)	Tbil＞204 μmol/L (12 mg/dL)
肾脏	SCr≤1 mg/dL (88.4 μmol/L)	SCr 为基线的 1.5～1.9 倍或升高≥0.3 mg/dL（≥26.5 μmol/L）；尿量＜0.5 mL/（kg·h），持续 6～12 h	SCr 为基线的 2.0～2.9 倍；尿量＜0.5 mL/（kg·h），持续≥12 h	SCr 为基线的 3.0～3.9 倍；尿量＜0.3 mL/（kg·h），持续≥24 h，或无尿 12～24 h	SCr 超过基线的 4.0 倍，或增加至 ≥4.0 mg/dL（≥353.6 μmol/L）或开始肾替代治疗；无尿＞24 h
血液	PLT≥150×10⁹/L	PLT<150×10⁹/L	PLT<100×10⁹/L	PLT<50×10⁹/L	PLT<20×10⁹/L
神经	GCS 评分 15	GCS 评分 13～14	GCS 评分 10～12	GCS 评分 6～9	GCS 评分<6

注：（1）在感染诱因刺激下 24 h 后，出现 2 个或 2 个以上器官功能均达到或超过"器官功能障碍前期"标准（单个脏器 SOFAE≥2），即可诊断为"老年多器官功能障碍综合征"。

（2）如果 2 个或 2 个以上器官功能达到"器官功能障碍前期"标准（单个脏器 SOFAE=2），其他器官功能正常，诊断为"老年多器官功能障碍（功能障碍前期）"。

（3）出现 2 个或者 2 个以上器官功能障碍（单个脏器 SOFAE 评分=3）或衰竭（单个脏器 SOFAE =4），诊断为"老年多器官功能障碍（功能衰竭期）"。

* PaO₂ 正常值：仰卧位 PaO₂（mmHg）=103－0.42×年龄（岁）；坐位 PaO₂（mmHg）=104.2－0.27×年龄（岁）。PaO₂：氧分压；PaCO₂：二氧化碳分压；ARDS：急性呼吸窘迫综合征；PaO₂/FiO₂：氧合指数；MAP：平均动脉压；BNP：脑利钠肽；NT-proBNP：氨基末端脑利钠肽前体；NYHA：纽约心功能分级；Killip：Killip 分级；LVEF：左室射血分数；Tbil：总胆红素；SCr：血肌酐；PLT：血小板计数；GCS：格拉斯哥昏迷评分。

1 mmHg=0.133 kPa。

二、治疗原则

截断老年多器官功能衰竭前期向老年多器官功能衰竭期方向发展，是降低老年患者死亡率、防治 MODSE 这一疾病的首要策略。重视提升医护人员早期诊断 MODSE 的理论和实战胜任力的培训极为重要。

（一）病因治疗

1. 重视老年人的疾病特殊性　症状不典型，迁延反复，并发症多及用药特殊性，积极治疗原发疾病和基础疾病，延缓多器官功能障碍的进展。

2. 抗感染　感染往往是 MODSE 发生的直接诱因，故应严格控制感染。抗感染尽早明确致病菌，选择针对性强且对肝、肾毒性低的抗生素。应警惕长期大量应用广谱抗生素的患者发生菌群紊乱。拮抗内毒素、炎性介质，防止毛细血管微栓形成，阻断病理恶性循环。

（二）液体复苏治疗

推荐对感染所致组织低灌注的患者采取早期液体复苏，推荐进行无创或有创血流动力学监测指导液体的补充量，推荐去甲肾上腺素作为治疗脓毒症首选缩血管药物，当需要使用更多缩血管药物来维持血压时，建议联合应用小剂量血管升压素。

（三）重要器官功能的保护和支持

1. 肺功能的支持　轻度的急性呼吸窘迫综合征患者使用无创通气；轻至中度缺氧的 MODSE 或姑息治疗的老年患者，可使用经鼻高流量吸氧；氧合指数<150 mmHg 的中重度急性呼吸窘迫综合征患者可通过俯卧位通气来降低胸膜腔压力。低氧血症进行性加

重而不能靠单纯增加吸入氧浓度加以纠正,此为应用机械通气的指征;低潮气量非侵入性呼吸支持为老年多器官功能障碍治疗的主要手段。

2. 肾功能的支持　　治疗过程中,要维持适当的循环血容量、心排血量、肾血流量和尿量($30\sim40$ mL/h),避免使用各种可能损害肾功能的药物;对少尿性或无尿性肾衰竭患者应及早采用血液净化疗法,以防止发生尿毒症而导致其他器官衰竭。治疗过程中应密切监测动脉血气、水、电解质和酸碱度的变化。

3. 循环功能的支持　　治疗时,适当补充血容量或调整升压药的用量和滴速来确保足够的心排血量;监测心率、心律,注意严重心律失常的治疗;使用正性肌力药物、扩血管药及利尿剂纠正心力衰竭。

4. 肝功能的支持　　维持肝组织良好的血流灌注,控制感染,加强静脉内高营养支持对防治肝衰竭有一定的疗效。尽量避免易致肝损伤的药物,同时可应用保肝药物改善肝功能、促进肝细胞再生修复、增加肝解毒能力。对于肝性脑病患者,蛋白质摄入量控制在$1.2\sim1.5$ g/kg,乳果糖控制在$15\sim30$ mL,$2\sim3$ 次/天,以降低血氨。

5. 营养及免疫支持　　在循环功能恢复稳定、内环境达到稳态后,应该尽早给予营养支持治疗,提高患者的免疫功能,降低 MODSE 患者的死亡率。原则上首选肠内营养,若患者肠道功能障碍,伴有严重的感染时,选用肠外营养治疗。营养支持应循序渐进,逐渐增加热量,根据患者的反应,最终达到预计的热量。

6. 胃肠功能管理　　MODSE 衰竭器官中胃肠道功能不全居于第二位,仅次于肺。治疗时应用广谱抗菌药物可造成菌群失调,不仅影响胃肠道的消化吸收功能,还可引起中毒性肠麻痹,加剧 MODSE 发展。因此,恢复胃肠动力,调节肠道微环境,是 MODSE 救治的重要环节。

7. 中枢神经的保护　　缺氧可直接损害中枢神经系统的功能,急性缺氧可出现头痛、情绪激动、思维力、记忆力、判断力的降低或丧失以及运动不协调,严重者可出现惊厥和昏迷。治疗时应用改善脑代谢及改善循环药物对脑细胞有很好的作用。

8. 血糖控制　　老年患者在应激条件下常伴应激性高血糖,血糖水平严重影响患者的预后。推荐感染所致的脓毒症患者血糖维持在 $8.0\sim13.9$ mmol/L,避免和及时发现低血糖($\leqslant3.9$ mmol/L)。建议采用规范化的血糖管理方案,避免血糖升高带来的不良反应,降低感染的发生,促进疾病的转归。

三、防治建议

(1) 强调预防为主的原则:重视提高医护人员早期诊断 MODSE 的理论和实践能力的培训。

(2) 年龄是 MODSE 发病的首要因素:要充分认识和高度重视老年疾病的临床特点,制订个体化的防治方案,随病情变化及时修正方案。

(3) 制订各科重症监护室规范:应对入室患者制订感染及器官功能监测与及时给予有效处理的规范。

(4) 危重患者,尤其高龄患者应及早去除病灶,防止感染发展,合理应用抗生素,提高主动与被动免疫能力是预防与逆转 MODSE 预后的重要而有效措施。

(5) 严格掌握指针:各类介入或手术,都必须排除绝对和相对禁忌证;重视术前各项检查,改善器官功能;选择适当手术时机,损伤最小的麻醉和术式及尽可能缩短麻醉与手术时间加强围术期监测,医护人员必须高度警惕 MODSE 的发生及早发现和处理并发症。

(6) 严格执行无菌操作:尽量减少侵入性导管在体内的留置时间。拔除侵入性导管时必须做培养与药敏,以供选择有效的抗感染药物。

(7) 杜绝医源性器官功能障碍的诱发因素的产生。

(8) 积极支持已衰竭器官的功能,使之局限化,阻遏病理生理过程,避免导致其他器官功能衰竭。

(9) 老年人对药物吸收、代谢、分布、排泄等与一般成人不同。加强对老年人尤其重危患者的合理用药。

(10) 其他:及时的肠内外营养支持,有效的专科专病与全身整体相结合的预见性。规范化护理亦是防止 MODSE 发病率及降低致残率及病死率极为重要的关键所在。

(孟　超)

【思考题】

(1) 试述老年多器官功能障碍综合征的定义。

(2) 试述老年多器官功能障碍综合征的病因。

(3) 根据您的基础理论和临床经验,老年多器官功能障碍综合征早期诊断的关键是什么?老年多器官功能障碍综合征有何特点?

(4) 简述老年多器官功能障碍综合征的治疗原则。

第六章

老年安宁疗护

教学目的

- **掌握：**① 脑死亡的定义、过程及脑死亡的判定标准；② 死亡教育的意义；③ 安宁疗护的概念、内容、心理需求、特点、对象、伦理准则及必备条件；④ 安宁疗护与安乐死的主要区别。
- **熟悉：**① 死亡教育的模式；② 安宁疗护的模式；③ 生前预嘱的实施与安乐死的必备条件。
- **了解：**安乐死的定义。

伴随着人口老龄化进程的加快，慢性非传染性疾病的发病率持续增加，对安宁疗护需求提出了更多、更高的要求。对于大多数终末期疾病患者，特别是晚期癌症患者面对疼痛等症状，不合理、过度的临终治疗消耗了大量的医疗资源，加重了医疗卫生服务系统的负担，这一现状要求我们必须转变临终照护的观念和服务模式。世界卫生组织建议把"人人都有权享受安宁疗护服务"作为世界各国健康策的重要组成部分。中国安宁疗护事业发展的时间并不长，但是对安宁疗护的需求与发展趋势良好，如何科学地做好安宁疗护已成为现代医学重要组成部分和热点课题之一，也是现代医生必须掌握的知识与技能。本章就安宁疗护涉及的死亡教育、安乐死等的概念，安宁疗护系统化服务中患者的生理、心理及伦理等相关问题展开讨论，并为医务人员开展安宁疗护、做好与患者家属的沟通、做出临床决策提供指导。

第一节 死 亡 教 育

世界范围老龄化加速带来的与死亡相关的社会问题促使着死亡教育的实施。美国《死亡教育》杂志于 1977 年创刊，将死亡教育定义为，向社会大众传达适当的死亡相关知识，并促使人们在态度和行为上有所转变的一种持续的过程。英国、日本、法国、荷兰等经济发达国家在大学、中小学教育中开设了死亡教育课，取得了良好效果。中国台湾地区也广泛开展生命教育活动，把"死亡教育"称作"生命教育"，建立了以"死亡教育"为核心的生命教育体系。

一、死亡教育的内容

（一）死亡教育的主要内容

死亡教育最基础、最重要的内容就是了解死亡，接受死亡知识和文化。一般来说，死亡教育主要包含死亡的概念及意义、死亡态度、死亡心理调适以及轻生现象预防等。

（二）正确认识脑死亡

脑死亡（brain death）是指"包括脑干功能在内的全脑功能不可逆和永久的丧失"。

1. 脑死亡的过程

（1）濒死期：主要特点是脑干以上神经中枢功能丧失或深度抑制，表现为反应迟钝、意识模糊或消失。各种反射迟钝或减弱，呼吸和循环功能进行性减弱。

（2）临床死亡期：主要特点是延髓处于深度抑制和功能丧失的状态，各种反射消失、心脏停搏和呼吸停止，但是组织器官仍在进行着微弱的代谢活动。后两者认为是临床死亡标志。

（3）生物学死亡期：是死亡的最后阶段。此期各重要器官的新陈代谢相继停止，并发生不可逆性的代谢，整个机体不可能复活。

2. 脑死亡的判定标准　　自 1968 年美国哈佛大学医学院死亡定义审查特别委员会提出脑死亡判断指标以来，世界上已有 80 多个国家和地区建立了脑死亡标准。2009 年国家卫生部提出了新的脑死亡标准（武汉讨论稿），主要包括：

（1）先决条件：昏迷原因明确，排除各种原因的可逆性昏迷。

（2）临床诊断：深昏迷，脑干反射全部消失，无自主呼吸（靠呼吸机维持，呼吸暂停试验阳性）。

（3）确认试验：脑电图平直，经颅脑多普勒超声证实脑死亡图形，体感诱发电位波形消失。

此三项中必须有两项阳性。脑死亡判定时间：首次判定后，观察 12 h 无变化方可确认为脑死亡。

二、死亡教育的意义

首先，死亡教育是让人们正确认识死亡、克服死亡恐惧，让人们明白死亡本就是一个自然的过程，生命价值不在于其时间长短而在于其质量。引导个体树立正确的面对死亡的态度、正确应对死亡的恐惧和焦虑的心理，缓解患者心理压力，消除患者及其家属对死亡的焦虑和恐惧，使临终患者活得尊严，死得安逸。

其次，死亡教育是建立个性化生死观的需要。把正确的死亡教育知识传授给患者和家属，帮助他们树立科学生死观，使家属能更好地参与患者的治疗和照顾过程，从而降低悲伤程度，从而提高个体的生活质量。

提高人类的生命质量，有利于维护患者的生命尊严。以正规死亡教育弱化消极的人生观，珍惜生命；以积极的态度充实人生经历，以理性的态度面对死亡，消解对死亡的忌讳，能有效预防自杀等社会问题，帮助创造良好的社会氛围。

英国安宁疗护发展的历史表明，生死学研究和死亡教育的普及极大地促进了民众对于安宁疗护的认识。中国传统文化中一直存在着死亡禁忌，对死亡的认识几乎全是消极和负面的，死亡教育的缺失严重阻碍了安宁疗护事业的发展。通过多种途径积极开展死亡教育，如开发生死教育读本、推广生死体验等公益活动，让生死教育走进学校、社区、家庭等。只有民众的生死观念有所改变，降低人们面对死亡的焦虑和恐惧，才能提高生命末期的生活质量，缓解患者的疼痛、心理和精神问题，从而形成社会大众广泛认可这一理念，积极参与安宁疗护服务。总之，死亡教育是安宁疗护中的一个关键环节，对于维护患者的生命尊严和提升其生命质量都具有深远意义。

第二节　安宁疗护

一、安宁疗护的概念与发展概况

(一) 概念

1990 年,世界卫生组织提出临终关怀是对当前医疗措施尚无法治愈的临终状态患者及其家属提供一种"特殊服务"。"临终关怀"一词是由"hospice care"翻译而来的,自 1988年天津医学院临终关怀研究中心建立后在我国广泛采用,相关的名词还有"安宁尊严死亡、善终服务、宁养服务、缓和医疗、舒缓疗护、癌症延续性照顾等",因其服务理念、行动原则、工作方式等均有相似之处。2016 年以来,国家政府层面将其作为政策语言,统一临终关怀相关名词术语为"安宁疗护"。2019 年 12 月,安宁疗护首次作为法律语言出现在《中华人民共和国基本医疗卫生与健康促进法》(经第十三届全国人民代表大会常务委员会第十五次会议表决通过,于 2020 年 6 月 1 日实施)。

安宁疗护是为疾病终末期或老年患者提供身体、心理、精神等方面的照护和人文关怀等服务,控制痛苦和不适症状,以提高生命质量,使患者舒适、安详、有尊严地离世。通过医生、护士、志愿者、社工、理疗师及心理师等人员组成的团队服务,为患者及其家庭提供帮助,在减少患者身体上疼痛的同时,更关注患者的内心感受,给予患者"灵性照护",让患者有尊严地走完人生最后一段旅程。

(二) 发展概况

1967 年英国女护士桑德斯(Saunders)在长期护理工作中目睹垂危患者的痛苦,感受到普通医疗机构难以满足患者需求,决定筹办以疼痛控制和人文关怀为宗旨的安宁疗护医院,为患者和家属提供免费的身心、社会、文化等全方位的服务,从而提高临终患者的生命质量。在桑德斯发起的安宁疗护运动推动下,英国政府将安宁疗护纳入国家医疗体制之内,安宁疗护事业得以迅速发展。1988 年天津医学院建立了临终关怀研究中心,1992年北京成立了我国第一家安宁疗护医院——北京松堂医院。1992 年 5 月,中国临终关怀专业委员会举办了首届东西方临终关怀研讨会,有关临终关怀专著、文献、研究论文陆续发表在《医学与哲学》《中国医学伦理学》等杂志,从而为我国临终关怀的实践探索奠定了基础。研究显示,随着人口老龄化程度的加剧和人们对生命质量问题的关注,我国每年大约有 750 万人需要安宁疗护服务,满足日益增长的安宁疗护服务需求已成为当前亟须解决的社会问题。

二、安宁疗护的主要模式

目前,我国安宁疗护服务类型分为五种类型,即医院型、社区型、居家型、日间型和远程服务型。居家型适合远离医院的山区、农村,受传统思想影响较大;医院附设安宁疗护单元容易实施,可以避免医疗资源的过度浪费。以公办社区卫生服务中心为主体,建立以安宁疗护中心为骨干的区域安宁疗护服务体系,提供在社区和居家的安宁疗护服务,更贴近终末期或老年患者,突出了非营利性和公益性。以社区型、居家型为主体是当前安宁疗护服务的显著特色。

三、安宁疗护的对象

2017 年,国家卫生计生委颁布的《安宁疗护中心基本标准和管理规范(试行)》中指出,安宁疗护服务对象为疾病终末期患者或老年患者。在患者接受安宁疗护理念、明确表达拒绝继续治愈性医疗措施的前提下,经医疗机构判定患者处于疾病终末期,结合考虑当时疾病状态下,患者的预期生存期不足 6 个月,至少合并下列条件之一:① 疾病终末期,有显著不适症状;② 肿瘤晚期,拒绝继续肿瘤治愈性治疗,且有不适症状;③ 严重疾病,患者继续治愈性医疗的风险和痛苦明显大于受益,不能承受并拒绝治愈性医疗;④ 高龄衰竭老人,脏器功能严重障碍且处于痛苦状态,无法通过治疗改善,生活质量低下,身体状况处于衰竭进程。如果患者进入安宁疗护一段时间后,其病情好转,能够继续治愈性诊疗措施,或者患者主观意愿改变,患者可以随时从安宁疗护阶段转出,进入临床常规诊疗流程。

四、安宁疗护的内容

在尊重、关爱、隐私保护和知情同意等服务理念的指导下,临终关怀机构提供包括专科治疗服务、专科护理服务、物理治疗、心理治疗、家属哀伤治疗等服务,它是高度专业化和全科化的统一。形成了安宁疗护服务基本原则,如控制症状、缓解疼痛、团队合作、义工参与、全身心照护、死亡教育和哀伤辅导等。2017 年,国家卫生计生委先后发布了《安宁疗护实践指南(试行)》《安宁疗护中心管理规范(试行)》等指导性文件,对安宁疗护中心的临床规模、科室设置、人员配备等工作予以规范。

目前,安宁疗护的服务内容包括躯体症状管理、心理及精神照护、咨询指导服务、照顾者支持服务(哀伤、丧亲及社会支持服务)。根据临终患者的生理、病理、心理和社会需求,提供全方位的服务满足其需求。制订减轻患者痛苦的舒缓治疗护理方案,通过镇痛治疗减轻其病痛,适度营养支持和必需的抗生素、类固醇等合理应用。为患者和家属提供舒适、温馨、个性化的环境,并满足家属对医护要求、心理需求及提供居丧服务等。死亡教育不仅让人们尊重生命,还要认识到生命的边界,以平常心对待死亡,消除人们对于死亡的焦虑与恐惧,平静地面对死亡,帮助家属适应患者病情的变化和死亡,帮助他们缩短悲伤过程,减轻悲伤程度。

五、安宁疗护过程的心理需求

美国学者伊丽莎白·库伯勒-罗斯(Elisabeth Kübler-Ross)通过对百名临终患者进行的心理调查,把临终患者的心理发展过程分为五个阶段,并提出相应对策,他在《死亡与临终》(*On Death and Dying*)一书中总结了临终患者心理过程。

1. 否认期　　临终患者在得知自己病情的真实情况后感到极度震惊,悲观绝望,极度否认自己患了绝症或病情的恶化,从潜意识里否认生命即将终结。这时我们要满足患者的求知心理,给予心理援助和正向引导。

2. 愤怒期　　患者常表现为悲愤、烦躁、焦虑、拒绝进食和治疗,甚至敌视周围的人和事物,或是拿家属和医务人员出气,借以发泄自己对疾病的反抗情绪。医护人员应该鼓励和耐心倾听患者表达自己的情感,宣泄其愤怒情绪。

3. 妥协期　　临终患者承认自己病情的严重后果,接受死亡的来临,心理状态显得平静、安详、友善、沉默不语,能顺从地接受治疗,期待医生能创造奇迹或延长生命。医务人员决不放弃,尽可能从躯体与心理支持患者的求生心理,提高战胜病痛的勇气。

4. 抑郁期　　临终患者已知自己治疗无望,死亡将至,心理状态显得极度伤感、抑郁,并急于安排后事,留下自己的遗言。家属、医护应全程陪护,消除其孤独感。

5. 接受期　　这是临终患者生命阶段最后的心理反应。这一时期,患者经历了一段抑郁后,心情得到了纾解,常常能够面对现实,心理趋于平静、安宁;也有患者因疼痛难忍而希望速死。医务人员加强心理支持,进行恰如其分的死亡教育,可以减轻对死亡与濒死的恐惧和悲伤。

六、临终患者的伦理准则

医学伦理学的基本精神原则,尤其是关怀患者权利的享受,尊严的维持等原则,应体现在安宁疗护服务的整个过程中。

1. 以临终关患者为中心,尊重生命的原则　　临终者的生命照顾是容易被忽视的。有人错误地认为已经病入膏肓,生命是可以不受关注的。尽管生命已经接近临终阶段,必须尊重生命,要像对待正常人生命一样对待临终者的生命,这是医务人员必须牢牢谨记的原则。安宁疗护道德的体现,就是以对待其他患者一样,以患者为中心,关爱、体贴患者,尊重患者的人格,诚心诚意地为患者减轻痛苦。

2. 尊重临终患者权利的原则　　权利即公民依法行使的权力和享受的利益。患者意识障碍时,不能正确地行使自己权利的时候,可以按患者的遗嘱执行,决不能因为是临终患者就忽视了患者知情同意的权利。

3. 注重生命质量,全面关怀的原则　　生命质量是生命伦理学的一项基本要素,对生命质量进行医学评价,并将评价结果应用于治疗方案的选择中,这是生命伦理学在医疗实践中的一项具体应用。提出"注重生命质量"的理念对于安宁疗护的发展,无疑是一个巨大的飞跃。

4. 尊重死亡是一个自然的过程,不加速也不延迟死亡的原则　　这一概念和当今的热点"安乐死"有着质的区别。无论是主动安乐死还是被动安乐死,都有加速死亡的倾向。而安宁疗护却提出不延缓、不加速。但亦有学者认为安乐死应属于安宁疗护范畴之内,且仅为安宁疗护的一小部分。当患者生命结束前是否进行系列气管切开插管、深静脉置管、心脏按压等的救治措施,还是保持机体完整、有尊严地、平静地走完人生最后旅程,患者及家属是有知情和抉择权的。必须与患者及其家属充分沟通,尊重患者及其家属做出的理性决定,达成一个共识方案,签署知情同意书后执行。即使纳入安宁疗护对象同样决不放弃日常医疗巡诊,查房时更要用语言、眼神及肢体语言抚慰患者,充分体现医务人员对他的尊重、关爱和呵护。

5. 协助患者安静地、有尊严地死去的原则　　患者安静地、有尊严地死去,是安宁疗护的结果,但不是终点。对所爱的人的死去,家属由震惊而哀恸、绝望,对已故者的感觉由悲转怒,进而出现抑郁等过度的哀伤。

6. 无效治疗概念的探讨　　无效医疗是由循证医学衍生出的概念,指在没有希望可以改善患者的状况下,仍然坚持进行的医疗行为。当医学证据显示进行的医疗行为并无助于改善患者病情,医师就不应该采取这些不恰当的、未经验证的医疗措施,而应该采尊重生命与疾病自身的变化和发展规律的缓和医疗方案,以避免对患者造成伤害和痛苦,保持其机体的完整性,尽可能让患者有尊严地死去,并减少医疗成本的过度消耗。

七、做好安宁疗护必备的条件

(1) 医患关系是做好安宁疗护的基础。

(2) 选择适当的场所、时间、态度进行抉择。

(3) 与家属保持沟通,随时修正治疗方案。

(4) 可接受的姑息性需求先于治愈性需求的原则。

(5) 不使用未经验证的治疗方法或秘方。

(6) 强调安宁疗护绝不是放弃,要求更规范的人文关爱服务。

(7) 强调患者的文化背景、价值观给予个性化的服务。

第三节 安乐死和生前预嘱

一、安乐死的定义

安乐死(euthanasia)在《中国大百科全书·法学》解释为,对于现代医学无可挽救的逼近死亡的患者,医生在患者本人真诚委托的前提下,为减少患者难以忍受的剧烈痛苦,可以采取措施提前结束患者的生命。《牛津简明英语辞典》认为安乐死是对绝症和疼痛者实施温和而安乐的死亡。《美国百科全书》定义安乐死是一种使患不治之症的患者从痛苦中解脱出来的生命终止方式。

二、安宁疗护与安乐死的区别

1. 相同点　　目的方面:勇敢地面对死亡。生命价值观方面:都是重视生命质量,体现人的价值和尊严。经济学意义方面:都以不过度浪费医疗资源为基本原则。

2. 不同点　　出发点不同:安宁疗护体现浓厚的人道主义,注重生命质量;安乐死是个人的权利,体现死的尊严。过程不同:延长生命,提高生命质量,提供全方位、全过程的服务;安乐死提前或加速死亡,针对性强。手段不同:安宁疗护平和,减轻痛苦;安乐死消极,终止生命。社会、伦理上不同:安宁疗护体现人道主义,符合社会伦理的普遍要求;安乐死不符合社会伦理要求,受到一般公众抵制,在大多数国家尚不属于合法行为。

三、积极倡导生前预嘱

预立医疗照护计划(advanced care planning,ACP),又称生前预嘱,指患者本人对将来可能涉及的医疗问题事先做出选择,以便在自己不能做决定时,使当时的医疗决策符合个人的意愿,其内容主要包括指定医疗决策代理人、预定在疾病终末期或特殊情况下是否进行生命支持治疗等。美国于1991年通过了《患者自决法案》(Patient Self-Determination

Act),明确患者有权了解病情、选择医疗救治措施,承认书面 ACP 的合法性。在患者失去医疗决策能力后,家属往往不知道患者的想法,可能会做出违背患者意愿的选择。在有关专家的倡导下,我国于 2006 年成立了"选择与尊严"组织(网址为 www.lwpa.org.cn),提倡通过 ACP 来实现有尊严的辞世,并在其网站上提供 ACP 的中文版本。从国外的经验看,如果能出台有关 ACP 的法律规定,可极大地提高 ACP 的使用率。

安宁疗护是一项融合了多学科服务的系统工程。安宁疗护通过加强对临终患者生理需求的满足和疼痛的控制,旨在帮助临终患者及其家属调整心态,正确面对死亡;探讨临终过程中主体权力的应用与发挥,尊严的维持等,通过民族信仰、文化与现代医学理念的综合运用以更好地达到安宁疗护的目标;运用社工关怀和专业模式帮助临终者调整心态,安静地、有尊严地死去。

在安宁疗护过程中,医护人员不仅需要具有优秀的道德品质和过硬的临床技能,还要认识到其是一项社会化的系统工程。法律制度的建立与完善,保障了患者的自主权和尊严,同时为医护人员提供重要的法律依据;完善的医疗保障制度和资金支持,使安宁疗护患者的费用可以纳入基本医疗报销范围。进一步推广安宁疗护教育,培养安宁疗护专业技术人员,提高了民众对安宁疗护的认知,促进了安宁疗护事业更加健康地发展。

(曲　毅)

【思考题】

(1) 简述目前临床脑死亡的诊断标准;临床死亡、脑死亡及植物人的概念区别。

(2) 临床上哪些患者可以作为安宁疗护的对象? 做好安宁疗护条件和伦理准则是什么?

(3) 安宁疗护过程中患者的心理需求是如何演变的? 医护人员将采取哪些心理呵护策略?

(4) 如何恰当地告知患者家属安宁疗护与安乐死的异同?

本篇主要参考文献

陈旭娇,严静,王建业,等.老年综合技术评估技术应用中国专家共识.中华老年医学杂志, 2017,36(5):471-477.

丁诚,殷少军.老年患者综合健康评估研究进展.实用老年医学,2013,27(2):160-162.

杜文津,陈晋文,徐巍.美国老年医学教育对我国老年医学教育的启示.医学与社会,2012, 25(1):94-96.

国家老年疾病临床医学研究中心(解放军总医院),感染诱发的老年多器官功能障碍综合征诊治中国专家共识撰写组.感染诱发的老年多器官功能障碍综合征诊治中国专家共识.中华老年多器官疾病杂志,2018,17(1):3-15.

国家卫生和计划生育委员.安宁疗护中心基本标准和管理规范(试行),2017.

黄定九.内科学理论与实践.上海:上海科学技术出版社,2009.

蹇在金.老年人综合评估.中华老年医学杂志,2012,31(3):177-181.

李春辉.老年多器官功能不全综合征的研究进展.实用老年医学,2018,32(10):911-913.

李小鹰.老年医学高级教程.北京:中华医学电子音像出版社,2019.

李义庭,李伟,刘芳,等.临终关怀学.北京:中国科学技术出版社,2015.

刘晓红,陈彪.老年医学.3版.北京:人民卫生出版社,2020.

陆惠华,方宁远.老年医学新概念.上海:上海交通大学出版社,2020.

陆惠华.实用老年病学.上海:上海科学技术出版社,2006.

陆惠华.重视老年医学教育的研究与学科建设——21世纪医学教育的重大历史使命.中国老年学杂志,2011,31(20):4073-4074.

路桂军,姜姗,李忠,等.安宁疗护服务对象准入标准的国际经验与中国实践.医学与哲学, 2021,242(16):28-31.

马永兴,俞卓伟.现代衰老学.北京:科学技术文献出版社,2008.

全国科学技术名词审定委员会.老年医学名词.北京:科学出版社,2017.

施小明.我国老年流行病学研究进展.中华流行病学杂志,2021,42(10):1713.

宿英英,张艳,叶红,等.脑死亡判定标准与技术规范(成人质控版).中华神经科杂志,2013, 46(9):637-640.

孙慕义,徐道喜,邵永生.新说生命伦理学.南京:东南大学出版社,2003.

王建业.老年医学.北京:人民卫生出版社,2021.

王士雯,王今达,陈可冀,等.老年多器官功能不全综合征(MODSE)诊断标准(试行草案, 2003).中国危重病急救医学,2004,16(1):1.

王婷,陈彤.成功老化影响因素的研究概况.中华保健医学杂志,2009,11(2):161-163.

肖坤,郭超,阮吉寿,等.MODS修订评分对老年多器官功能障碍综合征患者的预后评估. 中华肺部疾病杂志(电子版),2020,13(4):183-187.

于普林.老年医学.2版.北京:人民卫生出版社,2017.

中国老年保健医学研究会老龄健康服务与标准化分会.医疗服务机构老年综合评估基本

标准与服务规范(试行).中国老年保健医学,2018,16(3):3-10.

中国老年保健医学研究会老年合理用药分会,中华医学会老年医学分会,中国药学会老年药学专业委员会,等.中国老年人潜在不适当用药判断标准(2017年版).药物不良反应杂志,2018,20(1):2-8.

中国老年医学学会,国家老年疾病临床医学研究中心(解放军总医院),解放军老年医学专业委员会.感染诱发的老年多器官功能障碍综合征诊断与治疗中国指南2019.中华老年多器官疾病杂志,2019,18(11):801-838.

中国研究型医院学会休克与脓毒症专业委员会,中国人民解放军战创伤学专业委员会.创伤后多器官功能障碍综合征临床诊疗专家共识.中华危重病急救医学,2022,34(3):225-238.

中国中西医结合学会急救医学专业委员会,天津市第一中心医院,中国中西医结合急救杂志编辑委员会.老年多器官功能障碍综合征中西医结合诊疗专家共识(草案).中华危重病急救医学,2014,26(7):449-453.

中国中西医结合学会急救医学专业委员会.重修"95庐山会议"多器官功能障碍综合征病情分期诊断及严重程度评分标准(2015).中华危重病急救医学,2016,28(2):99-101.

中华医学会老年医学分会肾病学组,国家老年疾病临床医学研究中心.老年慢性肾脏病诊治的中国专家共识(2018).中华老年病研究电子杂志,2018,5(3):1-8.

朱鸣雷,刘晓红,刘亚玲,等.北京地区对于生前预嘱态度的初步调查.中华老年多器官疾病杂志,2012,11(11):847-848.

ELISABETH KR. On death and dying: what the dying have to teach doctors, nurses, clergy and their own families. New York: Scribner, 2014.

KENNETH L. Minaker 23 section IV aging and geriatric medicine. CECRL MEDICINE 23rd, 2009, 113-136.

O'MAHONY D. STOPP/START criteria for potentially inappropriate medications/potential prescribing omissions in older people: origin and progress. Expert Rev Clin Pharmacol, 2020, 13(1): 15-22.

THE 2019 AMERICAN GERIATRICS SOCIETY BEERS CRITERIA® UPDATE EXPERT PANEL. American Geriatrics Society 2019 updated AGS beers criteria® for potentially inappropriate medication use in older adults. J Am Geriatr Soc, 2019, 67(4): 674-694.

VICTOR AH, DARRYL W, MAUREEN DB. Case-based geriatrics: a global approach. New York: McGraw-Hill Education/Medical, 2010.

WALKER RF. Is aging a disease? A review of the Serono Symposia Workshop held under the auspices of the 3rd World Congress on the Aging Male. The Aging Male, 2002, 5(3): 147-169.